DEUTSCHE DEMOKRATISCHE REPUBLIK
DEUTSCHE AKADEMIE DER LANDWIRTSCHAFTSWISSENSCHAFTEN ZU BERLIN
INSTITUT FÜR LANDWIRTSCHAFTLICHE INFORMATION UND DOKUMENTATION

# Landwirtschaftliches Zentralblatt

## ABTEILUNG IV

## VETERINÄRMEDIZIN

9. JAHRGANG
1964

AKADEMIE-VERLAG · BERLIN

LZ. IV VETERIMÄRMEDIZIN · JG. 1964 · NR. 12 · SEITE 2465—2692 · BERLIN · DEZEMBER 1964

DEUTSCHE DEMOKRATISCHE REPUBLIK
DEUTSCHE AKADEMIE DER LANDWIRTSCHAFTSWISSENSCHAFTEN ZU BERLIN
INSTITUT FÜR LANDWIRTSCHAFTLICHE INFORMATION UND DOKUMENTATION

# Landwirtschaftliches Zentralblatt

## ABTEILUNG IV

## VETERINÄRMEDIZIN

9. JAHRGANG – 1964

SEITE 1345–2692



AKADEMIE-VERLAG · BERLIN

LZ. IV VETERINÄRMEDIZIN · 9. JAHRGANG – 1964 · BERLIN · DEZEMBER 1964

# LANDWIRTSCHAFTLICHES ZENTRALBLATT

# ABTEILUNG VETERINÄRMEDIZIN

**2. HALBJAHR 1964**

**Seitenzahlen der Hefte**

| | |
|---|---|
| Nr. 7 | 1345–1552 |
| Nr. 8 | 1553–1760 |
| Nr. 9 | 1761–1992 |
| Nr. 10 | 1993–2236 |
| Nr. 11 | 2237–2464 |
| Nr. 12 | 2465–2692 |

Herausgeber: Deutsche Demokratische Republik · Deutsche Akademie der Landwirtschaftswissenschaften zu Berlin, Institut für Landwirtschaftliche Information und Dokumentation, Berlin W 8, Krausenstraße 38/39; Fernsprecher: 22 51 61. Chefredakteur: Dr. Werner Kleeberg, Berlin W 8, Krausenstraße 38/39; Fernsprecher: 22 51 61. Redaktion der Abteilung IV – Veterinärmedizin: Oberveterinärrat Dr. Kurt Reinhardt † und Prof. Dr. Ekkehard Wiesner, Berlin W 8, Krausenstraße 38/39; Fernsprecher 22 51 61. Verlag: Akademie-Verlag GmbH, Berlin W 8, Leipziger Straße 3–4; Fernsprecher: 22 04 41. Telex-Nr. 01 17 73, Postscheckkonto: Berlin 350 21. Bestellnummer 1030 IV – IX. Das Landwirtschaftliche Zentralblatt, Abt. Veterinärmedizin, erscheint monatlich. Einzelheft MDN 20, –; einseitig bedruckte Ausgabe MDN 24, –. Jahresbezugspreis MDN 240, –; einseitig bedruckte Ausgabe MDN 288, – einschl. Register, zuzüglich Porto- und Versandkosten. Gesamtherstellung: VEB Druckerei „Thomas Müntzer" Bad Langensalza. Veröffentlicht unter der Lizenznummer 1292 des Presseamtes beim Vorsitzenden des Ministerrates der Deutschen Demokratischen Republik.

DEUTSCHE DEMOKRATISCHE REPUBLIK
DEUTSCHE AKADEMIE DER LANDWIRTSCHAFTSWISSENSCHAFTEN ZU BERLIN
INSTITUT FÜR LANDWIRTSCHAFTLICHE INFORMATION UND DOKUMENTATION

# Landwirtschaftliches Zentralblatt

## ABTEILUNG IV

## VETERINÄRMEDIZIN

9. JAHRGANG – 1964

SEITE 1 – 1344



AKADEMIE-VERLAG · BERLIN

LZ. IV VETERINÄRMEDIZIN · 9. JAHRGANG — 1964 · BERLIN · JUNI 1964

# LANDWIRTSCHAFTLICHES ZENTRALBLATT

## ABTEILUNG VETERINÄRMEDIZIN

**1. HALBJAHR 1964**

**Seitenzahlen der Hefte**




Herausgeber: Deutsche Demokratische Republik · Deutsche Akademie der Landwirtschaftswissenschaften zu Berlin, Institut für Landwirtschaftliche Information und Dokumentation, Berlin W 8, Krausenstraße 38/39; Fernsprecher: 22 51 61. Chefredakteur: Dr. Werner Kleeberg, Berlin W 8, Krausenstraße 38/39; Fernsprecher: 225161. Redaktion der Abteilung IV–Veterinärmedizin: Oberveterinärrat Dr. Kurt Reinhardt † und Prof. Dr. Ekkehard Wiesner, Berlin W 8, Krausenstraße 38/39; Fernsprecher 225161. Verlag: Akademie-Verlag GmbH, Berlin W 8, Leipziger Straße 3–4; Fernsprecher: 220441. Telex-Nr. 011773, Postscheckkonto: Berlin 35021. Bestellnummer 1030 IV – IX. Das Landwirtschaftliche Zentralblatt, Abt. Veterinärmedizin, erscheint monatlich. Einzelheft MDN 20,–; einseitig bedruckte Ausgabe MDN 24,–. Jahresbezugspreis MDN 240,–; einseitigbedruckte Ausgabe MDN 288.– einschl. Register, zuzüglich Porto- und Versandkosten. Gesamtherstellung: VEB Druckerei „Thomas Müntzer" Bad Langensalza. Veröffentlicht unter der Lizenznummer 1292 des Presseamtes beim Vorsitzenden des Ministerrates der Deutschen Demokratischen Republik.

# INHALTSVERZEICHNIS

# *NAMENVERZEICHNIS*
## 4—64/12—0001 bis 0749

Ab Jahrgang 1964 beziehen sich die hinter dem Autorennamen angegebenen Zahlen auf die Signatur des Dokumentationsmaterials

Signatur in [Klammern] bedeutet Bibliographie, mit Stern * bedeutet Buchbesprechung

// LANDWIRTSCHAFTLICHES ZENTRALBLATT
ABTEILUNG VETERINÄRMEDIZIN

1964 NR. 12 DEZEMBER

## I. ALLGEMEINES

**4-64/12-0001** Richou, R. **Gaston Ramon (1886-1963).** Recueil Méd. vétérin. **139** (1963) Nr. 9. S. 704–709.

In vierzigjähriger, ununterbrochener Arbeit ist das wissenschaftliche Werk von G. Ramon (über 1000 wissenschaftliche Publikationen) entstanden, wovon er 37 Jahre dem Annexe des Garches, der Serumproduktionsstätte des Institut Pasteur in Paris, widmete. In Garches hat er den Weltruf des dortigen Instituts begründet, hat er mit Enthusiasmus und Uneigennützigkeit so erfolgreich gearbeitet und auch seine Forschungsrichtung begründet. Durch seine 1923 veröffentlichte Entdeckung über die Ausflockung und die immunisierenden Eigenschaften eines ungiftig gewordenen Diphtherietoxins, des Diphtherieanatoxins, hat Ramon die großen Fortschritte eingeleitet, die auf dem Gebiete der Immunologie im Laufe der Zeit erzielt werden konnten. Das Tetanusantitoxin war der nächste Schritt auf dem Gebiete der antitoxischen Immunität, das im 2. Weltkriege Hunderttausende von Verwundeten gegen den im 1. Weltkrieg noch so gefürchteten Wundstarrkrampf zu schützen vermochte. Diese Tatsache und der Umstand, daß Millionen von Kindern in der ganzen Welt durch seine Entdeckung vor einer Diphtherie-Infektion geschützt werden konnten, sind für Ramon der größte Ruhmestitel. In Garches hat R. auch das beste Antisepticum für die therapeutischen Seren in Gestalt des Formols gefunden, das die Keimfreiheit der Impfstoffe gewährleistete und damit die Begleiterscheinungen der Serumprophylaxe in Gestalt von Abszessen und Phlegmonen beseitigte. Eine weitere bedeutungsvolle Entdeckung war die Anwendung von Adjuvantien, die bei Zusatz zu einem Antigen die Erreichung eines viel höheren Immunitätsgrades ermöglichte, damit die Produktion der antitoxischen Seren vervollkommnete und die Serotherapie neu belebte. Diese Adjuvantien werden nunmehr bei der Herstellung zahlreicher Vaccinen in der Human- und Veterinärmedizin benutzt. Folgerichtig führte das zur Schaffung der Simultanvaccinen durch G. Ramon und Chr. Zoeller, die eine gleichzeitige Schutzimpfung gegen mehrere Infektionskrankheiten ermöglichen. R. zeigte, wie durch die Wirkung des Formols und durch abgeschwächte Hitzegrade die Herstellung von Anavaccinen und Anaviren, von Vaccinen gegen die Poliomyelitis und gegen die Apthenseuche verbessert werden konnten. In konsequenter Verfolgung der entwickelten Prinzipien wurden von G. Ramon und zahlreichen Mitarbeitern aus aller Welt wichtige Arbeiten auf naheliegenden und verwandten Gebieten geschaffen. Auf tierärztlichem Gebiet – Ramon war Tierarzt und hat in Alfort studiert, wo ihn sein unvergleichlicher Lehrer H. Vallée für die Bakteriologie einnahm – war er eng verbunden mit dem Kampf gegen die Maul- und Klauenseuche. Die Methode der Keulung (Stamping out), die er trotz vieler Widerstände mit Hartnäckigkeit verfochten hat, ist nunmehr in breitem Umfange in die Bekämpfungsmaßnahmen dieser gefürchteten Epizootie eingegangen und hat die von Ramon erwarteten Ergebnisse erbracht.

K. Reinhardt. 1.

**4-64/12-0002** Theurer. **Robert von Ostertag.** Tierärztl. Umschau **19** (1964) Nr. 3. S. 103-104. 1.

**4-64/12-0003** Hausmann, Walter. **Veterinärhistorische Daten im italienischen Schrifttum.** Prakt. Tierarzt **45** (1964) Nr. 3. S. 96-100. 1.

**4-64/12-0004** Schützler, G. und Siewert, E. **Die veterinärmedizinischen Promotionen in Deutschland. 1811-1960.** Berliner Münchener tierärztl. Wschr. **77** (1964) Nr. 12. S. 238-242. 40.

**4-64/12-0005** Frank, W. **50 Jahre Tiergesundheitsamt Hannover.** Dtsch. tierärztl. Wschr. **70** (1963) Nr. 24. S. 675-676. 40.

**4-64/12-0006** Renk, W.; Berlin-Dahlem, Univ., Veterin.-Pathol. Inst. **Veterinärmedizinische Forschung und Praxis in Südafrika.** Berliner Münchener tierärztl. Wschr. **77** (1964) Nr. 12. S. 236-238. 60.

**4-64/12-0007** Straub, O. C. **Das Veterinärwesen von Thailand.** Tierärztl. Umschau **19** (1964) Nr. 7. S. 353-364. 120.

---

4-64/12-0008 *Ginzburg, A. G.* **Veterinarija služit čeloveku.** (Die Veterinärmedizin dient dem Menschen.) Moskva: Izd. „Znanie“. 1964. (53 S.) 8° = Stenogramma lekcii 5 Ser. Nr. 7. (SR 168,7).

## II. ANATOMIE, HISTOLOGIE, EMBRYOLOGIE

**4-64/12-0009** Parke, W. W. und Michels, N. A.; Philadelphia, Pa., Jefferson Med. Coll., Daniel Baugh Inst. of Anatomy. A method for demonstrating subserous lymphatics with hydrogen peroxide. **(Eine Methode zur Demonstration subseröser Lymphgefäße mit Wasserstoffsuperoxyd.)** Anatom. Rec. **146** (1963) Nr. 2. S. 165-171. – 8 Abb., 13 Lit.

Die Sichtbarmachung subseröser Lymphgefäße von verschiedenen Organen ist durch die topische Applikation von $H_2O_2$ schnell erreicht. Das $H_2O_2$ reagiert mit einem natürlichen Bestandteil der Lymphe, vornehmlich mit der Katalase. Die Gefäße werden spontan durch den freien Sauerstoff gebläht. Diese Methode ist viel leichter als die Injektionstechnik an frischem Material, die Katheterisierung der Gefäße oder die Gewebepunktion. R. Berg. 220.

**4-64/12-0010** Marhan, O. und Eliška, O. Zalévání anatomických preparátů do pryskyřice ChS Polyester 104. **(Einbetten anatomischer Präparate in Harz ChS Polyester 104.)** Československ. Morfol. **11** (1963) Nr. 4. S. 372-375. – 5 Abb., 25 Lit. Zus. in Russ., Engl.

Zum Einbetten von Knochen und weichen Geweben (parenchymatöse Organe, Muskeln, Bindegewebe, Nervengewebe) verwendetet man das Laminierharz ChS Polyester 104, Dichte 1,15 und Viscosität 2.000 cp, das in Gegenwart eines geeigneten Härtungsmittels praktisch ohne Umfangsänderung erstarrt. Als Härtungsmittel verwendete man Methylcyclohexanonperoxyd und als Beschleuniger flüssiges Kobaltnaphtenat. Das angewandte Harz war gut geeignet. Vorteile: inländisches Erzeugnis (Chema) und niedrigerer Preis als bei den Acrylaten, leichte Anwendung und weniger schädliche Wirkungen auf das Präparat im Vergleich mit den Acrylaten. Nachteil: gelbe Verfärbung, wenn auch die Durchsichtigkeit immer gut ist. Bei der Herstellung der Präparate muß man den Arbeitsprozeß genau einhalten, um unerwünschte Erscheinungen während des Einbettens zu vermeiden. ČSSR/ÚVTI. 230.

**4-64/12-0011** Hadžiselimović, H. und Savković, Lj.; Sarajevo, Yugoslavia, Med. Fac. On the position of labyrinth in some mammals. **(Über die Lage des Labyrinthes bei einigen Säugetieren.)** Anatom. Anz. **114** (1964) Nr. 4. S. 389-399. – 21 Abb., 11 Lit.

Bei verschiedenen Säugetieren (*Lepus europeus, Felis domesticus, Vulpes vulpes, Canis lupus, Canis familiaris, Martes martes, Meles meles, Ursus arctos, Sus scrofa, Capreolus capreolus, Rupicapra rupicapra*) wurde die Lage des Labyrinthes untersucht und bei den einzelnen Arten kurz beschrieben sowie photographisch dargestellt. Allgemein ist das Labyrinth der Säugetiere nicht vertikal sondern schräg gelagert, von caudodorsal und lateral nach oroventral und medial. Der Grad der Schrägheit differiert bei den einzelnen Arten. Eine laterale Verlagerung des Labyrinthes entspricht allgemein der Divergenz der oberen Teile des Condylus occipitalis. Außer beim Bär liegen beide Labyrinthe symmetrisch in den Pyramiden. Die interfenestrale Achse findet sich, außer beim Hasen, Marder, Fuchs, Rehbock und Keiler, wo sie eine horizontale Lage aufweist, in einer schiefen Richtung. Die Größe des Labyrinthes im Verhältnis zur Pyramide ist bei den untersuchten Tieren unterschiedlich, sie ist nicht abhängig von der Größe des Schädels.

G. Michel. 280.

**4-64/12-0012** Arutjunjan, P. I.; Jerewan, Zootechn. und Veterinärmed. Inst. K voprosu ob issledovanii sesamovidnoj kosti bercovo-pljusnevogo sustava domašnich ptic. **(Zur Untersuchung des Os sesamoideum des Tibiotarsalgelenkes bei Geflügel.)** Izvestija Akademii nauk Armjanskoj SSR. Biologičeskie nauki, Erevan **16** (1963) Nr. 6. S. 69-74. – 5 Abb., 1 Tab. Orig.: russ., Ausz.: armen.

Bei 18 Embryonen und 140 erwachsenen Vögeln (Hühnern, Puten, Enten, Gänsen) wurde der Os sesamoideum des Tibiotarsalgelenkes auf Form, Größe, Gewicht, Ursprung und funktionelle Besonderheiten untersucht. Bei den 17-20tägigen Embryonen wird am distalen Sehnenende im M. tibialis post. ein länglicher gebogener Knorpel gefunden, dessen enchondrale Ossifikation im 3. Monat beginnt und im 4.-5. Monat beendet ist. Der Os sesamoideum und die epiphysären Knorpel des Tibiotarsalgelenkes verknöchern zur gleichen Zeit. Die domestizierten Wasservögel (Enten, Gänse) und auch der Adler besitzen kein Os sesamoideum. Gewicht und Längenmaße des Knochens sind bei Hühnern verschiedener Rassen gleich; die der Hähne sind größer als bei Hühnern.

G. Pose. 280.

**4-64/12-0013** Constantinescu, Gh. M. und Constantinescu, S. Gh. Le ganglion cervical cranien chez le chevreuil. **(Das obere Halsganglion beim Reh [Capreolus capreolus L.].)** Nuova Veterin., Faenza. [N. S.] **40** (1964) Nr. 4. S. 115-117. – 2 Abb.

Das obere Halsganglion (Gangl. cervicale craniale) liegt beim Reh zwischen dem Atlasflügel, dem Processus styloideus des Schläfenbeins und dem gebogenen Rande des Unterkieferknochens entsprechend dem für alle Säugetiere geltenden Schema; es zeigt jedoch einige topographische Besonderheiten, die sich vor allem in der Verteilung der postganglionären Fasern äußern. Diese Topographie wird an Hand von zwei Lageskizzen näher beschrieben.

K. Reinhardt. 280.

**4-64/12-0014** Künzel, E. und Luckhaus, G.; Berlin-Dahlem, Univ., Inst. für Veterin.-Anatomie. **Zur Topographie des Hundekopfes: Die peri- und paraviszeralen Bindegewebsräume.** Berliner Münchener tierärztl. Wschr. **77** (1964) Nr. 7. S. 138-142. – 2 Abb., 10 Lit. Zus. in Engl.

An der die Eingeweide umhüllenden muskulos-faszialen Leibeswand lassen sich, nach den allgemeinen Vorbemerkungen der Vff., eine oberflächliche Fascia superficialis, eine daruntergelegene und in die Tiefe vordringende Fascia profunda (mit als Laminae bezeichneten Abspaltungen um einzelne Organe oder Muskeln) sowie eine innere Fascia perivisceralis unterscheiden. Nach Präparation an 26 Hundeköpfen werden die Fascienverhältnisse des Kopfes und kranialen Halsabschnittes dargestellt und die einzelnen Fascien und Abspaltungen (Laminae) eingehend beschrieben. Unter der Fascia perivisceralis liegen die als Spatium perviscerale colli und Spatium periviscerale capitis bezeichneten Periviscerairäume, während die als Spatium paraviscerale colli praevertebrale s. dorsale, Spatium paraviscerale colli

ventrale und Spatium paraviscerale capitis unterschiedenen Paravisceralräume intrafascial ausgebildet sind und zwischen der Fascia profunda bzw. der Fascia profunda propria und der Fascia periviscerralis liegen. Besonders herausgestellt durch die Darstellung der in ihnen verlaufenden Gefäße und Nerven werden die als Gefäß-Nerven-Leitplatten ausgebildeten Fascienabschnitte. Am Schluß wird auf die funktionelle (Erleichterung der vielfältigen Bewegungsvorgänge in diesem Bereich) und klinische Bedeutung (Begünstigung oder Hemmung der Ausbreitung bestimmter Krankheitsprozesse) der peri- und paravisceralen Bindegewebsräume hingewiesen.
G. Michel. 300.

**4-64/12-0015** Wissdorf, H., Paulick, Chr. und Wilkens, H.; Hannover, Tierärztl. Hochschule, Anatom. Inst. **Topographie der Körperhöhleneingeweide der Löwin (Panthera leo).** Berliner Münchener tierärztl. Wschr. **77** (1964) Nr. 7. S. 143-146. – 2 Abb., 4 Lit. Zus. in Engl.
An 2 formalinfixierten ausgewachsenen weibl. Löwen wurden die Hals-, Brust-, Bauch- und Beckenorgane sowie das Zwerchfell und das Omentum majus topographisch beschrieben und in zwei Abbildungen dargestellt. Die topographischen Befunde wurden durch Untersuchung von 2 Junglöwen ergänzt. G. Michel. 300.

**4-64/12-0016** Arutjunjan, P. I.; Jerewan, Veterinärmed. und Zootechn. Inst. K voprosu o redukcii pjastnoj vtoroj kosti krupnogo rogatogo škota. **(Zur Frage der Reduktion von Mc 2 beim Rind.)** Izvestija Akademii nauk Armjanskoj SSR. Biologičeskie nauki, Erevan **15** (1962) Nr. 2. S. 99-101. – 2 Abb. Orig.: russ., Ausz.: armen.
Vf. untersuchte 100 Bullen auf das Vorhandensein von Mc 2. Er kommt in 9% als selbständiger Knochen vor. In diesen Fällen ist Mc 5 immer stärker entwickelt. S. Schlaaff. 385.

**4-64/12-0017** Preuss, F., Fabian, G. und Henschel, E.; Berlin-Dahlem, Univ., Inst. für Veterin.-Anatomie; Inst. für Röntgenol., Tierzahnheilkunde und Veterin.-Orthopädie. **Zur Nomenklatur des Brustfells und seiner angewandten Anatomie beim Hund.** Berliner Münchener tierärztl. Wschr. **77** (1964) Nr. 7. S. 134-138. – 35 Lit. Zus. in Engl.
Es werden vergleichend zum Menschen („Revidierte Nomina Anatomica Parisiensis 1961" [RNAP]) Fragen der Nomenklatur des Mediastinum der Haussäugetiere erörtert und Vorschläge für die neuen Nomina Anatomica Veterinaria gemacht. So müssen vergleichend-anatomisch zum Mediastinum auch die Pleurae medistinales gerechnet werden. Die Plica venae cavae wird bei den Haussäugetieren aus dem Mediastinum ausgeschaltet. Daher sollte bei diesen das postcardiale Mediastinum als Mediastinum proprium und das Cavum pleurae intermedium als Recessus mediastini bezeichnet werden. Die Recessus pleurales, für die auch neue Vorschläge zur Benennung gemacht werden, werden, wie durch experimentelle Untersuchungen vor allem für den Recessus costodiaphragmaticus des Hundes gezeigt werden konnte, unter klinischen Bedingungen nicht vollständig entfaltet. Bei der Erörterung dieser experimentellen Befunde werden gleichzeitig die Vorgänge bei der pneumothoracalen Herzverlagerung mit berücksichtigt. G. Michel. 410.

**4-64/12-0018** Popović, S.; Beograd, Univ., Veterinärmed. Fak., Anatom. Inst. **Eine Darstellung der morphologischen Eigentümlichkeiten des knorpeligen Nasengerüstes bei Haussäugetieren.** Anatom. Anz. **114** (1964) Nr. 4. S. 379-388. – 20 Abb., 5 Lit. Zus. in Engl., Franz.
Nach Präparation an den Köpfen von 15 Pferden, 2 Eseln, 10 Rindern, 10 Schafen, 25 Schweinen, 5 Hunden, 5 Katzen und 4 Hasen werden nochmals die einzelnen Teile des knorpeligen Nasengerüstes beschrieben sowie dargestellt und dabei besonders die der bisherigen Literatur widersprechenden

Befunde hervorgehoben. Von diesen soll nur angeführt werden, daß die Cartilago nasi parietalis ventralis bei den Equiden lang (8—10 cm) und schmal (2-4 mm) ist, am ventralen Teil des apicalen Abschnittes der Nasenscheidenwand beginnt, sich an die mediale Fläche der Maxilla angelagert in caudoventraler Richtung erstreckt und an den ventrolateralen Teil der Cartilago nasi accessoria medialis gelangt. Die Cartilago nasi accessoria lateralis der Wiederkäuer ist durch einen Stiel an der Pars narica der Cartilago nasi parietalis dorsalis sowie an der Cartilago nasi parietalis ventralis, an der Grenze zwischen den beiden Knorpeln, angeheftet. Beim Schwein besteht die Cartilago nasi accessoria lateralis aus zwei Teilen: der eine ist an der Cartilago nasi parietalis ventralis fixiert, der andere frei und besitzt die Gestalt eines Hornes. Beim Hund ist der Stiel der Cartilago nasi accessoria lateralis nicht nur mit der Cartilago nasi parietalis ventralis, sondern auch mit der Cartilago nasi parietalis dorsalis verbunden. G. Michel. 435.

**4-64/12-0019** Zolnai, B.; Budapest, Med. Univ., Anatom. Inst. **Die zwischen der Arteria vertebralis und den vertebralen und zerebralen Venen bestehende Verbindung am atlantookzipitalen Abschnitt beim Menschen.** Anatom. Anz. **114** (1964) Nr. 4. S. 400-407. — 5 Abb., 45 Lit.

Der Sinus atlantooccipitalis des Menschen liegt nach den an Neugeborenen und erwachsenen Menschen vorgenommenen korrosionsanatomischen und histologischen Untersuchungen zwischen Atlas und Foramen magnum im wesentlichen innerhalb der Membrana atlantooccipitalis posterior und besitzt eine dem Sinus cavernosus ähnliche Struktur. Innerhalb des Sinus atlantooccipitalis findet sich die A. vertebralis und der N. cervicalis I., jedoch liegt dem Knochen nicht die Arterie sondern Venen auf. Die A. vertebralis zieht schräg durch die Membrana atlantooccipitalis posterior. Durch ausgedehnte Verbindungen anastomosiert der Sinus atlantooccipitalis mit benachbarten Venen (vertebrales Venensystem, basale intracraniale Sinus, extracraniale basale venöse Geflechte). Dadurch ist der Sinus atlantooccipitalis ein wichtiger Knotenpunkt der cranialen und vertebralen Zirkulation, wobei diese sicher durch die arterielle Pulsation beeinflußt wird. G. Michel. 510.

**4-64/12-0020** Wolff, Knut; Hannover, Tierärztl. Hochschule, Anatom. Inst. **Venen der Körperwand des Schweines.** Diss. Hannover **1963** 37 S. — 3 Abb., 17 Lit.

Es handelt sich um eine rein deskriptiv abgefaßte makroskopisch-anatomische Beschreibung der Venen der Körperwand des Schweines. Die Zahl der untersuchten Deutschen veredelten Landschweine wird nicht angegeben. Für die Injektion der Venen fand eine mit Vulkanosolblau gefärbte Latex-Gummimilchlösung Verwendung. Die Schilderung des Verlaufs erfolgt entgegen dem Blutstrom. Alle Venen der Körperwand stammen direkt oder indirekt aus der V. cava cranialis, der V. azygos sinistra und der V. cava caudalis. Bei den Venen der Körperwand werden Ursprung, Verlauf, Verzweigung detailliert beschrieben. Bei den Eingeweide- und Gliedmaßenvenen wurde nur der Ursprung berücksichtigt. R. Berg. 510.

**4-64/12-0021** Ševčuk, M. G. und Koturbaš, T. V. Zagal'nyj rozpodil i plastyčnist' ekstrakardial'nych anastomoziv vincevych arterij u sobak. **(Allgemeine Verteilung der Plastizität der extracardialen Anastomosen venöser Arterien bei Hunden.)** Dopovidi Akademiї nauk Ukraïnśkoiї RSR, Kyïv **1964** Nr. 2. S. 266-269.

An 39 Hunden wurden extracardiale Anastomosen unter normalen und veränderten Bedingungen untersucht. Charakter und Verteilung der hauptsächlichen extracardialen Anastomosen werden beschrieben. Die extracardialen Anastomosen sind nur wenig plastisch und spielen eine sekundäre Rolle in der Blutversorgung des Herzens. Sie besitzen die Funktion der vasa vasorum für die großen Gefäßstränge. G. Pose. 510.

**4-64/12-0022** Jarvis, J. F. und Nell, A. M. H.; Cape Town, Univ. The brachiocephalic artery in the dog with special reference to the arterial supply of the esophagus. **(Die A. brachiocephalica des Hundes unter besonderer Berücksichtigung der arteriellen Blutversorgung des Oesophagus.)** Anatom. Rec. **145** (1963) Nr. 1. S. 1-5. – 2 Abb., 1 Tab., 18 Lit.

Es werden häufig 2 direkte Äste der A. brachiocephalica des Hundes beobachtet. Sie werden bei 33 Hunden beschrieben. Außerdem werden Angaben über ihre Häufigkeit gemacht. Ein Ast versorgt den unteren Halsteil der Trachea und des Oesophagus und der andere Ast den Thymus und manchmal das Pericard. Diese Äste werden als Rami tracheooesophageales und thymopericardiales bezeichnet. Die Embryologie der Gefäßäste des Oesophagus wird diskutiert und die Identität des Tracheooesophagealastes mit einem sekundären anastomotischen Gefäß angenommen. Gelegentlich auftretende Äste der A. brachiocephalica werden erörtert. Die A. thyreoidea ima des Men schen scheint die engste Beziehung zu diesem beim Hund beschriebenen Ast zu haben. Der Wert dieser Untersuchungen im Hinblick auf Herz-Lungen-Präparationen und experimentelle Chirurgie des Oesophagus wird erläutert.

R. Berg. 510.

**44-64/12-0023** Leibnitz, Lieselotte; Leipzig, Karl-Marx-Univ., Hirnforsch.-Inst. **Das Punktzählverfahren als quantitative Methode in der Histochemie.** Wiss. Z. Karl-Marx-Univ. Leipzig, math.-naturwiss. R. **13** (1964) Nr. 1. S. 147-149. – 2 Abb., 10 Lit.

Das Punktzählverfahren ist ein Integrationsverfahren zur Bestimmung der relativen Volumina und wurde für die quantitative Beurteilung mikroskopischer Präparate entwickelt. Es beruht darauf, daß eine Anzahl auf Glas gravierter Punkte (Auswertungspunkte) in die Okularblendenebene eines Mikroskops gebracht und auf diese Weise zusammen mit dem mikroskopischen Präparat in der gleichen Ebene abgebildet wird. In der Histologie beschränkt sich das Punktzählverfahren auf die Bestimmung der relativen Volumina von Zellen und ihrer morphologischen Bestandteile sowie auf die Ermittlung der Kapillardichte und die Bestimmung von Zellzahlen. Auch für die Histochemie eignet sich das Verfahren – besonders für Vergleiche, bei denen die Menge der geprüften Stoffgruppen von Individuum zu Individuum, von Altersstufe zu Altersstufe, von Geschlecht zu Geschlecht, von Organ zu Organ, von Zelle zu Zelle, von Plasmastruktur zu Plasmastruktur beurteilt werden soll. Die zu untersuchenden Stoffe müssen sich entweder durch Farbreaktionen darstellen lassen oder infolge Eigenfluoreszenz bzw. induzierter Fluoreszenz faßbar sein. Wichtig ist, daß nur scharf abgebildete Substanzablagerungen ausgewertet werden dürfen. Durch Anwendung mechanischer oder halbautomatischer Registrier- bzw. Integriergeräte läßt sich das Zählen der Treffer besonders einfach gestalten. Die beschriebene Methode eignet sich besonders für kleine histochemische Laboratorien, die über keine kostspieligen Apparate (Mikrospektrophotometer, Fluoreszenzhistospektographen etc.) verfügen.

E. Kolb. 710.

**4-64/12-0024** Westphal, Allhard; Rostock, Univ.-Nervenklin.; Univ., Inst. für Allg. und Spez. Pathol. **Eine Schnellmethode der Markscheidenfärbung mit kombinierter Darstellung der Nervenzellen (Modifikation der Heidenhain-Woelkeschen Markscheidenfärbung).** Zbl. allg. Pathol. pathol. Anatom. **105** (1964) Nr. 7/8. S. 388.

Die Methode ist für Celloidin- und Paraffinschnitte im Routinebetrieb geeignet. 20 $\mu$ dicke Schnitte werden 30 Min. in 4%iger Ferriammoniumsulfat-Lösung gebeizt und nach Abspülen 30 Min. bei 60° in Lithiumhämatoxylin gefärbt. Nach nochmaligem Abspülen und Differenzieren in 85%igem Alkohol werden die Nervenzellen 3 Min. in 0,1%iger essigsaurer Kresylechtviolett-Lösung angefärbt. Die Markscheiden erscheinen dunkelblau, Nervenzellen und Gliazellen rötlichviolett. W. Seffner. 710.

**4-64/12-0025** Klika, E. The lung alveolus studied in metod of membranous preparations. **(Anwendung der Membranpräparatmethode zum Studium von Lungenalveolen.)** Československá Morfol. **11** (1963) Nr. 4. S. 337-340. – 12 Abb., 4 Lit. Zus. in Russ.
Es wurden Schnitte normal entwässert und auf feuchte Gelatinefläche der photographischen Platte übertragenen Gewebes benutzt. Die Stärke der Präparate eignet sich zur histochemischen und elektronenmikroskopischen Untersuchung. Die Methode diente zur Untersuchung von Lungenalveolen der Katze (*Felis domestica*), *Salamandra salamandra* und *Pseudomys scripta elegans*). ČSSR/ÚVTI. 710.

**4-64/12-0026** Aldridge, W. G.; Rochester, N. Y., Univ., School of Med. and Dentistry. On histochemical percloric acid extractions. **(Über histochemische Perchlorsäureextraktionen.)** Anatom. Rec. **145** (1963) Nr. 2. S. 198.
Es wurden Untersuchungen im Hinblick auf die Wirksamkeit der kalten Perchlorsäure als ein Differentialextraktans der RNA aus fixierten Geweben ausgeführt. Es hat sich herausgestellt, daß dieses Reagens außerordentlich erfolgreich in der Extraktion der RNA aus Geweben ist, und daß in diesem Prozeß die DNA nicht extrahiert oder signifikant depolymerisiert wird. Die DNA des Gewebes ist jedoch denaturiert, d. h. ihre Sekundärstruktur ist zerstört, und in einem Grade depuriniaiert, der von der Dauer der Extraktionsperiode abhängt. Bei Ausführung dieser Methode in einem Temperaturbereich von 4 °C waren keine Anzeichen für die Extraktion von Proteinen, Glykoproteinen oder Lipoproteinen vorhanden. Es wird der Schluß gezogen, daß die Perschlorsäure-Technik für die Differentialextraktion der RNA aus fixierten Geweben sehr gut geeignet ist und nicht den ihr gewöhnlich zugeschriebenen Fehlern unterworfen ist. R. Berg. 710.

**4-64/12-0027** Fabian, Gerda; Berlin-Dahlem, Univ., Inst. für Veterin.-Anatomie. **Gegenüberstellung von Planimetric und Integration am Endometrium des Schafes.** Berliner Münchener tierärztl. Wschr. **77** (1964) Nr. 9. S. 185-188. – 1 Abb., 1 Tab., 20 Lit. Zus. in Engl.
Es werden Meßergebnisse vom Endometrium von 30 nulliparen Schafen ausgewertet. Bei dem Vergleich der beiden Meßmethoden – Planimetrie und Integration – an Hand von Meßergebnissen einer früheren Arbeit findet sich eine auffällig gute Übereinstimmung für die Schleimhautfläche (Stroma mit Drüsen abzüglich Karunkeln) in allen Phasen des endometrialen Zyklus. Die Variationsbreite zwischen den planimetrierten Flächenwerten und den aus den Volumenprozenten errechneten Flächenwerten schwankt nur um rund 0,02% bis 2,10%. Auch für die Fläche der Karunkeln schwankt die Variationsbreite in noch vertretbaren Grenzen (rund 0,13% bis 11,91%). Diese etwas höheren Werte lassen sich auf gewisse Einstellschwierigkeiten bei der Integration zurückführen. Die Planimetrie wird in den meisten Fällen die Methode der Wahl für Flächenbestimmungen sein, da sie genaue und absolute Werte liefert. Bei Untersuchungen jedoch wie z. B. der Flächenbestimmung von Drüsen im Endometrium, ist die Integration eine unabdingbare Ergänzung zur Planimetrie. R. Berg. 710.

**4-64/12-0028** Meyer, Günther F.; Tübingen, Max-Planck-Inst. für Biol. **Das elektronenmikroskopische Bild der Zelle.** Mikrokosmos **53** (1964) Nr. 5. S. 138-144. – 9 Abb.
Bei der Umbildung der Spermatide zum Spermium kommt es zu tiefgreifenden Veränderungen sowohl am Zellkern als auch im Cytoplasma. Diese werden an Spermien von Insekten (Taufliege, Heuschrecke) und des Regenwurmes kurz erörtert. Im Zellkern führt ein Kondensationsprozeß zu einer dichten

Packung des chromosomalen Fibrillenmaterials. Im Cytoplasma kommt es zur Ausbildung des sog, „Nebenkernes", aus welchem der mitochondriale Apparat der Spermien hervorgeht, der wie beim Regenwurm im Mittelstück konzentriert sein kann, oder wie bei zahlreichen Insekten, den ganzen Schwanz durchläuft. Bei der Taufliege entstehen aus dem Nebenkern zwei lange „Supermitochondrien", die bei *Drosophila hydei* z. B. mehr als 6 mm lang werden können. Bei der Reifung der Spermien kann es, wie bei der Taufliege gezeigt wird, zu einer Transformation der Mitochondrien in kristallähnliche Eiweißkörper kommen. Zwischen den Nebenkernderivaten beginnt das von dem Centriolenpaar abhängige Wachstum der Geißel. Der ganze Komplex von Geißel und Nebenkernderivat wird von einer Elementarmembran umgeben. Auf die z. Zt. noch wenig bekannten physikalischen und chemischen Vorgänge, die der Geißelbewegung zugrunde liegen, wird kurz hingewiesen.

G. Michel. 730.

**4-64/12-0029** Voroncov, D. S.; Kiew, Bogomolez-Inst. für Physiol. der Akad. der Wiss. der Ukrain. SSR. Osnovni rysy fiziologičnoï struktury žyvoï klityny. **(Die physiologische Struktur der lebenden Zelle und ihre hauptsächlichen Merkmale.)** Fiziologičnyj žurnal, Kyïv **10** (1964) Nr. 1. S. 3-15. — 3 Abb. Orig.: ukrain.

Zusammenfassende Arbeit über die Struktur der lebenden Zelle unter Berücksichtigung der mit der Elektronenmikroskopie erhaltenen Erkenntnisse.

G. Pose. 730.

**4-64/12-0030** Linnartz-Niklas, A., Hempel, K. und Maurer, W.; Köln, Univ., Inst. für Med. Isotopenforsch. **Autoradiographische Untersuchung über den Eiweiß- und RNS-Stoffwechsel tierischer Zellen während der Mitose.** Z. Zellforsch. mikroskop. Anatom. **62** (1964) Nr. 4. S. 443-453.

730.

**4-64/12-0031** Scharf, Joachim-Hermann und Blume, Rudolf; Halle/S., Martin-Luther-Univ. Halle-Wittenberg, Anatom. Inst. **Quantitativ-morphologische Befunde zur Hypothese des Mitochondrientransportes im Neuron.** Z. Zellforsch. mikroskop. Anatom. **62** (1964) Nr. 4. S. 454-467. 730.

**4-64/12-0032** Lindner, D.; Berlin, Humboldt-Univ., Inst. für Veterin.-Histol. und Embryol. **Zur vergleichenden Zellmorphologie des lockeren Bindegewebes. III. Das Zellbild der Subcutis des Schweines.** Z. mikroskop.-anatom. Forsch. **71** (1964) Nr. 1. S. 121-136. — 10 Abb., 2 Tab., 17 Lit. 2. Mitt. vgl. LZ. Abt. IV 8 (1963) Nr. 9. S. 1799.

Das Untersuchungsmaterial wurde aus der Subcutis der Regio inguinalis von 11 Schlachtscheinen entnommen. Das Material wurde nach der Methode von Jasswoin bearbeitet und mit Eisenhämatoxylin gefärbt. Es konnte festgestellt werden, daß die Zusammensetzung des Zellbestandes sowohl in der gereizten als auch in der ungereizten Subcutis sehr wechselhaft ist. Besonders wird auf die örtliche qualitative Variabilität der Zellen aufmerksam gemacht, die die Gewebsdynamik widerspiegelt. Im einzelnen wurden etwa 12000 Zellen von 8 Schweinen mit gereizter und etwa 3500 Zellen der gereizten Subcutis von weiteren drei Tieren ausgezählt. Der prozentuale Anteil der Zellarten in der ungereizten Subcutis beträgt bei den Fibroblasten 63,1-74,7, bei den Histiocyten 18,7-30,5, bei den Mastzellen 1,1-4,3, bei den Lympho- und Monocyten 0-0,6, bei den Granulocyten 0-0,1, bei den degenerierten Zellen 1,0-3,4. In der gleichen Reihenfolge betragen die Werte für die gereizte Subcutis: 65,4-71,3; 13,8-24,8; 0,1-3,9; 0-0,3; 3,4-12,0.

R. Berg. 765.

**4-64/12-0033** Biró, G. **Neue Untersuchungen über die feinere Sarkolemmastruktur.** Acta veterin. Acad. Sci. hung. **13** (1963) Nr. 3. S. 261-266. — Aus: Ung. Agrar-Rdsch. **1964** Nr. 2. 815.

**4-64/12-0034** Wacławczyk, H. und Grzybek, H. Badania histochemiczne nad rozmieszczeniem polisacharydów i soli wapnia w nerkach szczurów karmionych dietą miażdżycorodną. **(Histochemische Untersuchungen über die Verteilung der Polysaccharide und Kalisalze in den Nieren von Ratten, die breiförmiges Futter erhielten.)** Patol. Polska **14** (1963) Nr. 2. S. 215-226. — 18 Abb., 14 Lit.

In den Nieren der Tiere, die mit breiförmiger Diät gefüttert wurden, stellte man die Anwesenheit von kugelförmigen und ovalen intracanaliculären Gebilden, die sich mit PAS positiv färbten, fest. Außerdem treten ähnliche, aber kleinere Gebilde in den Zellen des Epithels auf, das die Nierenkanäle sowie die intracanaliculären Flächen auskleidet. Die Basalmembranen einiger Abschnitte verschiedener Nephronen unterliegen einer deutlichen Verdickung. Die Breite des Randes des positiven PAS im höchsten Teil der Zellen, welche die Hauptkanäle auskleiden, unterliegt einer Verkleinerung im Vergleich zu Nieren der Kontrolltiere. In den Nieren der Ratten, die zu den Versuchsgruppen gehörten, wurde die Anwesenheit von Ablagerungen von Calciumsalzen nachgewiesen. Die Lokalisierung dieser Gebilde in einigen Abschnitten der Nephronen scheint ähnlich der Lokalisierung von Substanzablagerungen des positiven PAS zu sein. PRL/CBR. 850.

**4-64/12-0035** Schulz, Volker; Berlin, Humboldt-Univ., Veterinärmed. Fak., Inst. für Veterin.-Histol. und Embryol. **Über das Inselsystem der Bauchspeicheldrüse beim Sumpfbiber (Biberratte, Myocastor coypus Mol.).** Diss. Berlin **1964** 116 S. — 25 Abb., 110 Lit.

Die Neubildung der Langerhansschen Inseln nimmt von singulären Inselzellen innerhalb des Epithelverbandes der Drüsenausführungsgänge und der Drüsenendstücke ihren Ausgang. Beim Sumpfbiber sind auch B-Zellen als Bestandteil des Feyrterschen Gangorganes vorhanden. Die Langerhansschen Inseln besitzen die erhebliche Durchschnittsgröße von 200-300 $\mu$, 500-600 $\mu$ große Inseln sind relativ häufig. Die A-Zellen besitzen eine besondere Affinität zu den Vasa afferentia, woraus die Zelltopik resultiert, daß die A-Zellen fast ausschließlich das Inselzentrum bilden, in welchem sich, im Gegensatz zu bisher untersuchten Säugern, auch erst die zuführende Inselarteriole in das Kapillarnetz auflöst. Der Abfluß des Inselblutes geschieht über zahlreiche Vasa efferentia in das exokrine Kapillarnetz, teilweise aber auch in größere Venen. Ein normaler Bestandteil des Sumpfbiberpankreas sind die neuroinsulären Komplexe, deren Ganglienzellausläufer mit dem Inselgewebe in Verbindung treten, so daß den neuroinsulären Komplexen eine Bedeutung für die Inselinnervation zugesprochen werden muß. E. Wiesner. 920.

**4-64/12-0036** Polenov, A. L. und Beleńkij, M. A.; Inst. für Cytol. der Akad. der Wiss. der UdSSR. Ėlektronnomikroskopičeskie issledovanija ul'trastruktury nejrosekretornych ėlementov zadnej doli gipofiza belych myšej. **(Elektronenmikroskopische Untersuchungen der Ultrastruktur neurosekretorischer Elemente des Hypophysenhinterlappens bei weißen Mäusen.)** Doklady Akademii nauk SSSR, Moskva **154(32)** (1964) Nr. 4. S. 940-943. — 3 Abb., 14 Lit.

Der Hypophysenhinterlappen weißer Mäuse wurde elektronenmikroskopisch untersucht. Es werden Angaben über Richtung, Dichte, Verdickungen, Durchmesser, Form, Bau und Entfernung von den Kapillaren der Axone sekretorischer Neuronen gegeben. Weiterhin werden Eigenschaften der Sekretgranula, die sich im Axoplasma befinden, beschrieben. Die Arbeit zeigt, daß die mittels der Elektronenmikroskopie erhaltenen Informationen über die Organisation neurosekretorischer Elemente des Hypophysenhinterlappens von Mäusen mit denen an anderen Tierarten erhaltenen übereinstimmen. G. Pose. 930.

**4-64/12-0037** Anderson, E.; Amherst, Univ. of Massachusetts. Substructural organization of the pineal organ. **(Submikroskopischer Bau des Corpus Pineale.)** Anatom. Rec. **145** (1963) Nr. 2. S. 200.

Die Pinealocyten des Pinealorgans der Schafe und Rinder sind Sternzellen. Jeder Pinealocyt enthält einen relativ großen Nucleus, der öfter Einfaltungen und einen auffallenden Nucleolus zeigt. Der Nucleolus besteht aus Partikeln, die eine Netzanordnung zeigen. Das Cytoplasma dieser Zellen ist mäßig basophil. Im submikroskopischen Bereich ist das Cytoplasma mit zahlreichen Cisternen des glatten endoplasmatischen Reticulums, mit Klumpen, die aus 80-150 Å dichten Partikeln bestehen, mit Mitochondrien, dem Golgi-Apparat, den Centriolen und mit wenigen großen Lipideinschlüssen angefüllt. Sphärische, mit einer einfachen Membran begrenzte Strukturen kommen häufig vor und stehen möglicherweise mit den Lysosomen in Beziehung. Desmosomen befinden sich dort, wo die Plasmamembran der Pinealocyten Kontakt mit anderen Zellen hat. R. Berg. 940.

**4-64/12-0038** Laing, W., Rowsell, H. und Mustard, F.; Guelph, Veterin. Coll.; Toronto, Univ. Morphological studies of pig's aorta. **(Morphologische Untersuchungen an der Schweineaorta.)** Anatom. Rec. **145** (1963) Nr. 2. S. 251.

Diese licht- und elektronenmikroskopischen Untersuchungen wurden durchgeführt, um experimentell erzeugte atherosklerotische Veränderungen beurteilen zu können. In der Aorta thoracica besteht die Intima unter dem Endothel aus einer dünnen Bindegewebsschicht, meistens aus kollagenem Bindegewebe, und mehreren darüber liegenden Schichten parallel verlaufender elastischer Lamellen. Beide sind relativ acellulär. In der Aorta abdominalis ist die Bindegewebsschicht dicker und enthält viele glatte Muskelzellen, während die elastischen Lamellen zu einer einfachen Membrana elastica interna zusammentreten. Eine dritte, muskuloelastische Schicht wurde unter den elastischen Lamellen der Aorta thoracica junger Schweine beobachtet. Die Media der Aorta thoracica besteht aus elastischen Lamellen, Muskelbündeln, kollagenem Bindegewebe, das meistens eng verflochten ist mit den inneren Bündeln, intra- und extracellulären Vacuolen und Anhäufungen saurer Mucopolysaccharide. Die Adventitia besteht aus kollagenem Bindegewebe, elastischen Fasern und den zur Media durchtretenden Gefäßen. Die Media der Aorta abdominalis enthält mehr kollagenes Bindegewebe, weniger dünne elastische Fasern und Muskelinseln, die durch adventitielle kollagene Trabekel isoliert werden. R. Berg. 970.

**4-64/12-0039** Brown, R.; Lafayette, Ind., Purdue Univ. Morphology of the microcirculation in the ventricular myocardium of the canine heart. **(Morphologie der Mikrozirkulation im Ventrikelmyokard des Hundeherzens.)** Anatom. Rec. **145** (1963) Nr. 2. S. 212.

Die Herzen für diese Untersuchungen wurden von adulten Bastarden beiderlei Geschlechts gesammelt. In die Aorta wurde eine Kanüle eingeführt und die Herzen mit Sauerstoff angereicherter Lockescher Lösung (modifizierte Wearn-Technik) durchspült. Anschließend wurde Tusche injiziert. 40 Herzen wurden schach injiziert. Die Tusche passierte das Kapillarbett und erschien im rechten Vorhof. Die Kapillaren waren parallel der Längsachse der Herzmuskelfasern orientiert und kreuzten im allgemeinen die Herzmuskelbündel nicht. Arterielle Anastomosen erscheinen sehr häufig im Bereich der Rami descendentes, wo beide Ventrikel sich verbinden. Die überraschendste Beobachtung stellt das Baumuster der Sammelvenülen dar. Kapillaren eines Muskelbündels verlaufen aus allen Richtungen konvergierend, um sich miteinander zu verbinden und unmittelbar eine postcapilläre Venüle von beträchtlicher Größe zu bilden. Das steht in entscheidendem

Gegensatz zur Arteriolenaufteilung in die Kapillaren, die als dichotomische Verzweigung erscheint, aus der Kapillaren resultieren, die in beiden Richtungen parallel zu den Herzmuskelfasern verlaufen. R. Berg. 970.

**4-64/12-0040** Ball, R. A., Sautter, J. H. und Katter, M. S.; St. Paul, Univ. of Minnesota; Coll. of Veterin. Med. Morphological characteristics of the anterior mesenteric artery of fowl. **(Morphologische Eigenschaften der A. mesenterica cran. des Geflügels.)** Anatom. Rec. **145** (1963) Nr. 3. S. 251 bis 255. – 3 Abb., 13 Lit.
Die A. mesenterica cran. der beiden Geflügelspecies, Pute und Huhn, zeigt im Hinblick auf das bei anderen Vögeln auftretende Grundmuster und im Hinblick auf das der Säugetiere im allgemeinen eine abweichende Struktur. Dieser Strukturunterschied liegt darin, daß die A. mesenterica cran. der Vögel 2 gut entwickelte Muskelkomponenten, eine innere zirkuläre und eine äußere longitudinale – analog der Anordnung der Muscularis externa der Darmwand – enthält. Jedoch weisen die Untersuchungsergebnisse darauf hin, daß die äußere, longitudinale Muskelschicht Bestandteil der Adventitia ist. Die mögliche funktionelle Bedeutung dieser Tatsache wird diskutiert. R. Berg. 970.

**4-64/12-0041** Mc Allister, H. A., Hooker jun., C. W. und Weedon, F. R.; Chapel Hill, Univ. of North Carolina. Occurence of cardiac muscle in the azygos vein of mammals. **(Auftreten von Herzmuskulatur in der V. azygos der Säugetiere.)** Anatom. Rec. **145** (1963) Nr. 2. S. 258.
Auf Grund der zufälligen Beobachtung, daß in der Wand der V. azygos der Maus Herzmuskulatur auftritt, wurden einige repräsentative Säugetiere untersucht. Bei der Ratte und Maus enthalten die Wände der V. azygos und der V. cava cranialis in großer Menge typische Herzmuskulatur. Die Fasern sind longitudinal oder zirkulär angeordnet und treten fast in ganzer Länge der V. azygos auf. Darüber hinaus wurde eine Pulsation der V. azygos beobachtet, wenn der Thorax unmittelbar nach der Tötung eröffnet wurde. Die Pulsationsrate unterschied sich von der des Atriums. Beim Hund tritt die Herzmuskulatur in der Wand der V. cava cranialis und der juxtacavalen Portion der V. azygos auf. Beim Meerschweinchen liegen die Herzmuskelfasern zerstreut in der V. cava cranialis und der V. azygos. R. Berg. 970.

**4-64/12-0042** Brettschneider, H.; Münster, Univ., Anatom. Inst. **Elektronenmikroskopische Studien zur vegetativen Gefäßinnervation.** Anatom. Anz., Ergänzungsh. **112** (1963) S. 54-68. – 12 Abb., 10 Lit.
Es handelt sich um die Ausführung elektronenmikroskopischer Untersuchungen mit dem Zweck, die Feinstruktur peripherer vegetativer Nervenfasern und die Art ihrer Verbindung mit dem Effektorgewebe zu klären. Eine strenge Zuordnung des Nervengewebes zum jeweiligen Effektorgewebe kann nicht geleugnet werden. Die funktionelle Eigentümlichkeit des jeweiligen Organs ist mitbestimmend für die Struktur des Endorganes. Von den präterminalen Geflechten in der Adventitia der A. femoralis der Ratte streben gebündelte vegetative Axone dem Außenrand der Media zu. Die weitaus meisten vegetativen Faserbündel überschreiten die Elastica externa nicht, sondern heften sich mit lang ausgezogenen Cytoplasmaausläufern des Leitgewebes im Bereiche dieser fest. Diesen Komplexen von nervösen Gebilden, bestehend aus Axonen und Leitgewebe, kommen lang ausgezogene, häufig plumpe Zellfortsätze der Muskelzellen entgegen. Diese Muskelzellfortsätze durchbrechen dabei die Elastica externa und gelangen so in unmittelbare Nachbarschaft zum vegetativen Faserbündel. Durch den Reichtum an synaptischen Bläschen und Mitochondrien erscheint das Axoplasma im Bereiche der Endorgane außerordentlich kontrastreich. Zahlreiche Beobachtungen sprechen für einen engen Kontakt des Nervengewebes mit dem Effektorgewebe. R. Berg. 970.

**4-64/12-0043** Luttenberg, J. Počet a rozrstvení vláken podle kalibru v corpus callosum kočky, psa, kralíka a krysy. **(Zahl und Schichtung der Fasern nach dem Kaliber im Corpus callosum von Katze, Hund, Kaninchen und Ratte.)** Českoslov. Morfol. **11** (1963) Nr. 4. S. 291-300. – 2 Abb., 3 Tab., 9 Lit. Zus. in Russ., Dtsch.

Mit Formalin fixierte Gehirne wurden histologisch untersucht. Um die Axone unterscheiden zu können, wendete man die Bodian-Pearson-Imprägnationsmethode an, während die Auseinanderhaltung der myelinisierten Fasern mit Hilfe der Methode von Malik erfolgte. Die Dichte der Axone und myelinisierten Fasern ist bei Hund und Katze im Corpus callosum annähernd gleich. Am größten ist sie im Geniculum und Splenium, am kleinsten im Truncus corporis callosi. Größer ist die Dichte der Axone und myelinisierten Fasern bei Kaninchen und Ratten, die größte Axondichte findet man beim Kaninchen im Splenium corporis callosi. Der Anteil der nichtmyelinisierten Fasern bewegt sich zwischen 31,5%-47%. Das Axonkaliber bei Hund und Katze erreicht meistens 0,5 $\mu$, bei einem Maximalkaliber bis zu 2,5 $\mu$, bei Kaninchen und Ratte erreicht das Axonkaliber höchstens 1 $\mu$, in den meisten Fällen jedoch nur 0,5 $\mu$. Kleinere Hirne wiesen auch ein kleineres Axonkaliber im Corpus callosum auf.

ČSSR/ÚVTI. 1010.

**4-64/12-0044** Petrovický, P. und Grofová, I. Cytoarchitektonický rozbor retikulární formace mostu u psa. **(Cytoarchitektonische Analyse der Reticularbrückenformation beim Hund.)** Českoslov. Morfol. **11** (1963) Nr. 4. S. 341-348. – 14 Abb., 18 Lit. Zus. in Russ., Engl.

Histologische Schnitte wurden in 3 frontalen und einer horizontalen Serie vom Gehirnstamm des Hundes angefertigt und mit Kresylviolett nach Nissel gefärbt. Es wurden Schnitte in Höhe des Nucleus orig. facialis bis zum caudalen Teil des Isthmus mesencephali ausgewertet. Die Reticularformation der Brücke besteht beim Hund aus Kernen, die 3 längliche Streifen bilden: 1. Streifen der raphealen und pararaphealen Kerne (Nucleus raphealis magnus, Nucleus „1" Nucleus reticularis tegmenti pontis Bechterevi und Nucleus centralis superior). 2. Medialstreifen von Großzellenkernen (Nucleus reticularis pontis caudalis und Nucleus reticularis pontis oralis). 3. Lateraler Kleinzellenstreifen (Nucleus reticularis pervocellularis). In der Reticularformation des Hundes findet man außerdem den Nucleus basialis, der aus spindelförmigen Zellen besteht. Der Bau der Reticularformation des Hundes wird mit dem Bau von Katze, Kaninchen und Ratte verglichen.

ČSSR/ÚVTI. 1010.

**4-64/12-0045** Grofová, I. und Petrovický, P. Zytoarchitektonická stavba retikulárni formace mesencephala u psa. **(Cytoarchitektonischer Bau der Reticularformation des Mesencephalons beim Hund.)** Českoslov. Morfol. **11** (1963) Nr. 4. S. 349-357. – 21 Abb., 13 Lit. Zus. in Russ., Engl.

Drei Frontalserien des Hundegehirnstammes wurden mit Kresylviolett nach Nissel gefärbt. Es wurden Präparate ausgewertet, die von den beiden Guddenschen Kernen bis zur Commusura caudalis und zu den prätectalen Kernen reichten. Die Reticularformation des Mesencephalons setzt sich aus Kernen zusammen, die in drei länglichen Streifen angeordnet sind: 1. Mittelstreifen der raphealen Kerne (Nucleus linearis rostralis und Nucleus ventralis tegmenti Tsai). 2. Medialer Großzellenstreifen (Nucleus ruber, Nucleus intracapsularis und wahrscheinlich noch Nucleus pedunculopontinus). 3. Lateraler Kleinzellenstreifen (Nucleus cuneiformis, Nucleus subcuneiformis, Nucleus peripeduncularis und Nucleus parabrachialis pigmentosus). Der Bau der Reticularformation des Mesencephalons beim Hund wird mit dem Bau bei Gorilla, Katze und Ratte verglichen. ČSSR/ÚVTI. 1010.

**4-64/12-0046** Fischer, Wolfgang; Hannover, Tierärztl. Hochschule, Inst. für Pathol. **Zytometrische Untersuchung an der Neuroglia im Großhirn von Hühner- und Entenembryonen.** Diss. Hannover **1963** 37 S. – 20 Abb., 21 Lit.

An 3 Hühnerembryonen (14, 18, 21 Tage), 3 Entenembryonen (21, 23, 24 Tage) und an 2 erwachsenen Hühnern wurden cytometrische Untersuchungen nach 4 Gesichtspunkten durchgeführt: 1. Abstand der Gliazellen von den Ganglienzellen, 2. Volumen der Zellkerne aller unter 1. erfaßten Zellen, 3. Ermittlung des Gliazellindex, 4. Beziehung des Gliazellen/Ganglienzellenabstandes zur Anzahl der Gliazellen. Bei der Zusammenstellung der Ergebnisse wurde eine Gruppeneinteilung vorgenommen. Mit steigender Bebrütungszeit nimmt die Zahl der tangierenden Gliazellen ab (Hühner – von 12,17% auf 8,42%, Enten – von 11,79% auf 9,27%). In der Gruppe von 5,01-10 $\mu$ ist ein Anstieg zu verzeichnen. Die Volumenermittlung ergab bei der Häufigkeitsverteilung einen Gipfel in der Gruppe 4 (15-20$\mu$). Der Gliazellindex fällt mit zunehmendem Lebensalter (Hühner von 3,62 auf 3,48, Enten von 3,22 auf 3,03). Gesetzmäßige Beziehungen des Gliazellen/Ganglienzellen-Abstandes zur Anzahl der Gliazellen wurden nicht festgestellt.
D. Lindner. 1010.

**4-64/12-0047** Leibnitz, Lieselotte; Leipzig, Karl-Marx-Univ., Hirnforsch.-Inst. **Histochemische Untersuchungen an Ablagerungen von Gallenfarbstoffen im Zentralnervensystem.** Wiss. Z. Karl-Marx-Univ. Leipzig, math.-naturwiss. R. **13** (1964) Nr. 1. S. 151-152. – 13 Lit.

Bei 1 kg schweren Kaninchen wurde durch 6stündige Dauerinfusion von Bilirubinlösung in die Vena jugularis ein Hirnikterus erzeugt. Das Verhalten des ikterischen Nervengewebes bei unterschiedlicher Behandlung wurde nach Einwirkung verschiedener Oxydationsmittel untersucht. Während Eisenammoniumsulfat und Kaliumferricyanid nicht die erwartete Farbreaktion (Oxydation des Bilirubins zum grünen Biliverdin oder zum roten Bilipurpurin) ergaben, zeigte sich nach der Behandlung der Gewebeschnitte mit Wasserstoffperoxyd, Jod und Eisen-3-chlorid eine deutliche, wenn auch schwach ausgeprägte Grünfärbung der bilirubinhaltigen Zellen. Am besten gelang die histochemische Darstellung nach folgendem Verfahren: Möglichst unmittelbar postmortal Fixierung des Gewebes in Aethylalkohol (96%) oder Aethylalkohol-Eisessig (5 : 1); Einbettung in Paraffin über n-Propylalkohol bei möglichst kurzer Verweildauer auf den einzelnen Behandlungsstufen; 20-30minütige Einwirkung von 5%iger essigsaurer Eisen-3-chloridlösung bei pH 3-5; Gegenfärbung mit Tropäolin. Die Untersuchungen deuten darauf hin, daß nach Oxydation des Bilirubins kein einheitlicher Stoff vorliegt, wozu weitere Untersuchungen notwendig sind. E. Kolb. 1010.

**4-64/12-0048** Krüger, H. **Ein weiterer Beitrag zur Kenntnis der Vater-Pacinischen Körperchen (VPK) der Katze.** Anatom. Anz. **114** (1964) Nr. 4. S. 408-411. – 1 Abb., 14 Lit.

Die Vater-Pacinischen Körperchen der Katze besitzen neben außeren Ganzlamellen auch Septum- und Halblamellen und unterscheiden sich dadurch prinzipiell von denen des Menschen, die ausschließlich Ganzlamellen aufweisen. Bei dem arttypischen Grundaufbau zeigen die Körperchen der Katze aber lagebedingte bauliche Unterschiede. So lassen die an den Gliedmaßen und am Schwanz gelegenen Körperchen gegenüber den intraabdominal gelegenen eine zweifellos durch die stärkeren mechanischen Belastungen verursachte deutliche Verstärkung der äußeren Ganzlamellen und des intra- und interlamellären fibrillären Netzwerkes erkennen, während die inneren Ganzlamellen und die Septum- und Halblamellen sich stärkemäßig nicht unterscheiden. G. Michel. 1030.

**4-64/12-0049** Zenker, Wolfgang; Wien, Univ., Anatom. Inst. **Internodienlängen und Faserkaliber der terminalen Verlaufsstrecke motorischer Fasern der äußeren Augenmuskeln und des M. thyreoarytaenoideus des Rhesusaffen.** Z. Zellforsch. mikroskop. Anatom. **62** (1964) Nr. 4. S. 531-545. 1030.

**4-64/12-0050** Kantner, M.; Heidelberg, Univ., Anatom. Inst. **Beiträge zur Form und Funktion der Hautnerven bei Mensch und Tier.** Anatom. Anz., Ergänzungsh. **112** (1963) S. 27-35. — 7 Abb., 10 Lit.

An der Katzenzunge sind Flächennetze mit Epithelausläufern die histologischen Korrelate zu den elektrophysiologisch ermittelten Kälte- und Berührungsreceptoren. Daß Berührungsempfänglichkeit nicht notwendig mit der Ausbildung von Korpuskeln einhergehen muß, dafür liefert die Rüsselscheibe des Schweines ein gutes Beispiel. Dort ziehen aus subepithelialen Geflechten Faserteile verschiedener Dicke in grob- und feinzelligem Verlauf am Rande des Epithelzapfens sowie in der Mitte der Papille oberflächenwärts. Der Papillarkörper ist frei von Korpuskeln. Die intraepithelialen Fasern reichen nach oben bis an die Grenze der lebensfähigen Schichten. Die reiche Versorgung des Rüssels mit intraepithelialen Nervenelementen verdient besondere Beachtung. Temperatur-, Berührungs- und Schmerzempfindung sind nicht an die Nervenformen der klassischen Beschreibung gebunden. Das Nervengefüge der Haut stellt ein großes Geflecht dar, in dem die Nerven keine gleichmäßige Aufsplitterung erleiden, sondern an bestimmten Stellen Körperchen aufbauen. R. Berg. 1080.

**4-64/12-0051** Hansson, H.-A. und Sourander, P.; Göteborg, Sweden, Univ. Studies on cultures of mammalian retina. **(Untersuchungen an Kulturen der Retina der Säugetiere.)** Z. Zellforsch. mikroskop. Anatom. **62** (1964) Nr. 1. S. 26-47. — 30 Abb., 47 Lit.

Nach einer eingehend beschriebenen Methodik wurden Kulturen der Retina von 100 Ratten (neugeboren bis 6 Wochen alt) sowie von einigen Kükenembryonen, Mäusen, Meerschweinchen und Katzen hergestellt und über längere Zeit beobachtet. Als Zellen konnten unterschiedlich große und geformte Ganglienzellen, bipolare Nervenzellen, Stäbchen, Zapfen, Astrocyten und wenige Oligodendrocyten sowie mesenchymale Zellen ausgemacht werden. Das Wachstum und Aussehen der einzelnen Zellen sowie ihr Verhalten in der Kultur wird beschrieben und erörtert. Als besondere Erscheinung treten, besonders deutlich in den ersten beiden Wochen und in Kulturen von jungen Tieren, Rosetten auf, die von den Zellen der äußeren Körnerschicht gebildet werden. Alle Zellen, besonders aber die Segmente der Stäbchen und Zapfen, waren sehr empfindlich auf Licht.
G. Michel. 1110.

**4-64/12-0052** Bartone, J. C.; Washington, George Washington Univ., Med. School. The histochemistry of development. **(Die Histochemie der Entwicklung.)** Anatom. Rec. **145** (1963) Nr. 2. S. 204.

Für die histochemische Untersuchung der Entwicklung wurde eine in den Untersuchungen der Säugetierembryologie übliche Species, das Hausschwein, benutzt. Es wurde eine Reihe Schweineembryonen mit einer SSL von 10-20 mm mit PAS, Toluidinblau, alkalischer Phosphatase und Sulfhydrylmethoden behandelt. Alkalische Phosphatase-Aktivität ist in den meisten schnell wachsenden Geweben vorhanden und kann als ‚Wachstumsindikator' dienen. Glykogen ist weitverbreitet, im Nervengewebe aber schwach vertreten. Basophilie wurde im Neuralrohr, in der Leber und im Darm festgestellt. Das Wachstum des Nervensystems ist mit größeren Konzentrationen von Ribonucleoprotein, Sulfhydrylgruppen und mäßiger alkalischer Phosphatase-Aktivität verbunden. Das Herz enthält große Mengen Glykogen und proteingebundener Sulfhydrylgruppen, jedoch geringere Mengen an

Ribonucleoprotein und alkalischer Phosphatase. Die Leber zeigte starke Reaktionen auf Glykogen, Ribonucleoprotein, Phosphatase-Aktivität und proteingebundene Komplexe. R. Berg. 1150.

**4-64/12-0053** Rychter, Z. und Lemež, L. Gévní soustava zárodku kuřete. XIII. Vliv některých pokusných zásahů na vývoj poměru velikosti levého a pravého oka do 8. dne zárodečného vývoje. **(Gefäßsystem des Kükenembryos. 13. Mitt. Einfluß bestimmter Versuchseingriffe des linken und rechten Auges bis zum 8. Tag der embryonalen Entwicklung.)** Československ. Morfol. **11** (1963) Nr. 4. S. 328-336. — 2 Abb., 2 Tab., 5. Lit. 12. Mitt. vgl. LZ. Abt. IV **8** (1963) Nr. 2. S. 236.
Die Öffnung des Eies am 2. Incubationstag für 20-30 Min. hatte eine Verschiebung des Größenausgleiches beider Augen vom 3. auf den 4. Incubationstag zur Folge. Der Verlust von einer Volumenhälfte des umlaufenden Blutes (die Entnahme erfolgte nach 2 Incubationstagen mittels Mikropipette von einer der dorsalen Aorten) verursachte einen verspäteten Größenausgleich der Augen und Verkleinerung des linken Auges am 5. Incubationstag. Die Abklemmung der Vasa vitellina sinistra zugleich mit der V. vitellina cranialis am 2. Incubationstag hat zur Folge, daß sich die Größen beider Augen vom 4. Tage an bis zum 7. Incubationstag allmählich ausgleichen. Die Ausschaltung der Allantoiszirkulation durch Abklemmung des Allantoisstiels 3 am fünften Incubationstag ruft den Größenausgleich beider Augen vom 4. Tag an hervor, Die Schwankungen der normalen Kurve des Verhältnisses der beiden Augengrößen zwischen dem 4.-8. Incubationstag werden durch die Lokalisierung und Qualität der laminaren Blutströme der rechten und linken V. allantoica verursacht. ČSSR/ÚVTI. 1150.

**4-64/12-0054** Rychter, Z. Vývoj poměru velikosti levého a pravého oka u zárodku kuřete od 1,5. do 12. dne inkubace. **(Entwicklung des Größenverhältnisses des linken und rechten Auges beim Kükenembryo von 1,5.-12. Incubationstag.)** Českoslov. Morfol. **11** (1963) Nr. 4. S. 317-327. — 3 Abb., 32 Lit. Zus. in Russ.
Die Messungen wurden an ausgeschnittenen und nichtverbluteten Embryonen der Rasse Weißes Leghorn vorgenommen, die seit 36 Std. bis zu 12 Tagen incubiert waren. Die Größe der Augen wurde planimetrisch auf einer Fläche gemessen, die ihr mit Hilfe des Abbeschen Zeichengerätes gezeichneter Umriß einnahm. Die Größe des linken Auges wurde in % der Größe des rechten Auges desselben Embryos ausgedrückt. Bei der statistischen Verarbeitung der Ergebnisse wendete man das geometrische Mittel an. Das linke Auge ist vom 1,5.-2. und vom 4.-6. Incubationstag kleiner. Vom 1,5.-7. Incubationstag sinkt die Variabilität der gemessenen Werte stark und erreicht am 10. Incubationstag den niedrigsten Wert. Im zweiten Drittel der Incubation gleichen sich die Unterschiede zwischen der Größe des rechten und linken Auges aus. Diese Beobachtungen sind für die Versuchsteratologie und für die Erforschung der Morphogenese des normalen Auges von Bedeutung. ČSSR/ÚVTI. 1150.

## III. PHYSIOLOGIE, PHYSIOLOGISCHE CHEMIE

**4-64/12-0055** Antonov, S. Vŭrchu kompleksonometričnoto opredeljane na kalcij v urina ot preživni. **(Die komplexometrische Bestimmung von Calcium im Harn der Wiederkäuer.)** Izvestija na Veterinarnija naučnoizsledovatelski institut za nezarazni bolesti i zoochigiena, Sofija **3** (1963) S. 187-190. — 1 Tab., 4 Lit.
Für die Bestimmung der Ca-Menge im Harn der Wiederkäuer wird eine neue Methode der Titration mit dem Komplexon III und der Verwendung von Murexid als Indikator vorgeschlagen. Die empfohlene Methode hat sich als genauer erwiesen als das Titrieren mit $KMnO_4$. NRB/ZSNTI. 1220.

**4-64/12-0056** Eremin, A. V. und Kočetov, A. K. K metodike dlitel'nogo zondirovanija krupnych sosudov u sobak v poluchroničeskich opytach. **(Zur Methode der Sondierung großer Gefäße bei Hunden in Dauerversuchen.)** Fiziologičeskij žurnal SSSR imeni I. M. Sečenova, Moskva-Leningrad **49** (1963) Nr. 12. S. 1496-1498. – 1 Abb., 4 Lit. Zus. in Engl.
Die Autoren beschreiben eine Methode zur Sondierung von Aorta und V. cava, die auf der von V. Popovic und P. Popovic (vgl. J. appl. Physiol. **15** [1960] S. 727.) für Ratten beschriebenen Sondierung genannter Gefäße durch die V. jungularis und A. carotis beruht. Die aus Plaste hergestellten Kanülen werden nach erfolgreicher Einführung in die Gefäße an der Haut außen befestigt, so daß eine Blutentnahme ohne Schwierigkeit durchzuführen ist. Bei guter Pflege halten die Kanülen einen Monat, später kommt es zur Thronbenbildung und Verstopfung der Sonde. G. Pose. 1220.

**4-64/12-0057** Ainson, H., Inst. für Exp. Biol. der Akad. der Wiss. der Ėstn. SSR. Ėksperimental'naja fistula limfatičeskogo protoka u kur. **(Über eine experimentelle Lymphgefäßfistel beim Huhn.)** Izvestija Akademii nauk Ėstonskoj SSR. Serija biologičeskaja, Tallin **1963** Nr. 3. S. 202-204. – 19 Lit. Orig.: estn., Ausz.: russ., engl.
Es wurde eine chirurgische Methodik zur Gewinnung von Lymphe aus der linken V. jugularis beim Huhn erarbeitet. Dabei wird durch einen freigelegten und mittels Ligaturen isolierten Abschnitt der V. jugularis in das Lymphgefäß eine Plastikkanüle eingeführt und hier 0,5 cm oberhalb der Eintrittsstelle des erwähnten Gefäßes im Venenbett befestigt. Von einem erwachsenen Huhn konnte je Stunde 1,5-2,0 ml Lymphe gewonnen werden. Bei Verwendung von polymeren Materialien und antikoagulierenden Stoffen gelang die Lymphgewinnung über einen längeren Zeitraum. 4-5 Tage nach Entfernung der Kanüle und Heilung der Wunde waren die Hühner wieder genesen. H. Rauch. 1220.

**4-64/12-0058** Korpaš, Ju. und Kulik, A. M.; Inst. für Normale und Pathol. Physiol. der Akad. der Med. Wiss. der UdSSR; Košice, ČSSR, Univ. Izmenenie ėlektričeskoj aktivnosti dychatel'nych myšc u košek vo vremja kašlja. **(Veränderungen der elektrischen Aktivität der Atemmuskeln bei Katzen während des Hustens.)** Bjulleteń ėksperimental'noj biologii i mediciny, Moskva **55(28)** (1963) Nr. 11. S. 24-27. – 2 Abb., 8 Lit. Zus. in Engl.
An Katzen wurde unter Narkose die Bioströme der Inspirations- und Exspirationsmuskeln bei mechanischer Reizung der Schleimhaut des Nasenrachenraumes registriert. Während des Hustens steigt die elektrische Aktivität der Inspirations- und Exspirationsmuskeln stark an. Während der Exspirations-Apnoe werden in den Exspirationsmuskeln kontinuierliche, verstärkte elektrische Impulse beobachtet, die auf eine statische Muskelspannung deuten. In den Inspirationsmuskeln verschwinden während der Apnoe die Impulse. Nach 10-15 sec wird die elektrische Aktivität wieder hergestellt. G. Pose. 1280.

**4-64/12-0059** Radzijevśkyj, O. R., Grygoŕjeva, V. A. und Ščukina, L. V. Zool. Inst. der Akad. der Wiss. der Ukrain. SSR. Pro pryčyny, ščo spryjajut' rozvytkovi obchidnogo krovoobigu. **(Ursachen, die die Entstehung eines kollateralen Blutkreislaufes begünstigen.)** Dopovidi Akademiï nauk Ukraïnskoï RSR, Kyïv **1964** Nr. 1. S. 125-128. – 11 Lit. Orig.: ukrain., Ausz.: russ., engl.
In Experimenten an Kaninchen wurde festgestellt, daß eine Unterbrechung der arteriellen Blutversorgung der hinteren Extremität in Nähe des Beckens zu einem Abfall energetischer Verbindungen (ATP, Kreatinphosphat, Glykogen) in den Muskeln und zu einem Anstieg der Milchsäure führt. Der Grad der Veränderungen hängt von der Rolle ab, die die ausgeschalteten Arterien in der Blutversorgung spielen. Bei Ausschaltung der Hauptarterie

muß die entsprechende Vene abgebunden werden. Die kollaterale Blutversorgung wird durch den Anstieg der Milchsäure (1,5-2mal) in den Muskeln stimuliert. G. Pose. 1352.

**4-64/12-0060** Meschia, G. und Barron, H.; New Haven, Conn., Yale Univ., School of Med. The oxygen and carbon dioxide contents of the umbilical vessels as sampled via indwelling catheters. **(Der $O_2$- und $CO_2$-Gehalt der Nabelgefäße, wie er durch eingeführte Katheter festgestellt wurde.)** Anatom. Rec. **145** (1963) Nr. 2. S. 261.

Es wurde für die Einführung von Plastikkathetern in die Nabelgefäße der Schaf- und Ziegenfeten eine Methode entwickelt, die es gestattet, Blutproben für Analysen zu gewinnen, ohne die Entwicklung des Fetus in utero, seine natürliche Geburt oder postnatale Reife zu beeinflussen. Die Analysenresultate des auf diesem Wege gewonnenen Blutes (das Muttertier bleibt unanästhesiert und ohne Stress) haben ergeben, daß die prozentuale Sättigung des Blutes in der A. umbilicalis 68-82%, ohne merkliche Veränderung während der letzten Trächtigkeitshälfte, beträgt. R. Berg. 1352.

**4-64/12-0061** Urbányi, L. **Ein Verfahren zur annähernden Bestimmung des Aschegehaltes von Knochen durch einfache Feststellung des spezifischen Gewichtes.** Acta veterin. Acad. Sci. hung. **13** (1963) Nr. 2. S. 209-216. — Aus: Ung. Agrar-Rdsch. **1964** Nr. 2.

Es wird eine auf einfacher Feststellung des spezifischen Gewichtes beruhende, rasch durchführbare Methode zur Bestimmung des Aschegehaltes umfangreicher, im ganzen schwer herauszuarbeitender Knochen beschrieben. Die Notwendigkeit derartiger Untersuchungen ergibt sich in der Regel bei der Nachprüfung der Fütterungsverhältnisse im Großbetrieb oder im Zusammenhang mit Fütterungsversuchen zur Ermittlung der Natur von Stoffwechselstörungen. Das Verfahren beruht auf der Überlegung, daß das spezifische Gewicht der Knochenachse sowie der achsenfreien frischen Knochensubstanz vom Gesichtspunkt der Praxis hochgradige Konstanz zeigt, so daß der Aschegehalt der Schenkelbeine auf dieser Grundlage nach folgender Gleichung aus den spezifischen Gewichtswerten errechnet werden kann:

$$\frac{148{,}6\ /sg - L{,}043}{sg} = \text{Aschen-}\%$$

Über die anderen Einzelheiten unterrichten die Ausführungen der Arbeit eingehend. 1374.

**4-64/12-0062** Kirsenko, O. V., Palladin, A. V., Rožmanova, O. M. und Ėjsmont, S. S. Adenozyntryfosfatazna aktyvnist' nervovoï tkanyny. **(Die Adenosintriphosphatase [ATPase]-Aktivität des Nervensystems.)** Ukraïnškyj biochimičnyj žurnal, Kyïv **35** (1963) Nr. 6. S. 807-815. — 2 Abb., 2 Tab., 22 Lit. Orig.: ukrain., Ausz.: russ., engl.

In den intracellulären Fraktionen (Kern, Mitochondrien, Mikrosomen, Überstand) verschiedener Teile des Nervensystems (weiße und graue Substanz von Großhirn, Kleinhirn, Mittelhirn, verlängertes Mark, Rückenmark, N. ischiadicus) von Kaninchen und Katzen wurde die Mg-ATPase-Aktivität ermittelt. Sie liegt in der weißen Substanz des Großhirns und Rückenmarks in allen Fraktionen (mit Ausnahme der Mikrosomen) niedriger als in der grauen Substanz des Groß-, Klein- und Mittelhirns sowie des verlängerten Marks. Umgekehrt ist die ATPase-Aktivität in den Mikrosomen der weißen Substanz des Großhirns und des N. ischiadicus höher als die der Mitochondrien und Mikrosomen der grauen Substanz. Gleichfalls wurde die Beeinflussung der Mg-ATPase-Aktivität der verschiedenen Zellstrukturen durch Na- und K-Ionen geprüft. Dabei wurde gefunden, daß die ATPase-Aktivität des Kerns durch beide Ionen nicht beeinflußt wird, die der Mikrosomen und

Mitochondrien durch Na gesteigert, durch K jedoch ebenfalls nicht verändert wird. Die aktivitätssteigernde Na-Konzentration lag dabei 5-10fach höher als die ATP- und Mg-Konzentration. E. Grün. 1376.

**4-64/12-0063** Mchejan, Ė. E.; Jerewan, Med. Inst. Sdvigi soderžanii cerebrozidov v mozgu belych krys pri adrenalinovom vozbuždenii. **(Veränderungen im Cerebrosidgehalt des Gehirns von Albinoratten bei Adrenalinerregung.)** Izvestija Akademii nauk Armjanskoj SSR. Biologičeskie nauki, Erevan **16** (1963) Nr. 8. S. 43-48. – 2 Tab., 19 Lit. Orig.: russ., Ausz.: armen.

Ratten wurde Adrenalin in verschiedenen Dosen und Zeiträumen verabreicht und anschließend der Cerebrosidgehalt des Gehirns bestimmt. S. c. Verabreichung von 10 $\mu$g und 50 $\mu$g/100 g Kgw. Adrenalin in Intervallen von 20 und 40 min während 6 und 12 Std. führt zu einem starken Anstieg freier Cerebroside im Gehirn, während die gebundenen Cerebroside unverändert blieben. Die Verabreichung verhältnismäßig hoher Dosen Adrenalin (100 $\mu$g/ 100 g Kgw.) ruft keine wesentliche Veränderung des Cerebrosidgehaltes hervor. 12stündiges Fasten bleibt gleichfalls ohne Einfluß. G. Pose. 1376.

**4-64/12-0064** Tumanjan, Ė. L.; Moskau, Inst. für Gehirnforsch. der Akad. der Med. Wiss. der UdSSR.; Jerewan, Med. Inst. Raspredelenie sukcinatdegidrogenazy v otdel'nych kletočnych obrazovanijach kožnogo i dvigatel'nogo analizatorov krolika, koški i obeźjany. **(Die Verteilung von Succinodehydrase in einzelnen zelligen Bildungen von Haut- und motorischen Analysatoren des Kaninchens, der Katze und des Affen.)** Izvestija Akademii nauk Armjanskoj SSR. Biologičeskie nauki, Erevan **16** (1963) Nr. 9. S. 55-63. – 3 Abb., 30 Lit.

In verschiedenen Neuronen von Kaninchen, Katze und Affe wird histochemisch nach Nichlas u. a. die Verteilung von Succinodehydrase ermittelt. In den Kernen der Hinterhörner des Rückenmarks, im Gollschen und Burdachschen Kern des verlängerten Marks und im ventralen und lateralen Kern des Sehhügels findet sich Succinodehydrase sowohl in den Zellkörpern der Nervenzellen als auch in ihren Fortsätzen. In den Spinalganglien ist das Ferment auf die Zellkörper beschränkt. Im Hirnrindenende der Analysatoren findet sich das Ferment in den Neuronen der oberen Schichten gleichmäßig auf Zellkörper und Fortsätze verteilt, in den Neuronen der unteren Schichten vorherrschend in den Zellkörpern. Diese Art der Verteilung des Fermentes ist bei allen drei untersuchten Tierarten anzutreffen. Es bestehen jedoch quantitative Unterschiede, indem die Aktivität des Fermentes in der Reihe Kaninchen – Katze – Affe abfällt. Die quantitativen Unterschiede sind besonders in den Neuronen der Großhirnrinde und der Sehhügelkerne ausgeprägt. J. Müller. 1376.

**4-64/12-0065** Kroon, A. M.; Amsterdam, Univ. Amino acid incorporation into the protein of mitochondria and mitochondrial fragments from beef heart. **(Aminosäuren-Incorporation in das Eiweiß von Mitochondrien und Mitochondrienfragmenten des Rinderherzens.)** Biochim. biophysica Acta [Amsterdam] **69** (1963) Nr. 1. S. 184-185. – 2 Tab., 8 Lit. Aus: Dok.-Dienst Kernforsch. u. Kerntechn.

Vf. zerstört Mitochondrien durch Ultraschallbehandlung (60 W, 60 kHz), fraktioniert die Bruchstücke durch Zentrifugieren (15000 g, 12 min; 105000 g, 45 min) und incubiert sie unter anderem mit einer Aminosäurenmischung und [$^{14}$C]-Leucin (176000 Imp/min). Nach Abstoppen der Reaktion mit Trichloressigsäure wird der Niederschlag im Durchflußzähler ausgezählt. An der spezifischen Radioaktivität zeigt sich, daß die Bruchstücke mehr von der markierten Aminosäure in das Eiweiß einbauen, als die intakten Mitochondrien, und zwar um so ausgeprägter, je kleiner, d. h. von inaktivem Protein befreiter sie sind. Das gleiche zeigt sich, wenn die Mitochondrien mit Digitonin vorbehandelt werden. Lösliche Mitochondrienfraktionen oder pH-5-Enzym aus Rattenleber beeinflussen das Bild nicht. Ribonuclease hemmt bei Gesamtblockierung des Mikrosomensystems die Incorporation bestenfalls 5%, Chloramphenicol (50 $\mu$g/ml) mindestens 95%. B. Gaßmann. 1378.

4-64/12-0066 Germanjuk, Ja. I.; Lwow, Zootechn. und Veterinärmed. Inst. Rybonukleïnova kyslota, rybonukleaza ta (2')3'-rybonukleotydazy v endokrynnych i statevych zalozach velykoï rogatoï chudoby. **(Ribonucleinsäure, Ribonuclease und (2')3'-Ribonucleotidase in endokrinen und Sexualdrüsen des Rindes.)** Dopovidi Akademiï nauk Ukraïnśkoï RSR, Kyïv **1963** Nr. 7. S. 917-920. — 3 Tab., 6 Lit. Orig.: ukrain., Ausz.: russ., engl.

Schilddrüse, Thymus, Nebennieren, Hypophyse, Hoden, Nebenhoden, Follikel, Corpora lutea, Spermien und Spermaplasma 1-2 Jahre alter Rinder werden untersucht. Die Ribonucleinsäurekonzentration der Drüsen wird in mittlerer Höhe gefunden bei hinreichend aktiver Ribonuclease. Alle Drüsen dephosphorylieren (2')3'-Ribonucleotide, allerdings in unterschiedlichem Ausmaß. Die Spermien besitzen sehr aktive Oberflächenribonuclease, spalten jedoch (2')3'-Ribonucleotide praktisch nicht. Dagegen erfolgt im Spermaplasma Dephosphorylierung von (2')3'-Ribonucleotiden. Die Dephosphorylierung von (2')3'-Ribonucleotiden wird durch Ribonucleinsäure, die Produkte ihrer alkalischen und enzymatischen Hydrolyse und durch Ribonuclease gehemmt. J. Müller. 1378.

4-64/12-0067 Radev, T., Gerov, K., Čuškov, P. u. a. Izsledvane na alantoidnata i amnionnata tečnost i krŭvta na fetusi i novorodeni prasenca. **(Untersuchung der Allantois- und Amnionflüssigkeit sowie des Blutes bei Embryonen und neugeborenen Ferkeln.)** Izvestija na Instituta po biologija i patologija na razmnožavaneto na selkostopanskite životni, Sofija **4** (1963) S. 203-212. — 3 Tab., 28 Lit. Zus. in Russ., Engl.

Die Allantoisflüssigkeit der Schweineembryonen hat eine schwachsaure bis neutrale Reaktion. Sie enthält Eiweiß, Harnstoff, Glykose und Fructose in gleichen Mengen wie das Blut und Blutplasma. Die Menge an Kreatin, Gesamtkreatin und Harnsäure ist höher als im Blut. Der osmotische Druck und die Konzentration der Chlorionen sind niedriger als im Blutplasma; sie enthält ein Enzym, die Karboanhydrase. Die Amnionflüssigkeit unterscheidet sich in ihrer Zusammensetzung nicht vom Blutplasma. Der osmotische Druck und die Konzentration der Chlorionen sind die gleichen wie im Blute. NRB/ZSNTI. 1378.

4-64/12-0068 Magakjan, Ju. A.; Zool. Inst. der Akad. der Wiss. der Armen. SSR. O specifičeskich reakcijach v ėmbriogeneze ptic na vvedenie geterogennych jadernych struktur. **(Spezifische Reaktionen auf die Verabreichung heterogener Kernstrukturen während der Embryogenese von Vögeln.)** Izvestija Akademii nauk Armjanskoj SSR. Biologičeskie nauki, Erevan **16** (1963) Nr. 12. S. 47-52. — 1 Abb., 2 Tab., 20 Lit. Orig.: russ., Ausz.: armen.

Erwachsenen Pekingenten wurde vor und während der Eiablage parenteral isolierte Zellkerne appliziert, die aus Rinderleber, Moschusenten- und Grauganserythrocyten gewonnen wurden. Die Verabreichung von Zellkernen an systematisch entfernter stehende Tiere hatte keinen Einfluß auf die Rückbildung des Mesonephros, während die Verabreichung isolierter Erythrocytenkerne von Moschusenten zu einem starken Abfall der Involutionsintensität des Mesonephros bei den Embryonen der Pekingente verursachte, d. h. hier fand eine Übertragung der für die Embryogenese der Moschusenten spezifischen Eigenschaft (langsamere Mesonephros-Involution als bei der Pekingente) auf die der Pekingente statt. Die Aminosäurezusammensetzung der myofibrillären

Eiweiße und der DNS-Gehalt der Zellkerne der mit Zellkernen von Pekingenten behandelten Embryonen unterscheidet sich äußerst stark von den der entsprechenden Kontroll- und Versuchsembryonen. G. Pose. 1378.

**4-64/12-0069** Dalton, Roger G.; Glasgow, Univ. Measurement of extracellular fluid volume in cattle with sodium thiosulphate. **(Die Messung des extracellulären Flüssigkeitsvolumens bei Rindern mit Hilfe von Na-thiosulfat.)** Brit. veterin. J. **120** (1964) Nr. 3. S. 117-124. – 2 Abb., 6 Tab., 17 Lit.
Nach Diskussion der Möglichkeiten zur Bestimmung des extracellulären Flüssigkeitsvolumens mit Hilfe von Verdünnungsmethoden verschiedener Stoffe wird eine Methode zur Ermittlung des Na-thiosulfat-Verteilungsraumes bei Rindern beschrieben. Unter Verwendung derselben wurde der extracelluläre Flüssigkeitsraum bei 10 Kälbern zu 24,2 ± 2,6, bei 12 männlichen kastrierten Tieren zu 19,2 ± 0,9 und bei 8 Kühen zu 21,1 ± 2,8% des Kgw. bestimmt. E. Grün. 1380.

**4-64/12-0070** Arendarčík, J. und Itze, L. Dynamika aktivity hypofyzárnych gonadotropínov (FSH-ICSH) v moči gravidných zvierat. **(Aktivitätsdynamik der Hypophysengonadentropine [FSH-ICSH] im Harn trächtiger Tiere.)** Veterinárni Med. **9(37)** (1964) Nr. 1. S. 29-34. – 3 Abb., 16 Lit. Zus. in Russ., Engl., Span., Dtsch.
Bei 11 trächtigen Kühen, 13 Stuten und 3 Schafen wurde monatlich der Gehalt an Hypophysengonadotropinen (FSH-ICSH) im Harn (in 1 l nach Ablauf von 24 Std.) und bei Kühen außerdem noch der Gehalt an Choriongonadotropin kontrolliert und verglichen. Es wurde erwiesen, daß die Gonadotropine auch während der Trächtigkeit bei diesen drei Tierarten im Harn ausgeschieden werden, wobei die ausgeschiedenen Mengen gewissen Schwankungen unterliegen. So wurden bei den Kühen die durchschnittlichen Höchstwerte im zweiten Monat festgestellt; am niedrigsten waren sie im dritten Monat, dann stiegen sie bis zum fünften Monat und blieben dann bis zum neunten Monat auf derselben Höhe. Bei den Stuten zeigte sich bis zum zweiten Monat ein Rückgang, von da an bis zum fünften und vom 8. bis zum 10. Monat eine Zunahme. Bei den Schafen stieg der Gonadotropinspiegel während der Gravidität, um 24-48 Std. nach der Geburt die höchsten Werte zu erreichen. Im Laufe von weiteren 14-40 Tagen nach der Geburt sank der Gonadotropinspiegel. ČSSR/ÚVTI. 1400.

**4-64/12-0071** Bokori, J., Bildizsár, H. und Kutas, F. A baromfivizelet fizikai tulajdonságaira és kémiai összetételére vonatkozó vizsgálatok. **(Untersuchungen über physikalische und chemische Eigenschaften des Geflügelharns.)** Magyar Állatorvosok Lapja [Ung. veterinärmed. Bl.] **18** (1963) Nr. 8. S. 327 bis 330. – Aus: Ung. Agrar-Rdsch. **1964** Nr. 2.
Vff. untersuchten den Harn von 30 gesunden Leghorn-Hennen und -Hähnen. Physikalische Eigenschaften des Geflügelharns, der nach einer eigenen Methode aus dem Harnleiter gewonnen wurde, werden beschrieben. Von den Kationen waren Kalium und Natrium am häufigsten vorhanden. Ihr Verhältnis stand im Zusammenhang mit dem K/Na-Äquivalent des aufgenommenen Futters. Außer den Kationen enthält der Geflügelharn bedeutende Mengen von Ammonium. Die Konzentration der Chloride entsprach in den meisten Fällen den Natrium-Werten desselben Harnes. Parallel mit dem Eiweißgehalt des Futters stieg die Ausscheidung von Phosphaten sowie von Harnstoff im Harn an. Zwischen dem Harnstoffgehalt und der Reaktion des Harns konnte kein eindeutiger Zusammenhang festgestellt werden, die Reaktion aller untersuchten Harnproben lag im sauren (pH 5,8 bis 6,8) Bereich. Dies ergibt sich aus den drei Formen der Ausscheidung von Wasserstoff-Ionen beim Geflügel (Harnstoff, Bildung von sauren Phosphaten und Ammonium). Bei der Regulierung des Stoffwechsels im Geflügel spielt die Nierenfunktion eine ausschlaggebende Rolle. 1400.

**4-64/12-0072** Tamm, J.; Hamburg-Eppendorf, II. Univ.-Klin. **Methodik, Fehlerquellen und Deutung der Corticosteroidbestimmung im Harn.** Internist 4 (1963) Nr. 12. S. 559. 1400.

**4-64/12-0073** Sykes, A. H.; Ashford, Kent, Univ. of London, Wye Coll. Some actions of an anti-fertility compound in the fowl. **(Einige Aussagen über eine Anti-Fruchtbarkeitsverbindung beim Geflügel.)** Veterin. Rec. **76** (1964) Nr. 14. S. 393-394. — 2 Lit.

Ausgehend von den Untersuchungen von Pagel u. a., die mit einigen Derivaten von Dithiocarbamylhydrazin die Ovulation und den Uterus bei Ratten und anderen Säugern verhindern konnten, wurden in vorliegender Arbeit mit einer Verbindung I. C. I. 33828 beim Geflügel ähnliche Versuche durchgeführt. Es konnte festgestellt werden, daß beim ausgewachsenen Geflügel die Ovulation und die Spermatogenésis unterdrückt wurde. Beim Junggeflügel ist das Wachstum verzögert. Weiterhin wurde beobachtet, daß sich auch die Geschlechtsreife dieser Tiere weiter hinausschob. Die Blutcalciumwerte und die Wasserausscheidung wurden mituntersucht. Auf die praktischen Auswirkungen dieser Versuche in Zucht- und Mastbetrieben wird eingegangen. M. Richter. 1450.

**4-64/12-0074** Munkácsi, F. Adatok a különbözö tejtermelésü tehenek tögyének vércukor- és foszforgalmához. **(Beiträge zum Blutzucker- und Phosphorumlauf im Euter von Kühen mit verschiedener Milchleistung.)** Debreceni agrártudományi Föiskola tudományos Közleményei [Wiss. Mitt. agrarwiss. Hochschule Debrecen] 8 (1962, hrsg. 1963) S. 249-256. — Aus: Ung. Agrar-Rdsch. **1964** Nr. 2.

Es wurde der Zuckergehalt, der anorganische *P*-, Lipoid-*P*- und säurelösbare P-Gehalt in dem aus der V. jugularis und V. subcutanea abdominis gleichzeitig entzogenen Blut von 29 Kühen mit verschiedener Milchleistung (tägliche Milchproduktion 6 – 22 kg) unter gleichen Verhältnissen im 3.–4. Mon. der Laktation geprüft. Der Zuckergehalt der aus der V. subcutanea abdominis entzogenen Blutprobe war durchschnittlich um 11,4 mg% geringer; dieser Unterschied beträgt etwa 30% des Blutzuckergehaltes der V. jugularis. Die Blutzuckerniveau-Abnahme im Vergleich zur V. jugularis erhöht sich proportional mit der Menge der täglichen Milchproduktion. Korrelationskoeffizient: $r = 60$; $p = 0{,}1\%$. In dem aus der V. jugularis und V. subcutanea abdominis entzogenen Blut war unter den Mittelwerten der Phosphorfraktionen keine bewertbare Abweichung zu verzeichnen. Die Phosphorfraktionen des durch das Euter fließenden Blutes ändern sich nicht in dem Maße, daß sie mit der Menge der täglichen Milchproduktion in Zusammenhang gebracht werden könnten. 1470.

**4-64/12-0075** Krčméry, V. und Čižnár, I. Spojená elektrometrická a kolorimetrická metóda na stanovenie umelého otupenia kyslosti mlieka. **(Kombinierte elektro- und kolorimetrische Methode zur Bestimmung der künstlichen Aciditätsabstumpfung der Milch.)** Veterinární Med. **9(37)** (1964) Nr. 1. S. 61-68. — 3 Tab., 10 Lit. Zus. in Russ., Engl., Span., Dtsch.

Um den unzulässigen Sodazusatz zwecks Aciditätsherabsetzung der Milch festzustellen, wurde bisher die Methode Tillmans-Luckenbach allgemein angewandt. Diese verläßliche Methode kann durch eine Kombination der elektrometrischen Methode von Weidisch-Schmidt mit der kolorimetrischen Methode von Dawidson ersetzt werden. Die Methodik des Prozesses wird näher beschrieben und gleichzeitig wird eine von Vff. ausgearbeitete Tabelle beigefügt, welche die Abhängigkeit zwischen der Lactatkonzentration, den °SH-Werten und der Extinktion laut Pulfrich-Photometer veranschaulicht. Eine ähnliche Tabelle laßt sich auch für andere Photometergeräte leicht zusammenstellen. ČSSR/ÚVTI. 1470.

**4-64/12-0076** Majstorović, G.; Beograd, Inst. und Klin. für Tierseuchen. Prilog poznavanju belančevinskich frakcija kolostrumnog seruma krava i ovaca. **(Beitrag zur Kenntnis der Eiweißfraktionen im Colostralserum der Kühe und Schafe.)** Acta veterin. [Beograd] **13** (1963) Nr. 1. 36-39. – 2 Tab., 6 Lit. Zus. in Dtsch.

Auf Grund der Ergebnises der Dissertation von Pawlowitsch im Institut des Vf. wurde nachgewiesen, daß das Colostrum bei Kühen und Schafen die einzige Möglichkeit zur Übertragung der Immunglobuline auf die Jungen darstellt. Unter Berücksichtigung der Tatsache, daß das Muttertier in der Trächtigkeit mit verschiedenen Antigenen in Berührung kommt, ist das prozentuale Verhältnis von Albuminen zu Globulinen im Serum des Colostrums ein ganz anderes wie im Blutserum. Die Immunglobuline des Blutserums schützen den Organismus der Mutter, wobei dieser Schutz langandauernd und ständig ist. Daraus folgert, daß dem Jungen die Schutzstoffe während der relativ kurzen Colostralperiode in möglichst großer Menge zu übertragen sind. Die Antikörperkonzentration ist im Colostralserum entsprechend höher als im Blutserum. H. Rauch. 1470.

**4-64/12-0077** Kryšpín, J., Harantová, Z. und Šafránková, B. Elektrické vlastnosti tkání. **(Elektrische Eigenschaften der Gewebe.)** Rozpravy českoslov. Akad. Věd, Řada mat. přírodních Věd **73** (1963) Nr. 10. S. 50. – 12 Abb., 10 Tab., 94 Lit.

Die Arbeit befaßt sich mit dem systematischen Studium der elektrischen Gewebecharakteristik und ihres Zusammenhanges mit dem Gewebemetabolismus. Zu den wichtigsten elektrischen Gewebeeigenschaften gehören die Impedanz und der Potenzialunterschied. Es werden Methoden beschrieben, die von den Vff. zum Messen der elektrischen Gewebeeigenschaften (Messen des Gleichstrompotenzialunterschiedes, der chemischen und reaktiven Impedanzkomponente mit konstantem Gleichstrom und Messen der Gewebehysterese des chemischen Widerstandes) angewandt wurden. Um die Funktion der Spannung-Zeit und Spannung-Strom verfolgen zu können, wurde eine Automatik entwickelt die aus einem mechanischen Schalter des automatischen Punktschreibgerätes Regula, dem automatischen Schaltgerät Unitemp und dem Phoreometer Prema bestand. Es werden Ergebnisse der eigenen Erforschung elektrischer Eigenschaften der Haut des Epithels der Portio vaginalis, der Blutgefäßwand, der Leber, Niere und des Gehirns sowie eine Übersicht der elektrischen Eigenschaften zahlreicher anderer Gewebe laut Angaben fremder Autoren angeführt. In sämtlichen Gewebearten steigt der Widerstand bei Anoxie in vivo und in vitro. Beim Überleben verändert sich der Gewebewiderstand: anfangs steigt er schnell an, dann sinkt er langsam. ČSSR/ÚVTI. 1490.

**4-64/12-0078** Pater, L. de, Berg, Jw. van den und Bueno, A. A.; Groningen, Univ., Clin. of Internal Med. A very sensitive photoplethysmograph using scattered light and a photosensitive resistance. **(Ein sehr empfindlicher Photoplethysmograph für zerstreutes Licht und ein lichtempfindlicher Widerstand.)** Acta physiol. pharmacol. neerl. **10** (1962) Nr. 4. S. 378 bis 390. – 9 Abb., 11 Lit.

Der sehr empfindliche Photoplethysmograph, der für zerstreutes Licht und einen lichtempfindlichen Cadmium-Sulfid-Detektor gebraucht wird, wird beschrieben. Das Grundsätzliche des Instrumentes wird diskutiert. Damit ist es möglich, die Zirkulation an vielen Teilen der Haut zu untersuchen. Es werden Photoplethysmogramme von verschiedenen Teilen des menschlichen Körpers gezeigt und besprochen. H. Schützler. 1490.

**4-64/12-0079** Durbin, Richard P.; San Francisco, Univ. of California, School of Med., Cardiovascular Res. Inst. Anion requirements for gastric

acid secretion. **(Der Bedarf an Anionen für die Magensaftsekretion.)** J. gen. Physiol. **47** (1964) Nr. 4. S. 735-748. — 7 Abb., 1 Tab., 19 Lit.
An isolierter Magenschleimhaut vom Ochsenfrosch (*Rana catesbeiana*) wurde überprüft, welche Anionen für die Magensaftsekretion notwendig sind. Dabei ergab sich, daß die HCl-Produktion der Schleimhaut von der Cl-Zufuhr zur Serosaoberfläche abhängt. Die Säureausscheidung unterbleibt, wenn Cl vollständig durch Glukuronat oder Glukonat ersetzt wird. Der Grad der Säuresekretion kann als eine Reaktionsgeschwindigkeit angesehen werden, die nach Art einer Michaelis-Menten-Kinetik von der Cl-Konzentration abhängt. Br und J können in gewissem Umfange Cl ersetzen. Thiocyanat, welches eine Hemmung der Magensaftproduktion bedingt, steht dabei mit Cl um eine freie Trägersubstanz in Konkurrenz. Diese Reaktion wurde bei einem hypothetischen Reaktionszyklus berücksichtigt. Aus diesem Modell ergab sich, daß unter den verschiedensten Bedingungen die HCl-Sekretionsrate von der Cl-Zufuhr immer nach Art einer Michaelis-Menten-Kinetik abhängt, was die praktischen Untersuchungen auch ergeben hatten. E. Grün. 1505.

**4-64/12-0080** Misra, S. K. und Tripathy, R. C.; Bhubaneswar, Orissa Coll. of Veterin. Sci. and Animal Husbandry. Studies on the rumen liquor from cattle fed exclusively on paddy straw. **(Untersuchungen des Pansensaftes von Rindern bei ausschließlicher Fütterung von Reisstroh.)** Indian veterin. J. **40.** (1963) Nr. 8. S. 496-501. — 2 Tab., 12 Lit.
In den Küstendistrikten Indiens werden während der Sommermonate die Rinder in Ermangelung anderer Futtermittel vielfach längere Zeit bei ausschließlicher Ernährung mit Reisstroh gehalten, was Gesundheit und Wachstum der Tiere ungünstig beeinflußt. Viele Tiere werden zu dieser Zeit unter den Erscheinungen der Abmagerung und der Verstopfung zur tierärztlichen Betreuung vorgeführt. In vorliegenden Untersuchungen wurden 12 Rinder über einen Zeitraum von 4 Wochen ausschließlich mit Reisstroh ernährt, und die Reaktion des Pansensaftes und das Verhalten der Protozoen in diesem wurden untersucht. Der Pansensaft wies eine dunkelbraune Farbe auf, der Geruch war vielfach unangenehm (stinkend), der pH-Wert lag zwischen 8 und 10, die Zahl der Pansenprotozoen war sehr gering. Im Verlaufe des Versuchs magerten die Tiere ab, wobei auch im Verlaufe weniger Tage sich eine Neigung zur Verstopfung entwickelte. E. Kolb. 1510.

**4-64/12-0081** Lazarov, J. Ekskrecijata na radioaktivnija $P^{32}$ v tŭrbucha na ovce i agneta. **(Die Exkretion von radioaktivem $^{32}P$ im Pansen von Schafen und Lämmern.)** Izvestija na Instituta po živótnovŭdstvo „Georgi Dimitrov"-Kostinbrod, Sofija **19** (1963) S. 133-142. — 3 Abb., 2 Tab., 20 Lit. Zus. in Russ., Engl.
Ein Versuch wurde mit 6 Schafen und 5 Lämmern durchgeführt. Die Ohrspeicheldrüsen wurden bei 3 Schafen und 3 Lämmern isoliert. Allen Versuchstieren wurde $^{32}P$ in die Halsschlagader — 5 m$\mu$ CU je kg Lebendgewicht — injiziert. Nach dem Injizieren wurden eine Stunde lang alle 10 Minuten mit Hilfe einer Spritze und einer langen Nadel Proben des Panseninhalts zur Untersuchung entnommen; derartige Proben wurden auch alle Stunde im Laufe von 5 Stunden entnommen. 24 Std. post. inj. wurden die Tiere getötet, und aus dem Panseninhalt und dem Gewebeepithel des Pansens wurden Proben zur Untersuchung entnommen. Eine nachweisbare Radioaktivität im Panseninhalt der Schafe mit isolierten Ohrspeicheldrüsen wurde in der 30. Min., bei den Lämmern in der 40. Min. und bei den Schafen und Lämmern mit nichtisolierten Speicheldrüsen entsprechend in der 10. und 20. Min. post. inj. festgestellt. Den höchsten Grad der Radioaktivität des Panseninhalts (20,36 m$\mu$ CU bei den Schafen und 27,33 m$\mu$ CU bei den Lämmern) wurde 5 Std. post inj. beobachtet. Bei den Tieren mit nichtisolierten Speicheldrüsen ist sie höher, da $^{32}P$ durch den Speichel in den Pansen gelangt. Außer Ex-

kretion wurde auch eine $^{32}$P-Resorption im Pansen festgestellt. Die Radioaktivität der Pansenmucosa war bei allen Versuchstieren höher als die Radioaktivität des Panseninhalts. NRB/ZNSTI. 1510.

**4-64/12-0082** Grojsman, S. D.; Inst. für Physiol. der Univ. zu Kiew. Plastičeskij tonus fundal'nogo i piloričeskogo otdelov želudka. **(Der plastische Tonus des Fundus- und Pylorus-Anteiles des Magens.)** Bjulleteń ėksperimental'noj biologii i mediciny, Moskva **55(28)** (1963) Nr. 11. S. 32-35. – 3 Abb., 10 Lit. Zus. in Engl.

An 3 Hunden mit Fisteln des Fundus und Pylorus wurde der Tonus mittels eines eingeführten Gummiballons, der mit Luft aufgeblasen wurde, registriert. Im Fundes tritt erst eine Veränderung des inneren Magendruckes ein, wenn mehr als 40 ml Luft eingepumpt werden, steigt bis zu 80-100 ml an und beträgt dann 8-9,5 mm Hg. Weitere Luftzufuhr bis zu 150 ml verändert den Magendruck nicht. Im Pylorus bewirken schon 5 ml Luft einen Anstieg des inneren Magendruckes; er erreicht sein Maximum (6,5-7 mm Hg) bei 25-30 ml Luft. G. Pose. 1550.

**4-64/12-0083** Leutśkyj, K. M. und Lyvke, T. N. Vzajemodija vitaminu A i chlortetracyklinu v obmini rečovyn. **(Die Wechselwirkung von Vitamin A und Chlortetracyclin im Stoffwechsel.)** Ukraïnśkyj biochimičnyj žurnal, Kyïv **35** (1963) Nr. 2. S. 244-250. – 5 Tab., 19 Lit. Orig.: ukrain., Ausz.: russ., engl.

Die Wirkung Vitamin A-freier Diät und einer Nahrung, die 100 mg/kg Kgw. Chlortetracyclin enthält, auf den Eiweiß- und Fettstoffwechsel von Ratten wird untersucht. Bei Vitamin A-freier Ernährung sinkt im Gesamtorganismus der Fettgehalt von 10,6 auf 9,65%, der Eiweißgehalt von 14,1 auf 12,4%; unter der Wirkung von Chlortetracyclin steigt der Fettgehalt auf 14,9%, der Eiweißgehalt sinkt auf 13,4%; Chlortetracyclinzusatz bei gleichzeitigem Fehlen von Vitamin A läßt den Fettgehalt auf 12,8% steigen und den Eiweißgehalt auf 10,5% sinken. Der Fettgehalt einzelner Organe (Leber, Niere, Lunge, Muskulatur, Gehirn) steigt unter dem Einfluß von Chlortetracyclin besonders bei gleichzeitiger A-Avitaminose. Der Harnstoffgehalt der Nieren Vitamin A-frei ernährter Tiere, die Chlortetracyclin erhalten, steigt, während sich der Harnstoffgehalt von Leber, Muskulatur und Blutserum verringert, d. h. die Harnstoffausscheidung erhöht wird. J. Müller. 1585.

**4-64/12-0084** Malík, V. Využiti kapilární vzlínavosti k úspornému průkazu enzymů. **(Ausnützung der Kapillarität zum sparsamen Enzymnachweis.)** Českoslov. Morfol. **11** (1963) Nr. 4. S. 379-381. – 1 Abb. Zus. in Russ.

Die Gewebeschnitte werden auf den unteren Rand des entfetteten normalen Objektträgers geklebt. Die Objektträger mit den Schnitten werden im oberen Teil mit Deckgläschen von 0,4-0,5 mm Stärke durchgelegt. Auf diese Weise entstehen zwischen den Präparaten Kapillarräume. Ein Satz von 11 Objektträgern mit Präparaten wird mit einer elastischen Stahlschelle zusammengehalten und in eine spezielle Plexiglasküvette, die eine Substratlösung enthält, eingelegt. Die Küvette ist 18 mm tief und ihre Breite ist um 1 mm größer als die Breite des Objektträgers. Für 10 Präparate reichen bei Kapillarräumen von 0,4 mm insgesamt 3 ml der Substratlösung. Die beschriebene Methode verwendete man zum Nachweis und Vergleich der Aktivität von Dehydrogenasen in Rattenhirnen. Der Verbrauch an teuerer Lösung wurde 6-7mal kleiner. ČSSR/ÚVTI. 1680.

**4-64/12-0085** Kuseń, S. J., Dorda, V. Ja. und Porodko, I. S. Arginazna aktyvnist' stinky rubcja velykoi' rogatoï chudoby. **(Die Arginaseaktivität der Pansenwand des Rindes.)** Dopovidi Akademiï nauk Ukraïnśkoï RSR, Kyïv **1963** Nr. 7. S. 921-923. – 1 Tab., 19 Lit. Orig.: ukrain., Ausz.: russ., engl.

In der Mucosa und im muskulär-serösen Gewebe der Pansenwand von 16 erwachsenen Rindern wird die Arginaseaktivität bestimmt. Gemessen an der Aktivität des Fermentes in der Leber, beträgt seine Aktivität im Mittel in der Mucosa 12,8% und im muskulär-serösen Gewebe 6,8%, wobei starke individuelle Schwankungen auftreten, die auf die Uneinheitlichkeit des Materials zurückgeführt werden. Möglichkeiten der Harnstoffsynthese im Vormagengewebe der Wiederkäuer werden diskutiert. Weiterhin wird die Arginaseaktivität im Lebergewebe von 10 Schweinen bestimmt. Sie liegt im Mittel 28% unter der Aktivität des Fermentes in der Rinderleber.
J. Müller. 1680.

**4-64/12-0086** Gerov, K., Radev, T. und Georgieva, R. Aktivnostta na karboanchidrazata v organite prez fetalnoto i postnatalnoto razvitie na prasetata. **(Die Aktivität von Carboanhydrase in den Organen während der embryonalen und postnatalen Entwicklung der Ferkel.)** Izvestija na Instituta po biologija i patologija na razmnožavaneto na selskostopanskite životni, Sofija **4** (1963) S. 193-201. – 1 Tab., 45 Lit. Zus. in Russ., Engl.
Untersucht wurde die Aktivität der Carboanhydrase im Gehirn, Lunge, Leber, Nieren, Milz, Bauchspeicheldrüse und im Herz von Embryos und neugeborenen Ferkeln. Für die Enzymbestimmung wurde die Meldrum- und Roughton-Methode angewendet. Es wurde festgestellt, daß die Aktivität der Carboanhydrase in den Organen der Embryonen und einen Tag alter Ferkel durchschnittlich 15 Mal niedriger ist als in den Organen ausgewachsener Tiere. Während der embryonalen Entwicklung erhöht sich die Aktivität der Carboanhydrase in der Bauchspeicheldrüse und in der Lunge auf das Vierfache und im Gehirn auf das Doppelte. In Herz, Milz und Leber bleibt ihre Aktivität im Laufe der ganzen Embryonalperiode fast auf der gleichen Höhe, in den Nieren geht sie etwas zurück. Nach der Geburt erhöht sich die Aktivität der Carboanhydrase in der Bauchspeicheldrüse, im Gehirn und den Lungen, wie durch die aktive Funktion dieser Organe nach der Geburt erklärt werden kann. Die Beseitigung des beim Stoffwechsel des Embryos gebildeten Kohlendioxyds erfolgt wahrscheinlich unmittelbar ohne Umwandlung in Bicarbonationen. NRB/ZSNTI. 1680.

**4-64/12-0087** Sekeris, Constantin E. und Herrlich, Peter; München, Univ., Physiol.-Chem. Inst. **Vorkommen der Arylamin-Transacetylase im Säugetierorganismus.** Hoppe-Seyler's Z. physiol. Chem. **336** (1964) Nr. 1/3. S. 130-131. 1680.

**4-64/12-0088** Drel', K. O. Pro aktyvnist' fermentiv peretvorennja argininu kurjačych embrioniv. **(Die Aktivität Arginin-umwandelnder Enzyme bei Hühnerembryonen.)** Ukraïnśkyj biochimičnyj žurnal, Kyïv **35** (1963) Nr. 6. S. 888-895. – 1 Abb., 4 Tab., 13 Lit. Orig.: ukrain., Ausz.: russ., engl.
Bei Hühnerembryonen wurde in der Periode des Überganges von der Harnstoff- zur Harnsäureausscheidung (7.-16. Tag der Bebrütung) das Vorkommen der Arginase, der Glycin-Transamidinase sowie eines Arginin-synthetisierenden Enzymsystems in der Leber sowie anderen Geweben untersucht. Eine Glycin-Transamidinase konnte in keinem Organ nachgewiesen werden, obwohl dieses Enzym bei erwachsenen Hühnern eine beträchtliche Aktivität besitzt. Ebenso konnte kein Arginin-synthetisierendes Enzymsystem in der Leber gefunden werden. Die Arginase-Aktivität lag in der Leber am höchsten und zeigte im Verlaufe der Entwicklung eine Verminderung, um am 13.-15. Tage der Bebrütung vollständig zu verschwinden, während sie in anderen Organen noch erhalten blieb. E. Grün. 1680.

**4-64/12-0089** Barnecki, W., Nowosad, R. und Prażak, M. Frakcje białkowe tarczyc bydła z rôżnych rejonów hodowlanach. **(Eiweißfraktionen der Schilddrüsen von Rindern aus Zuchtanstalten verschiedener Gebiete.)**

Zeszyty naukowe wyższej Szkoły rolniczej Wrocławiu, Weteryn. **14** (1963) Nr. 48. S. 111-120. – 2 Abb., 3 Tab., 6 Lit.

Das Ziel der Arbeit war die Feststellung der evtl. Einflüsse der Funktion der Schilddrüse auf das Verhalten der einzelnen Eiweißfraktionen in Abhängigkeit vom Herkunftsort des Tieres. Die Untersuchungen führte man mit Hilfe der Löschblatt-Elektrophorese durch. Insgesamt untersuchte man 82 Schilddrüsen von Schlachtrindern, die aus verschiedenen Bezirken des Landes stammten. Folgerungen: 1. Die Elektrophorogramme, die aus Wasserauszügen der Rinderschilddrüsen gefertigt wurden, weisen ein charakteristisches Bild, das sich von den Elektrophorogrammen aus Auszügen des Fleischgewebes und des Serums unterscheidet, auf. 2. Die prozentuale Zusammensetzung der Eiweißfraktionen der Auszüge aus Schilddrüsen von Rindern, die von verschiedenen Aufzuchtbezirken stammen, weist statistisch charakteristische Unterschiede auf. 3. Die Fraktion des zweiten Auszuges der Schilddrüsen (die mit der Beweglichkeit den Alpha-Globulinen des Rinderblutserums entspricht), die wahrscheinlich Thyreoglobulin enthält, kann ein Merkmal der Funktionsfähigkeit der Schilddrüse sein. PRL/CBR. 1730.

**4-64/12-0090** Akopjan, Ž. I. Gormony ščitovidnoj železy i adaptivnoe obrazovanie fermentov, okisljajuščich tirozin. **(Die Hormone der Schilddrüse und die adaptive Bildung Tyrosin-oxydierender Fermente.)** Biochimija, Moskva **29** (1964) Nr. 1. S. 47-50. – 1 Abb., 2 Tab., 10 Lit. Zus. in Engl.

Der Einfluß einer Thyreoidektomie bzw. einer Thyreotoxikose auf die adaptive Bildung Tyrosin-oxydierender Enzyme in der Leber von Ratten wurde untersucht. Bei der Thyreotoxikose (erzeugt durch Verabreichung hoher Dosen von Thyroxin) tritt eine starke Hemmung der adaptiven Bildung Tyrosin- bzw. Cortison-oxydierender Enzyme ein. Bei thyreoidektomierten Tieren, die eine höhere Oxydationsrate als gesunde Tiere besaßen, blieb die adaptive Erhöhung der Aktivität der Tyrosin- und Cortison-oxydierenden Enzyme erhalten. Diese Aktivitätserhöhung konnte durch die Verabreichung von Aethionin vollständig verhindert werden. E. Grün. 1730.

**4-64/12-0091** Šolochov, S. V.; Zentr. Forsch.-Inst. für Kurortol. und Physiotherapie. O funkcional'noj svjazi ščitovidnoj železy u želudka. **(Über die funktionelle Verbindung zwischen Schilddrüse und Magen.)** Bjulleteń ėksperimental'noj biologii i mediciny, Moskva **55(28)** (1963) Nr. 11. S. 27-32. – 2 Abb., 16 Lit. Zus. in Engl.

An 6 Hunden mit kleinem Pawlowschen Magen und Bassow-Fistel wurde die Magenfunktion vor und nach Thyroidin- (0,5 g/kg 50 Tage) und 6-Methylthiouracilgaben (50-60 mg/kg 50 Tage) untersucht. Die 6-MTU-Gabe erfolgte 10 Monate nach der letzten Thyreoidinverabreichung. Infolge der durch die Thyreoidingaben hervorgerufenen Schilddrüsenhyperfunktion kam es zu einer Abnahme der Magensaftmenge, des Säuregehaltes, der Fermenteinheiten, der Geschwindigkeit der Magensaftsekretion; die Peristaltik war erhöht, die Magenevakuation beschleunigt. Die Verabreichung von 6-MTU führte zu entgegengesetzten Veränderungen. Nach Absetzen der Thyreoidin- und 6-MTU-Gaben normalisierte sich die Funktion des Magens. G. Pose. 1730.

**4-64/12-0092** Vojtíšková, M., Masnerová, M. und Viklický, J. Homograft response in ducks after thymectomy and (or bursectomy and with or without transplanted homologous thymus and) or bursa of Fabricius. **(Homotransplantationsreaktion bei Enten nach Thymektomie und/oder nach dem Ausschneiden der Bursa Fabricii unter Verwendung oder ohne Verwendung einer Transplantation des homologen Thymus und/oder der Bursa Fabricii.)** Folia biol. [Praha] **9** (1963) Nr. 6. S. 424-432. – 2 Tab., 32 Lit. Zus. in Russ.

Auf dem Versuchswege wurde der Einfluß und die Bedeutung des Thymus und der Bursa Fabricii auf die Bildung der umlaufenden Antikörper bei der

Transplantationsimmunität erforscht. Man stellte fest, daß nach der gleichzeitigen Transplantation der Bursa Fabricii und des Thymus die Zahl von Tieren mit spezifischer immunologischer Toleranz am höchsten war; die wenigsten Tiere mit dieser Eigenschaft fand man nach der Transplantation der Bursa Fabricii allein. Dasselbe Bild zeigte auch die hervorgerufene unspezifische immunologische Toleranz. Bei Enten überlebte der transplantierte Thymus sowie die Bursa Fabricii und die Haut von Enten derselben Population. ČSSR/ÚVTI. 1740.

**4-64/12-0093** Bowen, John M.; Manhattan, Kansas State Univ., School of Veterin. Med. Peripheral, hepatic, and nonhepatic splanchnic effects of insulin in sheep. **(Periphere, hepatische und nicht hepatische Wirkungen von Insulin beim Schaf.)** Cornell Veterinarian **54** (1964) Nr. 1. S. 57-65. – 2 Abb., 1 Tab., 11 Lit.

Bei anästhesierten Schafen wurden die arterio-venösen (peripheren), arterioportalen (splanchnic) und Leber-Portalvenen-Differenzen der Glukosekonzentration vor und nach Insulingabe bestimmt. Nur die periphere Konzentrationsdifferenz erhöhte sich nach der Insulinverabreichung signifikant, woraus geschlußfolgert wurde, daß die Insulin-Hypoglykämie primär auf eine erhöhte periphere Glukoseaufnahme zurückzuführen ist. Bei einem nicht anästhesierten Schaf wurde die Portalvenen-Jugularvenen-Differenz bestimmt. Nach Insulininjektion trat eine geringe, nach Epinephringabe aber eine sehr große Erhöhung (über 100 mg/100 ml) der Konzentrationsdifferenz auf. E. Grün. 1750.

**4-64/12-0094** Thomas, J. Earl; Loma Linda, Calif., Univ., School of Med. Mechanism of action of pancreatic stimuli studied by means of atropine-like drugs. **(Über die Mechanismen der Wirkung von Reizen auf die Bauchspeicheldrüse nach Untersuchungen mittels atropinähnlicher Wirkstoffe.)** Amer. J. Physiol. **206** (1964) Nr. 1. S. 124-128. – 3 Tab., 26 Lit.

An 7 Hunden, die mit Magen- und Duodenalfisteln versehen waren, wurde der Einfluß von 2 anticholinergischen Verbindungen, nämlich des Propanthelinbromid und des Isopropamidjodid (in einer Dosierung von i.v. 0,08 mg pro kg), auf die Sekretion des Pankreas geprüft. Unter dem Einfluß der beiden Verbindungen nahm die Menge des Pankreassaftes, ferner auch der Gehalt an Amylase und Lipase nach Einwirkung verschiedener Reize ab. Nach i.v. Verabreichung von Sekretin wurde dabei die Zunahme des Volumens der Pankreassekretion weniger beeinflußt als nach Einwirkung von Salzsäure und Seifenlösung auf das Duodenum. Es wird angenommen, daß bei letztgenannter Reizwirkung cholinergische Mechanismen wirksam sind, die bei der Sekretinwirkung keine größere Rolle spielen. Durch die beiden Wirkstoffe wurde die Voulmenzunahme nach Einwirkung von Peptonen mäßig vermindert, etwas mehr hingegen die Zunahme der Enzymkonzentration. Gewöhnlich wurde der Volumeneffekt proportional mehr unterdrückt als die Enzymkonzentration, aber in allen Fällen weniger als die Enzymabgabe insgesamt. E. Kolb. 1750.

**4-64/12-0095** Żelewski, L. Poglądy na mechanizm działania estrogenów. **(Der Wirkungsmechanismus der Oestrogene.)** Postępy Biochem. **9** (1963) Nr. 4. S. 505-520. – 5 Abb., 1 Tab., 70 Lit.

Behandelt wird die Kontrollwirkung der Oestrogene auf einige metabolische Prozesse und ihre Wirkung in der Reaktion der Transhydrogenation zwischen $NADPH_2$ und NAD. Die Hormonkontrolle der metabolischen Prozesse kann auf einer Veränderung der Durchlässigkeit der Häutchen für Substrate, in einer Änderung der Aktivität der enzymatischen Eiweiße oder der Verwandtschaft der Cofaktoren zu den Enzymen beruhen. Es wird angenommen, daß die steroiden Hormone selektiv die Durchlässigkeit der Mitochondrialhäutchen verringern und somit die Aktivität einiger Enzyme bedingen. Es wurde festgestellt, daß Oestrogene die Aktivität hemmen und die Dehydrogenase der Glutaminsäure in zwei Teile spalten. In anderen Fällen wurde ein Anwachsen der Aktivität der Serynoaldolase in den Homogenaten der Gebärmutter der Ratte beobachtet. Es wurde beobachtet, daß Oestron und Oestradiol die Oxydation von Isocytrynian hemmen und Stilboestrol die Oxydationsphosphorylation in den Mitochondrien der Leber trennt. Der Einwirkungsmechanismus der Oestrogene, der auf einer Übertragung der Elektronen von $NADPH_2$ auf Cytochrom über die Flavoproteide beruht sowie das Coenzym Q oder Cytochrom b und Cytochrom c sind nicht geklärt. Die Oxydation von Oestradiol auf Oestron erfolgt ebenfalls von NAD als auch von NADP und die umgekehrte Reaktion von $NADPH_2$ wie auch von $NADH_2$. Eine Funktion der 17-$\beta$-Hydroxysteriddehydrogenase ist die Katalysierung des Prozesses der Dehydrogenation und der Transhydrogenation. Diaethylstilboestrol zeigt eine Hemmung der Transhydrogenasefunktion. PRL/CBR. 1765.

**4-64/12-0096** McCracken, J. A.; Bearsden, Glasgow, Scotland, Univ. of Glasgow, Veterin. School. Progesterone in the body fat of the dairy cow. **(Progesteron im Körperfett von Milchkühen.)** J. Endocrinol. [London] 28 (1964) Nr. 3. S. 339-340. – 1 Tab., 9 Lit.

Der Progesterongehalt im Körperfett von Milchkühen war um die Mitte des Zyklus etwa 5mal höher als im Plasma. Bei einer Kuh nach Ovarialexstirpation, einem kastrierten männlichen Tier und einer Kuh am ersten Tage des Zyklus konnte eine genaue Bestimmung nicht durchgeführt werden. Die gesamte, im Fett gespeicherte Progesteronmenge wurde für 2 etwa 500 kg schwere Kühe in der Mitte des Zyklus zu 10 mg berechnet.

H. Gürtler. 1765.

**4-64/12-0097** Gardner, Mark L., First, N. L. und Casida, L. E.; Madison, Univ. of Wisconsin. Effect of exogenous estrogens on Corpus luteum maintenance in gilts. **(Die Wirkung exogener Oestrogene auf die Corpus-luteum-Persistenz beim Schwein.)** J. Animal Sci. **22** (1963) Nr. 1. S. 132-134.

Im zweiten der Pubertät folgenden Brunstzyklus erhalten vom 11. Tage an 26 Schweine täglich 1 mg Stilboestrol bzw. 7,5-15 mg 17-$\beta$-Oestradiol bzw. 7,5-15 mg Oestron intramuskulär. Unter dieser Behandlung werden die Corpora lutea bis zur Schlachtung der Tiere am 34. Tage des Zyklus funktionsfähig erhalten. In dieser Zeit erfolgt ein signifikanter Abfall des Gewichtes der Corpora lutea und ein signifikanter Anstieg ihrer Progesteronkonzentration, wobei jedoch der Gesamtprogesterongehalt keine Änderung erfährt. Die Größenänderung ist bei der Behandlung mit Oestron geringer im Vergleich zur Behandlung mit Oestradiol. J. Müller. 1765.

**4-64/12-0098** Rommel, P.; Leipzig, Karl-Marx-Univ., Ambulator. und Geburtshilfl. Tierklin. **Isolierung oestrogener Steroide aus Körperflüssigkeiten landwirtschaftlicher Nutztiere durch Mikrosublimation.** Acta endocrinol. [Copenhagen] **45** (1964) Nr. 4. S. 605-612.

Nach einer in Anlehnung an die Vorschriften von Ittrich (1958, 1960) vorgenommenen Reinigungsprozedur wurden die Untersuchungssubstanzen zum Zwecke der weiteren Reinigung und sicheren Trennung mehrfach säulenchromatographisch (1 g- und 10 g-$Al_2O_3$-Säulen) fraktioniert. Die Eluatrückstände wurden in 1 ml Aether warm gelöst und auf einen 80 °C warmen Objektträger getropft. Nach einer z. T. notwendigen mehrfachen Umsublimation konnten formtypische Sublimationskristalle gewonnen werden. Mit Hilfe des Mikroschmelzpunktgerätes „Boëtius" (Hersteller: F. Küster Nachf. K.-G., Dresden A 21) wurden Schmelzpunktbestimmungen durchgeführt. Es gelang Vf. im Harn der graviden Stute Oestron und 17-$\beta$-Oestradiol nachzuweisen. Aus dem Urin des hochtragenden Rindes und des tragenden Schweines wurde Oestron, aus der Allantoisflüssigkeit des Rindes Oestron und 17-$\alpha$-

Oestradiol und aus der Allantoisflüssigkeit des Schweines Oestron isoliert. Außerdem wurde im Urin und in der Galle 100 Tage alter Schweinefeten Oestron nachgewiesen. S. Wille[r. 1765.

**4-64/12-0099** Bielka, H.; Berlin-Buch, Inst. für Exp. Krebsforsch. der Dtsch. Akad. der Wiss. zu Berlin. **Struktur und Funktion der Nukleinsäuren.** Biol. Rdsch. 1 (1963) Nr. 2. S. 49-67. – 14 Abb., 4 Tab., 64 Lit.
Einleitend werden neuere Erkenntnisse über die Primär- und Sekundärstruktur der Nucleinsäuren aufgeführt. Der Grundstrukturtyp der Nucleinsäuren ist die helikale Anordnung der Polynucleotide, wobei grundsätzlich zwischen helikalen Zweistranganordnungen (doppelhelikalen Strukturen) und einfach helikalen Strukturen zu unterscheiden ist. Der Doppelhelixzustand liegt in der Regel bei der DNS vor, während die RNS-Typen meist eine einfach helikale Struktur besitzen. Neuere Erkenntnisse über die DNS von Bakteriophagen werden aufgeführt. Weiterhin wird die RNS des Tabakmosaikvirus besprochen: Das RNS-Molekül weist eine Länge von 2800 Å auf. Im Gegensatz zur DNS sind in der RNS die Basen in der Längsrichtung des Moleküls, also parallel, angeordnet. – Es folgt die Darstellung der Biosynthese und der Funktionen der Nucleinsäuren. Die DNS-Biosynthese geht von den energiereichen Nucleosidtriphosphaten aus und verläuft mit Hilfe eines als DNS-Polymerase bezeichneten Enzyms. Wichtig ist die Gegenwart einiger DNS-Moleküle, die als Starter wirken. Der Vermehrungsmechanismus bei der DNS-Replikation wird erörtert. Bei der DNS-Synthese werden pro Sek. etwa 500-1000 Nucleotide verknüpft; eine DNS-Kette aus 200000 Nucleotidpaaren benötigt demnach zur Reduplikation etwa 3 Min. Die DNS enthält verschiedene, funktionell unterschiedliche Abschnitte (Strukturgene, Operatorgene und Regulatorgene), die eine Einheit bilden. Die Funktion der Strukturgene besteht darin, die genetische Information abzugeben, und zwar über eine Boten-RNS. Die Synthese von Boten-RNS wird erörtert, unter besonderer Berücksichtigung von Erkenntnissen an Mikroorganismen. Weiterhin wird die Verschlüsselung der Spezifität der Aminosäuresequenz in den Nucleinsäuren besprochen. – Den Abschluß bilden Ausführungen über die biologische Eiweißsynthese, wobei die Aktivierung der Aminosäuren, deren Übertragung auf s-RNS und deren Einbau in den Ribosomen eingehend erörtert wird. E. Kolb. 1790.

**4-64/12-0100** Utjevśka, L. A. Vplyv nyźkych temperatur na stijkist' globuljarnych bilkiv do denaturujučych vplyviv. **(Die Wirkung niedriger Temperaturen auf die Widerstandsfähigkeit globulärer Proteine gegen denaturierende Einflüsse.)** Ukraïnśkyj biochimičnyj žurnal, Kyïv **35** (1963) Nr. 6. S. 852-860. – 5 Abb., 33 Lit. Orig.: ukrain., Ausz.: russ., engl.
Vf. stellt fest, daß das plötzliche, tiefe Einfrieren von Ei- und Pferdeserum-Albumin mit flüssigem Stickstoff (−196 °C) und das anschließende Auftauen bei verschiedenen pH-Werten (pH 6,1, 4,7 und 3,0 bei Ei- sowie pH 6,5 und 4,7 bei Pferdeserumalbumin) weder zu einer Denaturierung noch zu einer herabgesetzten Widerstandsfähigkeit der betreffenden Eiweiße gegen die nachfolgende Hitzebehandlung führt. Plötzliches Gefrieren und Auftauen in saurer Lösung (pH 3,0) hemmt die Säuredenaturierung des Serumalbumins etwas. Bei pH 1,9 ist die Säuredenaturierung des Serumalbumins nicht, die des Eialbumins aber bedeutend stärker ausgeprägt. Die Intensität der Säuredenaturierung des Eialbumins (pH 1,0 und 1,9) ist bei 10 °C geringer als bei 20 °C. Eine weitere Verminderung der Temperatur auf 0 °C beeinflußt die Denaturierungsvorgänge nicht mehr wesentlich. E. Grün. 1790.

**4-64/12-0101** Petrenko, V. L.; Krasnodar, Med. Inst. des Kubangebietes. Vydelenie uropepsinogena u sobak. **(Die Ausscheidung von Uropepsinogen bei Hunden.)** Bjulleteń ėksperimental'noj biologii i mediciny, Moskva **55(28)** (1963) Nr. 11. S. 75-79. – 2 Abb., 2 Tab., 12 Lit. Zus. in Engl.

An 6 Hunden wird die Ausscheidung von Uropepsin nach Verfütterung von Brot, Fleisch und Milch 12 Stunden lang verfolgt. In allen Fällen wird ein Anstieg der Uropepsinogenausscheidung beobachtet. Das Maximum der Ausscheidung wird nach Verfütterung von 200 g Brot innerhalb von 3-4 Stunden erreicht, nach Verfütterung von 200 g Fleisch innerhalb von 2-3 Stunden und nach Verfütterung von 600 ml Milch innerhalb von 4-5 Stunden. Diese Maxima stimmen überein mit den bekannten Maxima der Magensaftsekretion nach Verabreichung der entsprechenden Nahrungsmittel. Der Parallelismus zwischen Pepsin- und Uropepsinogenausscheidung wird auch bestätigt bei 9stündiger Verfolgung der Uropepsin- und Pepsinausscheidung an 2 Hunden, denen zur Anregung der Magensaftsekretion 0,001 bzw. 0,002 g/kg Morphin appliziert wurden. J. Müller. 1790.

**4-64/12-0102** Kronfeld, D. S. und Raggi, Fiora; Philadelphia, Univ. of Pennsylvania, School of Veterin. Med. Glucose kinetics in normal, fasting, and insulintreated cows. **(Die Kinetik des Glukosestoffwechsels bei normalen, hungernden und insulinbehandelten Kühen.)** Amer. J. Physiol. **206** (1964) Nr. 1. S. 109-112. — 1 Abb., 3 Tab., 25 Lit.

In vorliegenden Untersuchungen wurde das Verhalten markierter Glukose bei gesunden Kühen sowie bei solchen nach Hungerperioden bzw. Insulinbehandlung nach i.v. Applikation untersucht. Die Glukosekonzentration im Plasma bei 4 normalen Kühen betrug 58 mg/100 ml, nach längerem Hungerzustand 48 mg/100 ml und nach Anwendung von Depotinsulin 29 mg/100 ml. Im Zeitabschnitt von 45-150 Min. nach der Injektion von markierter Glukose wurde die spezifische Aktivität der Plasmaglukose ermittelt. Dabei lag die Abwanderungsgeschwindigkeit der markierten Glukose während des Hungerzustandes unterhalb der Norm, während sie nach Anwendung von Insulin erhöht war. Während des Hungerzustandes nimmt der Betrag an austauschbarer Glukose im Körper ab, ebenfalls die Neubildung von Glukose. Die Hypoglykämie entwickelt sich daher auf Basis eines zu hohen Glukoseverbrauchs vergleichsweise zur Glukosebildung. Demgegenüber nimmt unter Einwirkung von Insulin der Betrag an austauschbarer Glukose zu, wobei der Glukoseverteilungsraum um 64% ansteigt. Ein erhöhter Glukoseverteilungsraum wurde bemerkenswerterweise auch bei an primärer Acetonämie erkrankten Kühen gefunden. Es wird angenommen, daß die Hypoglykämie bei der Acetonämie durch eine erhöhte Insulinbildung oder durch Stoffwechseldefekte bedingt ist, die den Transport von Glukose an den Zellmembranen beeinträchtigen. E. Kolb. 1810.

**4-64/12-0103** Kolb, E.; Leipzig, Karl-Marx-Univ., Veterin.-Physiol.-Chem. Inst. **Der Magnesiumstoffwechsel beim Rind, unter besonderer Berücksichtigung der Entstehung, Behandlung und Prophylaxe der Hypomagnesämie (Weidetetanie).** Mh. Veterinärmed. **19** (1964) Nr. 6. S. 216-221. — 1 Abb., 3 Tab., 11 Lit. Zus. in Engl.

Es werden die Probleme des Magnesiumstoffwechsels im Hinblick auf die praktischen Aspekte der Verhütung der Weidetetanie beleuchtet. Besonders in hochleistungsfähigen Milchviehherden treten erhebliche Verluste auf. Folgende Faktoren tragen entscheidend zur Entstehung der Hypomagnesämie bei: 1. Die Einschränkung der Mg-Versorgung bei alleiniger Ernährung mit frischem Weidegras (infolge Reduktion der Aufnahme von Trockensubstanz). 2. Die Verminderung der Ausnutzbarkeit des Mg (Hemmung der Resorption). 3. Die ungenügende Mobilisierbarkeit des Mg aus den Geweben bei Mangelernährung. 4. Die unverminderte Mg-Ausscheidung über die Milchdrüse auch bei Mangelsituationen. Zur Verhütung der Hypomagnesämie werden eine allmähliche Übergangsfütterung, die Verabreichung von MgO (technisch) in Gaben von 50 g je Tag an Hochleistungskühe als Beifutter zum Kraftfutter oder der Silage empfohlen. Der Anteil des MgO soll bei unter 3% liegen, da

sonst das Futter zu schlecht aufgenommen wird. Zur Steigerung des Mg-Gehaltes der Pflanzen haben sich reine Mg-Düngemittel (Magnesit, Kieserit) oder Mg-Ca-Düngemittel als geeignet erwiesen. Mit einer Düngung von 350 bis 400 kg/ha wird im allgemeinen eine Anreicherung von Mg in den Pflanzen zu erzielen sein. Auf die im Verhältnis zu den Gräsern günstigen speichernden Eigenschaften von Klee, Luzerne und Kräutern wird hingewiesen.
H. Busse. 1850.

**4-64/12-0104** Wasserman, R. H.; Ithaca, Cornell Univ., New York State Veterin. Coll. Lactose-stimulated intestinal absorption of calcium: a theory. **(Eine Theorie über die Stimulierung der Ca-Resorption im Darmkanal durch Lactose.)** Nature [London] **201** (1964) Nr. 4923. S. 997-999. – 3 Tab., 20 Lit.

Lactose hat einen fördernden Einfluß auf die Resorption von $Ca^{++}$ im Darmkanal, besonders im Ileum. Diese Förderung wurde auf die Bildung eines Lactose-Ca-Komplexes nach Art eines Chelates, welches leichter resorbiert werden könne, zurückgeführt. Der Autor wendet sich gegen diese Hypothese und stellt eine eigene Theorie auf. Sie geht davon aus, daß in den Zellen oder an den Membranoberflächen der Schleimhautzellen des Ileums ein stoffwechselabhängiger Block der Ca-Resorption existiert, der durch Stoffwechselgifte oder andere Bedingungen aufgehoben werden kann, so daß dadurch der Eintritt von Ca in die Zellen ermöglicht wird. Lactose ist ebenso wie andere Polyole in der Lage, den Stoffwechsel so zu beeinflussen, daß derselbe Effekt wie durch die Stoffwechselgifte (also Förderung der Ca-Resorption) eintritt, ohne daß sie als solches anzusehen ist. E. Grün. 1850.

**4-64/12-0105** Hurwitz, S.; Rehovot, Israel, Nat. and Univ. Inst. Bone composition and $Ca^{45}$ retention in fowl as influenced by egg formation. **(Über die Knochenzusammensetzung und $^{45}$Ca-Retention beim Geflügel unter dem Blickwinkel der Beeinflussung der Eibildung.)** Amer. J. Physiol. **206** (1964) Nr. 1. S. 198-204. – 5 Abb., 6 Tab., 15 Lit.

Bei Legehennen wurden $^{45}$Ca-Versuche durchgeführt mit dem Ziel, gewisse Beziehungen zwischen dem Calciumstoffwechsel im Knochen und der Eibildung abzuleiten. $^{45}$Ca wurde den Legehennen intravenös verabreicht. Danach wurden in verschiedenen Zeitabständen (30 Min. bis 14 Tage p.i.) die Versuchstiere gruppenweise getötet und im Blutplasma, in den Knochen und in den Eiern, die kurz vor dem Töten gelegt wurden, der Calcium- und Phosphorgehalt sowie die Radioaktivität untersucht. Es konnte festgestellt werden, daß die Radioaktivität im Blutplasma und in den Eiern mit der Zeit abfiel. Die der Knochen stieg in den ersten 2 Std. nach der Injektion an, fiel dann aber signifikant parallel zur Eischalenbildung ab. Unterschiede ergaben sich noch in den einzelnen Knochensegmenten. An Hand einer schematischen Zeichnung wird der Calciumstoffwechsel bei Legehennen noch einmal deutlich gemacht. W. Richter/Kleinmachnow. 1850.

**4-64/12-0106** Taylor, Michael und Thomke, Sigvard; Uppsala, Agric. Coll. of Sweden. Effect of high-level copper on the depot fat of bacon pigs. **(Der Einfluß einer hohen Kupferzufuhr auf das Depotfett von Bacon-Schweinen.)** Nature [London] **201** (1964) Nr. 4925. S. 1246. 1 Tab., 9 Lit.

Die Autoren untersuchten die Qualität und die Eigenschaften (Jodzahl, Konsistenz, Peroxydgehalt) des Depotfetts (Rückenspecks) sowie den Kupfergehalt der Leber und des M. longissimus dorsi von Schweinen, welchen eine große Menge Kupfer (250 ppm als $CuSO_4$) zugefüttert wurde. Bei diesen Tieren war eine signifikante Zunahme der Jodzahl und Abnahme der Konsistenz des Rückenspecks sowie eine Erhöhung des Kupfergehaltes der Leber festzustellen. Es wird diskutiert, auf welche Weise die Kupferzufuhr diese Änderungen der Eigenschaften des Depotfetts bewirkt haben könnte.
E. Grün. 1870.

**4-64/12-0107** Ryś, R., Kuklewicz, M. und Sokoł, J. Wpływ siarczanów i molibdenu na wydalanie miedzi u owiec. **(Der Einfluß der Sulfate und des Molybdäns auf die Kupferausscheidung bei Schafen.)** Roczniki Nauk rolniczych, Ser. B **83** (1963) Nr. 1. S. 145-151. – 8 Tab., 23 Lit.

Das Ziel der vorliegenden Arbeit bestand in der Untersuchung des Einflusses erhöhter Molybdän- und Sulfat-Dosierungen auf die Kupferbilanz bei Hammeln. Es wurde der Einfluß dieser Faktoren auf den Kupferspiegel im Blutserum, auf den Spiegel des Coeruloplasmins im Blutserum und den Hämoglobinspiegel im Blut untersucht. In der ersten 20tätigen Periode erhielten die Tiere eine Futterdosis, die 7,051 mg Cu und 0,44 mg Mo enthielt. In der nächstfolgenden 20tägigen Periode erhielt eine Gruppe der Tiere zusätzlich 150 mg Ammoniummolybdat, während die zweite Gruppe 150 mg Ammoniummolybdat und 6 g Natriumsulfat erhielt. Es wurde festgestellt, daß der Zusatz von 150 mg Ammoniummolybdat zum Futter (zur Futterdosis), in der sich eine ausreichende Kupfer-Menge befindet, zur Steigerung der Kupfer-Ausscheidung mit dem Harn beiträgt. Unter dem Einfluß des Zusatzes von Molybdän und von Sulfaten tritt eine Verschlechterung der Kupferbilanz im Vergleich zur einleitenden Periode ein. Diese Verschlechterung erreicht jedoch nicht die Ausmaße, die bei der ausschließlichen Verabreichung von Molybdänsalz beobachtet werden. Der Zusatz von Molybdän, wie auch der Zusatz von Molybdän und von Sulfaten führen zu einer wesentlichen Senkung des Kupferspiegels im Blutserum. Die dargestellten Ergebnisse des Coeruloplasmin-Gehaltes weisen darauf hin, daß sowohl die alleinige Verabreichung von Molybdän, als auch die Verabreichung von Molybdän mit Sulfat zur Senkung ihres Gehaltes im Blutserum beiträgt. Es wurde kein statistisch bewiesener Einfluß der untersuchten Faktoren auf den Hämoglobingehalt festgestellt. PRL/CBR. 1870.

**4-64/12-0108** Andrews, E. D., Grant, A. B. und Stephenson, B. J.; Wellington, Dep. of Agric., Wallaceville Animal Res. Stat. Weight responses of sheep to cobalt and selenium in relation to vitamin $B_{12}$ and selenium concentrations in liver and kidney. **(Das Verhalten des Körpergewichts von Schafen nach Co- und Se-Gaben in Beziehung zum Vitamin-$B_{12}$- und Se-Gehalt von Leber und Niere.)** New Zealand J. agric. Res. **7** (1964) Nr. 1. S. 17-27. – 1 Abb., 2 Tab., 22 Lit.

Bei Schafen, die im Verlaufe eines Jahres wechselweise auf Co-armen Weiden unterschiedlichen Bodenuntergrunds gehalten wurden, wurde der Einfluß von Se- und Co-Gaben auf die Entwicklung des Kgw. untersucht. Die Kontrollen sowie die Tiere, denen Se zugefüttert wurde, zeigten eine signifikant geringere Gewichtszunahme als die Tiere, die Co bzw. Se + Co erhalten hatten. Es bestanden keine Se-Co-Wechselbeziehungen: Se ist also nicht in der Lage, Co zu ersetzen. Die Vit.-$B_{12}$-Konzentrationen in Leber und Niere wurden durch die Se-Gaben nicht beeinflußt. Ebenfalls ist Co-Zufuhr bzw. -Mangel ohne Einfluß auf die Se-Konzentration der Leber. Andererseits akkumulierten Co-Mangeltiere signifikant mehr Se in ihren Nieren als ausreichend mit Co versorgte. Die Ermittlung des Se-Gehaltes der Leber scheint daher einen größeren diagnostischen Wert zu haben als die Bestimmung in den Nieren. Ein geringer Einfluß von Se auf die Entwicklung des Kgw. ist bei einer Konzentration von 0,048 (0,037-0,067) $\mu$g Se/g Trockengewicht im Weidegras zu beobachten. E. Grün. 1870.

**4-64/12-0109** Spioch, M. und Rozmus, J. Nowa metoda oznaczania przemiany materii u zwierząt w dowolnych warunkach doświadczalnych. **(Ein neues Verfahren zur Bestimmung des Stoffwechsels bei Tieren unter beliebigen Versuchsbedingungen.)** Acta physiol. polon. **14** (1963) Nr. 6. S. 679-688. – 2 Abb., 2 Tab., 7 Lit.

Das beschriebene Gerät besteht aus drei Hauptteilen: Kammer für die Tiere, Vorrichtung für das Messen des verbrauchten $O_2$ und ausgeschiedenen $CO_2$. Die Vorrichtung gestattet die gleichzeitige Bestimmung des Stoffwechsels, EKG, EEG, Pneumogramm unter beliebigen Versuchsbedingungen. Die Kammer für die Tiere besteht aus durchsichtigen Polymetacrylanplatten mit Doppelwänden, zwischen denen das aus einem Thermostaten herausgepumpte Wasser zirkuliert. Die Temperatur in der Kammer kann mit einer Genauigkeit auf 0,02 °C aufrecht erhalten werden. Die durchsichtigen Wände gestatten die Beobachtung des Tieres während der Untersuchung. Das Tier wird auf einen Spezialsockel gestellt. Die Sperrvorrichtung auf dem Sockel läßt eine Bewegung des Tieres nicht zu. Die obere Wand der Kammer ist mit Öffnungen versehen für Thermometer, Manometer, Luftzu- und -ableitung und Sauerstoffzuleitung. Der vom Tier verbrauchte Sauerstoff wird aus einer Spezialflasche ergänzt. Der Sauerstoffverlust in der Flasche wird ergänzt durch die Zuleitung von Wasser in eine Flasche, die sich über der Sauerstoffflasche befindet. Die Wasserabnahme zeugt vom Sauerstoffverbrauch. Das vom Tier ausgeschiedene $CO_2$ bleibt in einem Gefäß, das Sodaasbest enthält. Die Bestimmung der CO-Menge erfolgt durch genaues Abwiegen des Gefäßes mit dem Absorbens. PRL/CBR. 1875.

**4-64/12-0110** Farries, Friedrich Eberhard und Oslage, Hans Joachim; Braunschweig-Völkenrode, Forsch.-Anst. für Landwirtsch., Inst. für Tierernähr. **Beiträge zum Stoffwechsel von Kühen im Ablauf von Trächtigkeit und Laktation. 1. Mitt. Zur Technik langfristiger Stoffwechselversuche.** Landbau-Forsch. Völkenrode **13** (1963) Nr. 1. S. 29-34. — 6 Abb., 30 Lit. Zus. in Engl. Die Durchführung von Stoffwechselversuchen speziell mit Milchkühen erfordert einen hohen technischen und personellen Aufwand. In vorliegendem Bericht wird die Versuchstechnik, die sich in einem langfristigen Versuch über Gravidität und Laktation an Milchkühen auf der Basis wirtschaftseigener Futtermittel gut bewährt hat, beschrieben. Zur sauberen Trennung und quantitativen Gewinnung von Kot und Harn wird ein Urinal verwendet, das aus PVC angefertigt ist und einen wulstartigen Rand und eine steil abfallende Rückwand aufweist. Die Befestigung des Urinals am Geschirr erfolgt mit 4 verstellbaren Gummizügen. Eine wesentliche Verbesserung erfuhr der Bodenbelag der Standfläche, um Störungen an den Extremitäten zu vermeiden. Es wurde zu diesem Zweck eine Matte, wie sie für Polsterzwecke verwendet wird, in eine Fläche von 150 × 100 cm eingepaßt und darauf eine 1,5 cm starke Profilgummimatte gelegt. Auf dieser Unterlage stehen die Tiere weich und liegen warm. Weitere Ausführungen betreffen die Einwaage und Probeentnahme der Futtermittel. Im Interesse einer möglichst rückstandsfreien Aufnahme ist es ratsam, das Grünfutter vor der Verfütterung nicht zu lange im Stall zu lagern. Eine sorgfältige Berücksichtigung bedürfen die Futterreste, die nach jeder Mahlzeit quantitativ gesammelt und sofort tiefgefroren wurden. Am Ende der 7-Tagesperiode wurde die Sammelprobe in gefrorenem Zustand durch einen Allesmuser gegeben, der sie fein zerkleinerte und gleichzeitig mischte, so daß eine gute Probenentnahme möglich war. Bei den im Versuch befindlichen Kühen erfolgte die Abkalbung, ohne daß dieser unterbrochen wurde. Wenige Stunden vor dem Kalben wurden Urinal und Kotschürze entfernt. Die anschließend abgegebenen Kot- und Harnmengen wurden von einer Aufsichtsperson gesammelt. Nach Abgang der Nachgeburt wurden Urinal und Kotschürze wieder angebracht. E. Kolb. 1875.

**4-64/12-0111** Lenartowicz, E. Wpływ niskich temperatur na niektóre procesy biochemiczne u zwierząt zmiennocieplnych. **(Der Einfluß niedriger Temperaturen auf einige biochemische Prozesse bei wechselwarmen Tieren.)** Postępy Biochem. **9** (1963) Nr. 4. S. 463-486. — 3 Abb., 4 Tab., 84 Lit.

Die Änderung der Geschwindigkeit verschiedener Prozesse im Organismus wechselwarmer Tiere vollzieht sich gleichzeitig mit einer Änderung der Umwelttemperatur und wird bestimmt durch die für diese Prozesse charakteristischen Werte des Temperaturkoeffizienten $Q_{10}$, die scheinbare Aktivierungsenergie $\mu$ und den Koeffizienten *b*. Die Untersuchungen über die Aktivität der Atmungsenzyme haben gezeigt, daß der allgemein erhöhte Sauerstoffverbrauch bei Tieren, die sich einer Umwelt mit einer niedrigen Temperatur anpassen, mit der höheren Aktivität der Dehydrogenase in ihren Geweben in Zusammenhang steht. Die Aktivität der Katalase oder des Cytochromsystems hängt oftmals von der Umwelttemperatur ab. Die Wärmeinaktivierung der Enzyme, die das Eiweiß aus dem Verdauungssaft spalten, vollzieht sich in unterschiedlichem Grade je nach Temperatur, unter der die Tiere gezüchtet wurden. Bei den Untersuchungen der Enzyme, die mit der Umwandlung der Kohlenhydrate in Zusammenhang stehen, wurde festgestellt, daß die Geschwindigkeit der Glykogenolyse in der Leber der Frösche in großem Maße von der Umwelttemperatur abhängt. Im Sommer vollzieht sich die Glykogenolyse bedeutend schneller. Der Aufenthalt in niedriger Temperatur beeinflußte ein Ansteigen des Gehalts von Na, K, Ca und reduzierte Mg und Chloride im Blut von *Lampito mauritii*. Eine lange Kälteperiode während des Versuchs kann ein Absinken der Glykogenmenge zur Folge haben. Eine häufige Reaktion der Insekten auf ein Absinken der Umweltstemperatur ist das Ansteigen des Gehalts des reduzierten Zuckers. PRL/CBR. 1890.

**4-64/12-0112** Negovskij, V. A., Soboleva, V. I., Gurvič, N. L. und Kiseleva, K. S. Glubokaja gipotermija kak sposob udlinenija srokov kliničeskoj smerti. **(Tiefe Hypothermie als Mittel zur Verlängerung des klinischen Todes.)** Bjulleteń ėksperimental'noj biologii i mediciny, Moskva **55(28)** (1963) Nr. 11. S. 39-43. — 18 Lit. Zus. in Engl.
An Hunden, die der Hypothermie ausgesetzt waren (7,5-13 °C), wurde durch Blutverlust der klinische Tod hervorgerufen. Nach 2 Std. wurden Wiederbelebungsversuche unternommen. Der größte Teil der Tiere starb innerhalb von 2 Tagen infolge unvollkommener Wiederherstellung. Die Wiederherstellung der Lebensfunktionen des Organismus nach 2 Std. klinischen Todes wird durch folgende Faktoren erschwert: lange Unterkühlung, unbefriedigende Narkose, die zu Fibrillation des Herzens führt, starke Erweiterung des Herzens, Verwendung von ungenügend mit Sauerstoff versehenem, überwärmtem oder kaltem Blut zur Transfusion, ungenügende Transfusion, die zu anhaltendem Abfall des arteriellen Druckes unterhalb des kritischen Punktes (60 mm) führt. In weiteren Versuchen an 8 Hunden gelang es unter Berücksichtigung der angeführten Faktoren alle 8 Tiere zu erwecken, wobei bei 5 Tieren die Lebensfunktionen wieder völlig hergestellt wurden. G. Pose. 1890.

**4-64/12-0113** Mikaeljan, N. G.; Orbeli-Inst. für Physiol. der Akad. der Wiss. der Armen. SSR. Rol' različnych otdelov golovnogo mozga v funkcii razmnoženija u mlekopitajuščich. **(Die Rolle verschiedener Gebiete des Gehirns für die Vermehrung von Säugetieren.)** Doklady Akademii nauk Armjanskoj SSR, Erevan **37** (1963) Nr. 4. S. 237-240. — 2 Tab., 7 Lit. Orig.: russ., Ausz.: armen.
Bei Ratten und Kaninchen wurden verschiedene Teile des Gehirns entfernt und anschließend die Reproduktionsfähigkeit untersucht. Nach einseitiger Entfernung der Großhirnrinde verläuft die Vermehrung (Paarung, Trächtigkeit, Geburt) normal. Nach beidseitiger Entfernung ist die Anzahl der Jungen nur halb so hoch als normalerweise; oft werden die Jungen tot geboren oder sind unterentwickelt. Nach vollständiger Entfernung beider Hemisphären tritt keine Vermehrung mehr auf. Die Resultate werden im Zusammenhang mit den Beziehungen zwischen Großhirnrinde und Hypothalamus diskutiert. G. Pose. 2020.

**4-64/12-0114** Domanov, I. I. und Grigorjan, G. M.; Uljanow, Landwirtsch. Inst. Svjaź tipologičeskich svojstv nervnoj sistemy korov s moločnoj produktivnost'ju. **(Zusammenhang zwischen den typologischen Eigenschaften des Nervensystems und dem Milchertrag bei Kühen.)** Životnovodstvo, Moskva **25** (1963) Nr. 10. S. 74-76. — 2 Tab.
12 Kühen wurden bedingte motorische Nahrungsreaktionen einstudiert und nach Befestigung der Reflexe die höhere Nerventätigkeit untersucht (Erregung und Hemmung). Der höchste Milchertrag und Milchfettgehalt wurde bei Tieren mit starken Erregungs- und Hemmreaktionen beobachtet, der niedrigste bei Tieren mit schwachen Nervenprozessen. Zur Gruppe mit hohem Milchertrag gehörten z. B. 3 Kühe mit starkem ausgeglichenem beweglichem Typ der höheren Nerventätigkeit und 1 Kuh mit starkem unausgeglichenem Typ zur Gruppe mit mittlerer Milchleistung 2 Tiere mit starkem ausgeglichenem beweglichem und 3 mit starkem unausgeglichenem Typ. Niedrigen Milchertrag wiesen Kühe mit schwachem Typ der höheren Nerventätigkeit auf. G. Pose. 2020.

**4-64/12-0115** Lange, W. und Decker, W.; Berlin, Humboldt-Univ., Inst. für Veterin.-Physiol. **Über die Reizung des Rindes durch rechteckige Gleichstromimpulse.** Arch. exp. Veterinärmed. **18** (1964) Nr. 2. S. 275-285. — 3 Abb., 4 Tab., 14 Lit.
Bei Rindern wird die Reizwirkung verschieden geformter Gleichstromimpulse untersucht. Bei Stromflußzeiten zwischen 512,0 und 0,3 msec folgt die Erregbarkeitskurve dem Hyperbelgesetz $i = a/t + b$. Bei Stromflußzeiten zwischen 8,0 und 0,3 msec werden die wesentlichsten Schwellenwertänderungen beobachtet. Für die Auslösung sicherer Abwehrreaktionen liegen die Reizintensitäten von Einzelreizen 2- bis 3mal höher als die Schwellenstromstärken. Dabei erweist sich eine Reizstrommenge von 0,2-0,8 mAs als ausreichend. Besonders aktiv versuchen Rinder einer Reizfrequenz zwischen 150-580 Hz auszuweichen. H.-A. Ketz. 2020.

**4-64/12-0116** Gerzymisch, J., Lange, W. und Decker, W.; Berlin, Humboldt-Univ., Inst. für Veterin.-Physiol. **Untersuchungen über die Reizwirkung sinusförmiger Wechselströme beim Rind.** Arch. exp. Veterinärmed. 18 (1964) Nr. 2. S. 267-273. — 2 Abb., 2 Tab., 21 Lit.
Bei insgesamt 33 Kühen (5-9 Jahre) und 11 Jungbullen (schwarzbuntes Niederungsvieh) wird die Reizschwelle für sinusförmigen Wechselstrom an der Schwellenreaktion des Schwanzreflexes untersucht. Eine Zunahme der Schwellenstromstärke auf das 5fache wird im Frequenzbereich von 16-4200 Hz beobachtet. Eine sichere Abwehrreaktion kann durch den 5fachen Wert einer ermittelten Schwellenstromstärke ausgelöst werden. Für die Auslösung eines Abwehrreflexes mit möglichst niedriger Reizstromstärke werden folgende Parameter angegeben: 15 mA, 30 msec, 200 Hz. H.-A. Ketz. 2020.

**4-64/12-0117** Markarjan, L. P. und Grigorjan, G. S.; Jerewan, Med. Zootechn. und Veterinärmed. Inst. O roli mozžečka v polovoj funkcii ovec. **(Über die Rolle des Kleinhirns für die Geschlechtsfunktion bei Schafen.)** Izvestija Akademii nauk Armjanskoj SSR. Biologičeskie nauki, Erevan **16** (1963) Nr. 4. S. 43-48. — 4 Abb., 1 Tab., 8 Lit. Orig.: russ., Ausz.: armen.
2 jungen Schafen wurde das Kleinhirn zerstört und anschließend Geschlechtsreifung und Reproduktionsfähigkeit untersucht. Nach der Operation wurde bei beiden Tieren das Cerebellumsyndrom beobachtet. Bei den operierten Tieren trat die erste Brunst im Alter von 17-20 Monaten ein, bei den Kontrolltieren nach 6-7 Monaten. Ein Tier mit nicht völlig zerstörtem Kleinhirn wurde trächtig und warf ein normales Lamm. Der Milchfettgehalt war stark herabgesetzt (2 bis 3mal). Bei vollständiger Zerstörung des Kleinhirns kommt es nicht zur Trächtigkeit. Dieses ist auf die Unterentwicklung der Geschlechtsorgane infolge der Exstirpation zurückzuführen. G. Pose. 2020.

**4-64/12-0118** Turubiner, N. M.; Kiew, Ukrain. Inst. für Exp. Endokrinol. Afferentnye vlijanija nadpočečnoj železy na vysšuju nervnuju dejatel'nost' sobak. **(Der afferente Einfluß der Nebennieren auf die höhere Nerventätigkeit bei Hunden.)** Problemy ėndokrinologii i gormonoterapii, Moskva **10** (1964) Nr. 2. S. 80-83. – 1 Abb., 15 Lit. Zus. in Engl.
An drei Hunden wurde der Einfluß der Nebennieren (Stichreizung der Nebennieren) auf einen vorher ausgearbeiteten bedingt-reflektorischen Stereotyp untersucht. Bei einem Hund traten infolge der einseitigen Nebennierenreizung asymmetrische Veränderungen der höheren Nerventätigkeit ein, die über 4 Monate anhielten. Die Asymmetrie wird auf von der Nebenniere ausgehende afferente Impulse zurückgeführt. Bei einem zweiten Hund trat eine stark ausgeprägte Erregungsirradiation aus der einen Hemisphäre in die andere auf. Ähnliche asymmetrische Veränderungen zeigte auch der dritte Hund.
G. Pose. 2020.

**4-64/12-0119** Grigorjan, G. E.; Orbeli-Inst. für Physiol. der Akad. der Wiss. der Armen. SSR. K voprosu o vlijanii povreždenija zadnich stolbov spinnogo mozga na dvigatel'no-piščevye uslovnye refleksy. **(Zur Frage des Einflusses von Läsionen der Columna cerebrospinalis posterior auf bedingte motorische Nahrungsreflexe.)** Izvestija Akademii nauk Armjanskoj SSR, Erevan **16** (1963) Nr. 7. S. 63-68. – 3 Abb., 25 Lit. Orig.: russ., Ausz.: armen.
Hunden wurden positive motorische Nahrungsreflexe auf eine Klingel einstudiert und anschließend der Bereich $Th_{6-7}$ der Wirbelsäule entfernt. Die motorischen Nahrungsreflexe wurden von der Operation nicht berührt. Die Ergebnisse stimmen mit den Arbeiten Gambarjans überein, der zu gleichen Ergebnissen bei Durchtrennung der Columna cerebrospinalis posterior im Bereich von $C_1$ kam. G. Pose. 2020.

**4-64/12-0120** Chananašvili, M. M.; Leningrad, Inst. für Exp. Med. der Akad. der Med. Wiss. der UdSSR. Ob associacionnych svjazjach jadra zritel'nogo analizatora kory bol'šich polušarij. **(Über die Assoziationsverbindungen des Kerns des Sehanalysators der Großhirnrinde.)** Bjulletenʹ ėksperimental'noj biologii i mediciny, Moskva **55(28)** (1963) Nr. 11. S. 116 bis 119. – 2 Abb., 10 Lit. Zus. in Engl.
An 8 Hunden wurden die Assoziationsverbindungen des Occipitalgebietes der Großhirnrinde nach Marki und Naught untersucht. Vom Feld 17 des Cortex führen assoziative Fasern zu den Feldern 18, 21, 19, 7 und teilweise auch zu Feld 5. Besonders gut ausgeprägt sind die Fasern, die zu den Feldern 18 und 19 führen. G. Pose. 2020.

**4-64/12-0121** Adamenko, M. P. und Kovtun, A. P.; Kiew, Bogomolez-Inst. für Physiol. der Akad. der Wiss. der Ukrain. SSR. Umovnoreflektorna dijal'nist' tvaryn, ožyvlenych pislja smertel'noï elektrotravmy. **(Bedingtreflektorische Tätigkeit bei wiederbelebten Tieren nach tödlichem Elektrotrauma.)** Fiziologičnyj žurnal, Kyïv **10** (1964) Nr. 1. S. 47-54. – 4 Abb., 1 Tab., 17 Lit. Orig.: ukrain., Ausz.: russ., engl.
Durch Elektrotrauma wurden Hunde 11-17,5 Min. in den Zustand des klinischen Todes versetzt und anschließend positive und hemmende bedingte Reflexe einstudiert. Die Bildung positiver motorischer Abwehrreflexe auf Lautreize war normal. Verhältnismäßig leicht läßt sich gleichfalls eine differenzierte Hemmung auf Schallreize einstudieren. Positive Reflexe vom Sehanalysator erscheinen sehr schnell, mußten allerdings oft wiederholt werden und blieben lange Zeit generalisiert. Auf positive Lichtreize bilden sich Reflexe schwer und sind sehr labil. G. Pose. 2020.

**4-64/12-0122** Garibjan, A. A. und Gambarjan, L. S.; Orbeli-Inst. für Physiol. der Akad. der Wiss. der Armen. SSR. K vzaimodejstviju dvigatel'-

nogo i vestibuljarnogo analizatorov v mechanizmach stato-kinetičeskoj koordinacii. **(Zur Wechselbeziehung des motorischen und Vestibularanalysators bei der statisch-kinetischen Koordination.)** Izvestija Akademii nauk Armjanskoj SSR. Biologičeskie nauki, Erevan **16** (1963) Nr. 11. S. 65-71. — 4 Abb., 18 Lit. Orig.: russ., Ausz.: armen.

An 20 Hunden wurde eine kreuzweise Amputation der Vorder- und Hinterrextemitäten durchgeführt. Nachdem die neue zweibeinige Gangart erlernt war, wurde das Labyrinth auf beiden Seiten zerstört. Innerhalb von 4 bis 5 Wochen wurden die Vestibularstörungen kompensiert. Daraufhin wurde bei den Hunden eine ein- oder zweiseitige Exstirpation der Rindenanteile des motorischen Analysators unternommen. Bei den Kontrolltieren wurden die Hinterhauptteile der Hirnrinde entfernt. Nach kreuzweiser Amputation erlernen die Tiere schnell das Fortbewegen auf 2 Beinen, während eine zweiseitige Zerstörung des Labyrinths für längere Zeit das Gehen ausschaltet. Nach 4-5 Wochen bewegen sich die Tiere normal. Einseitige Exstirpation des Sulcus sigmoideus führt zum Erlöschen der erlernten Gangart und erst nach 3-4 Wochen tritt erneut eine Kompensation der Bewegungsstörungen ein. Exstirpation der Hinterhauptrinde verändert die Bewegungsart nicht.
G. Pose. 2020.

**4-64/12-0123** Kozlova, L. N.; Leningrad, Pawlow-Inst. für Physiol. Do pytannja pro stanovlennja i dynamiku umovnogo gal'muvannja v ontogenezi u sobaky. **(Entstehung und Dynamik der bedingten Hemmung in der Ontogenese bei Hunden.)** Fiziologičnyj žurnal, Kyïv **10** (1964) Nr. 1. S. 38-46. — 4 Abb., 2 Tab., 18 Lit. Orig.: ukrain., Ausz.: russ., engl.

Die Geschwindigkeit und die Art, in der bei Hunden eine bedingte Hemmung gebildet wird, hängt unter anderem von der Erregbarkeit und Ausgeglichenheit des Nervensystems ab. Je höher die Erregbarkeit des Tieres ist, desto mehr Zeit ist für die Bildung der bedingten Hemmung notwendig und desto mehr „bedingte Reflexe 2. Ordnung" werden dabei beobachtet. Die meisten Reflexe 2. Ordnung und die meiste Zeit zur Bildung der Hemmung werden im Alter von 4-6 Monaten beobachtet; in dieser Zeit findet ein starker Anstieg der Erregbarkeit des Nervensystems statt. Die Intensität der Hemmung ist im Alter von einem Monat am geringsten, steigt im zweiten Monat sehr stark an und nimmt weiterhin langsam zu. G. Pose. 2020.

**4-64/12-0124** Leušina, L. I.; Leningrad, Pawlow-Inst. für Physiol. der Akad. der Wiss. der UdSSR. Vyzvannye potencialy na svet v različnych otdelach kory bol'šich polušarij životnych. **(Durch Licht hervorgerufene Potentiale in verschiedenen Gebieten der Großhirnrinde bei Tieren.)** Fiziologičeskij žurnal SSSR imeni I. M. Sečenova, Moskva-Leningrad **49** (1963) Nr. 12. S. 1400-1409. — 2 Abb., 1 Tab., 28 Lit. Zus. in Engl.

Bei 5 Hunden und 3 Katzen wurden die Potentiale in der Rinde des Hinterhauptes, des Scheitels und des anterooccipitalen Gebietes nach Reizung mit Licht abgeleitet. Bei wachsenden Tieren entstehen die Potentiale in allen Gebieten gleichzeitig. Dieses spricht dafür, daß die Erregung auf Lichtreize in allen drei untersuchten Zonen gleichzeitig ankommt und sich weiter entwickelt. Daß die Leitung der Reize auf parallelen Wegen gleicher Herkunft vor sich geht, zeigten weitere Versuche an narkotisierten Tieren. Auch in diesem Falle wurden die Potentiale in allen Zonen gleichzeitig beobachtet.
G. Pose. 2020.

**4-64/12-0125** Bratuś, N. V.; Winniza, Med. Inst.; Odessa, Med. Inst. Elektrofiziologične doslidžennja vzajemodiï visceral'nych impul'siv u kori mozočka. **(Elektrophysiologische Untersuchungen der Beziehungen zwischen den visceralen Reflexen der Kleinhirnrinde.)** Fiziologičnyj žurnal, Kyïv **10** (1964) Nr. 1. S. 16-24. — 3 Abb., 12 Lit. Orig.: ukrain., Ausz.: russ., engl.

In der Kleinhirnrinde von Katzen wurden die Beziehungen zwischen den afferenten visceralen Fasern der Nn. splanchnicus und vagus und zwischen diesen und den afferenten somatischen Fasern des N. ischiadicus und des N. brachialis untersucht. Aus den Versuchen geht hervor, daß zwischen diesen Nervenfasern funktionelle Wechselbeziehungen bestehen; die allgemeinen Gesetzmäßigkeiten dieser Wechselbeziehungen werden beschrieben. Die einzelnen afferenten Systeme des Kleinhirns sind funktionell differenziert. Die Kleinhirnrinde ist neben anderen Gebieten des ZNS an den Wechselbeziehungen zwischen verschiedenen interoreceptiven und exteroreceptiven Systemen beteiligt. G. Pose. 2020.

**4-64/12-0126** Bazanova, I. S., Iontov, A. S., Merkulova, O. S. und Fedosova, T. V.; Pawlow-Inst. für Physiol. der Akad. der Wiss. der UdSSR. Zavisimost' diametra sinapsov nejronov perednych rogov spinnogo mozga koški ot funkcional'nogo sostojanija central'noj nervnoj sistemy. **(Abhängigkeit des Synapsendurchmessers der vorderen Rückenmarkhörner bei Katzen von dem Funktionszustand des zentralen Nervensystems.)** Doklady Akademii nauk SSSR, Moskva **155 (32)** (1964) Nr. 2. S. 474-477. — 4 Abb., 22 Lit.

An Katzen wurde der Synapsendurchmesser der lateralen Neuronengruppe der Rückenmarkvorderhörner nach langfristigen Reizungen der hinteren Rückenmarkhörner mit Rechteckimpulsen verschiedener Frequenz untersucht. Die vorderen und hinteren Hörnerwurzeln von $L_7$ und $S_1$ wurden freigelegt, die hintere Elektrode auf eine Reizelektrode gelegt. Von der vorderen wurden die Biopotentiale abgeleitet. Die hinteren Wurzeln wurden 20 min mit 0,2 msec dauernden Impulsen, deren Stromstärke den dreifachen Schwellenwert betrug, gereizt. Die Frequenz betrug 1 und 110 Impulse/sec. 2 Min. nach Reizbeginn wurde der nichtlädierte Teil des Rückenmarkes mit 12%igem Formalin behandelt, und nach 20 Min. wurde dieser Rückenmarksteil so herausgetrennt, daß die untersuchten Segmente $S_1$ und $L_7$ in der Mitte lagen. Bei Reizungen mit einer Frequenz von 1 Imp./sec sind die Biopotentiale der Vorderwurzel lange unverändert, während bei 110 Imp./sec sich die Potentiale schnell vermindern und eine Adaptation eintritt. Morphologisch lag bei Reizungen von 1 Imp./sec eine Vergrößerung und bei 110 Imp./sec eine Verkleinerung der Synapsen vor. G. Pose. 2020.

**4-64/12-0127** Kreindler, A., Crighel, E., Stoica, E. und Sotirescu, N.; Bukarest, Pawlow-Inst. für Neurol. der Rumän. Akad. der Wiss. Issledovanie otvetov s korotkim latentnym periodom, vyzyvaemych zvukovymi razdraženijami v somėstetičeskoj i zritel'noj zone u neanestezirovannych košek. **(Untersuchungen von Reaktionen mit kurzer Latenzzeit, die durch Reizungen der somatoaesthetischen und visuellen Zonen hervorgerufen wurden, an nichtnarkotisierten Katzen.)** Fiziologičeskij žurnal SSSR imeni I. M. Sečenova, Moskva-Leningrad **49** (1963) Nr. 12. S. 1391-1399. — 4 Abb., 2 Tab., 16 Lit. Zus. in Engl.

Unter leichter Narkose wurde an 18 Katzen eine Intubation vorgenommen, das Gehirn freigelegt, und mittels eines Kathodenoscillographen die Reaktion auf ein kurzes Signal in der Formatio reticularis und im Mittelhirn abgeleitet. Der Lautreiz verursacht gleichzeitig mit der Reaktion im primären Feld Potentiale in der Area striata und der somato-sensorischen Zone. In der somato-sensorischen Zone begann das Potential meistens mit einer negativen Welle (11-35 msek), auf die manchmal eine späte positive Welle (9-26 msek) folgte. In einzelnen Fällen begann das Potential auch mit einer positiven Welle. Die Reaktion auf den Lautreiz im visuellen Feld besteht immer aus einer negativen Welle, die 20-40 msek dauert. Auf Grund eigener und anderer Versuche vertreten die Autoren die Meinung, daß in Höhe der primären corticalen Felder nicht nur Reaktionen auf die für die Felder spezifischen Reize entstehen, sondern auch auf Impulse anderen Ursprungs. Diese Felder besitzen vermutlich die Eigenschaften polysensorisch assoziativer Felder, unterscheiden sich jedoch von diesen dadurch, daß sie im Sinne der Pawlowschen Lehre einen Analysatorkern bilden. G. Pose. 2020.

**4-64/12-0128** Šuranova, Ž. P. O postojannom potenciale v kore golovnogo mozga krolika. **(Über das konstante Potential in der Hirnrinde von Kaninchen.)** Bjulleteń ėksperimental'noj biologii i mediciny, Moskva **57(29)** (1964) Nr. 2. S. 3-6. — 3 Abb., 6 Lit. Zus. in Engl.

Bei 35 Kaninchen wurde das konstante Potential der oberen und tieferen Schichten der Hirnrinde mittels einer Calomelelektrode gemessen. Im sensorischen Gebiet der Hirnrinde erreicht das negative Potential seine maximale Höhe in einer Tiefe von 1,65 mm, im optischen Gebiet bei 1,2 mm. Die tiefen Schichten des sensorischen Gebietes der Hirnrinde besitzen ein größeres negatives Potential als das optische Gebiet. In 33% der Versuche veränderte sich das Potential beim Versenken der Elektrode in die Rinde nicht; in 67% traten Veränderungen des konstanten Potentials ein. G. Pose. 2020.

**4-64/12-0129** Gezaljan, L. S. und Gasparjan, L. A.; Akad. der Med. Wiss. der UdSSR. Vlijanie mozžečka na sostav periferičeskoj krovi u belych krys. **(Der Einfluß des Kleinhirns auf die Zusammensetzung des peripheren Blutes bei weißen Ratten.)** Izvestija Akademii nauk Armjanskoj SSR. Biologičeskie nauki, Erevan **16** (1963) Nr. 8. S. 37-41. — 3 Abb., 21 Lit. Orig.: russ., Ausz.: armen.

An 24 weißen Ratten mit einem Körpergewicht von 150-200 g wurde der Einfluß des Kleinhirns auf die periphere Blutzusammensetzung untersucht. Die mehr oder weniger starke Schädigung des Kleinhirns erfolgte unter Äthernarkose. Nach der Operation standen die Tiere über einen Monat unter Beobachtung. In den ersten 5-6 Tagen nach der Operation zeigten die Ratten in Abhängigkeit von der Stärke der Kleinhirnschädigung erhöhten Tonus der Extensoren, Kreisbewegungen oder ständige Seitenlage. Tiere mit schwacher Kleinhirnstörung wiesen eine schlechte Futteraufnahme auf und mußten künstlich ernährt werden. In diesen Fällen trat 10-15 Tage nach der Operation eine Besserung des klinischen Zustandes ein, so daß die Tiere nach 30-35 Tagen von gesunden schwer zu unterscheiden waren. Die Entnahme der Blutproben erfolgte aus der Schwanzvene. Zwei Tage nach der Operation trat ein Abfall der Erythrocyten von 8 auf 5 Mill. ein. Die Anzahl der Leukocyten verminderte sich in diesem Zeitraum um 5000., kehrte dann zur Norm zurück und war nach fünf Tagen um 12000 erhöht. Die physiologische Schwankungsbreite wurde am 15.-20. Tag wieder erreicht. Der Hämoglobingehalt fiel von 94 auf 65%. Die Verlaufsuntersuchungen zeigten eine erhebliche Schwankungsbreite des Hb-Gehaltes. Normalwerte konnten bereits nach 6 Tagen wieder beobachtet werden. Die Ergebnisse werden als Beweis für den Einfluß des Kleinhirns auf die periphere Blutzusammensetzung angesehen. W. Verter. 2020.

**4-64/12-0130** Karapetjan, S. K., Mikaeljan, N. G. und Nazarjan, M. B.; Physiol. Orbeli-Inst. der Akad. der Wiss. der Armen. SSR. Ėksperimental'nye dannye o roli različnych otdelov central'noj nervnoj sistemy v reguljacii reproduktivnoj funkcii u ptic. **(Experimentelle Befunde über die Rolle verschiedener Gebiete des ZNS für die Regulierung der Fortpflanzung bei Vögeln.)** Izvestija Akademii nauk Armjanskoj SSR. Biologičeskie nauki, Erevan **16** (1963) Nr. 6. S. 35-41. — 2 Abb., 11 Lit. Orig.: russ., Ausz.: armen.

Bei Hühnern wurde die Vermehrung nach Durchtrennung des Rückenmarkes oder nach ein- bzw. zweiseitiger Abtragung der Hemisphären untersucht. Nach Durchtrennung des Rückenmarkes (vorletztes Brustsegment) wird die Eiablage gehemmt, bei rechts- und linksseitiger Teilexstirpation des Gehirns ist die Eiablage nur für 10-30 Tage unterbrochen. Ein ähnliches Bild entsteht bei zweiseitiger Teilexstirpation. Nach völliger Abtragung der linken oder rechten Hemisphäre ist die Vermehrung für 4-8 Monate gehemmt, bei Abtragung beider Hemisphären sind die Tiere nicht reproduktionsfähig; die Geschlechtsorgane atrophieren. Die Versuche sprechen für die führende Rolle der Hemisphären bei der Vermehrung der Hühner. Die Beeinflussung ist nicht auf eine Schädigung des hypothalamo-hypophysären Systems zurückzuführen. G. Pose. 2020.

**4-64/12-0131** Antonova, I. G.; Leningrad, Med. Inst. Vlijanie simpatičeskich nervov na tarzal'nuju myšcu glaza životnych. **(Der Einfluß sympathischer Nerven auf den Tarsalmuskel von Tieren.)** Fiziologičeskij žurnal SSSR imeni I. M. Sečenova, Moskva-Leningrad **49** (1963) Nr. 12. S. 1418-1424. – 6 Abb., 21 Lit. Zus. in Engl.

An Katzen wurde der Einfluß von Reizungen sympathischer Nerven auf den M. tarsalis sup. untersucht. Reizungen des sympathischen Halsnerven führen infolge einer Konstruktion der Mm. tarsalis sup. und inf. zur Erweiterung der Sehspalte. Auf geringe Reize reagiert der Tarsalmuskel mit einer tetanusähnlichen Kontraktion. Die optimale Reizstärke liegt für die präganglionären Nervenfasern bei 25-30 Imp./sec und für die postganglionären bei 100 Imp./sec. Höhere Frequenzen führen zum Pessimum. Die Kontraktionen des M. tarsalis sup. sind geringer als die des m. tarsalis inf. Die Tarsalmuskeln kontrahieren sich auch unter dem Einfluß von Adrenalin. G. Pose. 2030.

**4-64/12-0132** Raułuszkiewicz, S. Wpływ terapii tkankowej na narząd rodny zwierząt doświadczalnych i hodowlanych. **(Der Einfluß der Gewebetherapie auf die Gebärmutter der Versuchs- und Zuchttiere.)** Zeszyty naukowe wyższej Szkoły rolniczej Wrocławiu, Weteryn. **15** (1963) Nr. 50. S. 81-97. – 10 Abb., 55 Lit.

Die Versuche wurden an Mäusen, Kaninchen, Schweinen und Kühen durchgeführt. Als stimulierende Substanzen („biogene Stimulatoren" nach Filatow) wandte man den Extrakt der Muskeln eines Kalbfetus, den der quergestreiften Muskeln der Kuh und der Aloeblätter an. Diese Extrakte bereitete man durch Aufbewahrung der abgetrennten Gewebe über 7-10 Tage bei völliger Dunkelheit vor. Die Dosen der Gewebsflüssigkeiten und der Kontrollpräparate (aq. dest., Na physiol., Pepton und Stilboestrol) betrugen: Für Mäuse 0,5-2 ml, für Kaninchen 2-20 ml, für Schweine 10-20 ml, für Kühe 1-20 ml. Schlußfolgerung: 1.) Die bei den Versuchen angewandten Gewebsextrakte besaßen keine Eigenschaften des brunstbildenden Hormons. 2.) Die cytologischen Reaktionen, die in den Präparaten aus dem Vaginalschleim und dem histologischen Bild der Gebärmutter beobachtet wurden, haben den Charakter eines Nervenreflexes auf das eingeführte Präparat. PRL/CBR. 2090.

---

**4-64/12-0133** *Ajrapet'janc, E. S. Gravec, I. I.* und *Tulbaev, P. T.* **Novye issledovanija po fiziologii sel'skochozjajstvennych životnych.** (Neue Forschungen zur Physiologie landwirtschaftlicher Nutztiere.) Moskva: Izd. Akad. nauk SSSR. 1963. (94 S.) 8°. (1964 A 820)

## IV. RADIOBIOLOGIE

**4-64/12-0134** Anbar, M.; Rehovoth, Israel, Weizmann Inst. of Sci. Possible role of copper ions in radiobiological damage. **(Die mögliche Rolle von Kupferionen bei radiologischen Schäden.)** Nature [London] **200** (1963) Nr. 4904. S. 376. – 3 Lit.

Die Oxidation von komplexen Metallionen durch die Radiolyse erfolgt vor allem an den organischen Verbindungen. So verstärkt sich z. B. die Desaminierung von Aminosäuren, wenn Kupfersalze hinzugegeben werden. Diese Desaminierung kann auch durch Zusatz von Isopropanol nicht verhindert werden. Auch andere Metallkomplexe wie Kobalt, Vanadium und Thallium haben die gleiche Wirkung. Der aufgezeigte Mechanismus ist eine Möglichkeit zur Erklärung der Einwirkung von Metallionen, doch schließt er andere Möglichkeiten nicht aus. M. Worseck. 2120.

**4-64/12-0135** Machta, L. und Telegadas, K.; Washington, U.S. Weasther Bureau. World-wide fallout to 1962. **(Weltweiter Fallout bis zum Jahre 1962.)** Atompraxis **9** (1963) Nr. 6. S. 209-213. – 6 Abb., 3 Tab., 12 Lit. Aus: Dok.-Dienst Kernforsch. u. Kerntechn.

Aus Untersuchungen, die in der ganzen Welt durchgeführt wurden, ergibt sich, daß sich 80% des bis Ende 1958 in die Atmosphäre gelangten $^{90}$Sr bis zum Mai 1961 bereits wieder abgelagert hatten. Das größte Reservoir für $^{90}$Sr ist die Stratosphäre, wobei die Konzentration in der Stratosphäre der Nord- und der Südhalbkugel etwa gleich hoch zu sein scheint. Die geographische Verteilung der Ablagerung zeigt ein Maximum zwischen 30° und 60° nördlicher und südlicher Breite mit polaren und äquatorialen Minima. Die Minima der Ablagerung in Polnähe können auf die geringeren Niederschlagsmengen zurückgeführt werden. Das Minimum am Äquator ist jedoch vermutlich eine Folge der niedrigeren Radioaktivität der Luft im Zusammenhang mit dem vorwiegend in gemäßigten Breiten vor sich gehenden Austausch zwischen Stratosphäre und Troposphäre. Der Jahresgang der Ablagerung weist ein ausgeprägtes Maximum im Frühjahr und ein Minimum im Herbst auf. Seit 1960 macht sich dieses Frühjahrsmaximum auch auf der Südhalbkugel bemerkbar. H. Zindler. 2140.

**4-64/12-0136** Russel, R. Scott und Possingham, J. V. Physical characteristics of fallout and its retention on herbage. **(Physikalische Merkmale des Fallout und seine Zurückhaltung im Weidegras.)** Progr. nuclear Energy, Ser. VI **3** (1961) S. 2-26. – 31 Abb., 12 Tab., 8 Lit. Aus: Dok.-Dienst Kernforsch. u. Kerntechn.

Die Übersichtsarbeit berichtet über die im australischen Abwurfgelände gewonnenen Ergebnisse während der Operation „Buffalo". Zur Abschätzung der Gefahren des Fallout bezüglich der Nahrungspflanzen ist es nötig, die biologische Verfügbarkeit zu kennen. Vff. untersuchen die Löslichkeit des Fallout in Abhängigkeit von der nach der Explosion verstrichenen Zeit und prüfen auch Boden und Luft. Weitere Untersuchungen gelten der Retention in den Gräsern in verschiedener Entfernung vom Abwurfort. Vff. bestimmen weiter das Verhältnis $^{89}$Sr-Total-Fallout sowie die Contamination der nach der Detonation neu gewachsenen Blätter. Bei der qualitativen Prüfung der Pflanzen bedienen sie sich der Autoradiographie. H. Herzmann. 2140.

**4-64/12-0137** Squire, Helen M., Sansom, B. F. und Middleton, L. J. The metabolism by a dairy cow of fission products obtained from operation Grapple. **(Der Stoffwechsel einer milchenden Kuh an Zerfallsprodukten der Operation „Grapple".)** Progr. nuclear Energy, Serv. VI **3** (1961) S. 145-151. – 7 Abb., 4 Lit. Aus: Dok.-Dienst Kernforsch. u. Kerntechn.

Vff. verabfolgten einer Kuh oral 34 h nach der Explosion Zerfallsprodukte und zwar $^{131}$J = 0,11 mc, $^{102}$J = 0,43 mc, Te$^{132}$J = 0,33 mc, $^{89}$Sr = 0,044 mc und Ba$^{140}$La = 0,46 mc. Sie untersuchten die Ausscheidung in Milch (I), Urin (II) und Faeces (III). Die Aktivität in I und II erreichte ihr Maximum 9 h nach der Gabe, die von III nach 21 h. Von den Jodisotopen wurden innerhalb von 3 Tagen mit der Milch (dem Urin) etwa je 4% (19%), von den anderen Nukliden bedeutend weniger ausgeschieden. Untersuchungen post mortem zeigten, daß die Schilddrüse 15% der verabfolgten Jodmenge enthielt. In der Leber waren Te$^{132}$J und etwa $^{99}$Mo zu finden (5%) und in der Niere wenig (0,5%) Te$^{132}$J, $^{140}$Ba und $^{89}$Sr. Die Aktivität der anderen Organe war sehr niedrig. Vff. vergleichen diese Ergebnisse mit denen von Untersuchungen der Operation „Buffalo". H. Herzmann. 2140.

**4-64/12-0138** Upton, A. C., Kimball, A. W., Furth, J., Christenberry, K. W. und Benedict, W. H.; Oak Ridge, Tenn., Nat. Lab. Some delayed effects of atom-bomb radiations in mice. **(Spätschäden von Atombomben-Strahlungen bei Mäusen.)** Cancer Res. **20** (1960) Nr. 8. S. 1-60. – 22 Abb., 40 Tab., 180 Lit. Aus: Dok.-Dienst Kernforsch. u. Kerntechn.
Zur Erforschung der relativen biologischen Wirksamkeit der radioaktiven Abstrahlungen bei Atombomben-Experimenten setzte man Mäuse in verschieden räumlichen Abständen dieser ionisierenden Strahlung aus und beobachtete die danach länger als 30 d Überlebenden bis zu deren natürlichem Tode. Es zeigte sich, daß die Lebensdauer mit der Erhöhung der Strahlendosis abnahm. Bei tumorbefallenen Tieren wurde keine lineare Abhängigkeit zwischen der Strahlendosis und der Förderung (z. B. von Adenocarcinom) oder Hemmung (z. B.von Mamma-Sarkom) der Erkrankung festgestellt. Pigmentverlust des Haares, grauer Star, Atrophie der Iris, Verlust der Schneidezähne, Nierenentzündung usw. wurden auf ihre Strahlenabhängigkeit hin untersucht. Ein Unterschied zu den Untersuchungen unter Laborbedingungen konnte nicht festgestellt werden. M. Löwe. 2140.

**4-64/12-0139** Seidler, H.; Potsdam-Rehbrücke, Inst. für Ernähr. der Dtsch. Akad. der Wiss. zu Berlin. **Über Verteilung und Löslichkeit von 90-Strontium in Tierknochen.** Ernährungsforschung 8 (1963) Nr. 3. S. 417-421. – 3 Tab., 29 Lit. Aus: Dok.-Dienst Kernforsch. u. Kerntechn.
Es wird über die Verteilung des Fallout-$^{90}$Sr in Rinder-, Schweine- und Hammelknochen sowie über die Löslichkeit dieses Strontiums in Wasser berichtet. Dabei wurden im Gegensatz zu vergleichbaren Angaben aus der Literatur Unterschiede zwischen einzelnen Knochenarten (platte, Röhren-, Wirbelknochen) und im Vergleich zu den Verhältnissen bei Humanknochen eine andere Reihenfolge der Bevorzugung bestimmter Knochen gefunden. Bei der Untersuchung der Löslichkeit des vom Knochen sorbierten $^{90}$Sr wurde festgestellt, daß erhebliche $^{90}$Sr-Aktivitäten mit Wasser unter küchenmäßigen Bedingungen (Bouillon) extrahierbar sind. H. Seidler. 2150.

**4-64/12-0140** Jusupov, A. A., Nevskaja, A. I. und Ovdienko, N. I. Narušenie funkcional'nogo sostojanija pečeni sobak pri poraženii Sr$^{90}$. **(Funktionelle Störungen der Leber von Hunden unter dem Einfluß von $^{90}$Sr.)** Bjulleteń ėksperimental'noj biologii i mediciny, Moskva **57(29)** (1964) Nr. 2. S. 29-33. – 3 Abb., 1 Tab., 13 Lit. Zus. in Engl.
An Hunden wurde der Einfluß von peroral verabreichtem $^{90}$Sr (1 $\mu$c/kg Kgw.) auf den Kohlenhydratstoffwechsel mittels der Glukosebelastung und anschließender Blutzuckerbestimmung (Anthronmethode) untersucht. Die verabreichte Sr-Dosis verursachte bei allen Tieren Strahlenkrankheit. Während der 180 Beobachtungstage war der Blutzuckergehalt und der hyperglykämische Koeffizient erhöht. Es wird eine Hemmung des Inselapparates der Bauchspeicheldrüse angenommen. Untersuchungen der Leber mittels $^{131}$J-markiertem Bengalrot zeigten, daß bei den strahlenkranken Hunden die Akkumulationskurven niedriger sind. Histologisch wurden Erweiterungen der Lebergefäße und Nekrobiose einzelner Leberzellen nachgewiesen.
G. Pose. 2150.

**4-64/12-0141** Meissner, Johannes und Fasske, Erhard; Borstel, Forsch.-Inst.; Inst. für Exp. Biol. und Med. **Über den Einfluß inkorporierten $^{32}$P-Phosphates auf den somatischen Zellkern.** Nuclear-Med. [Stuttgart] **4** (1964) Nr. 1. S. 1-21. – 10 Abb., 3 Tab., 44 Lit. Zus. in Engl., Franz.
Insgesamt 7 Kaninchen wurde periodisch $^{32}$P-Phosphat in einem Dosisbereich appliziert, der für Indikatorstudien zum Teil noch zulässig erscheint, zum Teil schon darüber liegt. 5 Tiere wurden nach der jeweils im Abstand von 4 Std. erfolgten s.c. Injektion von 0,17 mc $^{32}$P-Phosphat 4 Std. nach der 3., 7., 11., 15. und 19. Injektion getötet. Von den entnommenen Organen

wurden Gewicht, DNS-P-Gehalt und DNS-Bildungsrate ermittelt und in Relation zu der für die einzelnen Organe abgeschätzten absorbierten Dosis betrachtet. 2 weitere Kaninchen erhielten im Abstand von jeweils 12 Std. insgesamt 7 Injektionen von $^{32}$P-Phosphat, das erste 0,16 mc, das zweite 5,66 mc $^{32}$P pro Injektion. Nach der Tötung 96 Std. nach der ersten Injektion wurde in gleicher Weise wie bei der ersten Versuchsserie verfahren. Höhere Dosen bedingten eine Hemmung der DNS-Bildung und eine Abnahme des DNS-P-Gehaltes. Diese Befunde konnten durch licht- und elektronenmikroskopische Untersuchungen gestützt werden. Bereits kleinere $^{32}$P-Dosen bedingen eine Reduktion des Zellgehaltes, die Blockierung der Zellpoese und einen DNS-Schwund in den Zellkernen vornehmlich in jenen Organen, die eine hohe DNS-Neubildungsrate aufweisen. H. Gürtler. 2150.

**4-64/12-0142** Majorova, V. F.; Moskau, Unions-Inst. für Exp. Endokrinol. Izmenenie nejrosekretornoj sistemy pri rentgenovskom oblučenii. **(Veränderungen des neurosekretorischen Systems bei der Röntgenbestrahlung.)** Problemy ėndokrinologii i gormonoterapii, Moskva **9** (1963) Nr. 2. S. 26-30. — 2 Abb., 31 Lit.

Ganzkörper-Röntgenbestrahlung von Ratten mit minimalen Letaldosen führt zu Veränderungen der Sekretfunktion der Nervenzellen des Hypothalamus. Im Laufe der ersten Stunden nach der Bestrahlung ist eine verstärkte Bildung und Überführung der neurosekretorischen Substanz der Nervenzellen in das Blut festzustellen. 24 Std. nach der Bestrahlung kann man eine Normalisierung des neurosekretorischen Prozesses des Systems der Zwischenhypophyse feststellen. Die Veränderungen des neurosekretorischen Systems von Hypothalamus und Hypophyse mit dazugehörigen Veränderungen des endocorticotropen Hormons der Hypophyse im Blut führen zu der Annahme, daß irgendein Zusammenhang zwischen neurosekretorischen Komplexen und adenocorticotropen Funktionen der Adenohypophyse bestehen. Das Ausbleiben von adenocorticotropen Hormonen der Hypophyse im Blut wird vom System der Zwischenhypophyse durch Verstärkung der neurosekretorischen Aktivität beantwortet. J. Niepel. 2150.

**4-64/12-0143** Kritskij, G. A., Safronova, R. N., Čil-Akopjan, L. A. und Kovtun, Ju. T.; Moskau, Biochem. Bach-Inst. der Akad. der Wiss. der UdSSR. Avtoliz nukleinovych kislot kostnogo mozga v norme i posle rentgenovskogo oblučenija. **(Die Autolyse der Nucleinsäure in der Norm und nach der Röntgenbestrahlung.)** Biochimija, Moskva **28** (1963) Nr. 4. S. 595-601. — 3 Abb., 2 Tab., 27 Lit. Zus. in Engl.

Vf. untersuchten die autolytischen Veränderungen der DNS und RNS und ihrer Homologen im Knochenmark von Kaninchen verschiedene Zeit nach lokaler Röntgenbestrahlung. Sofort nach Bestrahlung mit 200 r und mehr trat eine oberflächliche, aber weitergehende Autolyse der DNS ein. Bei Bestrahlung mit 2000 r stieg die Geschwindigkeit der Autolyse auf das Dreifache des Normalwertes an. Obwohl unmittelbar nach der Bestrahlung bereits 50% der DNS zerfallen sind, konnten autolytische Veränderungen der DNS nicht festgestellt werden. Die Beschleunigung der Autolyse der RNS ist erst zwei Stunden nach der Bestrahlung mit 2000 r zu erkennen. 12 Std. bis zu 1 Tag nach der Bestrahlung vermindert sich die Geschwindigkeit der Autolyse der DNS und RNS, mit einem Maximum vom 2. bis zum 4. Tag, und geht danach wieder auf den Normalwert zurück. 10 Tage nach der Bestrahlung mit 2000 r bleibt die Autolyse bedeutend unter der Norm zurück. Die Beschleunigung der Autolyse der DNS ist auf Strahlenschädigung zurückzuführen, die sich in einer Verminderung des Gehaltes an Nucleinsäuren bzw. Veränderung des Gehaltes an freien Nucleotiden äußert. Es kann bis zur Störung charakteristischer und besonderer biochemischer Prozesse führen, die eine Zerstörung der Zelle bedingen. Die krasse Verminderung des autolytischen

Zerfalles der DNS und RNS in den Tagen nach der Bestrahlung kann durch qualitative Veränderungen der DNS und RNS in der bestrahlten Substanz erklärt werden. J. Niepel. 2150.

**4-64/12-0144** Lazarov, J. und Drjanovski, P. Vlijanie na rentgenovita lŭči vŭrchu rezorbcijata na metionin $S^{35}$ i na $P^{32}$ u ptici. **(Der Einfluß der Röntgenstrahlen auf die Resorption von Methionin $^{35}S$ und $^{32}P$ bei Geflügel.)** Izvestija na Instituta po životnovŭdstvo „Georgi Dimitrov" – Kostinbrod, Sofija **18** (1963) S. 153-159. – 2 Abb., 14 Lit. Zus. in Russ., Franz.
Zwölf Rhodeländerhennen erhielten 20 $\mu$ Cu-Methionin $^{35}S$ je kg Kgw. pro Tag. Weitere 10 Hennen erhielten 10 $\mu$ Cu $^{32}P$. Sechs Hennen der ersten Gruppe und 5 der zweiten Gruppe wurden einer totalen Röntgenbestrahlung mit dem Apparat RUM-110 bei einer Spannung von 180 kV, 15 mA, mit 3-mm-Filter AI und einem Focusabstand von 70 cm ausgesetzt; die Dosis betrug 39 rad/min, insgesamt 400 rad. Radioaktives Methionin $^{35}S$ und $^{32}P$ wurde im Blut der nichtbestrahlten Tiere erst 5 Min. nach ihrer Aufnahme festgestellt. Die maximale Resorption von Methionin $^{35}S$ wurde in der dritten Stunde beobachtet, von $^{32}P$ in der zweiten Stunde nach seiner Aufnahme. Die Bestrahlung mit Röntgenstrahlen hemmt die Resorption von Methionin $^{35}S$ und $^{32}P$. Die Hemmung der Methionin $^{35}S$-Resorption war schwächer und sistierte ungefähr in der dritten Stunde nach der Aufnahme.
NRB/ZSNTI. 2150.

**4-64/12-0145** Kaškin, K. P., Grabar, P. N. und Courcon, Janine; Leningrad, Zentr. Forsch.-Inst. für Med. Radiol.; Paris, Pasteur-Inst. Elektroforetičeskij i immunochimičeskij analiz syvorotko krovi myšej, letal'no oblučennych rentgenovymi lučami. **(Elektrophoretische und immunochemische Analyse des Blutserums von Mäusen nach letaler Röntgenbestrahlung.)** Biochimija, Moskva **28** (1963) Nr. 1. S. 89-100. – 4 Abb., 28 Lit. Zus. in Engl.
Eine Ganzkörperbestrahlung von Mäusen mit letalen Dosen senkt die Konzentration verschiedener Serumeiweiße ($\alpha$-, $\beta$- und $\gamma$-Globuline) und kann bis zum völligen Verschwinden derselben führen. Nach der Bestrahlung der Tiere tritt eine erhöhte Menge an $\alpha$-Globulin-Verbindungen im Elektropherogramm auf mit einer Nachbildung von neuen Antigenen in dieser Zone. Die Vergrößerung der Menge dieses Eiweißes ist mit einer größeren Beweglichkeit der $\beta_2$-Globuline verbunden. Parallel dazu läuft die Vergrößerung der $\beta_2$-Immunglobulinfraktion bei gleichzeitiger Verringerung der Konzentration anderer Komponenten sowie Verschiebung eines Teils der $\beta_3$-Immunglobuline in die Zone der $\beta_2$-Globuline. Diese stärker beweglichen Komponenten der $\beta_3$-Immunglobuline kommen nur in den Seren von bestrahlten Tieren vor, nicht bei gesunden Tieren. J. Niepel. 2150.

**4-64/12-0146** Mejsel', M. N. und Mantejfel', V. M.; Inst. für Strahlen- und Physiko-Chem. Biol. der Akad. der Wiss. der UdSSR. O prirode mikronekrotičeskich očagov v krovotvornych organach oblučennych životnych. **(Über die Natur mikronekrotischer Herde in den blutbildenden Organen bestrahlter Tiere.)** Izvestija Akademii nauk SSSR. Serija biologičeskaja, Moskva **28** (1963) Nr. 6. S. 871-879. – 2 Abb., 22 Lit. Zus. in Engl.
Vff. konnten feststellen, daß eine schnelle Lufttrocknung von bei Lebenszeit und supravital fluorochromierten Gewebs- und Organabstrichen es gestattet, eine Reihe von Lumineszenzbesonderheiten der normalen und pathologisch veränderten Zellen zu erhalten. Dieses Verfahren gibt die Möglichkeit der genauen Markierung, der anschließenden cytologischen und cytochemischen Untersuchung sowie der Erkennung einzelner Zelltypen. Dadurch war es möglich, mikronekrotische Herde, die in den blutbildenden Organen bestrahlter Tiere entstehen, mit Makrophagen, die Zellen und ihre Fragmente phagocytieren, zu identifizieren. Die früher beschriebene Dynamik des Auftretens, des zahlenmäßigen Anwachsens und des Rückganges der mikro-

nekrotischen Herde nach der Bestrahlung spiegelt somit die Dynamik der Makrophagen wieder. Vff. erhielten die gleichen Ergebnisse bei lokaler mechanischer Beschädigung der Milz durch Nadelstiche. Die Veränderungen, die im Charakter der ultravioletten Eigenlumineszenz der Makrophagen und der phagocytierten Zellen festgestellt werden konnten, erwiesen sich als verschiedene Stadien der innercellulären Verdauung dieser Zellen.
G. Mehlhorn. 2150.

**4-64/12-0147** Gregersen, Magnus I., Pallavicini, Charles, Chien, Shu, Kaljot, Victor, Bates, Nancy und Temnikow, Victor; New York, N.Y., Columbia Univ., Coll. of Physicians and Surgeons. Studies on the chemical composition of the central nervous system in relation to the effects of X-irradiation and of disturbances in water and salt balance. I. Chemical composition of various specific areas and structures of the brain in the dog and the monkey. **(Untersuchungen über die chemische Zusammensetzung des Zentralnervensystems in Beziehung zu den Wirkungen von Röntgenstrahlung und den Störungen im Wasser- und Salzhaushalt. 1. Mitt. Chemische Zusammensetzung von verschiedenen spezifischen Bereichen und Strukturen des Gehirns bei Hunden und Affen.)** Radiat. Res. **17** (1962) Nr. 2. S. 209-225. — 6 Abb., 5 Tab., 11 Lit. Aus: Dok.-Dienst Kernforsch. u. Kerntechn.
Vff. beschreiben eine Methode, mit welcher die chemische Analyse von 0,5-1 g Hirngewebe durchgeführt werden kann, wobei gleichzeitig der Wasser-, Gesamtfett-, Gesamtstickstoff-, Chlorid-, Natrium-, Kalium- und Magnesiumgehalt bestimmt wird. Die Analysen zeigten, daß die graue Substanz einen Wassergehalt von über 80% und einen Fettgehalt von 4-5%, die weiße Substanz einen Wassergehalt von 68% und einen Fettgehalt von 17% besitzt. Die Summe des Wasser- und Fettgehaltes betrug sowohl in diesen als auch in den anderen untersuchten Geweben (Corpus callosum, Thalamus, Medulla oblongata) 83-86%. Die graue und die weiße Substanz besaßen die gleiche $N^+$- und $K^+$-Konzentration. E. Magdon. 2150.

**4-64/12-0148** Gregersen, Magnus I., Pallavicini, Charles, Chien, Shu, Bates, Nancy und Temnikow, Victor; New York, N.Y., Columbia Univ., Coll of Physicians and Surgeons. Studies on the chemical composition of the central nervous system in relation to the effects of X-irradiation and of disturbances in water and salt balance. II. Effects of X-irradiation on the chemical composition of brain tissues in dogs. **(Untersuchungen über die chemische Zusammensetzung des Zentralnervensystems in Beziehung zu den Wirkungen von Röntgenstrahlung und den Störungen im Wasser- und Salzhaushalt. 2. Mitt. Wirkungen von Röntgenstrahlung und die chemische Zusammensetzung von Hirngeweben bei Hunden.)** Radiat. Res. **17** (1962) Nr. 2. S. 226-233. — 1 Tab., 14 Lit. Aus: Dok.-Dienst Kernforsch. u. Kerntechn. 1. Mitt. vgl. vorst. Ref.
Junge Hunde (6,2–25 kg) wurden ganzkörper- (1000 r 37 r/min, 210 kV, 15 mA, 0,2 mm Cu + 0,5 mm Al) und am Kopf (2000-5000 r, 605 r/min, 180 kVp, 30 mA) bestrahlt. In verschiedenen Zeitabständen nach der Bestrahlung wurden Gehirnproben entnommen und analysiert. Die Versuche zeigten, daß sich 3–4 Tage nach der Gesamtkörperbestrahlung der Wassergehalt in der grauen und weißen Substanz sowie die Natriumkonzentration in der grauen Substanz und im Nucleus caudatum erhöhte, während sich die Kaliumkonzentration in der grauen und weißen Substanz verringerte. 4 bis 10 Tage nach der Bestrahlung des Kopfes mit 2000-5000 r konnten keine signifikanten Änderungen im Wassergehalt der Hirngewebe festgestellt werden. Die einzige deutliche Veränderung unter diesen Strahlungsbedingungen war eine Zunahme der Natriumkonzentration in der grauen und weißer Substanz sowie im Nucleus caudatum. Nach einer lokalen Bestrahlung des Kopfes mit 20000 r zeigte der $Na^+$- und $Cl^-$-Gehalt eine signifikante Zunahme

im Nucleus caudatum. Da die Zunahme des Wassergehaltes, die nach 1000 r Gesamtkörperbestrahlung beobachtet wurde, bei der Teilkörperbestrahlung des Kopfes nicht festgestellt werden konnte, nehmen Vff. an, daß die Änderung im Wassergehalt des Gehirns keine direkte Strahlenwirkung, sondern eine sekundäre Folgeerscheinung der Bestrahlung ist. E. Magdon. 2150.

**4-64/12-0149** Chien, Shu, Pallavicini, Charles, Cizek, Louis J., Gregersen, Magnus I. und Temnikow, Victor; New York, N.Y., Columbia Univ., Coll. of Physicians and Surgeons. Studies on the chemical composition of the central nervous system in relation to the effects of X-irradiation and of disturbances in water and salt balance. III. Effects of disturbances in water and electrolyte balance on the chemical composition of brain tissues in dogs. **(Untersuchungen über die chemische Zusammensetzung des Zentralnervensystems in Beziehung zu den Wirkungen von Röntgenstrahlung und den Störungen im Wasser- und Salzhaushalt. 3. Mitt. Wirkungen von Störungen im Wasser- und Elektrolytgleichgewicht auf die chemische Zusammensetzung von Hirngeweben bei Hunden.)** Radiat. Res. **17** (1962) Nr. 2. S. 234–243. – 1 Abb., 3 Tab., 7 Lit. Aus: Dok.-Dienst Kernforsch. u. Kerntechn. 2. Mitt. vgl. vorst. Ref.

Junge Hunde (8,6–24,4 kg) wurden, wie in der vorhergehenden Mitt. beschrieben, bestrahlt. Die chemischen Zusammensetzungen der Hirngewebe bei induzierten Störungen des Wasser- und Elektrolytgleichgewichtes wurden untersucht. Die Versuche zeigten, daß intraperitoneale Dialyse einen Verlust von Natrium, Kalium, Chlorid und eine Zunahme an intrazellulärer Hydratation verursacht. Eine Wasserbelastung führte zu einer Zunahme im Wassergehalt und einer Elektrolytverdünnung. Nach einer Saccharosediurese verlor das Gehirn mehr Wasser als Elektrolyte. Wurden Hunde zusätzlich zu induzierten Störungen des Wasserhaushaltes mit 20000 r bestrahlt, konnten keine signifikanten Wirkungen der Bestrahlung mit Ausnahme der Zunahme der Na-Konzentration im Nucleus caudatum festgestellt werden.

E. Magdon. 2150.

**4-64/12-0150** Spalding, J. F., Strang, V. G. und LeStourgeon, W. L.; Los Alamos, N.Mex., Univ. of California. The effect of ancestral irradiation exposure on radioresistance in their descendants. **(Über die Strahlenresistenz der Nachkommen bestrahlter Vorfahren.)** Radiat. Res. **18** (1963) Nr. 4. S. 479-486. – 2 Abb., 3 Tab., 17 Lit. Aus: Dok.-Dienst Kernforsch. u. Kerntechn.

Die Strahlenresistenz der Nachkommen strahlenexponierter Vorfahren wurde an RFM-Mäusen untersucht. Zunächst wurden die mit 200 r ganzkörperbestrahlten Männchen mit ihren unbestrahlten virginilen Schwestern gepaart. Die männlichen $F_1$-Tiere wurden in gleicher Weise bestrahlt und mit den weiblichen $F_1$-Tieren gepaart; dieses Verfahren wurde bis $F_{16}$ beibehalten (Serie 1). Ab der $F_{10}$-Generation aus der Serie 1 wurde ein Teil der männlichen und weiblichen Mäuse ohne zusätzliche Bestrahlung bis $F_{17}$ gezüchtet (Serie 2). Unbestrahlte Mäuse einer $F_{17}$-Generation dienten als Kontrollen (Serie 3). Die $F_{17}$-Generation (Serie 1, 2 und 3) wurde entweder (a) mit $\gamma$-Strahlung einer Dosisleistung von 3,72 rad/h kontinuierlich bzw. (b) fraktioniert mit Röntgenstrahlung mit 350 rad im 14-Tage-Intervall bis zum Tode oder (c) einmalig mit 475-675 rad ganzkörperbestrahlt. Die $F_{17}$-Tiere der Serien 1 und 2 waren signifikant strahlenempfindlicher gegenüber der protrahierten (a) oder der fraktionierten (b) Dauerbestrahlung. Bei einzeitiger Bestrahlung (c) ließen sich keine Unterschiede in der Strahlenempfindlichkeit der 3 Gruppen feststellen. R. Huber. 2150.

**4-64/12-0151** Wegner, Gert und Damminger, Klaus; Marburg/L., Univ., Chirurg. Klin., Abt. für Strahlenbiol. und Med. Isotopenforsch. **Früh- und Spätschäden der Nachkommenschaft von Wistar-Ratten nach Ganzkörper-**

**bestrahlung am 9. Graviditätstag. Mißbildungen, Beobachtungen der ersten beiden Generationen.** Strahlentherapie **121** (1963) Nr. 3. S. 374-382. — 7 Abb., 21 Lit. Aus: Dok.-Dienst Kernforsch. u. Kerntechn.
Vff. führten bei 45 Wistarratten am 9. Graviditätstag eine Ganzbestrahlung mit 100 r (Röntgenstrahlung 180 kV) durch. 92 Jungtiere aus 15 Würfen (1. Generation) wurden nach der Geburt auf Mißbildungen untersucht. Nach dem Spontantod erfolgten histologische Untersuchungen. Ergebnisse: 40% der Versuchstiere zeigten Mißbildungen des Gehirns und der Augenanlagen (Hydrocephalus internus, Zwergwuchs). Bei 33 Ratten der 1. Generation wurden Mikrophthalmien verschiedenen Grades ermittelt, in vielen Fällen mit Blindheit, in Einzelfällen einseitig. Die Untersuchung von 65 Ratten der 2. Generation ließ keine manifesten Mißbildungen oder Erbschäden erkennen.
K. Neumeister. 2150.

**4-64/12-0152** Popova, O. M. und Berezina, O. N. Vlijanie predvaritel'nogo rentgenovskogo oblučenija na vospriimčivost' belych myšej k virusu ornitoza pri zaraženii ich aėrozolem virusa. **(Die Wirkung von Röntgen-Vorbestrahlung auf die Empfänglichkeit weißer Mäuse für die Infektion mit Ornithosevirus-Aërosol.)** Voprosy virusologii, Moskva **9** (1964) Nr. 2. S. 213 bis 216. — 3 Tab.
Die Vorbehandlung weißer Mäuse mit Rö.-Strahlen erhöht die Empfänglichkeit für einen Ornithose-Spray, die sich vor allem in einer Verkürzung der Incubationszeit äußert. Die Wirkung hängt ab von der Röntgen- und Virusdosis und der Zeit zwischen Bestrahlung und Infektion. Das Virus hält sich in bestrahlten Tieren länger und erreicht höhere Titer als in den Kontrollen.
W. Vetterlein. 2150.

**4-64/12-0153** Seidler, H. und Eschenbach, G.; Potsdam-Rehbrücke, Inst. für Ernähr. der Dtsch. Akad. der Wiss. zu Berlin. **Die 90-Strontium-Aktivität der Milch im Vergleich zur Fallout-Beta-Aktivität und Niederschlagsmenge im Zeitraum Oktober 1961 bis Dezember 1962.** Nahrung **7** (1963) Nr. 8, S. 588-590. — 1 Abb., 2 Lit. Aus: Dok.-Dienst Kernforsch. u. Kerntechn.
Für den Zeitraum Okt. 1961 bis Dez. 1962 werden die Niederschlagsmenge sowie die Monatsmittel der Beta-Fallout-Aktivität und der $^{90}$Sr-Aktivität der Milch (für den Raum Potsdam) angegeben. Auch 1962 zeigt die Kurve der $^{90}$Sr-Aktivität einen ausgeprägten, von der Jahreszeit und den Fütterungsbedingungen abhängigen Gang. Das Maximum ist aber auf Grund der im Verhältnis zu 1959 bis Herbst 1961 veränderten Fallout-Zufuhr etwas verschoben. Das Jahresmittel der $^{90}$Sr-Aktivität der Milch lag bei etwa 6 SE bzw. 6,6 pc $^{90}$Sr/kg Frischmilch. H. Seidler. 2160.

**4-64/12-0154** Lagoni, H., Paakkola, O. und Peters, K. G.; Kiel, Bundesforsch.-Anst. für Milchwirtsch., Physikal. Inst. **Untersuchungen über die quantitative Verteilung radioaktiver Falloutprodukte in Milch.** Milchwissenschaft **18** (1963) Nr. 7. S. 340-344. — 4 Abb., 11 Lit. Aus: Dok.-Dienst Kernforsch. u. Kerntechn.
Ausgehend von der Feststellung, daß die bisher bekannten Decontaminierungsverfahren für Milch jetzt und in der näheren Zukunft nicht von Molkereien durchgeführt werden können, wurden einfachere, mit den vorhandenen technischen Mitteln zu verwirklichende Möglichkeiten der Entseuchung gesucht. Dabei wurde „natürlich" mit $^{90}$Sr, $^{131}$J und $^{137}$Cs verseuchte Milch in zum größten Teil handelsübliche Molkereiprodukte aufgearbeitet und die Aktivitäten dieser Produkte wurden bestimmt. Auf diese einfache Weise lassen sich Fett- und Eiweißprodukte herstellen, die weitestgehend frei von Spaltprodukten sind. Die Verteilungsschemata der 3 Nuklide in 16 Milchfraktionen sind angeführt. H. Seidler. 2160.

**4-64/12-0155** Garner, R. J.; Harwell, Berks., U.K.A.E.A., Authority Health and Safety Branch. Environmental contamination and grazing animals. **(Contaminierung der Umgebung und weidende Tiere.)** Health Physics **9** (1963) Nr. 6. S. 597-605. – 5 Tab., 36 Lit. Aus: Dok.-Dienst Kernforsch. u. Kerntechn.

In Auswertung von Literatur-Arbeiten betrachtet Vf. die für Großtiere radiotoxischen Dosen von $^{131}J$, $^{90}Sr$, $^{137}Cs$ und natürlichem Uran und ihren Übertritt in die tierischen, von den Menschen als Nahrungsmittel genutzten Produkte. Er kommt dabei zu dem Ergebnis, daß diese Produkte, vor allem Milch und Fleisch, für den Genuß unbrauchbar werden, wenn die täglichen Incorporationsmengen wesentlich niedriger als die sind, die bei den Tieren selbst zu toxischen Erscheinungen führen. Es wird eine Tabelle über die Grenzkonzentrationen von $^{131}J$, $^{90}Sr$, $^{137}Cs$ und natürlichem Uran in Futter und Wasser für Rinder und Schafe angegeben. H.-W. Nitschke. 2170.

**4-64/12-0156** Barth, Gunther und Graebner, Herbert; Gießen, Univ., Wilhelm-Conrad-Röntgen-Klin. **Die Therapie des letalen Strahlenschadens mit Cobalamin. 1. Mitt. Überlebenszeit und Körpergewicht nach tödlicher Ganzkörperbestrahlung von homozygoten und heterozygoten Mäusestämmen unter der Wirkung verschiedener Vitamin-$B_{12}$-Dosen.** Arzneimittel-Forsch. **14** (1964) Nr. 6. S. 665-668. 2180.

---

**4-64/12-0157** *Ludwieg, Friedrich.* **Radioaktive Isotope in Futter- und Nahrungsmitteln.** München: Karl Thiemig KG. **1962** (VIII, 144 S. m. 6 Abb., 26 Tab. u. 316 Lit.) DM 9,80 = Thiemig Taschenbücher Bd. 7. — Aus: Dok.-Dienst Kernforsch. u. Kerntechn. Der vorliegende Band der Thiemig-Taschenbuchreihe ist auf Grund jahrelanger Forschungen des Vf. im Agrikulturchemischen und Bodenkundlichen Institut der Universität Göttingen über das Verhalten der bei Kernwaffenversuchen gebildeten Radionuklide und seiner ausführlichen Kenntnis der Literatur auf diesem Gebiet entstanden. In dem Buch werden die mit der Überprüfung von Nahrungs- und Futtermitteln Beschäftigten über Herkunft, Bestimmung und Bewertung der in den Nahrungsmitteln vorhandenen künstlich erzeugten Radionuklide unterrichtet. Nach einer kurzen geschichtlichen Einführung und Angaben über die Quellen der Radioaktivität — der natürlichen und künstlichen — geht Vf. auf das Vorkommen der radioaktiven Isotope in der Biosphäre ein. Angaben über die kernphysikalischen Daten der natürlichen und künstlich erzeugten Radionuklide (Halbwertzeit zwischen 4 Tagen und 90 Jahren) sind in einer Tabelle zusammengefaßt; Ausführungen über die Meßgeräte zum Nachweis der radioaktiven Strahlung schließen sich an. In weiteren Kapiteln werden erörtert: Bestimmung der Betaaktivität von Pflanzen, Bestimmung der Alphaaktivität, radiochemische Bestimmungsmethoden einzelner Radionuklide, Bestimmung der Radionuklide durch Gammaspektrometrie und das Problem der „maximal zulässigen Konzentration“ von Radionukliden in Lebensmitteln. Ein nach Sachgebieten geordnetes Literaturverzeichnis mit 316 Zitaten (bis zum Jahre 1961) und ein Sachverzeichnis vervollständigen dieses handliche Taschenbuch. L. Kaden.

## V. VERHALTENSFORSCHUNG

**4-64/12-0158** Schmidt-Koenig, Klaus; Durham, N.C., Duke Univ. **Neuere Aspekte über die Orientierungsleistungen von Brieftauben.** Ergebn. Biol. **26** (1962, hrsg. 1963) Orientierung der Tiere, Symposium in Garmisch-Partenkirchen S. 286-297. – 9 Abb., 17 Lit.

Vergleichende Untersuchungen über die Orientierungsleistungen von Brieftauben wurden an 2 Taubenstämmen durchgeführt. Aus ihnen wird u. a. gefolgert, daß unterschiedliche Leistungen lediglich eine Funktion unterschiedlicher Haltung bzw. verschieden intensiver Übung und Auslese sein können. Diese Faktoren müssen deshalb bei Vergleichen zwischen Versuchsgebieten ausgeschaltet werden. Wenig oder nicht erfahrene Tauben scheinen kein geeignetes Versuchsmaterial abzugeben. Untersuchungen über die Rolle der Auflaßentfernung ergaben, daß die Orientierungsleistungen gleichstämmiger Tauben, die entfernt voneinander angesiedelt sind, sich auch dann meist unterscheiden, wenn Haltung und Flugtraining gleich sind und wenn die Kolonien nur wenige km voneinander entfernt liegen. Erscheinungen, die früher anders gedeutet wurden, können deshalb in erster Linie schlagspezifische Ursachen haben, über deren Natur nichts bekannt ist. Grob fehlgerichtete Anfangsorientierungen scheinen auf kürzere Auflaßentfernungen beschränkt zu sein. Möglicherweise besteht ein Orientierungsmechanismus, der auf kürzere Entfernungen nicht genau arbeitet. W. Wittig. 2200.

**4-64/12-0159** Nieschulz, Otto; Hamburg, Chem. Fabrik Promonta GmbH. **Die Nutzungsmöglichkeiten des Behagens bzw. Unbehagens in Verhaltensversuchen mit Ratten.** Arzneimittel-Forsch. **14** (1964) Nr. 5. S. 438-439. 2200.

---

**4-64/12-0160** *Wierzbowski, S.* Badania nad zachowaniem płciowym ogierów i buhajów. **(Das Geschlechtsverhalten der Hengste und Bullen.)** Kraków: Wyd. własne Inst. Zootechniki. 1962. (60 S. m. 18 Abb., 16 Tab. u. 42 Lit.) A 4 = Nr. 154. Die Arbeit besteht aus folgenden Kapiteln: Einleitung und Ziel der Arbeit; Grundelemente des Geschlechtsverhaltens; Methodik und Geschlechtstrieb. Geschlechtliche Leistung. Erschöpfung der geschlechtlichen Fähigkeiten. Allgemeine Diskussion. Allgemeine Schlußfolgerungen. PRL/CBR.

## VI. PATHOLOGIE, PATHOLOGIE DER VIRUSKRANKHEITEN, FUNKTIONELLE PATHOLOGIE

**4-64/12-0161** Rulffs, Walther; Hamburg-Groß Flottbek, Lab. Prof. Dr. Dr. H. Hinselmann. **Eine Preßvorrichtung zur Schnellbeurteilung des Excisionsmaterials.** Zbl. allg. Pathol. pathol. Anatom. **105** (1964) Nr. 7/8. S. 337-339. — 3 Lit.

Um über chirurgisches Excisionsmaterial einen schnellen Überblick zu erlangen, wird folgendes Verfahren entwickelt: Dickere Scheibchen, auch mit unebener Oberfläche, werden zwischen zwei etwa 4 mm dicke Glasscheiben von der Größe eines Objektträgers gelegt und diese durch Schrauben mit Flügelmuttern zusammengepreßt. Die Lichtabsorption der gepreßten Gewebsstücke beträgt nur etwa $^1/_5$ von ungepreßten. Die Betrachtung kann im Durchlicht mit Objektiven bis 10fach erfolgen. Das Material leidet durch das Pressen nicht und kann später histologisch verarbeitet werden. Eine Anfärbung des frischen Materials mit Unnaschem Methylenblau ist möglich. Mit Hilfe des geschilderten Verfahrens gelingt es leicht festzustellen, ob z. B. eine Geschwulst genügend weit im gesunden Gewebe excidiert wurde und welche Abschnitte gegebenenfalls der näheren histologischen Untersuchung zuzuführen sind. W. Seffner. 2340.

**4-64/12-0162** Krug, Henner; Leipzig, Karl-Marx-Univ., Pathol. Inst. **Eine Einrichtung zur elektrolytischen Entkalkung.** Zbl. allg. Pathol. pathol. Anatom. **105** (1964) Nr. 7/8. S. 355-358. — 3 Abb., 4 Lit.

Es wird eine Modifikation der elektrolytischen Entkalkungsmethode beschrieben. Um genügend Elektrolyseflüssigkeit zu haben — verwendet werden Ameisensäure 100,0, Salzsäure 80,0, Aqua dest. ad. 1000 — wird ein Glasgefäß von 5 *l* Fassungsvermögen verwendet, das ein größeres Platinblech als gemeinsame Kathode enthält. In dieses Gefäß werden bis 6 die Präparate enthaltende Fritten gehängt, die jeweils kleine, einzeln einschaltbare Platinanoden enthalten. Die Entkalkungszeit beträgt im allgemeinen 6-7 Std. W. Seffner. 2340.

**4-64/12-0163** Ardoino, A. L., Ferina, P. und Mancino, D.; Palermo, Univ., Ist. di Patol. Gen. Le proteine dell'essudato da materiale sterile di ascaridi. **(Die Proteine im Exsudat aus sterilem Ascaridenmaterial.)** Arch. ital. Sci. med. trop. Parassitol. **45** (1964) Nr. 1. S. 3-12. — 18 Lit.

Aus einem steril gewonnenen und lyophylisierten Material von Ascariden aus Equidendärmen wird eine ölige Suspension Ratten s.c. injiziert. Das sich bildende entzündliche Exsudat wird auf Zell- und Proteingehalt untersucht. Mittels Elektrophorese (Apparatur: Perkin-Elmer-Tiselius und Durrum auf Wathman I) ergab sich ein relativ hoher Proteingehalt mit einem mittleren Wert für $\alpha$- und $\beta$-Globuline von 41,8 bzw. 42,2%. Es wird vermutet,

daß die entzündungserregenden Eigenschaften des genannten Materials irgendwelchen Anteil am Zustandekommen der durch Ascariden im Wirtsorganismus außerhalb des Darmes hervorgerufenen Läsionen haben.
K. Reinhardt. 2530.

**4-64/12-0164** Sievers, G.; Stolberg/Rhld., Chemie Grünenthal GmbH. **Klinisch-statistische Studien zu aktuellen Mißbildungsproblemen. Eine Übersicht.** Arzneimittel-Forsch. **14** (1964) Nr. 6. S. 605-655. 2610.

**4-64/12-0165** Brock, N. und Kreybig, Th. von; Brackwede/Westf., Chem. Fabrik, Asta-Werke AG. **Teratogenese als pharmakologisch-toxikologisches Problem. I. Allgemeine Grundlagen: Normale Embryonalentwicklung von Ratte und Meerschweinchen.** Arzneimittel-Forsch. **14** (1964) Nr. 6. S. 655-664. 2615.

**4-64/12-0166** Bikorjez, A. I. und Rubenčyk, B. L. Indukuvannja puchlyn pečinky u ščuriv tioacetamidom. **(Induktion von Lebergeschwülsten bei Ratten mit Hilfe von Thioacetamid.)** Dopovidi Akademiï nauk Ukraïns'koï RSR, Kyïv **1964** Nr. 2. S. 257-260. — Orig.: ukrain., Ausz.: russ., engl.
Bisherige Versuche, das Thioacetamid als cancerogene Substanz zu verwenden, erwiesen sich wegen der hohen Tierverluste (ca. 52%) als wenig sinnvoll. Vff. entwickelten eine spezielle Diät, welche die Verluste wesentlich einengte. Die Grundsubstanz der Diät bildeten Reis, Mohrrüben und Lebertran. Dazu kamen ferner ein Salzgemisch sowie Vit. $B_1$, pantothensaures Calcium, Cholinchlorid und Nicotinsäure. Das hinzugefügte Thioacetamid verursachte bei 90% der Ratten Neubildungen in der Leber vom Typ eines Adenocarcinoms. Die Letalität betrug in den Versuchen nicht mehr als 10%.
H. Lindner. 2665.

**4-64/12-0167** Beslekoev, T. und Surodejkina, L. Izmenenie belkovogo sostava krovi krys-opucholenositelej pri lečenii ich triėtilentiofosforamidom (TioTĖFA). **(Veränderungen in der Eiweißzusammensetzung des Blutplasmas bei mit Triaethylenthiophosphoramid [ThioTEPA] behandelten geschwulsttragenden Ratten.)** Izvestija Akademii nauk Latvijskoj SSR, Riga **1964** Nr. 4. S. 113-116. — 2 Tab., 6 Lit. Orig.: russ., Ausz.: engl. 2690.

**4-64/12-0168** Enčev, S. Otnosno zlokačestvenite (metastazirašti) formi na taka narečenata belodrobna adenomatoza (Jaagsiekte) po ovcete. **(Die bösartigen [metastasierenden] Formen der sogenannten Lungenadenomatose [Jaagsiekte] bei Schafen.)** Izvestija na Veterinarnija institut za zarazni i parazitni bolesti, Sofija **9** (1963) S. 19-31. — 17 Abb., 8 Lit. Zus. in Russ., Engl.
In vier Bezirken des Landes wurden Fälle der Adenomatose bei Schafen mit Metastasen festgestellt. Die Schaffarmen hatten bedeutende Verluste durch die Krankheit (14-43% der gesamten Jahressterblichkeit entfielen auf die Adenomatose). Unter 165 Fällen einer auf histologischem Wege festgestellten Lungen-Adenomatose wurden in 14 Fällen Metastasen in den regionalen Lymphknoten beobachtet: mediastinale und tracheale, und dabei waren immer die marginalen Sinus berührt. In den Fällen mit Metastasen im Lungen-Adenomgewebe wurden nicht immer kleine Nester mit atypischen Epithelzellen beobachtet. Wenn man die Häufigkeit bösartiger Formen und deren klinisch-morphologische Charakteristik im Vergleich zur Adenomatose ohne Metastasen berücksichtigt, muß man annehmen, daß die Lungen-Adenomatose ein Neoplasma mit potentieller Möglichkeit einer bösartigen Manifestation als Lungenkrebs (Alveolarzellenkrebs) ist. Hinsichtlich seiner morphologischen und cytologischen Besonderheiten ist er dem sogenannten Alveolarzellenkrebs oder Bronchiolarzellenkrebs des Menschen sehr ähnlich. Die neuen Angaben machen es notwendig, die Richtigkeit der Bezeichnung „Lungen-Adenomatose“ (Jaagsiekte) der Schafe zu überprüfen und zu diskutieren.
NRB/ZSNTI. 2695.

**4-64/12-0169** Campbell, J. R., Pirie, H. M. and Weipers, W. L.; Glasgow, Univ., Veterin. School. Osteogenic sarcoma of the oesophagus in a dog. **(Osteogenes Oesophagussarkom bei einem Hund.)** Veterin. Rec. **76** (1964) Nr. 9. S. 244-246. – 5 Abb., 4 Lit.

Das osteoplastische Oesophagussarkom ist beim Hund mit der Invasion von *Spirocerca lupi* verbunden. Durch diagnostische Maßnahmen (Oesophagusendoskopie und Ventriculotomie) nach einer Periode des Erbrechens wurde an der Cardia ein Tumor von 4 cm Durchmesser festgestellt, worauf der Hund euthanasiert wurde. Durch die Autopsie wurde der ca. eigroße Tumor an der dorsalen Oesophaguswand dicht vor der Cardia bestätigt. Die Oberfläche enthielt neben weichen Protuberantien Ulcera mit Blutgerinnseln. Auf der Schnittfläche enthielt er neben fibrösem Gewebe und nekrotischen Bezirken viele Knochenbälkchen. Pathologisch-histologisch lag ein osteoplastisches Sarkom mit großer Mitosenzahl, zentraler Tumornekrose, Beteiligung von osteoiden Gewebe mit Osteoblasten und Gefäßeinbrüchen des Tumors vor. Metastasen ließen sich nicht nachweisen. Obwohl in diesem Fall *Spirocerca lupi* im Tumor nicht festgestellt wurde, ist seine Beteiligung am osteoplastischen Oesophagussarkom aufgrund von anderen Angaben sehr wahrscheinlich, da ein zweites Merkmal einer *Spirocerca*-Invasion, die Spondylitis ossificans der hinteren Thoraxwirbel, auch bei diesem Hund vorlag.
H. Trolldenier. 2700.

**4-64/12-0170** Barron, C. N., Saunders, L. Z., Seibold, H. R. und Heath, M. K.; Washington, Armed Forces Inst. of Pathol.; Philadelphia, Univ. of Pennsylvania, School of Veterin. Med; Auburn, Ala., Univ., School of Veterin. Med. Intraocular tumors in animals. V. Transmissible venereal tumor of dogs. **(Intraoculäre Tumoren bei Tieren. 5. Mitt. Übertragbarer venerischer Tumor der Hunde.)** Amer. J. veterin. Res. **24** (1963) Nr. 103. S. 1263-1270. – 4. Mitt. vgl. 4-64/11-0160. 2719.

**4-64/12-0171** Rittenbach, P. und Beyer, J.; Leipzig, Karl-Marx-Univ., Veterin. Pathol. Inst. **Zur Kenntnis des Epithelioma Malherbe beim Hund.** Mh. Veterinärmed. **19** (1964) Nr. 7. S. 267-273. – 14 Abb., 39 Lit.

Die bisher bei Hunden bekannten Fälle von Epithelioma Malherbe, das auch als nekrotisierendes oder verkalkendes Epitheliom bezeichnet wird, werden kurz referiert. Es handelt sich um langsam wachsende, bindegewebig abgekapselte, gutartige Blastome, die in der Unterhaut liegen und bis pflaumengroß werden. Es finden sich in einem verschieden starken, faserreichen Bindegewebe trockenkrümelige und kreidige Nester, die teilweise konfluieren. Histologisch besteht das Geschwulstparenchym aus entarteten, schattenhaft erkennbaren Epithelverbänden – Schattenzellen –, die verschieden große Nester bilden und an der Peripherie in eine Schicht lebender Zellen teils plötzlich, teils allmählich übergehen. Es werden drei eigene Fälle mitgeteilt, die sämtlich in der Unterhaut des Rumpfes lagen und dem geschilderten Aufbau entsprechen. Als Besonderheiten ergeben sich teils stärkere Kalkablagerungen mit stellenweiser Begrenzung durch Fremdkorper-Riesenzellen und in je einem Fall Melaninablagerung in den nekrotischen Feldern und vom Stroma ausgehende Verknöcherung. Durch die letztgenannten sekundären Veränderungen kann der Grundaufbau stark überdeckt und dadurch die Diagnose erschwert werden. Bemerkenswert ist, daß alle drei Fälle von Kerry-blue-Terriern stammen, so daß von den bisher veröffentlichten 13 Fällen bei Hunden sieben auf den Kerry-blue entfallen. In einem Fall war es zu Rezidivbildung gekommen, die allerdings nicht histologisch untersucht wurde. In der sich anschließenden Diskussion wird auf die Cytogenese, besonders auf das Epithel der Talgdrüsen oder die Markzellen der Haarfollikel als Ausgangspunkt der Neubildung, hingewiesen. W. Seffner. 2719.

**4-64/12-0172** Miller, Wm. C.; Newmarket, Equine Res. Stat. Cardiovascular disease in horses. **(Herzgefäßschäden bei Pferden.)** Veterin. Rec. **74** (1962) Nr. 30. S. 825-828. – 8 Lit.
Nach einem kurzen einleitenden Überblick werden ausführlich die Läsionen im Herzen und in den Blutgefäßen durch Parasiten, speziell *Strongylus vulgaris*, beschrieben. Weiter werden die Arteriosklerosis, Gefäßschäden und Abnormitäten, idiopathische progressive Vorhofdegenerationen und einige allgemeine Beobachtungen besprochen. H. Schützler. 2760.

**4-64/12-0173** Fisher, Edward W., Pirie, Hugh M. und Hector, A.; Glasgow, Univ., Veterin. School. An Eisenmenger complex in an Ayrshire heifer. **(Ein „Eisenmenger-Komplex" bei einer Ayrshire-Färse.)** Veterin. Rec. **74** (1962) Nr. 15. S. 447-453. – 8 Abb., 14 Lit.
Es wird eine kongenitale Herzkrankheit bei einer 18 Mon. alten Färse beschrieben. Die wichtigsten charakteristischen Merkmale waren: Tachycardie mit klaren Herztönen, Tachypnoe, Dyspnoe bei Belastung, Cyanose, Erythrocytose, Herzhypertrophie, Lungenüberdruck und grobe Durchmischung des Blutes von der rechten und linken Herzseite. Laute Herzmurmelgeräusche wurden nicht gehört. Die Sektion ergab, daß die klinischen Befunde durch einen Eisenmenger-Komplex bedingt waren. Dieser war verbunden mit einer Atresie des Aortenbogens und einem Lungen-Aorten-Fenster. Die Lungen zeigten histologisch proliferative Veränderungen, herrührend von der Lungen-Hypertension in den kleinen Arterien und Arteriolen aller Lappen. – Ein Eisenmenger-Syndrom hat folgende Symptome: eine Lungenhypertension mit einem entgegengesetzten Nebenfluß, welcher eintreten kann durch einen Vorhofseptumdefekt, einen Kammerwanddefekt oder durch einen offenen Ductus arteriosus. H. Schützler. 2760.

**4-64/12-0174** Dahme, E. und Reif, E.; München, Univ., Inst. für Tierpathol. **Weitere Untersuchungen zur Pathomorphologie des Kranzarteriensystems beim Hund.** – Berliner Münchener tierärztl. Wschr. **77** (1964) Nr. 9. S. 181-185. – 3 Abb., 1 Tab., 17 Lit.
Beim Hund weisen die kleineren intramuralen Arterienäste häufiger Veränderungen auf als die großen extramural gelegenen Kranzarterien. Jenseits des 10. Lebensjahres treten die intramuralen Veränderungen häufiger auf, ohne daß sich Beziehungen zu einem Grundleiden herstellen lassen. Die Veränderungen fanden sich vor allem in den Arterien des linksseitigen Papillarmuskels, der subaortalen Muskelzonen und des linken Atriums. Diese sogenannten hyalinen Arterienveränderungen verhalten sich färberisch in vieler Hinsicht wie Amyloid und sind sowohl von Fall zu Fall als auch innerhalb eines Herzens großen graduellen Schwankungen unterworfen. Die anfänglichen Veränderungen bestehen in einer Quellung der Media, später ist die Kongophilie das hervorstechendste Merkmal, ähnlich wie bei den kongophilen Angiopathien des ZNS alter Hunde. Lipidablagerungen kommen erst in fortgeschrittenen Stadien vor, immer ohne Cholesterinkristalle. Folge dieser Gefäßwandveränderungen sind im Herzmuskel Parenchymnekrosen, Fibrosen und Veränderungen, die der Altersamyloidose des Menschen vergleichbar sind. Es wird vorgeschlagen, für die beschriebenen Veränderungen anstelle von „Hyalinose" den Begriff „Altersamyloidose" oder „kongophile Angiopathie" zu verwenden. W. Seffner. 2760.

**4-64/12-0175** Krieg, K.; Berlin, Humboldt-Univ., Inst. für Veterin.-Pathol. **Mediaxanthomatose und Atherosklerose bei einem Hund.** Arch. exp. Veterinärmed. **18** (1964) Nr. 2. S. 251-266. – 6 Abb., 78 Lit.
Nach einer umfangreichen Literaturübersicht über natürliches Vorkommen und experimentelle Auslösung arteriosklerotischer Veränderungen beim Tier und die Beziehungen zur menschlichen Arteriosklerose wird wegen des seltenen Vorkommens ein eigener Fall von Mediaxanthomatose und Atherosklerose bei

einem 6 Jahre alten Rottweiler-Rüden beschrieben. Die stärksten Veränderungen zeigten sich an den extra- und intramuralen Herzkranzarterien, die in graugelbe, starre, bis 3 mm starke, perlschnurartige Stränge umgewandelt waren. Das Herz war beiderseits erweitert. Leber und Lunge zeigten Stauungserscheinungen. Histologisch wurden in den Herzkranzarterien massive Schaumzellenansammlungen in Intima und Media mit teilweise atheromatösem Zerfall sowie bindegewebiger Proliferation der Intima gesehen. Sowohl in dieser als auch in den Schaumzellennestern kam es zu Cholesterinablagerung. Die Lamina elastica interna war teils erhalten, teils aufgesplittert oder völlig aufgelöst. PAS-positives Material wurde des öfteren in größeren Schaumzellennestern gesehen. Einengung der Gefäßlumina und herdförmige fettige Myocarddegeneration waren die Folge dieser Gefäßwandveränderungen. In Lunge, Leber und Niere wurden ähnliche, aber weitaus geringere Veränderungen gefunden, während in der Aorta nur die Intima Ödembildung, feinstaubige Fettinfiltration und geringe Cholesterinablagerung zeigte. In der sich anschließenden Diskussion werden Erörterungen über die mögliche Ursache angestellt. W. Seffner. 2760.

**4-64/12-0176** Juhász, S. Cinkmérgezési kisérletek a baromfi heveny szivizomelfajulásának és szivtágulásának mesterséges elöidézésére. **(Versuche mit der Zinkvergiftung zur künstlichen Erzeugung der akuten Herzmuskeldegeneration und Herzdilatation des Geflügels.)** Magyar Állatorvosok Lapja [Ung. veterinärmed. Bl. ] **18** (1963) Nr. 8. S. 325-326. — Aus: Ung. Agrar-Rdsch. **1964** Nr. 2. 2760.

**4-64/12-0177** Gilka, F. Defekty sliznice slezové u telat onemocnělých toxickou dyspepsií v postnatálním údobí života. **(Schäden an der Labmagenschleimhaut bei Kälbern, die im postnatalen Stadium an toxischer Dyspepsie erkrankt waren.)** Veterinární Med. **9(37)** (1964) Nr. 1. S. 35-38. — 4 Abb., 9 Lit. Zus. in Russ., Engl., Dtsch.

Es wird die pathohistologische Untersuchung der Labmagenschleimhaut mit Erosionen und Geschwüren bei Kälbern beschrieben, die im Winter bei unzureichender Fütterung der graviden Muttertiere zur Welt kamen (das Futter bestand überwiegend aus schlechter und saurer Silage) und unter schweren Durchfällen zu leiden hatten. Unter den 57 untersuchten kranken Kälbern fand man bei 30 Kälbern Veränderungen der Lagmagenschleimhaut; davon wurden bei zwei viertägigen, einem siebentägigen und einem neuntägigen Kalb katarrhalische Erosionen und Geschwüre festgestellt, die durch entstehende Ulceration von Mikroabszessen verursacht waren; bei vier Kälbern im Alter von 13-19 Tagen wurden außer den katarrhalischen Geschwüren auch noch akute peptische Sekundärerosionen und -geschwüre gefunden. Die Defekte beiderlei Art wurden durch eine katarrhalische Magenentzündung hervorgerufen. Anfangs sahen sie wie grauweiße Punkte und nach der mit Blutungen verbundenen Ulceration der Mikroabszesse wie hämorrhagische Erosionen aus. Es handelt sich um Oberflächengeschwüre, die rasch heilen, wenn das Kalb nicht vorher stirbt. ČSSR/ÚVTI. 2775.

**4-64/12-0178** Sályi, G. Patologicko-anatomický obraz chroníckoj salmonelózy u ošípaných. **(Pathologisch-anatomisches Bild der chronischen Salmonellose bei Schweinen.)** Veterinární Med. **8(36)** (1963) Nr. 6. S. 397-400. — 8 Abb., 8 Lit. Zus. in Russ., Span., Dtsch.

Vf. und Mitarbeiter überprüften makroskopisch und histologisch das bekannte pathologisch-anatomische Bild der chronischen Schweinesalmonellose, den sog. Volldagsen Paratyphus, dessen Erreger *Salmonella typhi suis* (Glaser) und *S. typhi suis varietas* Volldagsen sind, und zwar besonders die Veränderungen im Darm, in der Leber und Lunge. Charakteristisch bei der chronischen Schweinesalmonellose ist das Wuchern des reticulären Gewebes, das zahlreiche Histiocyten und Fasern enthält, die sich mit Silber imprägnieren lassen. An die produktiven Veränderungen knüpft Nekrose an, die selten auch nach exsudativen Veränderungen (in der Leber) oder auch primär und ohne vorhergehende Entzündung vorkommt. Die Veränderungen durch die chronische Salmonellose sind den Veränderungen nach dem Bauchparatyphus und Bauchtyphus des Menschen sehr ähnlich, doch fehlen bei den Schweinen die Vergrößerung der Milz und Blutungen. Veränderungen kommen überwiegend im Dickdarm vor. ČSSR/ÚVTI. 2775.

**4-64/12-0179** Haraszti, A.; Eger, Komitatskrankenhaus. **Beiträge zur strukturellen und funktionellen Einheit des Leberläppchens.** Zbl. allg. Pathol. pathol. Anatom. **105** (1964) Nr. 7/8. S. 413-415. — 7 Lit.

Bei 30 weißen Ratten kam es nach wiederholter subcutaner Injektion von $CCl_4$ zu Lebercirrhose mit Bildung von Pseudolobuli. Die Succinodehydrogenase-Aktivität ist wie bei der intakten Leber auch bei der cirrhotischen Leber um die periportalen Gebiete am stärksten, unabhängig davon, in welchem Teil der Pseudolobuli die Periportalfelder liegen. Die Peripherie des Leberläppchens bildet somit eine anatomische und funktionelle Einheit, welche auch unter veränderten Umständen erhalten bleibt.

W. Seffner. 2775.

**4-64/12-0180** Černá, J., Černý, L. und Mesároš, E. Patologicko-morfologické změny žlučového měchýře u prasat ve vztahu k mikrobiálni flóře. **(Pathologisch-morphologische Veränderungen der Gallenblase bei Schweinen mit Hinsicht auf die Mikrobialflora.)** Veterinární Med. **8(36)** (1963) Nr. 6. S. 401-408. — 27 Lit. Zus. in Russ., Span., Dtsch.

Es werden makroskopische, histologische und bakteriol. Befunde angeführt, die man durch Untersuchung aseptisch entnommener Gallenblasen von 599 Schlachtschweinen im Gewicht von 100-150 kg, festgestellt hat. Bei 53,58% der untersuchten Schweine fand man an der Gallenblase pathologisch-anatomische Veränderungen, darunter bei 95,2% (305 Fälle) chronische Entzündungen, 4,5% akute Entzündungen (13 Fälle) und 0,93% Gallensteine. Sehr oft fand man auf der Schleimhaut in der Nähe des Gallenblasenhalses winzige grauweiße Knötchen von Mohn- bis Hirsengröße, die in einigen Fällen über die ganze Schleimhaut der Gallenblase verstreut waren. Die Schleimhaut war dabei oft dünn, in einigen Fällen war sie jedoch verdickt. Gemäß der histologischen Untersuchung bildeten die Knötchen auf der Schleimhaut der Gallenblase Anhäufungen lymphatischen Gewebes in Gestalt von lymphatischen Follikeln. Sie werden für ein Symptom einer chronischen Entzündung gehalten. In einigen Fällen stellte man auch die Verdickung der Submucosa und Vermehrung des Bindegewebes in der Muskelschicht der Gallenblasenwand fest. Bei der bakteriol. Untersuchung waren 282 Gallenblasen steril (47,07%) und 317 (52,93%) wiesen verschiedene Bakterien, am häufigsten *Escherichia coli* (in 40,5% der bakteriol. positiven Gallenblasen), ferner *Staphylococcus aureus, Streptococcus fascalis, Paracolobactrum intermedium, Pasteurella multocida* u. a. auf. In 3 Fällen wurde *Salmonella cholerae suis* festgestellt. ČSSR/ÚVTI. 2775.

**4-64/12-0181** Graubmann, H.-D.; Schwerin, Veterinäruntersuchungs- und Tiergesundheitsamt. **Ein Beitrag zur Morphologie der Schilddrüse bei der Kolienterotoxämie des Schweines.** Arch. exp. Veterinärmed. **18** (1964) Nr. 2. S. 455-463. — 4 Abb., 1 Tab., 10 Lit.

Von 25 Schweinen, die infolge von Colienterotoxämie, vorwiegend im Alter von 3 Mon., verendet waren, wurden die Schilddrüsen histologisch untersucht. Als Hauptbefund ergab sich 11mal eine mittelgradige und 10mal eine starke Blutfülle. Das Epithel ist vorwiegend kubisch. Das Gesamtbild ähnelt entsprechend dem Alter der Tiere häufig einer kleinfolliculären Jugenddrüse.

Bisweilen wurde auch eine leichte Epithelablösung gesehen. Im Vergleich zu diesen Befunden werden kurz die von der Norm abweichenden Schilddrüsenbefunde von 14 infolge anderer Krankheiten verendeter Schweine tabellarisch wiedergegeben, wobei vorwiegend eine nur gering gefüllte Schilddrüse gesehen wird. W. Seffner. 2780.

**4-64/12-0182** Yamagiwa, Saburo, Ono, Takeshi, Sugano, Shizuma, Inoue, Mutsumi, Nakamatsu, Masao, Uemura, Tamio und Ida, Taiji; Sapporo, Japan, Hokkaido Univ., Fac. of Veterin. Med.; Obihiro, Zootechn. Coll.; Gifu, Univ.; Sapporo, Hokkaido Prefectural Government. Histopathological studies on bovine mammary gland. IV. Mastitis in slaughtered cow. **(Histopathologische Untersuchungen an Milchdrüsen von Rindern. 4. Mitt. Mastitis bei Schlachtkühen.)** Jap. J. veterin. Res. **11** (1963) Nr. 3. S. 67-86. — 5 Abb., 3 Tab., 3 Lit. Orig.: engl. 3. Mitt. vgl. 4-64/08-0187.

Von 143 Schlachtkühen, über deren Vorgeschichte nichts bekannt war, wurden von jedem Euterviertel vier histologische Schnitte angefertigt. 90mal wurde eine Mastitis (M) festgestellt. Es wird eine Unterteilung in M. alveolaris, M. lobularis, welche beide auf eine Entzündung der Alveolen zurückgehen, und M. diffusa getroffen, die aus einer Galaktophoritis hervorgeht. Aus jeder Gruppe wird eine Reihe Einzelbeschreibungen des makroskopischen und histologischen Befundes gegeben. Klinisch oder makroskopisch wahrnehmbare Euterveränderungen lagen bei den Tieren mit M. alveolaris nicht vor. Unter den Fällen mit M. lobularis befanden sich 5, bei denen makroskopisch oder zu Lebzeiten Verhärtung und Atrophie gefunden worden war und bakteriologisch eine Staphylokokken-Infektion vorlag. In der Gruppe mit M. diffusa waren die Veränderungen bereits klinisch oder makroskopisch wahrnehmbar gewesen. Die bakteriologische Untersuchung erbrachte hier mehrmals eine Infektion mit Streptokokken oder Corynebakterien. Unter den älteren Kühen war die M. häufiger als unter den jüngeren. W. Seffner. 2805.

**4-64/12-0183** Lindt, S.; Bern, Univ., Kleintierklin.; Veterinärmed. Klin.; Veterin.-Pathol. Inst. **Beitrag zur Pathologie und Klinik der Stubenvögel (Volièrehaltung).** Kleintier-Prax. **9** (1964) Nr. 1. S. 4-17. — 10 Tab., 15 Lit.

Die bei Stubenvögeln in den Jahren 1955-60 ermittelten klinischen und pathologischen Untersuchungsergebnisse werden auswertend gegenübergestellt. Von 740 behandelten Tieren kamen 72 zur Sektion. Im genannten Zeitraum wurden insgesamt 620 Kleinvögel seziert. 137 Tiere wurden mit traumatisch bedingten Alterationen vorgestellt. Dagegen wurden Verletzungen als Todesursache kaum vorgefunden. Die meisten Todesfälle wurden durch Enteropathien hervorgerufen. Da das Kardinalsymptom „Durchfall" meist fehlte, wurden die Darmerkrankungen klinisch oft nicht erkannt. Demgegenüber fanden sich klinische und postmortale Diagnosen bei Lungenaffekten in Übereinstimmung. Bei 13,1% aller obduzierten Vögel wurden bakterielle und Virusinfektionen ermittelt, die wegen des recht unspezifischen Bildes klinisch meist nicht erfaßt werden können. A. Kuntze. 2830.

**4-64/12-0184** Archipov, N. I. Gistochimičeskoe izučenie ribonukleoproteidov i glikogena v miokarde pri čume svinej. **(Histochemische Untersuchungen der Ribonucleoproteide und des Glykogens im Myocard bei Schweinepest.)** Veterinarija, Moskva **41** (1964) Nr. 4. S. 12-14.

Von 22 Schweinen, die zu verschiedenen Zeiten nach der experimentellen Schweinepestinfektion getötet wurden und von gestorbenen Tieren kamen Proben aus der linken und rechten Herzkammerwand zur histologischen und histochemischen Untersuchung. Bei den schweinepestkranken Schweinen treten Veränderungen im Stoffwechsel der Ribonucleoproteide und des Glykogens auf, die Funktionsstörungen des Herzmuskels verursachen und zum Tod des Tieres führen. D. Urbaneck. 2895.

**4-64/12-0185** Hunt, Ronald D., Ferrell, John F., Thompson, Samuel W. und Walton, Guy; Denver, Colo., Fitzsimons Gen. Hospital. A histochemical comparison of the inclusion bodies of canine distemper and infectious canine hepatitis. **(Vergleichende histochemische Untersuchungen der Einschlußkörper bei der Staupe und der infektiösen Hepatitis der Hunde.)** Amer. J. veterin. Res. **24** (1963) Nr. 103. S. 1248-1255. — 6 Abb., 56 Lit. Zus. in Interlingua.

Mit Hilfe spezifischer Färbeverfahren wurde das Vorkommen von reaktiven (Sulfhydryl-, α-Amino-, Tyrosin-, Tryptophan-, Arginin-) Gruppen von Proteinen sowie von Kohlenhydraten, Lipiden, Nucleinsäuren und Mineralstoffen in den intracellulären Einschlußkörperchen verschiedener Organe (Gehirn, Lunge, Magen, Milz, Harnblase, Leber, Niere, Beckenblutgefäße) bei der Staupe und der H.c.c. der Hunde überprüft. Das histochemische Verhalten beider Arten von Virus-Einschlußkörperchen war völlig gleich, mit der Ausnahme, daß H.c.c.-Einschlußkörperchen DNS enthielten, Staupe-Einschlußkörperchen aber nicht. In allen Einschlußkörperchen konnten Proteine, nicht aber Lipide, Kohlenhydrate oder Mineralien nachgewiesen werden. Die Resultate waren unabhängig von der Art des untersuchten Zelltyps oder der Art des Einschlußkörperchens (Kern- bzw. Cytoplasma-Einschlußkörperchen bei der Staupe) völlig gleich. E. Grün. 2935.

**4-64/12-0186** Szczudrawa, J. und Georgiades, J. Porównawcze badania zmian morfologicznych w watrobach myszy zakażonych wirusami: Metol, Sěverova i żółtaczki mysiej. **(Vergleichende Untersuchungen der morphologischen Veränderungen in der Leber von Mäusen, die mit den Viren Motol, Sevevov und der Mäusegelbsucht infiziert worden waren.)** Patol. Polska **14** (1963) Nr. 2. S. 237-246. — 5 Abb., 1 Tab., 3 Lit.

Es wurde nachgewiesen, daß der größte Polymorphismus der Degenerationsveränderungen der Leberzellen in Fällen der Infektion der Mäuse mit dem Virus Motol besteht. Zu den charakteristischen Veränderungen, die bei Mäusen auftreten, die mit Viren der Mäuse-Gelbsucht infiziert wurden, gehören die Foci „des Aussaugens" der Leberzellen. Die Reaktion von seiten des mesenchymalen Gewebes ist größer in den Lebern der Mäuse, die mit Viren der Mäusegelbsucht infiziert wurden, obwohl ihr Intensitätsgrad immer von der Schwere abhing und parallel zu den Degenerationsveränderungen der Leberzellen verlief. Wie aus dem obigen zu ersehen ist, bestehen zwischen den morphologischen Bildern der Mäuselebern, die mit den Virusstämmen Motol und Severov infiziert wurden und den Veränderungen, die durch Viren der Mäusegelbsucht hervorgerufen wurden, gewisse, jedoch nicht fundamentale, morphologische Unterschiede. PRL/CBR. 2985.

**4-64/12-0187** Semenov, V. N. Vosstanovlenie žiznennych funkcij u životnych s ėksperimental'nym infarktom miokarda. **(Wiederherstellung der Lebensfunktionen bei Tieren mit experimentellem Myocardinfarkt.)** Bjulleteń ėksperimental'noj biologii i mediciny, Moskva **55(28)** (1963) Nr. 11. S. 44-47. — 2 Abb., 26 Lit. Zus. in Engl.

Die Möglichkeit einer Wiederherstellung der Herztätigkeit und anderer Funktionen nach Herzinfarkt wird umstritten. Als verhängnisvolle Begleiterscheinung gilt vor allem die sog. Fibrillation des Myocards. Vf. ging dieser Frage in Versuchen an 10 Hunden verschiedenen Geschlechts nach. Der Infarkt wurde durch kurzzeitige Ligatur des R. descendens der linken Coronararterie erzeugt. Die Fibrillation setzte nach Anlegen bzw. Entfernung der Ligatur ein. Blieb sie aus, so wurde sie zusätzlich durch Wechselstromeinwirkung hervorgerufen (Einzelheiten im Original). In der 1. Versuchsserie wurde die Wiederbelebung in der Phase der akuten Myocardischämie versucht. Die Fibrillation konnte mittels Kondensatorentladungen beseitigt werden. Die Maßnahmen zur Wiederbelebung bestanden in direkter und indirekter Herzmassage, künstlicher Beatmung und fraktioniertem intraarteriellem Einpressen einer 5%igen Glukoselösung. In der 2. Versuchsserie wurde bei 5 Hunden der 1. Gruppe 10 Tage nach der erfolgreichen Belebung erneut eine Fibrillation gesetzt (Zusammenbruch des Kreislaufes). Der Wiederbelebung lagen praktisch die gleichen Maßnahmen zugrunde. In der 3. Versuchsserie wurde bei den 4 überlebenden Hunden nach einem Monat das Herzkreislaufsystem zum 3. Mal auf die gleiche Art für 5 Min. zum Erliegen gebracht. Auch jetzt gelang die Wiederherstellung noch bei 3 Tieren. H. Lindner. 3012.

**4-64/12-0188** Fetysova, T. V., Chomyćka, L. F. und Ciomik, V. A. Reaktyvni zminy obminu infarktnoï i peryinfarktnoï diljanok sercja u sobak. **(Reaktive Stoffwechselverschiebungen im Infarktbereich und in den Randgebieten des Hundeherzens.)** Fiziologičnyj žurnal, Kyïv **10** (1964) Nr. 1. S. 61-67. — 1 Abb., 17 Lit. Orig.: ukrain., Ausz.: russ., engl.

Anhand von 53 Versuchen konnte gezeigt werden, daß der experimentelle Infarkt des Myocards von bedeutsamen und stabilen Veränderungen des Eiweißstoffwechsels und des Energiehaushaltes sowohl im Einflußbereich des ligierten Gefäßes als auch in den intakten Myocardabschnitten begleitet wird. Die Störungen in der Infarktzone erreichten ihren Höhepunkt innerhalb der ersten 2 Tage. Nach einem Monat betrugen die meisten der herangezogenen Indikatoren (ATP, Glykogen, wasserlösliche Proteine, Gesamtprotein, Proteolysis) etwa 66-80% der Ausgangswerte. Die reaktiven Verschiebungen in den Randgebieten des Infarkts äußerten sich während der ersten 2 Tage in einer Verminderung der Energiereserven, des Myosingehaltes und der sarkoplastischen Eiweiße sowie in Abweichungen der Atmung und der Glykolyse. Gegen Ende des Monats ließen sich Restitutionsbestrebungen nachweisen, die z. T. kompensatorischen Charakter trugen (Aktivierung der Atmung und der Glykolyse, Hemmung der Proteolyse). H. Lindner. 3012.

**4-64/12-0189** Lisovskij, V. A.; Leningrad, Militärärztl. Kirow-Akad. Vlijanie kisloroda na biosintez cholesterina pri ėksperimental'nom ateroskleroze. **(Einfluß des Sauerstoffs auf die Biosynthese des Cholesterins bei experimenteller Atherosklerose.)** Bjulleteń ėksperimental'noj biologii i mediciny, Moskva **55(28)** (1963) Nr. 11. S. 68-71. — 2 Tab., 8 Lit. Zus. in Engl.

28 Kaninchen wurden für 2-3 Wochen auf eine Cholesterindiät gesetzt. 14 von ihnen (Gruppe 2) hielten sich außerdem täglich 1 ½-3 Std. in einer mit Sauerstoff angereicherten Atmosphäre auf (60-65%). Im Vergleich zur Kontrollgruppe (normales Futter) lagen die Cholesterinwerte von Herz, Lungen, Leber und Nebennieren der beiden Versuchsgruppen höher. Der Cholesteringehalt des Herzens von Gruppe 2 war wesentlich niedriger als bei Gruppe 1, während sich bezüglich der Leber nach 3 Wochen keine Unterschiede zwischen Gruppe 1 und 2 erkennen ließen. Letzteres gilt auch für den Cholesteringehalt der Lungen. Dagegen wirkte sich der Sauerstoff eindeutig auf die Cholesterinwerte der Nebennieren aus. Die größeren Mengen fanden sich bei Gruppe 2. Neben dem quantitativen Nachweis wurden Aktivitätsbestimmungen vorgenommen. Die spezifische Aktivität des Cholesterins im Myocard, in Leber, Lungen und Nebennieren der Gruppen 1 und 2 war erheblich niedriger als bei den Kontrolltieren. Die relativ höheren Aktivitätswerte innerhalb der 2 Versuchsgruppen wies Gruppe 2 auf. H. Lindner. 3015.

**4-64/12-0190** Neumann, V., Šindelářová, K., Maděrová, V. u. a. Vztah některých enzymatických testů v průběhu experimentálního poškození jater morčat. **(Beziehung einiger enzymatischer Tests zum Verlauf einer Experimentalbeschädigung der Leber bei Meerschweinchen.)** Sborník Vysoké Školy zemědělské Brně, Řada B **1963** Nr. 3. S. 345-354. — 4 Abb., 3 Tab., 20 Lit. Zus. in Russ., Engl. ČSSR/ÚVTI. 3070.

**4-64/12-0191** Neuman, V. und Kulhánek, V. Ornithine carbamyl transferase activity in blood serum and liver of Guinea pigs after $CCl_4$ intoxication. **(Die Ornithine-Carbamyl-Transferase-Aktivität des Blutserums und der Leber von Meerschweinchen infolge einer $CCl_4$-Intoxikation.)** Acta veterin. Acad. Sci. hung. **13** (1963) Nr. 3. — Aus: Ung. Agrar-Rdsch. **1964** Nr. 2. 3070.

**4-64/12-0192** Bargoni, Nora, Grillo, Maria Angelica, Rinaudo, Maria Teresa, Strumia, Ettore, Arese, Paolo und Fossa, Teresa; Sassari, Italien, Univ., Inst. für Biochem.; Turin, Univ. **Über den Kohlenhydrat-Stoffwechsel von mit Schilddrüse gefütterten Ratten.** Hoppe-Seyler's Z. physiol. Chem. **335** (1964) Nr. 2/6. S. 207-215. 3110.

**4-64/12-0193** Veilleux, R.; Montreal, Canada, Univ., Inst. de Méd. et de Chirurg. Exp. The stress concept as we see it today. **(Die Stress-Konzeption, wie sie heute gesehen wird.)** Advances veterin. Sci. **8** (1963) S. 189 bis 213.

Seit ihrer Entdeckung vor ca. 25 Jahren stimulierte die Stresstheorie viele Forschungsrichtungen. Es gab aber auch viele Meinungsinterpretationen. Die vorliegende Arbeit stellt eine Zusammenfassung und Verteidigung der Selyeschen Arbeiten dar (mit 2 Ausnahmen werden in der Schrifttumsangabe nur Arbeiten von Selye und Mitarb. aufgeführt). Nach einer ausführlichen Darstellung der Pathophysiologie des Stress und der Adaptationskrankheiten gibt Vf. einen Ausblick über die weitere Entwicklung dieser Theorie. Bis zu ihrer Aufstellung gab es zwei Wege zur Behandlung von Krankheiten: die spezifische und die unspezifische Therapie. Die letztere wurde mehr oder weniger blind angewandt und bekam erst durch die Stress-Konzeption ihre wissenschaftliche Basis. Die Plurikausalität hat neuerdings einen Weg zur verbesserten Krankheitsanalyse eröffnet (experimentelle Herzkrankheiten). Dem zur Seite stehen die Ergebnisse der sog. Calciphylaxe-Forschung. Gewisse experimentelle Cardiopathien und calciphylaktische Syndrome können durch Stress vermieden oder beseitigt werden. Zusammenfassend wird festgestellt, daß Stress nicht immer schädlich für den Organismus ist. Er kann, wenn er in geeigneter Richtung verläuft, Krankheiten unter verschiedenen Begleitumständen vorbeugen oder heilen. Einzelheiten müssen im Original nachgelesen werden. S. Willer. 3170.

## VII. BAKTERIOLOGIE, HYGIENE

**4-64/12-0194** Oakley, C. L.; Leeds, Univ., School of Med. Classification of the genus Clostridium. **(Klassifizierung der Gattung Clostridium.)** Bull. Office int. Épizooties **59** (1963) Nr. 9/10. S. 1411-1417. — Zus. in Franz., Span.

Die bei Mensch und Tier Erkrankungen hervorrufenden Clostridien sind im allgemeinen gut beschrieben und auch relativ leicht zu identifizieren. Dasselbe gilt für einige apathogene Vertreter der Gattung Clostridium. Die meisten apathogenen anaeroben Sporenbildner sind jedoch höchst unvollständig beschrieben. Vf. hält es nicht für erforderlich, die Gattung Clostridium weiter aufzugliedern. Notwendig ist dagegen, die beachtlichen Lücken in den Beschreibungen der schon veröffentlichten Arten zu füllen und für die Zukunft zu sichern, daß Beschreibungen von Bakterienarten auf so viel wie möglich Stämmen und so viel wie möglich Tests basieren. Nur so kann man einen echten Einblick in das Wesen der Art und auch der Gattung bekommen. G. Scheibner. 3360.

**4-64/12-0195** Viola, Publio und Caruso, Pasquale; Roma, Univ., Ist. di Patol. Gen.; Ist. di Clin. delle Malattie Trop. e Infettive. Azione del 4-cloro-testosterone acetato sul potere battericida del siero. **(Die Wirkung von 4-Chlortestosteronacetat auf die bakteriziden Fähigkeiten des Serums.)** Arch. ital. Sci. med. trop. Parassitol. **45** (1964) Nr. 1. S. 21-28. — 15 Lit.

Kaninchen wurden in einwöchigem Abstand mit einer $1 \times 10^7$ bzw. $2 \times 10^7$ Typhuskeime enthaltenden Vaccine i.m. geimpft und danach mit einer Dosis von 1 mg/kg Kgw. 4-Chlortestosteronacetat behandelt. Zu 2 ml einer Bakterienaufschwemmung werden 1 ml Herzblut dieser Kaninchen unter Zusatz von Na-Citrat gegeben und nach Zugabe von Agar für 48 Std. incubiert. Die Zahl der sich entwickelnden Kolonien steht in umgekehrten Verhältnis zur bakteriziden Kraft. Es zeigt sich eine leichte Erhöhung derselben im Serum der Versuchstiere beim Vergleich mit den Kontrollen. K. Reinhardt. 3370.

**4-64/12-0196** Výmola, F. und Hejzlar, M. Kvantitativní zkoušky citlivosti mikrobů na antibiotika. **(Quantitative Empfindlichkeitsproben der Mikroben gegen Antibiotica.)** Českoslov. Epidemiol., Mikrobiol., Imunol. **13** (1964) Nr. 2. S. 112-120. — 2 Abb., 3 Tab., 13 Lit. Zus. in Russ., Engl.

Es wird die Durchführung der Platten- und Reagenzglasdilutionsmethode beschrieben. Auf Grund der minimalen Inhibitionskonzentration (MIC) des betreffenden Antibioticums wird seine bakteriologische Wirkung ermittelt. Die quantitativen Empfindlichkeitsprüfungen anhand der Agardilutionsmethode haben den Vorteil, daß die makroskopische Bestimmung der kompletten MIC leichter als bei der Reagenzglasmethode und beim Ablesen ein subjektiver Fehler ausgeschlossen ist. Die Tests nach der Reagenzglasdilutionsmethode und nach der Agardilutionsmethode stimmen beim Ablesen der kompletten MIC vollkommen überein. ČSSR/ÚVTI. 3400.

**4-64/12-0197** Hamilton-Miller, J. M. T. und Smith, J. T.; London, Guys' Hospital, Med. School. Inhibition of penicillinases from gram-positive and gram-negative bacteria by substrate analogues. **(Die Hemmung der Penicillinase gram-positiver und gram-negativer Bakterien durch Substratanaloga.)** Nature [London] **201** (1964) Nr. 4923. S. 999-1001. — 4 Tab., 20 Lit.

Der Einfluß verschiedener Penicilline (Methicillin, Propicillin, Phenethicillin, Phenbenicillin, Ampicillin) und einiger Isoxazolyl-Penicilline (Cloxacillin, Oxacillin, BRL 1577) auf die Aktivität der Penicillinase von *Staphylococcus aureus*, *B. cereus*, *B. licheniformis*, *E. coli*, *Prot. morgani* und *Klebsiella aerogenes* wurde überprüft. Zwischen dem Verhalten der Penicillinasen der gram-positiven und -negativen Bakterien bestanden wesentliche Unterschiede: Um eine Hemmung der Penicillinasen der gram-negativen coliformen Bakterien zu erzielen, waren wesentlich geringere Konzentrationen an Inhibitoren notwendig als bei gram-positiven. Außerdem war bei ihnen der Hemmeffekt unabhängig von der Enzymkonzentration. Bei gram-positiven Bakterien war bei einer bestimmten Enzymmenge die Hemmung dem Logarithmus der Hemmstoffkonzentration direkt proportional. E. Grün. 3400.

**4-64/12-0198** Bernovská, J., Kostka, J. und Šterzl, J. Haemolytic reaction in gels. **(Hämolytische Reaktion in Gelen.)** Folia Microbiol. [Praha] 8 (1963) Nr. 6. S. 376-377. — 6 Lit. Zus. in Russ.

Eine Zusammenfassung von Ergebnissen, die einzelne Autoren beim Antigennachweis gegen Schaferythrocyten und bei sämtlichen Antigenen, die auf Erythrocyten absorbiert werden können, erreicht haben. Es wird die hämolytische Reaktion im Gel beschrieben. Das Agargel hat Antikomplementärwirkung und stört die Bestimmung hämolytischer Antikörper. Die hämolytische Reaktion kann durch Agarosezusatz erzielt werden. In einem solchen Medium stellt man die Antikörper auf Grund der direkten oder indirekten Hämolyse fest. Die Antikörper wurden der Agarose zugesetzt oder durch in diesem Medium incubierte Mikroorganismen gebildet. ČSSR/ÚVTI. 3400.

**4-64/12-0199** Kajtmazova, E. I. Vlijanie tetraciklina na immunitet pri ėksperimental'noj brucelleznoj infekcii. **(Der Einfluß des Tetracyclins auf**

**die Immunität nach experimenteller Brucelloseinfektion.)** Antibiotiki, Moskva **9** (1964) Nr. 5. S. 433-437. — 2 Tab., 14 Lit. Zus. in Engl.

Die Immunitätslage der weißen Mäuse nach tetracyclinbehandelter experimenteller Brucelloseinfektion wurde an 320 Tieren geprüft. Nach der Infektion mit dem virulenten Stamm *Br. melitensis* 565 (25 Mill. Keime/Tier) und der Antibioticabehandlung (5000 IE täglich über 2 × 15 Tage) erfolgte die Superinfektion 2-20 Tage nach dem Behandlungsbeginn mit der *Br. suis* 1330-Kultur (30 Mill. Keime). Hierbei wurde eine Verminderung der Resistenz gegenüber der Superinfektion mit *Br. suis* beobachtet, was auf die Unterdrückung der Schutzfunktionen des Organismus durch das Tetracyclin zurückgeführt wird. Serologische Untersuchungen in der Langsamagglutination wiesen auf eine bedeutende Verminderung der Agglutininbildung hin, die bei den Kontrollen nicht auftrat. Die Resistenzminderung des Organismus trat auch unter den Bedingungen auf, wenn die Behandlung bereits in der Generalisationsphase, also in der Phase mit ausreichender Antigenreizung, erfolgte. Vf. sieht hierin die Bestätigung der bereits in früheren Arbeiten geäußerten Schlußfolgerungen. W. Bathke. 3430.

**4-64/12-0200** Claassen, I., Schaetz, F. und Schindler, W.; Berlin, Humboldt-Univ., Inst. für Staatsveterinärkunde; Tierklin. für Geburtshilfe und Fortpflanzungsstör.; Dtsch. Akad. der Landwirtsch.-Wiss. **Zur Frage der Brucelloseschutzimpfung mit dem Stamm Buck 19.** Mh. Veterinärmed. **19** (1964) Nr. 11. S. 405-409.

Die Handhabung und Einschätzung der Brucelloseschutzimpfung wird an Hand von Länderübersichten und Befragungen von Fachexperten demonstriert. Unter Berücksichtigung der Anwendungsgrenzen der Impfungen und den Erfahrungen umliegender Länder unterbreiten Vff. Vorschläge zur Taktik des Impfeinsatzes. J. Krüger. 3480.

**4-64/12-0201** Butuzov, G. M. Éffektivnost' vakcinacii svinej protiv leptospiroza. **(Wirksamkeit der Vaccination bei der Schweineleptospirose.)** Veterinarija, Moskva **41** (1964) Nr. 4. S. 46-47. — 1 Tab.

Neben allgemeinen hygienischen Maßnahmen hat die Schutzimpfung der Schweine bei der Leptospirosebekämpfung eine gewisse Bedeutung. Deshalb behandelte Vf. alle gesunden Schweine ohne Beachtung des Alters und des Trächtigkeitsmonats. Diese Notimpfung führte zu einer rapiden Abnahme der Krankheitsfälle. In 2 Versuchsgruppen konnte außerdem die Wirksamkeit der Vaccine (nicht näher beschrieben!) bestätigt werden. Der passive Schutz bei Saugferkeln geimpfter Sauen ist unterschiedlich und vom Impfdatum abhängig; die Impfung 3 Monate a.p. oder vor dem Decken liefert in dieser Hinsicht bessere Resultate als die Impfung 20-30 Tage a.p. Wahrscheinlich handelt es sich bei den Ferkeln um Colostralmilch-Immunität. Ferkel nicht immuner Sauen sind zwischen 3. und 5. Tage, die Ferkel immuner Sauen dagegen erst mit 30-35 Tagen zu impfen. W. Bathke. 3490.

**4-64/12-0202** Ljubašenko, S. Ja., Maljavin, A. G., Romin, A. V., Tjul'panov, N. B., Aganina, L. A., Kazeev, R. V. und Savrasov, A. S. Éffektivnost' polivalentnoj formoltiomersanovoj vakciny (PFTV) protiv paratifa i kolibakterioza. **(Wirksamkeit der polyvalenten Salmonellose- und Colibazillosevaccine [PFTV] auf Formolthiomersanbasis.)** Veterinarija, Moskva **41** (1964) Nr. 1. S. 25-28. — 3 Tab.

In Untersuchungsreihen an Versuchstieren (weiße Mäuse, Meerschweinchen, Kaninchen und Tauben) sowie in Tests unter experimentellen Bedingungen an Ferkeln und Blaufüchsen und schließlich in Praxisversuchen konnte die Unschädlichkeit und hohe immunisatorische Wirksamkeit der polyvalenten Salmonellose- und Colibazillose-Vaccine (PFTV) nachgewiesen werden. Diese auf der Formolthiomersanbasis aufgebaute Vaccine erwies sich insbesondere der bisher verwendeten bivalenten Sublimatvaccine weit überlegen. Die Stämme *S. enteritidis* (Typ *Dublin*), *S. choleraesuis*, *S. typhimurium* und einige *Esch. coli* fanden bei der Herstellung Verwendung. Die Vaccine wird zur breiten Anwendung in der Prophylaxe der Salmonellose und Colibazillose der landwirtschaftlichen Nutztiere sowie der Pelztiere empfohlen.

W. Bathke. 3490.

**4-64/12-0203** Savel'eva, R. A. Izučenie v ėksperimente odnovremennoj vakcinacii protiv tuljaremii i tuberkuleza. **(Experimentelle Untersuchungen zur Simultan-Vaccination gegen Tularämie und Tuberkulose.)** Žurnal mikrobiologii, ėpidemiologii i immunobiologii, Moskva **41** (1964) Nr. 4. S. 118-124. — 3 Tab., 9 Lit. Zus. in Engl.

Die gleichzeitige percutane Vaccination (getrennt oder simultan) gegen Tuberkulose und Tularämie verursacht im Meerschweinchenorganismus eine solide Tularämie-Immunität, die 1000 DL eines virulenten Stammes widersteht. Ebenso konnten ausgeprägte immunologische Werte der Allergie und Agglutination beobachtet werden. Die örtlichen und allgemeinen Impfreaktionen unterschieden sich nicht von denen, die bei Anwendung von Monovaccinen entstehen, was als Beweis der Unschädlichkeit der Simultanimpfung gewertet wird. Die Tularämie-Immunität konnte für die Dauer von 6 Monaten (Beobachtungszeit) nachgewiesen werden; sie entsprach der Intensität nach Einsatz von Monovaccinen. Auch beim Tuberkuloseimpfstoff BCG traten keine Abweichungen auf. Deshalb wird die weitere Überprüfung der Simultanimpfung gegen mehrere Erreger empfohlen. W. Bathke. 3490.

**4-64/12-0204** Kucsera, Gy. A sercegő üszög elleni vakcina hatékonysági vizsgálata. **(Wirksamkeitsprüfung der Rauschbrandvaccine.)** Magyar Állatorvosok Lapja [Ung. veterinärmed. Bl.] 18 (1963) Nr. 8. S. 311-313. — Aus: Ung. Agrar-Rdsch. **1964** Nr. 2. 3490.

**4-64/12-0205** Szakmáry, G. und Váli, A. Liofilizált élővakcinák maradéknedvesség-tartalmának korszerű meghatározása. **(Die moderne Bestimmung der Restfeuchtigkeit von lyophilisierten Lebendvaccinen.)** Magyar Állatorvosok Lapja [Ung. veterinärmed. Bl.]18 (1963) Nr. 9. S. 358-360. — Aus: Ung. Agrar-Rdsch. **1964** Nr. 2. 3490.

**4-64/12-0206** Massell, Benedict F. und Michael, J. Gabriel; Boston Mass., Children's Hospital, Med. Center, House of the Good Samaritan; Harvard Med. School. Type-specific streptococcal immunization with oral vaccine. **(Typenspezifische Immunisierung mit einer oral verabreichten Streptokokken-Vaccine.)** J. Bacteriol. **86** (1963) Nr. 6. S. 1346-1347. — 1 Tab.

Die Immunität gegenüber Streptokokken-Infektionen ist stets typenspezifisch und durch das M-Antigen der Streptokokken-Zellwand hervorgerufen. Die Toxizität der zur Verfügung stehenden Streptokokken-Antigene gestattet nur die Injektion kleiner Mengen mit einer dementsprechenden ungenügenden Immunisierung. Da bekannt ist, daß das M-Protein sich der Salzsäure gegenüber resistent verhält, versuchten Vff. bei weißen Mäusen durch orale Applikation der Streptokokken-Vaccine eine Immunität zu erzielen. 36 Mäusen verabreichten sie 4 Wochen lang täglich 10 mg Streptokokkenzellen; zur Kontrolle dienten 36 gleichaltrige und gleich schwere Mäuse. Es zeigte sich, daß durch orale Applikation der Streptokokken-Vaccine grundsätzlich eine Immunisierung möglich ist, obgleich Antikörper nicht nachweisbar sind. Dieser Feststellung kommt möglicherweise eine große Bedeutung für die Immunisierung der Menschen gegen Streptokokken-Infektionen zu.

W. Kuhlmann. 3500.

**4-64/12-0207** Haukenes, Gunnar; Bergen, Norway, Univ., School of Med., Gade Inst. Serological typing of staphylococcus aureus. 4. Factor H serum. **(Serologische Typisierung des Staphylococcus aureus. 4. Mitt. Das h-Faktoren-**

**serum.)** Acta pathol. microbiol. scand. **60** (1964) Nr. 2. S. 285-294. – 7 Tab., 12 Lit. 3. Mitt. vgl. 4-64/10-0168.
Das h-Antigen war bislang als hitzestabil und trypsinresistent angesehen worden. Nur wenige Staphylokokkenstämme wurden vom h-Serum agglutiniert. Kreuzreaktionen zwischen a-, b-, c-Seren und dem h-Serum waren nicht selten beobachtet worden. Vf. gelang es bereits früher, im h-Serum den hitzestabilen $a_5$-Faktor nachzuweisen. Die Präzipitation im Agargel deckte einen weiteren Faktor auf, $h_1$, welcher als hitzelabil erkannt wurde. Durch Einsatz zweier neuer Typstämme, Nr. 670 und Nr. 5687, konnte Vf .nunmehr eine 3., hitzestabile Komponente, $h_2$ benannt, nachweisen. Das h-Faktorenserum besteht also aus den Komponenten $h_1$, $h_2$ und $a_5$. Die Typstämme tragen vorwiegend das $h_2$-Antigen, selten gepaart mit $h_1$- und/oder $a_5$-Antigen.
W. Kuhlmann. 3565.

**4-64/12-0208** Pawlyszyn, G.; Parkville, Victoria, Commonwealth Serum Lab. The staphylococcal interference effect. 1. Some properties of the interference-producing agent in Staphylococcus albus and Staphylococcus aureus. **(Der Staphylokokken-Interferenz-Effekt. 1. Mitt. Einige Besonderheiten des Interferenz bedingenden Agens von Staphylococcus albus bzw. aureus.)** Austral. J. exp. Biol. med. Sci. **41** (1963) Nr. 2. S. 105-112. – 5 Tab., 9 Lit.
Die Injektion einer Staphylokokken-Vaccine bewirkt bei Mäusen einen sofortigen, jedoch nur kurze Zeit währenden Schutz vor Staphylokokken. Hierbei ist es ohne Bedeutung, ob lebende oder abgetötete Staphylokokken injiziert werden; auch apathogene Stämme zeigen jene Wirkung.. Es konnte demonstriert werden, daß bei *Staphylococcus albus* eine artspezifische Komponente, vermutlich ein Polysaccharid, vorkommt, die sowohl die Interferenz auslöst als auch Schaf- und Mäuse-Erythrocyten sensibilisiert. Gegen diese Komponente gerichtete Antikörper sind in Immunseren vorhanden, welche sowohl für *Staphylococcus albus* als auch *Staph. aureus* spezifisch sind. Die Bildung eigentlicher Schutz-Antikörper geht nur von *Staph. aureus* und nicht von *Staph. albus* aus. *Staphylococcus albus* besitzt eine haptenähnliche Substanz, welche ein Teil des kompletten Schutz-Antigens von *Staph. aureus* darstellt. Vermutlich bedingt diese haptenähnliche Substanz den Interferenz-Effekt.
W. Kuhlmann. 3565.

**4-64/12-0209** Pawlyszyn, G. und Gulasekharam, J.; Parkville, Victoria, Commonwealth Serum Lab. The staphylococcal interference effect. 2. Its specificity and relationship to the protection induced by bacterial endotoxins. **(Der Staphylokokken-Interferenz-Effekt. 2. Mitt. Spezifität und Beziehungen zu dem durch Bakterien-Endotoxine induzierten Schutz.)** Austral. J. exp. Biol. med. Sci. **41** (1963) Nr. 2. S. 113-121. – 3 Tab., 19 Lit. 1. Mitt. vgl. vorst. Ref.
Die Injektion einer Vaccine oder der Endotoxine von gramnegativen Keimen bewirkt einen kurzdauernden Schutz vor Infektionen homologer oder heterologer Keime. Dieser Schutz ist von unspezifischer Natur und dürfte mit Änderungen der RES-Aktivität, des Properdinspiegels usw. zusammenhängen. Die Injektion eines Filtrates pathogener oder apathogener Staphylokokken hat einen sofortigen, kurzdauernden Schutz vor Staphylokokken-Infektionen zur Folge, nicht aber vor anderen Keimen. Bei Staphylokokken kommt folglich ein Faktor vor, der zwar vor homologer Infektion schützt, aber dessen Wirkungsweise sich wesentlich von dem Schutzfaktor gramnegativer Keime unterscheidet. So kann durch Zymosan-Injektion der Interferenz-Effekt der Staphylokokken-Substrate inaktiviert werden, während die Wirkung gramnegativer Keime dadurch gefördert wird. W: Kuhlmann. 3565.

**4-64/12-0210** Ishii, Kazuhiko; Tottori, Univ., Fac. of Agric. Studies on the serological typing of staphylococci isolated from bovine milk. II. **(Untersuchungen über die serologische Typisierung der aus Kuhmilch isolierten Staphy-**

**lokokken. 2. Mitt.)** Jap. J. veterin. Sci. **25** (1963) Nr. 4. S. 243-250. – 1 Abb., 13 Tab., 17 Lit. Orig.: engl., Ausz.: jap. 1. Mitt. vgl. LZ. Abt. IV **5** (1960) Nr. 4. S. 715.

Von 162 koagulasepositiven Staphylokokkenstämmen, die aus normaler, „abnormaler" und Mastitis-Milch isoliert worden waren, wählte Vf. 7 Stämme zur Antigen-Analyse aus. Diese ergab, daß bei den 7 Stämmen jeweils 4-8 Antigene vorkommen, die Vf. mit P, Q, S, T, V, W, X, Y, Z kennzeichnet. Durch Absättigung konnte Vf. 5 Faktorenseren (P, T, V, W, X) gewinnen, die dann zur Typisierung der 162 koagulasepositiven sowie weiterer 115 koagulasenegativer Staphylokokkenstämme gleicher Herkunft dienten. Mit Hilfe dieser neuen Faktorenseren konnte Vf. von jenen 162 Stämmen 136 (= 84%) typisieren, von den 115 Stämmen 50 (= 43,5%). Ein Zusammenhang zwischen der Antigenstruktur der Staphylokokkenstämme und deren Fundorte war nicht sicher zu erkennen. W. Kuhlmann. 3565.

**4-64/12-0211** Ishii, Kazuhiko; Tottori, Univ., Fac. of Agric. Studies on the serological typing of staphylococci isolated from borine milk. III. **(Untersuchungen über die serologische Typisierung der aus Kuhmilch isolierten Staphylokokken. 3. Mitt.)** Jap. J. veterin. Sci. **25** (1963) Nr. 5. S. 267 bis 275. – 2 Abb., 11 Tab., 14 Lit. Orig.: engl., Ausz.: jap. 2. Mitt. vgl. vorst. Ref.

Die Typisierungen wurden an den bereits in der 2. Mitt. erwähnten 162 koagulasepositiven und 115 koagulasenegativen Staphylokokkenstämmen vorgenommen. Durch Kreuz- und Doppelabsorption der Antiseren stand jedoch ein neuer Satz von Faktorenseren zur Verfügung. Hiermit war es möglich, von den 162 aus Milchproben isolierten Staphylokokkenstämmen 152 (= 93,8%) 6 verschiedenen Serogruppen mit mehreren Typen zuzuordnen. Das Antigenschema der koagulasepositiven Staphylokokkenstämme unterschied sich deutlich von dem der koagulasenegativen Stämme gleichen Fundortes. Die nach dieser Methode vorgenommene Typisierung erfaßte nicht nur mehr Stämme, sondern ermöglichte auch eine übersichtlichere Einteilung als zuvor. W. Kuhlmann. 3565.

**4-64/12-0212** Krištal'ska, L. R. und Kaliceva, L. I. Porivnjal'ne vyvčennja třoch metodiv vyznačennja čutlyvosti stafilokokiv do antybiotykiv. **(Vergleichende Untersuchungen mit drei Methoden der Antibiotikasensibilitätsbestimmung bei Staphylokokken.)** Mikrobiologičnyj žurnal, Kyïv **26** (1964) Nr. 2. S. 22-25. – 2 Tab., 10 Lit. Orig.: ukrain., Ausz.: russ., engl.

Vergleichende Untersuchungen der Antibiotikatestung bei Staphylokokken mittels der Verdünnungsreihen, des Tabletten- und des Blättchentests sind Gegenstand der vorliegenden Versuche. Die Antibiotica Streptomycin, Chlortetracyclin, Oxytetracyclin und Syntomycin wurden an insgesamt 28, aus eiternden Wunden frisch isolierten Staphylokokkenstämmen getestet. Nach der statistischen Auswertung ergaben Chlortetracyclin, Oxytetracyclin und Syntomycin mit allen drei Methoden gleichlautende Resultate. Beim Streptomycin dagegen konnten analoge Resultate lediglich in der Verdünnungstechnik und im Blättchentest erzielt werden. Die mit Tabletten erhaltenen Resultate sprachen für eine Sensibilität der an sich resistenten Stämme.
W. Bathke. 3565.

**4-64/12-0213** Repentigny, J. de, Sonea, S. und Frappier, A.; Montreal, Canada, Univ., Fac. of Med., Inst. of Microbiol. and Hyg. Comparison of quantitative immunofluorescence and immunodiffusion for the evaluation of antigenic materials from Staphylococcus aureus. **(Vergleich der quantitativen Immunofluoreszenz mit der Immunodiffusion zur Bestimmung des antigenen Materials von Staphylococcus aureus.)** J. Bacteriol. **86** (1963) Nr. 6. S. 1348-1349. – 1 Tab.

Die Untersuchungen sollten der Klärung der Frage dienen, ob die quantitative Immunofluoreszenz geeignet ist, die häufig in der Biologie angewandte Immunodiffusion zu ergänzen. Zu diesem Zweck wurde die Zahl der im Agar auftretenden Präzipitinlinien mit der Intensität der spezifischen Fluoreszenz verglichen, wobei als Antigen mehrere pathogene und apathogene *Staphylococcus aureus*-Stämme und als Antikörper fluoresceinconjugiertes Staphylokokken-Antitoxin bzw. normales Humangammaglobulin dienten. Abgesehen davon, daß es bei den einzelnen Stämmen individuelle Unterschiede gibt, ist es doch grundsätzlich mit beiden Methoden möglich, zwischen pathogenen und apathogenen Stämmen zu unterscheiden. Der quantitativen Immunofluoreszenz mit normalem Humangammaglobulin gebührt jedoch der Vorzug. W. Kuhlmann. 3565.

**4-64/12-0214** Bojkov, Ju. I. Indikacija Bacillus anthracis pri pomošči sredy GKI. **(Die Ermittlung des Bacillus anthracis im Nährboden GKI.)** Veterinarija, Moskva **41** (1964) Nr. 4. S. 16-18. – 1 Tab.

Zum in vitro Kapsel-Nachweis bei *Bac. anthracis* wurde der Spezialnährboden GKI (Abkürzung des herstellenden Institutes) geschaffen, der aus Hankslösung (60 ml) und inaktiviertem Rinderserum (40 ml) besteht und einen pH-Wert von 7,2 hat. In über 1000 Untersuchungen mit dem Milzbranderreger aus Bodenproben, Staub und Fellen in Rein- und Mischkulturen wurde der Nährboden getestet. Vergleichend liefen direkte Anzüchtungsverfahren mit den üblichen Nährböden sowie Fluoreszenzuntersuchungen. Im Nährboden GKI bildet der Milzbranderreger nach 3-18 Std. Kapseln, die mittels der Kapselfärbung nachweisbar sind. Es wurde festgestellt, daß es sich bei den Stämmen, die bereits nach 3 Std. eine Kapselbildung aufweisen, um besonders virulente Erreger handelt. W. Bathke. 3570.

**4-64/12-0215** Batty, I. und Walker, P. D.; Beckenham, Kent, England, Wellcome Res. Lab. Fluorescent labelled clostridial antisera as specific stains. **(Mit Fluorochromen markierte Clostridien-Antiseren als spezifische Farbstoffe.)** Bull. Office int. Epizooties **59** (1963) Nr. 9/10. S. 1499-1513. – 6 Abb., 4 Tab., 13 Lit. Zus. in Franz., Span.

Gegen *Cl. chauvoei*, *Cl. septicum*, *Cl. novyi* und *Cl. tetani* gerichtete Kaninchen-Antiseren wurden mit Fluoresceinisothiocyanat bzw. mit Lissamin-Rhodamin B 200 conjugiert und für den Direktnachweis dieser vier Clostridienarten verwendet. Die Methode erwies sich als sehr nützliche Ergänzung zu den herkömmlichen Differenzierungsmethoden. Direktausstriche von den veränderten Gewebeteilen erlauben meist eine schnelle Diagnose. Besonders wertvoll erscheint dies für die schwer isolierbaren Clostridienarten, wie *Cl. chauvoei* und *Cl. novyi*. Inwieweit die Antigenverwandtschaft apathogener Clostridienarten mit pathogenen Clostridienarten störend auf die Reaktion wirken kann, bedarf noch weiterer Aufklärung. – Die Methodik der Herstellung der Conjugate ist angegeben. G. Scheibner. 3590.

**4-64/12-0216** Nedjalkov, S. und Marčev, N. Kum vŭprosa za sumacijata na toksičnoto i antigennoto draznene na tetaničnija toksin. **(Zum Problem der Summation des toxischen und antigenen Reizes des Tetanustoxins.)** Izvestija na Veterinarnija institut za zarazni i parazitni bolesti, Sofija **9** (1963) S. 15 bis 18. – 5 Lit. Zus. in Russ., Engl.

Weißen Mäusen wurden in die gleiche Stelle (hintere Extremität) 10 bis 20 Tage lang 1/25 DLM Tetanustoxin injiziert. Im Ergebnis gingen die Mäuse schon vor dem Erhalten der letalen Dosis des Toxins an Tetanus ein. Bei einer Injektion von 1/50 und 1/100 DLM tritt eine unbedeutende Summierung der toxischen Wirkung ein; man beobachtet bei den Mäusen einen lokalen Starrkrampf. Alle Tiere bleiben am Leben, aber es entwickelt sich bei ihnen keine Immunität, obgleich die Gesamtmenge des ihnen injizierten Toxins die letale

Dosis übersteigt. Das Fehlen einer Summierung der antigenen Wirkung wird in diesem Falle durch den höheren Grad der „Toxizität" und den geringeren Grad der „Antigenität" des Starrkrampftoxins für den Organismus der Mäuse erklärt. NRB/ZSNTI. 3610.

**4-64/12-0217** Levašev, V. S. und Cilinskij, Ja. Ja. Zagrjaznennost' kul'tur tkanej plevropnevmoniepodobnymi organizmami (PPLO). **(Kontamination der Gewebekulturen mit pleuropneumonieähnlichen Organismen [PPLO].)** Žurnal mikrobiologii, ėpidemiologii i immunobiologii, Moskva **41** (1964) Nr. 4. S. 115-118. – 2 Tab., 9 Lit. Zus. in Engl.
Die aus verschiedenen Laboratorien stammenden permanenten Zellstämme Detroit-6, HLS, KB, Hep-2, SOZ, ERK, HeLa, APO und Fl waren mit PPLO verunreinigt, ein Umstand, der bei der Verarbeitung dieser Stämme unbedingt Beachtung finden muß. Dagegen konnten nur in 3-4% der Fälle Verunreinigungen primärer Nierengewebe von Affen und Menschen sowie in primären Fibroblastenkulturen nachgewiesen werden. Hier besteht eine große Gefahr bei der Verwendung derartiger Gewebe in der Impfstoffproduktion. Der Nachweis der PPLO gelingt durch Überimpfung der Kulturflüssigkeit auf einen 0,3%igen Agar mit normalem Pferdeserum, auf dem sich typische Kolonieformen entwickeln; im Phasenkontrastmikroskop sind diese ohne spezielle Färbungen nachweisbar. Durch den Einsatz des Antibioticums Mycerin können die Gewebekulturen – insbesondere die permanenten – von PPLO gereinigt werden. W. Bathke. 3625.

**4-64/12-0218** Seidel, G. und Köhler, W.; Berlin, Veterinäruntersuchungs- und Tiergesundheitsamt; Charité, I. Med. Univ.-Klin. **Über die Abhängigkeit des Salmonellanachweises von der Bebrütungsdauer der Proben in der Anreicherung.** Dtsch. Gesundheitswes. **19** (1964) Nr. 19. S. 887-889. – 1 Abb.
Zur Klärung der Frage Einfluß der Bebrütungsdauer auf die Sicherheit des Salmonellennachweises werden 1000 Anreicherungen im Rahmen der Routineuntersuchung nach 18-20, 25-27, 42-44 und 50-52 Std. Brutschrankaufenthalt nochmals ausgestrichen. Dadurch werden 112mal *Salmonella*-Keime nachgewiesen. Als Anreicherungsflüssigkeit wird die von Müller-Kauffmann verwendet. Durch mehrmaliges Ausstreichen mit zunehmender Bebrütungsdauer wird die Zahl der *Salmonella*-Fälle erheblich erhöht. Einige anfangs positive Proben lassen allerdings später ein Salmonellenwachstum nicht mehr erkennen. Mit Hilfe der statistischen Auswertung im Rahmen des $\chi^2$-Tests für korrelierte Verteilungen von Alternativmerkmalen nach Qu. McNemar wird die Zunahme positiver Ergebnisse von 2., 3. und 4. gegenüber 1. bestätigt. E. Tempel. 3720.

**4-64/12-0219** Veneva-Bodurova, C. Sravnitelni proučvanija vŭrchu imunogennite kačestva na alkocholnata, acetonovata i formol-vaksina sreštu Salmonella cholerae suis. **(Vergleichsuntersuchungen über die immunogenen Eigenschaften von Alkohol-, Aceton- und Formol-Vaccinen gegen Salmonella cholerae suis.)** Izvestija na Veterinarija institut za zarazni i parazitni bolesti, Sofija **9** (1963) S. 80-95. – 5 Tab., 7 Lit. Zus. in Russ., Engl.
Nach zwei Methoden wurde eine vergleichende Untersuchung der immunogenen Eigenschaften von Alkohol-, Aceton- und Formolvaccinen gegen *Salmonella cholerae suis* var. Kunzendorf durchgeführt. Die Provokation mit einem virulenten Stamm zweimal immunisierter Meerschweinchen und eine Untersuchung der Aktivität der Seren, die von Kaninchen erhalten worden waren, an weißen Mäusen, hat bei Verwendung der gleichen Vaccine gezeigt, daß die Alkohol-Vaccine die besten immunogenen Eigenschaften im Vergleich zur Aceton- und Formol-Vaccine besitzt. NRB/ZSNTI. 3720.

**4-64/12-0220** Filippov, V. O. Vyvčennja degidraznoï, katalaznoï ta peroksydaznoï aktyvnosti fagorezystentnych variantiv S. gallinarum-pullorum.

**(Untersuchung der Dehydrase-, Katalase- und Peroxydaseaktivität phagenresistenter Varianten von S. gallinarum-pullorum.)** Mikrobiologičnyj žurnal, Kyïv **26** (1964) Nr. 2. S. 63-68. — 2 Tab., 14 Lit. Orig.: ukrain., Ausz.: russ., engl.
Vergleichende Untersuchungen der Dehydrase-, Katalase- und Peroxydaseaktivität phagensensibeler und phagenresistenter Varianten von *S. gallinarum-pullorum* ergaben bei den absolut phagenresistenten Varianten, die gleichzeitig eine Dissoziation zur R-Form aufwiesen, eine Verminderung der Dehydraseaktivität gegenüber Dextrose, Galaktose, Glycerin, Äthylalkohol und Glutaminsäure im Vergleich zu den in der S-Form vorliegenden Ausgangsstämmen. Gesetzmäßige und statistisch auswertbare Veränderungen bei den Dehydrasen der Maltose, des Lactats, Succinats sowie der Katalase- und Peroxydaseaktivität konnten nicht nachgewiesen werden. Auf Grund der eigenen Befunde und der Literaturangaben wird darauf hingewiesen, daß die Dissoziationsformen bei Untersuchungen an phagenresistenten Bakterienstämmen unbedingt zu beachten sind; weiterhin sollten nur absolut phagenfreïe Varianten verwendet werden. W. Bathke. 3720.

**4-64/12-0221** Taylor, A. Purification and properties of the Vi-phage receptor from Salmonella typhi. **(Die Gewinnung und die Eigenschaften des gereinigten Präparates des Vi-Rezeptors aus Salmonella-typhi-Bakterien.)** Acta biochim. polon. **11** (1964) Nr. 1. S. 33-37. — 9 Abb., 2 Tab., 36 Lit. PRL/CBR. 3720.

**4-64/12-0222** Palyusik, M. Phage sensitivity of Salmonella typhi suis bacteria. **(Phagen-Empfindlichkeit von Salmonella typhi suis.)** Acta veterin. Acad. Sci. hung. **13** (1963) Nr. 3. S. 281-283. — Aus: Ung. Agrar-Rdsch. **1964** Nr. 2. 3720.

**4-64/12-0223** Palyusik, M. A hazai Salmonella typhi suis baktériumok antibiotikum-érzékenysége. **(Die Antibiotica-Empfindlichkeit der heimischen Bakterienstämme von Salmonella typhi suis.)** Magyar Állatorvosok Lapja [Ung. veterinärmed. Bl.] **18** (1963) Nr. 9. S. 356-357. — Aus: Ung. Agrar-Rdsch. **1964** Nr. 2. 3720.

**4-64/12-0224** Caprilli, Federico; Roma, Univ., Ist. di Clin. delle Malattie Trop. ed Infettive. Caratteri colturali e biochimici di Bacillus asiaticus (Salmonella asiatica) Castellani 1905, dopo sessant' anni dal primo isolamento. **(Kulturelle und biochemische Merkmale von Bacillus asiaticus [Salmonella asiatica] Castellani 1905 sechzig Jahre nach der ersten Isolierung.)** Arch. ital. Sci. med. trop. Parassitol. **45** (1964) Nr. 1. S. 13-20. — 9 Lit.
Im Jahre 1904 isolierte Castellani in Ceylon aus Blut und Faeces von Patienten, die an remittierendem Fieber ohne sonstige typische klinische Erscheinungen litten, einen Erreger, für den er die Bezeichnung *Bac. asiatic.* Castellani 1905 vorschlug. Vf. untersuchte zwei Laborstämme aus der Sammlung Castellani, die 60 Jahre nach der Erstisolierung noch die charakteristischen Merkmale aufwiesen. *Bac. asiatic.* ist ein unbewegliches, nicht Sporen bildendes, Gram-negatives Stäbchen. Auf Agarnährboden zeigen die Keime ein schnelles Wachstum bei 37 °C, indem sie weißlich-graue, halbdurchsichtige Kolonien mit irisierenden Reflexen bilden. Erstmalig wurde auch die Antibioticaresistenz dieser Keime geprüft und ihr serologisches Verhalten gegen anti-coli und anti-salmonella O- und H-Antikörper. Danach scheint Bac. asiatic. zu einer neuen Art gehörig, obgleich er der Salmonella-Escherichia-Gruppe sehr nahesteht. K. Reinhardt. 3720.

**4-64/12-0225** Velaudapillai, T.; Colombo, Ceylon, Med. Res. Inst. Salmonellae in bones of slaughtered cattle and poultry. **(Salmonellen in Knochen von Schlachtrindern und -geflügel.)** Z. Hyg. Infektionskrankh. **150** (1964) Nr. 1. S. 10-12. — 2 Tab., 8 Lit.

Rippen von 1000 Schlachttieren und der Tarso-Metatarsus von 1000 Hühnern werden in Tetrathionat und Selenitbrühe angereichert. Aus den Knochen der Schlachttiere werden 5 verschiedene *Salmonella*-Spezies isoliert: 3 *S. bareilly*, je 1 *S. stanley*, *S. enteritidis*, *S. give* und *S. new-brunswick*. In den Hühnerknochen finden sich ebenfalls 5 verschiedene Serotypen: 4 *S. newport*, je 1 *S. paratyphi* B, *S. stanley*, *S. gallinarum* und *S. waycross*. Da alle Tiere klinisch gesund waren, müssen sie als Salmonellenträger bezeichnet werden. Wenn aus solchen Knochen Knochenmehl hergestellt wird, besteht eine Infektionsgefahr für damit gefütterte Tiere. E. Tempel. 3720.

**4-64/12-0226** Fukushi, K., Anacker, R. L., Haskins, W. T., Landy, M., Milner, K. C. und Ribi, E.; Hamilton, Mont., Nat. Inst. of Allergy and Infectious Diseases, U.S. Dep. of Health, Education, and Welfare; Bethesda, Md., Lab. of Immunol. Reaction of Escherichia coli endotoxin with lithium aluminum hydride. **(Reaktion von Escherichia coli-Endotoxin mit Lithiumaluminiumhydrid.)** Proc. Soc. exp. Biol. Med. **115** (1964) Nr. 1. S. 133-139. — 4 Abb., 1 Tab., 18 Lit.

Behandlung des Endotoxins vom Bovintyp aus *Escherichia coli* mit $LiAlH_4$ nach der Methode von Stoll und Braude ergab etwa 10% eines ziemlich reinen, nicht phosphorylierten Polysaccharids, das nicht toxisch und nicht pyrogen und im Gegensatz zu der RE-Fraktion dieser Autoren nicht antigen war. Der größte Teil des bei der Behandlung mit $LiAlH_4$ entstehenden Produkts bestand aus biologisch unverändertem Endotoxin, das als leichtlöslicher Aluminiumcitrat-Endotoxin-Komplex isoliert wurde, dessen infrarotes Spektrum dem der RE-Fraktion mit 100fach reduzierter Pyrogenität entsprach. Zwischen dem Fettsäuregehalt und den toxischen und pyrogenen Eigenschaften des Endotoxins wurde keine Korrelation festgestellt.
W. Wittig. 3730.

**4-64/12-0227** Greenberg, J. und Woody-Karrer, Pearl; Palo Alto, Calif., Med. Res. Foundation. Radiosensitivity in Escherichia coli. **(Bestrahlungsempfindlichkeit bei Escherichia coli.)** J. gen. Microbiol. **33** (1963) Nr. 2. S. 283-292. — 3 Abb., 2 Tab., 26 Lit.

2 bestrahlungsempfindliche Mutanten des *Escherichia-coli*-Stammes K 12 wurden hinsichtlich verschiedener Eigenschaften untersucht. Eine dieser Mutanten ähnelte den E. *coli*-Stämmen B und S, die andere dem bestrahlungsempfindlichen Stamm $B_{S-1}$. Beide Mutanten erwarben Empfindlichkeit gegenüber radiomimetischen Chemikalien gleichzeitig mit der Bestrahlungsempfindlichkeit, während der Stamm $B_{S-1}$ keine entsprechende Überempfindlichkeit gegen radiomimetische Agentien erworben hatte. Die Ergebnisse werden diskutiert. W. Wittig. 3730.

**4-64/12-0228** Palyusik, M. The resistance of chlorocide treated E.-coli bacteria to streptomycin. **(Die Resistenz der mit Chlorocid behandelten E. coli-Bakterien gegenüber Streptomycin.)** Acta veterin. Acad. Sci. hung. **13** (1963) Nr. 3. S. 285-287. — Aus: Ung. Agrar-Rdsch. **1964** Nr. 2. 3730.

**4-64/12-0229** Hirota, Yukinori, Nishimura, Yukinobu, Ørskov, Frits und Ørskov, Ida; Osaka, Japan, Univ., School of Sci.; Copenhagen, Denmark, Statens Seruminst., Int. Escherichia Centre. Effect of drug-resistance factor R on the F properties of Escherichia coli. **(Die Wirkung des Arzneimittelresistenzfaktors R auf die F-Eigenschaften von Escherichia coli.)** J. Bacteriol. **87** (1964) Nr. 2. S. 341-351. — 8 Tab., 31 Lit.

Es wurden immunologische und genetische Untersuchungen über die Wirkung des Arzneimittelresistenzfaktors R auf das Paarungssystem von *Escherichia coli*-Stämmen mit dem O-Antigen 100 durchgeführt. Infektion von mannlichen (Hfr oder $F^+$) *E. coli*-Zellen mit dem Resistenzfaktor R führten zu gleichzeitiger Hemmung mehrerer verschiedener Funktionen des F-Faktors, nämlich der Fähigkeit der Chromosomenübertragung durch Conjugation, der Produktion des $f^+$-Antigens und der Bildung von Receptoren für die für männliche Zellen spezifischen Bakteriophagen f1 und Ribonucleinsäurephage. Eine vom Wildtyp des R-Faktors isolierte Mutante, die als $i^-$-Mutante bezeichnet wird, hemmt diese F-Eigenschaften nicht. Wenn R-infizierte weibliche Zellen die Fähigkeit erlangt hatten, mit einem $F^-$-Stamm Rekombinanten zu bilden, waren sie auch autoagglutinabel geworden. Die Ursache dafür ist unbekannt. Die Empfindlichkeit gegenüber dem Phagen tau, der nur auf weiblichen Zellen Plaques bilden kann, wird durch das Vorhandensein des F-Faktors nicht beeinflußt. Die Untersuchungen zeigen, daß der R-Faktor einen Schlüsselmechanismus bei der Synthese von „F-Substanzen" kontrolliert, die auf der Zelloberfläche durch den F-Faktor gebildet werden.

W. Wittig. 3730.

**4-64/12-0230** Tavamajšvili, M. E. Primenie edinogo suchogo antigena dlja diagnostiki brucelleza. **(Die Verwendung eines einheitlichen Trockenantigens für die Brucellosediagnostik.)** Veterinarija, Moskva **41** (1964) Nr. 2. S. 24-27. — 2 Tab.

Aufgrund der Empfehlungen des RGW und den Hinweisen der WHO überprüfte Vf. die Eignung eines lyophyl getrockneten und nach dem WHO-Standard eingestellten Brucellenantigens für die Langsamagglutination (LA). Durch Untersuchung von 29794 Blutserumproben (Rind — 20816, Schaf — 8165, Schwein — 550 und Pferd — 263) aus unterschiedlichsten Seuchenlagen sowohl der Brucellose als auch anderer Infektionen (Tuberkulose, Leptospirosen) und Paralleluntersuchungen mit dem flüssigem Antigen konnte die Spezifität bestätigt werden. Das Trockenantigen verfügt über folgende Vorteile: Unabhängigkeit von der Temperatur bei der Lagerung, längere Haltbarkeit, leichtere Standardisierung und Verwendbarkeit für die KBR. Das Antigen braucht nur aus einem Brucellentyp (*Br. abortus*) hergestellt zu werden, da die Herstellung typenspezifischer Antigene nur gleichwertige Resultate liefert. Die Standardisierung des Trockenantigens muß gegen ein getrocknetes Brucelloseserum mit 1000 IE je 1 ml erfolgen. W. Bathke. 3740.

**4-64/12-0231** Muromceva, A. O. Doslid oderžannja antygeniv-diagnostykumiv z vysokoagljutynabil'nych imunogennych kul'tur brucel iz znyženoju virulentnistju. **(Erfahrungen bei der Gewinnung diagnostischer Antigene aus stark agglutinablen, immunogenen Brucellenkulturen mit verminderter Virulenz.)** Mikrobiologičnyj žurnal, Kyïv **26** (1964) Nr. 2. S. 68-75. — 4 Tab. Orig.: ukrain., Ausz.: russ., engl.

Es wurde der Einfluß verschiedener Brucellenstämme auf die Qualität des Antigens für den Opsonocytophagentest und der einheitlichen Antigene für die Brucellosediagnostik untersucht. Fünf Stämme (3 aus der Stammsammlung und 2 aus der Produktion der Impfstoffe und Diagnostica) dienten zur Antigenherstellung, die in sechs verschiedenen Variationen erfolgte. Der Einfluß des jeweiligen Stammes auf die Antigenqualität konnte bestätigt werden. So lieferten die stark agglutinabelen, immunogenen Stämme mit verminderter Virulenz im Opsonocytophagentest und in den serologischen Reaktionen mit Blutseren erkrankter Menschen und Tiere die genauesten Resultate. Die Inaktivierung mit 0,1% Chinosol oder 0,5% Formalin beeinflußten am geringsten die agglutinierenden Fähigkeiten der einzelnen Stämme.

W. Bathke. 3740.

**4-64/12-0232** Krishna Murty, D. und Kaushik, R. K.; Mathura, U.P. Coll. of Veterin. Sci. and Animal Husbandry. A rapid whole blood agglutina-

tion test for survey of brucellosis in rural areas. **(Ein Frischblut-Schnellagglutinationstest zur Kontrolle der Brucellose in ländlichen Gebieten.)** Indian veterin. J. 40 (1963) Nr. 12. S. 741-752. — 5 Tab., 19 Lit.
Der Frischblut-Schnellagglutinationstest wurde auf speziell präparierten Objektträgern durchgeführt. Gut geeignete Objektträger ohne Kratzer wurden in Methylalkohol gespült und anschließend luftgetrocknet. Ein Tropfen einer 1:5 mit Aqua dest. verdünnten 0,2%igen Heparinlösung wurde auf die Mitte des Objektträgers gesetzt und 10 Min. bei 180 °C im Heißluftsterilisator getrocknet. Eine zweite Serie von Objektträgern erhielt an Stelle der Heparinlösung einen Tropfen einer 1:10 mit Aqua dest. verdünnten Lösung von 1,2 g Ammoniumoxalat und 0,8 g Kaliumoxalat in 100 ml Aqua dest. Die Trocknung erfolgte in der gleichen Weise wie bei den mit Heparin behandelten Objektträgern. Die Heparin- und Oxalat-Objektträger wurden in einem Behälter aufbewahrt und bis zum Ort der Blutentnahme transportiert. Als Antigen diente eine gefärbte Brucellensuspension, die entsprechend den internationalen Standards für die Objektträgerschnellagglutination hergestellt wurde. Für die Durchführung der Frischblut-Schnellagglutination wurde ein Tropfen des aus der V. jugularis entnommenen Blutes auf den Heparin- oder Oxalat-Objektträger gebracht und mit Hilfe eines Zahnstochers mit einem Tropfen Farbtest vermischt. Die maximale Beobachtungszeit bis zum Eintritt der Agglutination betrug 15 Min. Alle Agglutinationsreaktionen, die auf den Heparin-Objektträgern innerhalb 3 Min. und auf den Oxalat-Objektträgern innerhalb 5 Min. auftraten, wurden als positiv bezeichnet. Die vergleichenden Untersuchungen von 77 Büffel- und 76 Kuhblutproben aus bruceIloseinfizierten Herden mit der Frischblut-Schnellagglutination, der Blutserumagglutination auf dem Objektträger, der Langsamagglutination, der Abortus-Bang-Ringprobe, der Milch- und Milchserumagglutination auf dem Objektträger sowie der Milchserumlangsamagglutination ergaben, daß die Frischblut-Schnellagglutination für orientierende Untersuchungen in der Praxis gut geeignet ist. E. Kunter. 3740.

**4-64/12-0233** Šakarjan, G. A., Nurazjan, A. G., Navasardjan, A. A., Oganesjan, M. A. und Martirosjan, R. Z. Vlijanie antibiotikov na vyrabotku antitel pri immunizacii ovec brucelleznoj vakcinoj. **(Einfluß der Antibiotica auf die Antikörperproduktion bei der Immunisierung der Schafe mit der Brucellosevaccine.)** Izvestija Akademii nauk Armjanskoj SSR. Biologičeskie nauki, Erevan 17 (1964) Nr. 2. S. 55-62. — 2 Abb., 1 Tab., 28 Lit. Orig.: russ., Ausz.: armen.
Es wurde der Einfluß des Penicillins, Streptomycins, Monomycins und Biomycins auf die Antikörperproduktion bei Schafen nach der Immunisierung mit der Vaccine aus dem Stamm Nr. 19 untersucht. Bei einmaliger Impfung bedingt die Verabreichung der Antibiotica in therapeutischen Dosierungen 7 Tage vor der Vaccination beim Penicillin keinen hemmenden Einfluß auf die Agglutinine und komplementbindenden Antikörper. Streptomycin und Monomycin in Kombination mit Penicillin verursachen eine schwache, aber Biomycin und Monomycin eine starke Unterdrückung der Agglutininbildung. Biomycin, Streptomycin und Monomycin bedingen ebenfalls eine Hemmung bei der Bildung komplementbindender Antikörper, was besonders stark beim Monomycin ausgeprägt ist. Zum Nachweis der Antikörper kamen die Langsamagglutination und die Komplementbindung in der üblichen Methodik zur Anwendung. W. Bathke. 3740.

**4-64/12-0234** Weidner, Manfred; Berlin, Humboldt-Univ., Veterinärmed. Fak., Inst. für Epizootol. und Hyg. **Persistierende Titer nach der Brucellose-Schutzimpfung weiblicher Jungrinder.** Diss. Berlin 1964 65 S. — 8 Abb., 6 Tab., 54 Lit.

Durch 1389 Blutuntersuchungen mittels der Langsamagglutination an 109 schutzgeimpften Jungrindern mit dem lyophilisierten *Brucella abortus*-Lebendimpfstoff „Dessau" wurde versucht, Faktoren zu finden, die die Titerentwicklung beeinflussen können und das Auftreten von persistierenden Impftitern begünstigen. Daneben wurden die Blutproben mit Hilfe der Komplementbindungsreaktion und der Meinicke-Flockungsreaktion vom 5. bzw. 6. Monat nach der 2. Impfung untersucht. 1. Das Impfalter korreliert mit der Persistenz des Agglutinationstiters. 2. Die Entstehung von persistierenden Agglutinationstitern ist zu erwarten, wenn zum Zeitpunkt des Belegens eines Impflings oder beim Eintritt einer Schwächung des Organismus durch mangelhafte Fütterung, Haltung, Krankheit und Entwicklungsstörungen, noch Impftiter vorhanden sind. 3. Rekurrierende Agglutinationstiter treten gehäuft in Beständen mit mangelhaften hygienischen Haltungsverhältnissen auf. 4. Bei stark abgemagerten Impflingen werden in keinem Fall rekurrierende Agglutinationstiter ermittelt. 5. Eine gesteigerte Sensibilisierung der geimpften Tiere ist bei Impfungen im Abstand von 8 Wochen zu finden. 6. In vielen Fällen besteht keine Übereinstimmung der Ergebnisse der Langsamagglutination mit den der Meinicke-Reaktion und der Komplementbindungsreaktion. Ein Persistieren und Rekurrieren ist auch bei den beiden zuletzt genannten Untersuchungsmethoden, besonders bei den Rindern mit den mangelhaften hygienischen Haltungsverhältnissen, zu beobachten. Bei der Schutzimpfung weiblicher Jungrinder ist nur ein relativer Schutz gegenüber Infektionen mit Brucellen zu erwarten. Erfolgen Infektionen, so bilden sich in den meisten Fällen Agglutinationstiter aus, die eine Unterscheidung zu den Impftitern kaum zulassen. Wirkungsvolle hygienische Maßnahmen bewahren aber Impfbestände weitestgehend vor Infektionen, deren Erkennung beim Vorhandensein zahlreicher persistierender Impftiter erschwert ist. E. Wiesner. 3740.

**4-64/12-0235** Ševcova, Z. V. O pričine sniženija estestvennoj ustojčivosti oblučennych životnych protiv živoj brucelleznoj vakciny. **(Ursachen, die bei bestrahlten Tieren eine Verminderung der natürlichen Resistenz gegen den Brucellose-Lebendimpfstoff bedingen.)** Žurnal mikrobiologii, ėpidemiologii i immunobiologii, Moskva **41** (1964) Nr. 4. S. 100-105. – 5 Tab., 10 Lit. Zus. in Engl.

Durch Tierversuche an Meerschweinchen und weißen Ratten, die nach der Bestrahlung von 200 r bzw. 500 r, einer Dosierung, bei der 20-30% der Versuchstiere in 30 Tagen verendeten, mit dem Brucellose-Lebendimpfstoff 19 BA 10 Tage nach Versuchsbeginn behandelt wurden, sollten die Ursachen für eine stets auftretende Resistenzminderung geklärt werden. In vergleichenden Versuchsreihen kamen dieser Impfstoff in hitzeinaktivierter Form und das aus der Vaccine gewonnene Endotoxin zur Anwendung. Alle drei Inocula führten bei der Verimpfung an bestrahlte Tiere immer zu einer Zunahme der tödlich endenden Fälle. Hierbei trat eine Veränderung in der Keimdichte der Brucellen in den Organen nicht auf. Aufgrund indirekter Hinweise wird der Resistenzabfall gegenüber dem Lebendimpfstoff auf eine Erhöhung der Endotoxinsensibilität zurückgeführt. W. Bathke. 3740.

**4-64/12-0236** Mateev, M., Boev, B., Krŭstev, V. u. a. Proučvanija na brucelozata po svinete. III. Izolirane na bruceli pri svine s položitelni, sŭmnitelni i otricatelni serologični reakcii ot zarazeni stada (stopanstva). **(Untersuchungen der Schweinebrucellose. III. Das Isolieren von Brucellen bei Schweinen mit positiven, zweifelhaften und negativen serologischen Reaktionen aus infizierten Herden [Betrieben].)** Izvestija na Veterinarnija institut za zarazni i parazitni bolesti, Sofija 8 (1963) S. 147-152. – 2 Tab., 11 Lit.

Die Seren und die inneren Organe von 245 geschlachteten Schweinen, die aus verseuchten Betrieben stammten, wurden auf Brucellose untersucht. KBR und LA haben 78 positiv reagierende Schweine, 23 zweifelhaft und 144 negativ reagierende Schweine ermittelt. Die Aussaat aus den inneren Organen (unmittelbar oder nach einem biologischen Versuch) gestattete es, 43 Stämme zu isolieren; davon 28 von positiv, 5 von zweifelhaft und 11 von negativ reagierenden Schweinen. NRB/ZSNTI. 3740.

**4-64/12-0237** Kločkov, A. A. Polučenie slabovirulentnogo štamma brucell vozdejstviem ul'trafioletovych lučej. **(Die Gewinnung eines schwach virulenten Brucellenstammes durch die Einwirkung ultravioletter Strahlen.)** Veterinarija, Moskva **41** (1964) Nr. 2. S. 31.

Die Wirkung ultravioletter Strahlen der Lampe PRK-4 wurde an insgesamt 15 Brucellenstämmen, die auf Agarschichten ausgegossen wurden, überprüft. Im ersten Versuch (45-90 sec Bestrahlung bei einer Entfernung von 25 cm) wuchsen von ca. 50000 Keimen nur 3-7 Kolonien, im zweiten, bei Verkürzung der Entfernung auf 10 cm, keine Kolonien. Die Kolonien waren zwar kleiner und wiesen ungleichmäßige Ränder auf, verfügten jedoch bis auf eine Ausnahme über agglutinogene Eigenschaften. Zwei näher untersuchte Stämme (*Br. melitensis* 56 und 64) ließen als Abweichungen nur positive Trypaflavin- und Thermoagglutinationsreaktionen erkennen. Der Stamm 65 wies im Meerschweinchenversuch virulenzgeschwächte Eigenschaften auf und führte bei tragenden Schafen in einer Dosis von 30-40 Mlrd. Keimen zu keiner manifesten Infektion. W. Bathke. 3740.

**4-64/12-0238** Semčeva, N. S., Vinogradova, I. N. und Larionova, G. F. Svojstva vakcinnoj kul'tury Brucella abortus 19-BA, vyraščennoj v uslovijach aëracii. **(Eigenschaften der unter Belüftung gezüchteten Vaccinekultur Brucella abortus 19 BA.)** Veterinarija, Moskva **41** (1964) Nr. 2. S. 27-30. — 2 Abb., 1 Tab., 15 Lit.

Die Tiefenkultur zur Gewinnung maximaler Keimmengen für die Herstellung von Lebendimpfstoffen war Gegenstand von Untersuchungen in verschiedenen Modifikationen. Hierbei erwies sich die 20-Stunden-Kultur bei ständiger Belüftung (1 l Luft je 1 l Medium in der Minute) und ständiger Bewegung (130-140 Bewegungen in der Minute) als das geeignetste Verfahren und lieferte in der Regel Keimmengen von 45 Mlrd./ml. In ihren Eigenschaften entsprach die hierbei gewonnene Kultur dem Ausgangsstamm; sie wies kokkoide Formen auf, reduzierte Fuchsin, bildete Schwefelwasserstoff und reagierte nicht mit Thionin. W. Bathke. 3740.

**4-64/12-0239** Todorov, T. Dechidrogenazna aktivnost pri brucelite. **(Die Dehydrogenaseaktivität bei Brucellen.)** Izvestija na Veterinarnija institut za zarazni i parazitni bolesti, Sofija **9** (1963) S. 5-14. — 10 Tab., 15 Lit. Zus. in Russ., Engl.

Untersucht wurde die Dehydrogenase-Aktivität von 36 Brucellenstämmen: 9 Stämme *Br. melitensis*, 5 *Br. intermedia*, 4 *Br. suis* var. america, 6 *Br. suis* var. danica, 10 *Br. abortus* und 2 von Renen in der UdSSR isolierte Stämme. Die Restatmung, die Dehydrogenase-Aktivität der reinen Brucellen, ohne Substrat, ist bei den Stämmen *Br. intermedia* und danach bei *Br. melitensis* und *Br. suis* am stärksten ausgeprägt. In der Gruppe *Br. abortus* sind manche Stämme sehr aktiv, andere wenig aktiv. Die Dehydrogenase-Aktivität der Brucellen in Anwesenheit der Substrate sowie die Reihenfolge der Äußerung dieser Aktivität, i. e. der Stoffwechseltypus, ist bei den verschiedenen Brucellen ungleich. So ist sie bei den Stämmen *Br. intermedia* und *Br. melitensis* in Gegenwart von Alanin, Glutaminsäure, Asparagin, Laevulose, Raffinose und Erythrit am stärksten und in Gegenwart von Arabinose, Maltose und Xylose am schwächsten ausgeprägt. *Br. suis* zeigt in Gegenwart von Erythrit, Arabinose, Xylose, Maltose, Laevulose und Galaktose eine starke Dehydrogenase-Aktivität und in Gegenwart von Alanin, Glutaminsäure und Asparagin eine schwache. Es wurden drei Gruppen der Stämme *Br. abortus* bestimmt. Die erste Gruppe zeichnet sich durch eine mittlere Dehydrogenase-Aktivität in Gegenwart verschiedener Substrate aus, am stärksten ist sie in Gegenwart von Erythrit. In der zweiten Gruppe fördert Erythrit diese Aktivität nicht. Bei den Vertretern dieser Gruppe beobachtet man die schwächste „restliche Atmung". Eine Mittelstellung nehmen die Stämme ein, bei denen die Aktivität in Gegenwart von Glutaminsäure, Xylose, Arabinose, Galaktose, Maltose und Erythrit zum Ausdruck kommt, wobei Erythrit hier nicht an erster Stelle steht. Die Stämme, die aus Renen isoliert wurden, äußern eine stark ausgeprägte Dehydrogenase-Aktivität in Gegenwart von Erythrit, Laevulose, Glutaminsäure, Glukose, Raffinose und Alanin. NRB/ZSNTI. 3740.

**4-64/12-0240** Gerbec, M. Improvements in preparation of rickettsial type-specific and groupspecific antigens. **(Verbesserte Herstellungsmethode des typus- und gruppenspezifischen Rickettsien-Antigens.)** Acta virol. [Praha] 8 (1964) Nr. 1. S. 52-58. – 4 Tab., 4 Lit.
Beschreibung der Herstellungsmethode: Inoculierung geeigneter Hühnerembryonen mit Rickettsien, Bereitung der Formolsuspension der Eidottersäcke, ihre Inaktivierung und Rickettsienkonzentration in einem Veronalpuffer durch Zentrifugieren. In der Endphase wird die konzentrierte Suspension mit einer Merthiolatlösung und mit einer Mischung von Aether und 10% Aethylalkohol verdünnt. Dann wird die Rickettsiensuspension extrahiert, indem sie eine Stunde lang bei 4500 Umdrehungen/Min. zentrifugiert wird. Das Supernatans enthält ein lösliches typenspezifisches Antigen. Nach dem Auswaschen des Sedimentes mit dem Veronalpuffer wird die Standarddichte des Rickettsienantigens mit Hilfe eines Spektrometers modifiziert. Nach dieser Methode konnte man sowohl mehr spezifisches als auch lösbares Antigen erhalten. Die Abwesenheit der antikomplementären Aktivität und das gleichzeitige Entstehen des lösbaren Antigens (als Nebenprodukt bei der Bildung des spezifischen Antigens) werden hervorgehoben. ČSSR/ÚVTI. 3780.

**4-64/12-0241** Meisel, H.; Warsaw, State Inst. of Hyg. Some serological problems connected with classification and analysis of structure of clostridia. **(Einige mit der Klassifizierung und der Strukturanalyse von Clostridien zusammenhängende serologische Probleme.)** Bull. Office int. Épizooties **59** (1963) Nr. 9/10. S. 1425-1440. – 5 Tab., 35 Lit. Zus. in Franz., Span.
Es wird der gegenwärtige Stand der Kenntnisse über die Immunchemie der serologisch aktiven Polysaccharide der Clostridien aufgezeigt. Besonders herausgestellt werden Untersuchungen über die serologische Klassifizierung von 7 proteolytischen Clostridienarten auf der Basis der antigenen Eigenschaften der entsprechenden Sporen. Dabei wurde gefunden, daß Agglutinationsreaktionen zwischen Sporen und Antisporenseren einen hohen Wert für die Klassifizierung von Clostridien besitzen. Weitere Untersuchungen zu diesem Problem sind jedoch notwendig, ebenso wie zur Klärung der Frage, warum in den Blutseren gesunder Tiere keine „normalen" Anti-Perfringens-Agglutinine nachgewiesen werden können, obwohl die Seren Antikörper gegen verschiedene andere Clostridienarten enthalten. Das ist insofern eigenartig, als *Cl. perfringens* nahezu stets im Darmkanal von Tieren nachgewiesen werden kann. Möglicherweise spielt die Zellstruktur von *Ch. perfringens* für dieses Phänomen eine Rolle. G. Scheibner. 3805.

**4-64/12-0242** Warrack, G. H.; Beckenham, Kent, England, Wellcome Res. Lab. Some observations on the typing of Clostridium perfringens. **(Einige Beobachtungen über die Typisierung von Clostridium perfringens.)** Bull. Office int. Épizooties **59** (1963) Nr. 9/10. S. 1393-1400. – 2 Tab., 28 Lit. Zus. in Franz., Span.

Es werden die wesentlichsten Kriterien für die Typendifferenzierung von *Cl. perfringens* dargestellt. Die Typisierung sollte dabei insbesondere auf der Prüfung zum Nachweis der vier Haupttoxine α, β ε und ι basieren. Jedes der vier Toxine bewirkt charakteristische Hautveränderungen bei intracutaner Injektion in die Haut von depilierten Meerschweinchen. Diese Nachweismethodik erwies sich brauchbarer als die Toxinprüfung durch i.v.-Test bei Mäusen. Das α-Toxin bewirkt eine gelbliche Nekrose, das β-Toxin eine purpurähnliche, hämorrhagisch-nekrotische Zone, das ε-Toxin eine umschriebene Zone weißlicher Nekrose mit gelegentlich vorkommenden Fleckchen kleiner purpurähnlicher Hämorrhagien und das ι-Toxin eine runde Zone von purpurartig-weißlicher Nekrose. Das β-Toxin läßt sich durch Trypsin zerstören, während die ε- und ι-Toxine durch Trypsin aktiviert werden. Auf der Grundlage dieser Klassifizierung werden die als Typ F bezeichneten Stämme als Untergruppe des Typs C angesehen. G. Scheibner. 3805.

**4-64/12-0243** Mansson, I.; Stockholm, Sweden, Roy. Veterin. Coll. The effect of diet on the composition of the intestinal flora in pigs particularly the atypical Clostridium perfringens. **(Der Einfluß der Nahrung auf die Zusammensetzung der Darmflora von Schweinen, besonders der atypischen Clostridium perfringens-Keime.)** Bull. Office int. Épizooties **59** (1963) Nr. 9/10. S. 1463-1468. — Zus. in Franz., Span.

Bei ad libidum-Verabreichung eines Trockenfutters an Schweine, das Fischmehl mit Zusatz von verdaulichem Eiweiß enthielt, stieg der Gehalt der Darmflora an atypischen *Cl. perfringens*-Keimen auf hohe Werte an. Innerhalb von 1-3 Wochen nach Beginn des Versuchs entwickelte sich parallel zur Vermehrung der Perfringens-Keime bei den Versuchsschweinen eine Parakeratosis. Ein Zusatz von 50 ppm Zink zum Futter oder die Verabreichung von Naßfutter verhinderten die Parakeratosis. Tiere mit Hautveränderungen zeigten einen Anstieg der Gamma-Globulinfraktion des Serums sowie einen Anstieg der Erythrocytensedimentationsrate und wiesen spezifische zirkulierende Antikörper gegen die im Darminhalt vorhandenen atypischen *Cl. perfringens*-Keime auf. Die Blutzinkwerte waren ebenfalls vermindert. Für die Entwicklung der Parakeratosis beim Schwein scheinen mehrere ätiologische Faktoren bestimmend zu sein. Ein wichtiger Faktor ist dabei die Zusammensetzung der Darmflora der Schweine. G. Scheibner. 3805.

**4-64/12-0244** Minervin, S. M. und Donec, Ju. I. O vlijanie proteinaz životnogo i mikrobnogo proischoždenija na nekotorye svojstva toksina Cl. perfringens. **(Über den Einfluß tierischer und bakterieller Proteinasen auf einige Eigenschaften des Cl. perfringens-Toxins.)** Žurnal mikrobiologii, ėpidemiologii i immunobiologii, Moskva **41** (1964) Nr. 4. S. 111-115. — 4 Tab., 18 Lit. Zus. in Engl.

Bei den Untersuchungen zur gemeinsamen Wirkung des *Cl. perfringens*-Toxins mit Proteinasen bakterieller und tierischer Herkunft (Trypsin, Chemotrypsin, Proteinase aus *Aspergillus terricola* u. a.) wurde festgestellt, daß die hämolytische Aktivität dieses Toxins auf Erythrocyten des Menschen und Kaninchens durch geringe Proteinasemengen leicht erhöht, durch große Proteinasemengen jedoch paralysiert wird. Die Proteinasen verstärkten jedoch in bedeutendem Maße die Gelatinaseaktivität. Hierbei besaßen die aus Pilzen isolierten Proteinasen die stärkste aktivierende Fähigkeit (6- bis 8fache Verstärkung). Das spezifische antitoxische Serum neutralisierte die proteolytische Wirkung des Toxin-Proteinase-Gemisches vollkommen.
W. Bathke. 3805.

**4-64/12-0245** Jansen, B. C.; Onderstepoort, Veterin. Res. Inst. The importance of anaerobes in the causation of animal diseases in the Republic of South Africa. **(Die Bedeutung von Anaerobiern als Ursache von Tier-**

**krankheiten in der Südafrikanischen Republik.)** Bull. Office int. Épizooties **59** (1963) Nr. 9/10. S. 1333-1350. – 13 Lit. Zus. in Franz., Span.
Anaerobiererkrankungen spielen in der Südafrikanischen Republik insbesondere bei Schafen und Rindern eine beachtliche Rolle. Noch vor einigen Jahren kamen starke Verluste bei Schafen durch Enterotoxämie vor. Durch umfassende Impfungen, z. Z. werden jährlich etwa 23 Mill. Dosen Enterotoxämievaccine verimpft, ist die Krankheit nahezu bedeutungslos geworden. Lämmerruhr wird seltener beobachtet. Die Prophylaxe erfolgt durch Impfung der tragenden Schafe. Erkrankungen durch die Typen C und E von *Clostridium perfringens* konnten bisher nicht festgestellt werden. Rauschbrand stellt z. Z. eine der ökonomisch bedeutungsvollsten Anaerobiererkrankungen nicht nur bei Rindern und Schafen, sondern auch beim Wild dar. Die Krankheit tritt besonders bei jungen Rindern mit gutem Nährzustand und Schafen nach der Schur auf. In Rauschbranddistrikten werden Rinder im Alter von 6 Mon. bis zu 3 Jahren jährlich vacciniert. Schafe werden einen Monat vor der Schur mit Vaccine geimpft. Infektionen von Tieren mit *Cl. septicum* oder *Cl. oedematiens* sind ebenso selten wie Tetanuserkrankungen. Dagegen tritt Botulismus in bestimmten Gegenden häufig bei Rindern als Folge eines perversen Appetites infolge Phosphormangel auf. Die Tiere nehmen mit dem Kadavermaterial Keime und Toxin des Erregers auf. Es werden hauptsächlich Erkrankungen durch den Typ D beobachtet, nicht selten aber auch durch den Typ C von *Cl. botulinum*. Zur Vorbeuge gegen Botulismus werden dem Tierfutter Phosphate zugesetzt. Außerdem erfolgt die Vaccinierung aller empfänglichen Haustiere in Botulismus-Distrikten. G. Scheibner. 3805.

**4-64/12-0246** Weipers, W. L.; Glasgow, Univ., Veterin. School. Clostridia in experimental intestinal obstruction and a study of the toxic substances present in the loop contents and peritoneal fluid. **(Clostridien bei der experimentellen Darmverstopfung und eine Untersuchung über die im Darmschlingeninhalt und in der Peritonealflüssigkeit vorhandenen toxischen Substanzen.)** Bull. Office int. Épizooties **59** (1963) Nr. 9/10. S. 1419-1424. – 9 Lit. Zus. in Franz., Span.
Im Inhalt isolierter Dünndarmschlingen gesunder Hunde trat eine massive Entwicklung von *Cl. perfringens*, Typ A, dann ein, wenn keine Antibiotica verabreicht wurden. Ferner konnten bei den Versuchshunden eine Nekrose der Darmwand und eine Flüssigkeitsansammlung in der Bauchhöhle beobachtet werden. In der Flüssigkeit waren mehrere toxische Substanzen, u. a. Histamin, nachweisbar. Sämtliche Versuchshunde dieser Gruppe starben innerhalb einer Woche nach Versuchsbeginn. Gaben von Penicillin oder Neomycin verhinderten bei Versuchshunden die Nekrose und die Flüssigkeitsansammlung. Die Hunde überlebten in diesen Fällen. Während bei Penicillin-Gaben keine Clostridien im Darmschlingeninhalt nachweisbar waren, wurde durch Neomycin die Vermehrung der Perfringens-Keime nicht gehemmt. In einer Versuchsgruppe mit Hunden, die gegen *Cl. perfringens*, Typ A, aktiv oder passiv immunisiert worden waren, verhielten sich die Hunde je nach dem Antitoxintiter unterschiedlich. G. Scheibner. 3805.

**4-64/12-0247** Inukai, Yoshikazu; Sapporo, Japan, Hokkaido Univ., Fac. of Veterin. Med. Activation of the toxin in the culture of Clostridium botulinum type A. **(Zur Toxinaktivierung in Clostridium-botulinum-Kulturen vom Typ A.)** Jap. J. veterin. Res. **11** (1963) Nr. 3. S. 87-93. – Orig.: engl.
Anhand eines Typ-A-Stammes untersuchte Vf. den Vorgang der Toxinaktivierung bei *Cl. botulinum*. Er gelangte zu der Ansicht, daß das Botulinustoxin während der Wachstumsphase der Clostridien in inaktiver Form synthetisiert und in der katabolischen Phase freigesetzt wird. Dieses Protoxin wird durch ein von den Zellen produziertes oder künstlich zugesetztes proteolytisches

Enzym wirksam gemacht. Stämme des Typs E bilden kein proteolytisches Ferment und sind daher nicht in der Lage, ihr Protoxin zu aktivieren. Die Wirkung des Enzyms wird durch Zusatz von Normalserum, Kupfer oder Aethylendiamintetraacetat gehemmt. G. Train. 3815.

**4-64/12-0248** Dziubek, T. Wilgotność powietrza w oborze a organizm zwierzęcy. **(Die Luftfeuchtigkeit im Kuhstall und der tierische Organismus.)** Nowe Rolnictwo **12** (1963) Nr. 22. S. 28-30. — 1 Tab.

Die Luftfeuchtigkeit in den Stallungen unterliegt starken Schwankungen, darf aber nicht einen max. Wert übersteigen. Trotz eines größeren Wärmevolumens und einer intensiveren Leitung der warmen, feuchten Luft muß in den Ställen eine niedrigere Feuchtigkeit erreicht werden. Im Sommer hängt die Intensität der Wärmeabgabe durch den Organismus von der Lufttemperatur und Feuchtigkeit ab. Sie ist proportional zum Sättigungsdefizit der Feuchtigkeit. Die Feuchtigkeit muß mit der Stalltemperatur synchronisiert sein oder einer bestimmten Temperatur muß ein bestimmter Prozentsatz der Feuchtigkeit entsprechen. Eine Tabelle behandelt die Temperaturen und die davon abhängenden Parameter der relativen, sowie absoluten Feuchtigkeit und des Sättigungsdefizits. Als Kriterium nimmt man im Sommer die Feuchtigkeitsnormen und im Winter die Temperaturnormen. Die Ställe müssen mit entsprechenden Geräten für das Messen der Kontrollen und die Regulierung des Klimas in den Ställen versehen sein. PRL/CBR. 3930.

**4-64/12-0249** Hauptmann, J. Základy bioklimatologie skotu ve vztahu k ustájení. **(Grundlagen der Bioklimatologie des Rindes in Beziehung zur Aufstallung.)** Studijní Inform., živočišná Výroba **1963** Nr. 8. S. 447-527. — 12 Tab., 140 Lit.

Ein Sammelbericht, in dem die grundlegenden Erkenntnisse über die Bioklimatologie und Bioklimatik des Rindes zusammengefaßt sind. Es werden verschiedene Umwelteinflüsse auf die physiol. Eigenschaften des Rindes erklärt und Faktoren angeführt, von denen die Schaffung optimaler Bedingungen für die Haltung und Aufstallung der Tiere abhängt. Einzelne Kapitel behandeln die Stressfaktoren und Stressreaktionen der Tiere, die klimatische Adaptierung und Ethologie des Rindes, Einfluß einzelner klimatischer Faktoren, neue Methoden der bioklimatischen und bioklimatologischen Forschung usw. Zum Schluß wird die Notwendigkeit der bioklimatologischen Forschung bei der Lösung von Fragen der Großproduktionstechnologie der tierischen Erzeugung unter den in der Tschechoslowakei herrschenden Bedingungen sowie auch auf die internationale Zusammenarbeit mit Ländern, wo ähnliche Fragen unter gleichen ökologischen Bedingungen gelöst werden, hingewiesen ČSSR/ÚVTI. 3940.

**4-64/12-0250** Szép, I. Összehasonlitó mikroklima-vizsgálatok szarvamarhaistállókban. **(Vergleichende Mikroklima-Untersuchungen in Rinderställen.)** Magyar Állatorvosok Lapja [Ung. veterinärmed. Bl.] **18** (1963) Nr. 8. S. 316 bis 320. — Aus: Ung. Agrar-Rdsch. **1964** Nr. 2. 3940.

**4-64/12-0251** Štumpf, J. Vliv stájového mikroklimatu na prasata. **(Wirkung des Stallmikroklimas auf Schweine.)** Veterinářství **13** (1963) Nr. 10. S. 455-459. — 12 Abb., 1 Tab.

Übersicht einiger ausländischer Arbeiten über die Problematik des Stallmikroklimas und besonders der Temperaturwerte sowie der relativen Luftfeuchtigkeit. Gemäß den Versuchen der Veterinärhochschule in Kopenhagen wird der Einfluß der Temperatur auf die physiologischen Funktionen und der des Mikroklimas auf die Krankheitsanfälligkeit der Schweine, auf ihren Zuwachs und den Futterverbrauch eingehender beschrieben. Niedrige Temperatur bei gleichzeitiger hoher relativer Luftfeuchtigkeit schwächt die Resistenz des

Organismus gegen infektiöse und nichtinfektiöse Krankheiten, verlängert den Stoffwechsel gegenüber der Norm und verursacht eine schlechtere Ausnützung der Futterstoffe, hauptsächlich der Proteine. Auf Grund der aus Dänemark stammenden Berichte, wo die größeren Schweinemastbetriebe durchwegs geheizt werden, bewegt sich die optimale Stalltemperatur für die Schweine um etwa 15 °C, unter Bedingungen der Praxis zwischen etwa 12 und 20° C. Bei dieser Temperatur geben die Schweine Fleisch bester Qualität. Durch gute Streu im Winter, evtl. auch durch gutgepflegte Tiefstreu, kann man die Bodentemperatur um etwa 5 °C erhöhen. Um die in der ČSSR herrschenden Bedingungen zu verbessern, empfiehlt es sich, auch weiterhin zufriedenstellende Klimatisierungsvorrichtungen einzuführen, die Stallungen im Winter durch Wärmedämmung zu schützen, das Wegschwemmen von Mist einzuschränken und Streu anzuwenden. Neue Objekte sollen in der Weise gebaut werden, damit sie auch im Winter eine Minimaltemperatur von 10 °C aufweisen. ČSSR/ÚVTI. 3940.

**4-64/12-0252** Musil, D. Příspěvek k problematice ekonomiky ztrát selat zaviněnych zimou. **(Beitrag zur ökonomischen Problematik der durch Kälte verursachten Verluste an Ferkeln.)** Veterinářství **13** (1963) Nr. 10. S. 451-455. — 1 Abb., 4 Tab.

Im Kreis Tábor wurden zwischen Nov. 1961 und März 1963 durchschnittliche minimale und maximale Monatstemperaturen und Wurfanzahl bei Sauen sowie Angaben über neugeborene und abgestorbene Ferkel bei den LPG festgestellt. Durch einen Vergleich der Temperaturkurve mit der Kurve des Prozentsatzes der eingegangenen Ferkel wurde die Abhängigkeit der Mortalität von der Temperaturabnahme erwiesen. Es wurde festgestellt, daß in den Wintermonaten des Jahres 1962, also in Monaten, wo die Temperatur sich nur unter 7 °C hielt, die Zahl der eingegangenen Ferkel um 0,85% des gesamten Bestandes (um 555 Stück) höher war, als der jährliche Mortalitätsdurchschnitt, sie machte 6,9% aus. Die Ferkelverluste infolge Blutarmut, Verzwergung, schlechter Fütterung, evtl. Fütterungsmangel und unzureichender Zuwachs bei chronisch kranken Ferkeln sind jedoch wesentlich höher (sie machen etwa 85% der Gesamtverluste aus), als die durch mangelhaften Wärmehaushalt verursachten Verluste, die man darüber hinaus noch durch geeignete Wärmedämmung und Lüftung der Ställe herabsetzen kann. Es ist notwendig, daß der Veterinärdienst auch diesem Problem erhöhte Aufmerksamkeit schenkt. ČSSR/ÚVTI. 3940.

**4-64/12-0253** Anufriev, L. N.; Forsch.-Inst. für Landwirtsch. Bauten beim Staatl. Komitee des Ministerrates der UdSSR für Fragen des Bauwesens. Teplovydelenija krupnogo rogatogo skota konvekciej i radiaciej. **(Wärmeabgabe bei Rindern durch Konvektion und Radiation.)** Životnovodstvo, Moskva **25** (1963) Nr. 10. S. 76-78. — 1 Abb., 14 Lit.

Der Autor berechnet den Anteil der Konvektions- und Radiationswärmeabgabe bei Rindern in Abhängigkeit von der Raumtemperatur. Graphisch sind die Radiations-, Konvektions- und Gesamtwärmeabgaben pro m² Oberfläche bei einer Lufttemperatur von $-15°$ bis $+15°$ angegeben. Die Wärmeabgabe durch Ausstrahlung beträgt 50-60% der Gesamtwärmeabgabe. Die Radiationswärmeabgabe steigt mit dem Abfall der Temperatur der begrenzenden Raumflächen. Um diesen Wärmeverlust zu vermindern, müssen entweder die $t^0$ der Raumflächen erhöht werden oder die Innenwände des Stalles so gebaut werden, daß möglichst viel Strahlungswärme reflektiert und dem Tier zurückgegeben wird (Aluminiumfolie). G. Pose. 3980.

**4-64/12-0254** Gerzymisch, H. **Anbinde- und Offenstallungen, Betrachtungen und Untersuchungen der Stalluft.** Hyg. auf d. Lande **1964** Nr. 7. S. 81-112. — 13 Abb., 1 Tab. Zus. in Russ.

Vergleichende gasanalytische Untersuchungen befaßten sich mit dem $CO_2$- und dem Ammoniakgehalt der Stalluft. Im Offenstall war im Winter der $CO_2$-Gehalt nur minimal erhöht, und Temperatur und Luftfeuchtigkeit der Stalluft waren niedrig. Im Sommer stieg infolge der unter dem Jahresdurchschnitt liegenden Windgeschwindigkeit mit zunehmenden Temperaturen die $CO_2$-Konzentration der Luft an. Im Anbindestall lagen im Winter infolge der geschlossenen Fenster und Türen höhere $CO_2$-Konzentration vor, während sie im Sommer bei besserer Entlüftung entsprechend abnahmen. Ein ähnlicher Rhythmus konnte im Massivstall bei nächtlicher Schließung der Türen und Fenster im Vergleich zu den Tageswerten bei entsprechender Belüftung gefunden werden. Im Gegensatz zu anderen Autoren hat Vf. keine eindeutigen Zusammenhänge zwischen $CO_2$-Gehalt, Temperatur und Luftfeuchtigkeit beobachtet. Der Ammoniakgehalt der Luft hatte im Offenstall bei niedrigen Wintertemperaturen sein Minimum, im Sommer bei höheren Temperaturen beträchtliche Maxima zu verzeichnen. Im Anbindestall wurde bei allerdings anderen Voraussetzungen im Winter bei höheren Innentemperaturen und unregelmäßiger Belüftung ein Maximum erreicht, das sich im Sommer bei hohen Außentemperaturen im August wiederholte. Im Kaltstall wurden im Gegensatz zum Anbindestall wesentlich geringere Ammoniakkonzentrationen gemessen, obwohl in beiden Ställen Lüftung und Einstreu nicht optimal waren. Durch die fehlende Wärmedämmung im Kaltstall waren im Durchschnitt niedrigere Temperaturen als im wärmegedämmten Anbindestall zu verzeichnen, wodurch die Zersetzungsgeschwindigkeit des Harnstoffes sowie die Ammoniakverdunstung wesentlich herabgesetzt wurde. H. Busse. 3980.

**4-64/12-0255** Tichonin, I. Ja., Mart'janov, S. N. und Fel'd štejn, M. A. Profilaktika travmatizma krupnogo rogatogo skota pri perevode na besprivjaznoe soderžanie. **(Traumavorbeuge beim Rind während des Überganges zur Freilaufstallhaltung.)** Životnovodstvo, Moskva **25** (1963) Nr. 12. S. 47-49. – 1 Tab.
Die Erfahrungen in einer Kolchose werden analysiert. Im Verlauf von 8 Monaten Freilaufstallhaltung traten bei **736** Rinder **1486** Fälle traumatischer Insulte auf (bei Anbindehaltung waren es **103**). Vor allem in den ersten **3-4** Übergangsmonaten wurden diese Fälle beobachtet. Auf Schäden am Euter entfallen 481. In der Beobachtungszeit sank die Milchleistung auf einer Farm um **448** Liter, in der anderen Herde um **370** Liter je Kuh. Demgegenüber war die Milchleistung während der Anbindevergleichsperiode um **134-185** Liter je Kuh angestiegen. Vielfach wurden die Tiere in einigen Sowchosen in der Winterzeit an die neue Haltungsform gewöhnt, wobei Tiere verschiedener Herden zusammengestellt wurden. Auch das Alter war ziemlich unausgeglichen. Die Einstreu war unzureichend, und Klauendeformationen und -schäden traten häufig auf. Unzureichend erwies sich auch die Fütterung der Tiere bei dieser Haltungsform, d. h. es wurde in mehrfacher Hinsicht den besonderen Bedingungen dieser Haltungsform nicht Rechnung getragen. M. Rauch. 4000.

**4-64/12-0256** Ramsey, F. K., Howard, James R., Giese, Henry, Tyler, Dave, Duncan, J. R. und Roberts, F. D.; Ames, Iowa State Univ. Responsibility in lightning losses to livestock. **(Die Bedeutung von Blitzschäden für den Viehbestand.)** Veterin. Med. [Kansas City] **57** (1962) Nr. 9. S. 809-812.
Eingehende Darstellung der Vorgänge des Blitzschlages und seiner Wirkung auf Tiere. Es werden die Symptome und die Schäden der getroffenen Tiere besprochen. Da die Läsionen von Tier zu Tier sehr variieren, werden in 8 Punkten klare Hinweise gegeben, um zu einer sicheren Diagnose zu kommen. Schließlich werden Bemerkungen zu Verhandlungen mit Versicherungsgesellschaften zum Problem der Blitzschäden gemacht, Anregungen zur Klarstellung der Situation gegeben sowie auf die dabei möglichen Ansteckungsgefahren, Tollwut, Milzbrand und *Clostridium*-Infektionen, hingewiesen.
H. Schützler. 4030.

## VIII. PHARMAKOLOGIE, TOXIKOLOGIE

**4-64/12-0257** Vaccari, I., Ballarini, G., Vitali, G. und Zanda, A.; Parma, Univ., Fac. di Med. Veterin., Ist. di Clin. Med. e Malattie Infettive. L'esame alla „luce di wood": Metodo di riconoscimento, in „uccelli da gabbia e da voliera", die attuato trattamento con tetracicline. **(Die Fluoreszenz-Mikroskopie, eine Methode zur Erkennung der stattgehabten Tetracyclinbehandlung von Käfig- und Volierenvögeln.)** Nuova Veterin., Faenza [N.S.] **40** (1964) Nr. 3. S. 71-77. — 2 Tab., 25 Lit.
Tetracyclin zeigt im UV-Licht (bei Wellenlängen unter 0,4 $\mu$) eine charakteristische, intensive, goldgelbe Fluoreszenz, die in den einzelnen Geweben des Organismus verschieden stark und nach unterschiedlicher Zeit auftritt und wieder verschwindet. Mit Hilfe der Fluoreszenz-Untersuchung kann man daher unter gewissen Voraussetzungen eine vorausgegangene Tetracyclinbehandlung bei Vögeln nachweisen. K. Reinhardt. 4235.

**4-64/12-0258** Chen, Graham, Ensor, Charles R., McCarthy, Duncan A., McLean, John R. und Campbell, Alfred; Ann Arbor, Mich., Parke, Davis & Co. The pharmacology of 3-phenoxypropylguanidine. **(Die Pharmakologie von 3-Phenoxypropylguanidin.)** J. Pharmacol. exp. Therapeut. **143** (1964) Nr. 3. S. 374-382. — 3 Abb., 6 Tab., 19 Lit.
Ausgehend von der Beobachtung, daß 3-Phenoxpropylguanidin (PPG) die durch Reserpin oder Tetrabenazin erzeugte Ptosis von Mäusen verhütet bzw. aufhebt, sind verschiedene andere pharmakologische Wirkungen des PPG untersucht worden. Die Kontraktion der Katzennickhaut wird durch 1 mg/kg PPG i. v. verlängert, diese Wirkung kann durch Vorbehandlung mit Reserpin verhindert werden. Der erhöhte Blutdruck verschiedener Genese wird durch PPG bei Ratten und Hunden gesenkt, bei normalem Blutdruck tritt eine anfängliche Senkung auf, die sich bald normalisiert. Die Peristaltik von Mäusen wird durch PPG verlangsamt. Der Norepinephringehalt im Herzen und in der Milz von Ratten wird durch PPG deutlich erniedrigt. Die MAO-Aktivitat in Meerschweinchenhirnhomogenat ist nur leicht gehemmt. Auf das ZNS hat PPG bei Mäusen, Ratten, Hunden und Affen keine Wirkung.
R. Maune. 4260.

**4-64/12-0259** Arustamova, F. A.; Baku, Aserbaidshan. Med. Inst. Gipotenzivnoe dejstvie pustyrnika, proizrastajuščego v Azerbajdžane, v uslovijach chroničeskoj ėksperimental'noj gipertonii u životnych. **(Blutdrucksenkende Wirkung von Leonurus cardiaca in Aserbaidshan unter den Bedingungen einer chronischen experimentellen Hypertonie bei Tieren.)** Izvestija Akademii nauk Armjanskoj SSR. Biologičeskie nauki, Erevan **16** (1963) Nr. 7. S. 47-52. — 3 Abb., 2Tab., 4 Lit. Orig.: russ., Ausz.: armen.
Aus Leonurus cardiaca, (in Aserbaidshan gesammelt) wurde ein Alkoholextrakt gewonnen. Die Dosis letalis betrug für weiße Mäuse im Gewicht von 26-27 g 1 ml. In den angewandten Dosen verändert der Extrakt die Tätigkeit des isolierten Herzens und des Herzens in situ bei Kalt- und Warmblütern nicht. Auf die Gefäße isolierter Organe hat der Extrakt eine erweiternde Wirkung. In Versuchen zur Prüfung des Blutdruckes zeigte sich ein deutlicher drucksenkender Einfluß. Bei Hunden mit einer experimentellen Pituitrin-Hypertonie erzeugt der Extrakt eine ausgeprägte blutdrucksenkende Wirkung über einen längeren Zeitraum. Auf Grund dieser Ergebnisse wird der Extrakt von *Leonurus cardiaca* als drucksenkendes Mittel bei Hypertonie empfohlen.
H. Rauch. 4280.

**4-64/12-0260** Hanifa Moursi Sayed Ali; Hannover, Tierärztl. Hochschule, Pharmakol. Inst. **Beeinflussung der Katecholamin- und Tyraminwirkungen durch Amphetamin.** Diss. Hannover **1963** 55 S. — 7 Abb., 17 Abb., 47 Lit.
Die Versuche sind an insgesamt 180 Ratten, Kgw. 175 bis 510 g, durchgeführt worden. In Pentobarbital-Narkose erhalten die Tiere die zu untersuchenden

Substanzen (Amphetamin, Noradrenalin, Adrenalin, Tyramin, Reserpin, Cocain) i. v. verabreicht; der Blutdruck wird an der A. carotis abgenommen und auf einem Rußkymographen registriert. Danach hat Amphetamin in den untersuchten Dosierungen (100, 200, 400 μg/kg) eine blutdrucksteigende Wirkung, es wirkt in diesen Dosierungen synergistisch für die Sympathikomimetika Noradrenalin, Adrenalin und Tyramin (bei letzterem nur signifikant bei 100 μg/kg). Werden dagegen die Tiere mit Reserpin vorbehandelt, so verringert Amphetamin die Wirkung der drei Substanzen. Bezüglich der Hemmung der Catecholaminaufnahme hat Amphetamin eine dem Cocain vergleichbare Wirkung. R. Maune. 4280.

**4-64/12-0261** Bartoš, J., Lebduška, J. und Gilka, F. Účinnost furazolidonu a Furantoinu při léčbě toxické dyspepsie novorozených telat. **(Wirkung des Furazolidons und Furantoins bei Behandlung toxischer Dyspepsie neugeborener Kälber.)** Věstník Výzkumných Ústavu zemědělských **10** (1963) Nr. 12. S. 465-469. — 2 Abb., 4 Tab.
In vier landwirtschaftlichen Genossenschaften verabreichte man 1-10 Tage alten Kälbern bei Durchfällen Furazolidon in Tabletten dreimal täglich, und zwar 7 und mehr Tage lang, und in weiteren vier Genossenschaften erhielt ein Teil der kranken Kälber zwecks Wirkungsvergleichs auch Furantoin-Spofa (Nitrofurantoin). Das Furazolidon mit 0,3 g Wirksubstanz pro Tablette und Furantoin mit 0,1 g Wirksubstanz wurden vor dem Tränken verabreicht und genügten, um bei einigen Kälbern die Durchfälle bereits nach 3-5 Tagen zu unterdrücken. In einigen Fällen gelang es jedoch nicht, den Durchfall zu stoppen. Mit dem Furazolidon wurden 82,5% von 137 Kälbern geheilt und 7 weitere Kälber gingen ein oder wurden notgeschlachtet. Mit Furantoin wurden 86,8% von 53 Kälbern geheilt, und von den behandelten Kälbern starben oder wurden notgeschlachtet 13,2%. Die Wirksamkeit beider Präparate war praktisch im allgemeinen gleich, und vielleicht war sie bei Furantion, das in kleinerer Gabe des Wirkstoffes verabreicht wurde, höher, doch konnte dieser Umstand nicht entschieden werden, weil die Zahl der behandelten Tiere verhältnismäßig zu klein war. Beim Versagen der Behandlung fand man meistens eine Nabelerkrankung oder Läsion der Labmagen- und Duodenumschleimhaut. Man muß stets auf rechtzeitige Behandlung der Nabelschnur bedacht sein, damit eine Infektion verhindert werden kann. ČSSR/ÚVTI. 4290.

**4-64/12-0262** Molnár, J. Príspevok o použití Trichofytocidu (PBFI) pri trichofýcii mladého hovädzieho dobytka. **(Beitrag zur Anwendung von Trichofytocid [PBFI] bei der Trichophytie der Jungrinder.)** Veterinářství **13** (1963) Nr. 10. S. 441-443. — 4 Abb.
Für die Behandlung der stark beim Jungrind (100 Kälber mit mehreren Herden 100%ig verseucht und 60 erwachsene Rinder zu 40-50% mit vereinzelten Krankheitsherden verseucht) verbreiteten Trichophytie wendete man mit Erfolg die 10%ige Lösung von p-Bromphenylisothiocyanat (sog. Trichofytocil) an. Man mußte auch die Flächen um die Augen herum stark bespritzen, weil dort oft Herpesherde vorhanden waren, ohne daß dabei die Augen beschädigt wurden (bis auf kurzfristiges Tränen). Auch das behandelnde Personal, dessen Hände mit Indulonsalbe geschützt waren, ertrug die Wirkung des Präparates gut. Nach der Spritzung wurden die Tiere in andere Ställe übergeführt und der leere Stall wurde nach Desinfektion als Anbindestall neu besetzt. Die fungistatische Wirkung des Präparates zeigte sich bereits in den nächsten Tagen nach dem Spritzen. Die Trichophytie verbreitete sich nicht mehr, und nach 3 Mon. waren alle älteren Tiere (bis auf einen Herd) und 80 Kälber geheilt. Bei 20 Kälbern blieben noch vereinzelte Herde. Die erfolgreiche Heilung erfordert die Behandlung der ganzen Körperoberfläche der ganzen Herde und die Desinfektion der Umgebung. Für stark versuchte Zuchten wird ein wiederholtes Spritzen nach 3-4 Wochen empfohlen. ČSSR/ÚVTI. 4300.

**4-64/12-0263** Riemer, F. und Schöne, G.; Ponickau, Kreis Großenhain, Staatl. Tierarztprax.; Oberlichtenau, Kreis Kamenz, Staatl. Tierarztprax. **Praxiserfahrungen mit „Parevert", einem neuen Ca-Mg-Präparat vom VEB Serum-Werk, Bernburg. Ergänzung zu unserem Beitrag: Zur Therapie einiger Kalkstoffwechselstörungen beim Rind.** Mh. Veterinärmed. **19** (1964) Nr. 8. S. 291-292. — 1 Lit.
Das neu entwickelte Ca-Mg-Präparat Parevert (VEB Serumwerk Bernburg) wurde geprüft und in seiner Wirkung mit anderen Ca-Präparaten (Vetaparelyt, Parephrin) beim Rind verglichen. Parevert entspricht auf Grund des Ca-Mg-Verhältnisse von 2,6:1 dem Vetaparelyt und hat folgende Zusammensetzung: Calcium chloratum 8,0 g, Magnesium chloratum 3,0 g, Invertzucker 5,0 g, Aqua destillata ad 100 ml. Anwendung fand Paravert bei 21 Tieren mit Kalkstoffwechselstörungen (3mal Gebärparese, 16mal Festliegen, 2mal Tetanie) und 24 Tieren, die nach Ansicht der Vff. nicht daran erkrankt waren. 14 Tiere der zuletzt genannten Gruppe erhielten das Präparat nur zur Verträglichkeitsfeststellung. Empfohlen werden für Gebärparese und Festliegen 300-500 ml Parevert i. v. und 10-30 ml Vit. $D_2$ „Bernburg" (90000 I.E. je ml i. m. und für Tetanie 300-500 ml Parevert i. v., 100 ml Mg-Sulfat (25%ig) s. c. und 10-30 ml Vit. $D_2$ „Bernburg" (90000 I.E. je ml) i. m. Bei vergleichender Betrachtung war festzustellen, daß sich Parevert und Vetaparelyt in der Wirkung ähneln. Während Parevert gegenüber dem Parephrin geringere Herznebenwirkungen verursacht, hat es im Vergleich mit Vetaparelyt den Vorteil, daß es in infusionsfertiger Lösung vorliegt. Auf Grund des angegebenen Magnesiumgehaltes wird Parevert für die Behandlung der Tetanie als besonders indiziert angesehen. H. Haase. 4350.

**4-64/12-0264** Dvořék, M. Srovnávací studieúčinku Ferridextranu a Imposilu na snížení ztrát sajících selat. **(Vergleichende Untersuchung über die Wirkung von Ferridextran und Imposil auf die Senkung der Verluste an Saugferkeln.)** Veterinární Med. **9(37)** (1964) Nr. 1. S. 19-28. — 5 Tab., 44 Lit. Zus. in Russ., Engl., Dtsch.
In drei landwirtschaftlichen Betrieben mit höheren Abgangsziffern saugender Ferkel durch Atem- und Verdauungskrankheiten (zwei dieser Betriebe wiesen auch zum Teil mangelhafte Fütterung und Unterbringung auf) sollte der Anämie vorgebeugt werden, und man verglich die Wirkung des tschechoslowakischen Präparates Ferridextran (VEB Léčiva), das 50 mg Fe'''/ml mit dem englichen Präparat Imposil (Benger Lab. Ltd. Holmes Chapel), das 75 mg Fe'''/ml enthielt. Es wurden mit einmaliger intramuskulärer Gabe von 150 mg Fe''' insgesamt 365 Ferkel behandelt, davon 24 Würfe im Alter von 8-14 Tagen und 6 Würfe am 15. bis 25. Tag nach der Geburt. Das zufällig ausgewählte Drittel eines jeden Ferkelwurfs erhielt Ferridextran, das zweite Drittel bekam Imposil und das dritte Drittel bildete die Kontrolle. Am Behandlungstage wurden die Ferkel gewogen; nach drei Wochen wiederholte sich dieser Vorgang und gleichzeitig wurde der Spiegel des Hämoglobins festgestellt. Die genauen Ergebnisse sind in Tabellen enthalten. Innerhalb von 3 Wochen nach der Ferridextran-Behandlung gingen 5,3%, nach der Imposil-Behandlung 10,4% der Ferkel ein; bei den Kontrollferkeln betrug die Mortalität 18,4%. Beide Präparate bewirkten ohne besondere Unterschiede einen klaren Gewichtszuwachs und hoben den Hämoglobinspiegel, doch beeinflußten sie die Mortalität derjenigen Ferkel nicht, die an chronischem Durchfall litten und deren Kgw. niedriger als 1 kg war. ČSSR/ÚVTI. 4350.

**4-64/12-0265** Dul'nev, V. I. Vlijanie nekotorych farmakologičeskich veščestv na sekretornuju i fermentovydelitel'nuju funkcii tonkich kišok u ovec. **(Der Einfluß einiger pharmakologischer Substanzen auf die sekretorische und fermentabsondernde Funktion des Dünndarmes bei Schafen.)** Veterinarija, Moskva **41** (1964) Nr. 3. S. 59-61.

An 12 Versuchsschafen mit isolierten Dünndarmabschnitten (35-62 cm Länge) wurde die Wirkung verschiedener Medikamente, die bei Verdauungsstörungen Anwendung finden, auf die sekretorische und fermentabsondernde Funktion geprüft. Der Darmsaft wurde jeweils 5 Stunden gesammelt und die Fermentkonzentration für 1 ml Darmsekret bestimmt. Berücksichtigung fanden dabei die Fermente Enterokinase, Phosphatase und Lipase. Den ausgeprägtesten Effekt auf die Sekretion von Verdauungssaft und Fermenten hatten die vegetatropen Präparate. Während Pilocarpin bei s.c. Application eine kurzfristige Erhöhung der Sekretion und der Fermentaktivitäten erkennen läßt, wird sowohl die Sekretion als auch die Fermentbildung nach Atropingaben für verschieden lange Zeit unterdrückt. Calciumcarbonat unterdrückt in Abhängigkeit von der Dosis die Produktion von Verdauungssaft, erhöht aber in gleichem Maße die Absonderung von Phosphatase. Kochsalz in Mengen von 2mal täglich 10 g erhöht die Darmsaftproduktion um 31% und die Lipaseaktivität um 36% im Verlauf von 3-5 Tagen. Die Wirkung des Präparates PABK äußert sich in einer langandauernden (14-20 Tage) Erhöhung der Darmsekretion und Fermentkonzentration. Die einzelnen Komponenten dieses Präparates ABK, PBK, Vit. $B_{12}$ und Folsäure haben für sich eine schwächere stimulierende Wirkung, wobei für Folsäure ein bemerkenswerter Anstieg der Enterokinasekonzentration (um 64%) zu verzeichnen ist. Die antibiotischen Mittel Penicillin und Terramycin zeigen grundsätzliche Unterschiede in ihrer Wirkung. Intramuskulär verabfolgtes Penicillin unterdrückt die sekretorische und fermentbildende Funktion des Verdauungskanals. Die Ausgangswerte werden jedoch unmittelbar nach Abbrechen der Penicillintherapie wieder erreicht. Terramycin per os hemmt bei zweimaliger Verabreichung pro Tag im Verlauf von 3-5 Tagen die Sekretion und Lipaseausscheidung und wirkt anregend auf die Bildung von Enterokinase und Phosphatase. Einer geringeren Dosierung ist dabei der Vorzug zu geben, da bei Mengen von 2 mg/kg Kgw. im Gegensatz zu 10 mg/kg Kgw. der hemmende Einfluß auf die sekretorische Funktion schwächer und die aktivitätssteigernde Wirkung auf die genannten Fermente viel stärker ausgeprägt sind. M. Schäfer. 4350.

**4-64/12-0266** Kuniyasu, Chikara und Watanabe, Shota. Effect of furazolidone on experimental pullorum disease in chicks. **(Die Wirkung von Furazolidon bei experimenteller Pullorumseuche der Küken.)** Jap. J. veterin. Sci. **25** (1963) Nr. 6. S. 337-346. — 8 Tab., 52 Lit. Orig.: jap., Ausz.: engl.
Weiße Leghorn-Küken wurden experimentell auf oralem, intrakloakalem und intranasalem Wege mit *Salmonella pullorum* infiziert. Die Tiere bekamen verschiedene Mengen von Furazolidon unter das Futter gemischt. Die minimale wirksame Dosis schwankte in Abhängigkeit von der Infektionsmethode. Bei oral infizierten Küken erwies sich eine achttägige Verabreichung von 0,02% Furazolidon im Futter als vollständig wirksam. Von signifikanter Wirkung war eine achttägige Verabreichung von 0,01% Furazolidon im Futter an intrakloakal infizierte Küken und die Behandlung mit 0,04% Furazolidon über den gleichen Zeitraum bei intranasal infizierten Tieren. Die Isolierung von *S. pullorum* gelang bei oral infizierten, unbehandelten Küken bis zum Alter von 11 Wochen. Agglutinine konnten bis zur 13. Lebenswoche nachgewiesen werden. Dagegen waren weder *S. pullorum* noch Agglutinine bei einer per os infizierten Kükengruppe, die 10 Tage lang 0,04% Furazolidon erhielt, nachweisbar. Die Resultate der Versuche geben Hinweise auf die erforderliche Furazolidondosierung bei experimentell infizierten Küken. Nach Meinung der Vff. bedarf es weiterer Untersuchungen zur Klärung der Frage, ob diese Dosierung auch bei natürlich infizierten Tieren anwendbar ist oder nicht. G. Hille. 4385.

**4-64/12-0267** Kuznecov, S. V.; Moskau, Landwirtsch. Timirjasew-Inst. O primenenii antibiotikov v veterinarii. **(Über die Antibioticaanwendung in**

**der Veterinärmedizin.)** Kolchozno-sovchoznoe proizvodstvo Turkmenistana, Aščhabad **7** (1963) Nr. 4. S. 23-24.

Die breite und vielfach wahllose Anwendung von Antibiotica birgt die Gefahr der Herausbildung antibioticaresistenter Bakterienstämme in sich. Der Verbreitungsgrad dieses Phänomens ist noch zu wenig erforscht. Untersuchungen des Vf. ergaben, daß sich die bei der Bronchopneumonie der Ferkel vorkommende Mikroflora durch große Penicillinresistenz auszeichnet. Die höchste Aktivität hatte immerhin noch Levomycetin und Biomycin. Das erstere verhinderte die Vermehrung der Stämme zu 90%, das letztere zu 80%. Von der Penicillinanwendung wird abgeraten. Wertvoll erscheint die Resistenzbestimmung der Bakterien aus dem pathologischen Material mittels einfacher Methoden. H. Rauch. 4400.

**4-64/12-0268** Azymchodžaeva, M. N. Kombinovana dija tetracyklinu ta novoimaninu na Staphylococcus aureus in vitro. **(Kombinationswirkung des Tetracyclins und des Novoimanins auf Staphylococcus aureus.)** Mikrobiologičnyj žurnal, Kyïv **26** (1964) Nr. 2. S. 35-40. — 2 Abb., 2 Tab., 9 Lit. Orig.: ukrain., Ausz.: russ., engl.

Durch in vitro Tests wurde die kombinierte Wirkung des Tetracyclins und Novoimanins auf *Staphylococcus aureus* geprüft. Hierbei konnte eine synergetische Wirkungsweise beobachtet werden, die schließlich ihren Ausdruck darin findet, daß die bakteriostatische Dosierung unter Erhalt der gleichen Wirksamkeit beim Chlortetracyclin um das 5-10fache und beim Novoimanin ebenfalls um das 2-10fache geringer ist. Aus den Versuchen ist die unterschiedliche synergistische Wirkung bei den einzelnen *St. aureus*-Teststämmen eindeutig zu erkennen. W. Bathke 4400.

**4-64/12-0269** Gentile, Giuseppe und Pinelli, Gianni; Bologna, Univ., Ist. di Patol. Spec. e Clin. Med. Veterin. Comportamento delle concentrazioni plasmatiche di verazide nel bovino. **(Das Verhalten der Plasmakonzentration von Verazid beim Rind.)** Nouva Veterin., Faenza [N.] **40** (1964) Nr. 3. S. 61-66. — 6 Lit.

Bei oraler Applikation von 13 mg/kg Kgw. wird Verazid in der 2.-4. Std. post applicat. im Kreislauf nachgewiesen und verbleibt dort bis zum 7. Tage mit Konzentrationen von 0,4-0,8 ml/cm$^3$. Eine Verdoppelung der Dosis erhöhte die Plasmakonzentration nicht nennenswert, bedingte aber im Kreislauf das Erscheinen von Hydrazid, das in kleinen Mengen (0,5-1,0 $\gamma$/cm$^3$) dort bis zum 7. Tage mit vorübergehendem Absinken bis auf Null verblieb. Bei Saugkälbern traten nach der Dosis von 13 mg Plasmakonzentrationen von Verazid und Hydrazid auf, verschwanden aber bereits 2-3 Tage nach der Verabreichung. K. Reinhardt. 4400.

**4-64/12-0270** MacDonald, M. A. The use of gallamycin for controlling infectious atrophic rhinitis in bacon pigs. **(Der Gebrauch von Gallamycin zur Einschränkung der Rhinitis atrophicans bei Bacon-Schweinen.)** Canad. J. comparat. Med. veterin. Sci. **27** (1963) Nr. 6. S. 147-150. — 1 Tab., 6 Lit.

Der Vergleich von Versuchsferkeln mit Kontrolltieren ergab, daß die wöchentliche Injektion von Gallamycin weder das Auftreten von Nasenmuscheldegenerationen verringerte, noch durch erhöhte Gewichtszunahme der Tiere einen wirtschaftlichen Nutzen brachte. J. Beer. 4400.

**4-64/12-0271** Marcinkowski, K., Raułuszkiewicz, S. und Samborski, Z. Zastosowanie chloropromazyny w zabiegach położniczo-ginekologicznych u suk. **(Die Anwendung von Chloropromazin bei gynäkologischen Eingriffen an Hündinnen während der Geburt.)** Zeszyty naukowe wyższej Szkoły rolniczej Wrocławiu, Weteryn. **15** (1963) Nr. 50. S. 99-105. — 1 Abb., 1 Tab., 9 Lit.

Die Beobachtungen führte man an 31 Hündinnen durch. 15 Fälle betrafen die Sectio caesarea und die übrigen die Hysterektomie. Es wurde das deutsche Präparat „Combelen" und das polnische „Fenactil" angewandt. Diese Präparate gehören zu den Abkömmlingen des Chloropromazins. Die Medikamente führte man intravenös in Dosen je 0,03 ml auf 1 kg Kgw ein. Untersuchungsergebnisse: 1) Chloropromazin in entsprechenden Dosen zusammen mit Lokalanästhesie erlaubt die Durchführung einer geburtshilflich-gynäkologischen Operation. 2) Besonders indiziert bei Hündinnen, die sich in schlechtem Gesundheitszustand befinden (verlängerte Geburtsdauer, am Anfang der Autointoxikation), bei denen eine Sectio caesarea oder Gebärmutteramputation durchgeführt werden muß. PRL/CBR. 4412.

**4-64/12-0272** Westerhoff, Georg; Hannover, Tierärztl. Hochschule, Pharmakol. Inst. **Untersuchungen über Kombinationswirkungen mit Veratrin, Lokalanästhetika und Barbitursäurederivaten am isolierten Meerschweinchenileum in der Versuchsanordnung nach Trendelenburg.** Diss. Hannover **1963** 23 S. — 1 Tab., 25 Lit.

Zur Nachprüfung der von Fleckenstein vertretenen Hypothesen über „Katelektrotonica" und „Anelektrotonica" wird an isoliertem Meerschweinchendarm die Wirkung von Novocain, Tutocain, Tetracain, Thesit, Calciumchlorid, Evipannatrium und Thiopentalnatrium auf die durch Veratrin erzeugbare Hemmung des peristaltischen Dehnungsdruckes gemessen. Die Lokalanästhetika, nicht aber die Barbiturate, beseitigen die durch Veratrin erzeugbare Hemmung der zweiten Phase des peristaltische Dehnungsreflexes. Die erste Phase der durch einen bestimmten Füllungsdruck ausgelösten peristaltischen Einzelwelle, die Längsmuskelkontraktion, wird durch Veratrin nicht gehemmt. Wegen der Verwendung des Veratrins, das ein Gemisch der Alkaloide Cevadin und Veratridin aus *Sebadilla officin.* darstellt, ist auf eine weitergehende Auswertung der Versuchsergebnisse verzichtet worden. R. Maune. 4415.

**4-64/12-0273** Lier, Helmut; Hannover, Tierärztl. Hochschule, Pharmakol. Inst. **Orientierende Untersuchungen über die Wirkung semichronischer Pentobarbital-Gaben bei weißen Mäusen.** Diss. Hannover **1963** 34 S. — 5 Abb., 1 Tab., 56 Lit.

Um das mögliche Auftreten einer Toleranz bei chronischer Verabreichung von Barbituraten beobachten zu können, haben weiße Mäuse in Kollektiven zu je 12 Tieren bis zu 47 Tage lang als Trinkwasser eine 0,1%ige Lösung von Pentobarbitalnatrium in Aqua demineralisata erhalten. Bei dieser Dosierung werden nur Stoffwechselprodukte des Pentobarbitals im Urin ausgeschieden. Die Gewichtszunahme der Tiere während der Versuchszeit ist gut, es werden weder äußerliche noch Organveränderungen bemerkt, auch sind beim Absetzen des Pentobarbitals keinerlei Abstinenzerscheinungen zu beobachten. Die mit Hexobarbitalnatrium ermittelten Schlafzeiten (Verkürzung bei den Versuchstieren) und die im ZNS kurz vor dem Erwachen noch vorhandene höhere Schlafmittelkonzentration lassen auf Toleranzerscheinungen schließen, die jedoch spätestens innerhalb einer Woche reversibel sind. Eine allgemeingültige Aussage kann noch nicht gemacht werden. R. Maune. 4415.

**4-64/12-0274** Klimeš, B., Vrba, Č., Dofek, R. und Slováček, S. Biologická účinnost nitrofurazonu ve vztahu ke stabilitě jeho vodného roztoku. **(Biologische Wirksamkeit von Nitrofurazon in bezug auf die Stabilität seiner Wasserlösung.)** Veterinární Med. **9(37)** (1964) Nr. 1. S. 39-42. — 1 Abb., 2 Tab., 2 Lit. Zus. in Russ., Engl.

Um eine geeignetere Applikation des Nitrofurazons zu finden, verabreichte man einer Gruppe von 210 Kuken, die im Alter, von 14 Tagen individuell mit 50000 *E. tenella*-Oocysten infiziert wurden, 10 Tage nacheinander (nach der

Infektion) im Trinkwasser (verzinkte Blechgefäße) ein wasserlösliches Nitrofurazon-Präparat, in der Form einer 3,4% Dimethylformamidlösung mit Zusatz von 0,34% Kalium bichromicum, teilweise mit pH 4-4,5 und teilweise mit pH 6,5-7,2. Die Mortalität der behandelten Gruppen war nach Trinkwasserapplikation bei Konzentrationen von 0,0034, 0,0068, 0,0136% höher als bei den nichtbehandelten Kontrollen. Polarographisch stellte man fest, daß sich das Nitrofurazon in den verzinkten Tränken innerhalb von einigen Stunden zersetzte. Die Zerfallsprodukte werden als wahrscheinliche Ursache der erhöhten Mortalität angesehen. Auf die nichtinfizierten Küken blieben sie ohne Wirkung. ČSSR/ÚVTI. 4460.

**4-64/12-0275** Nezval, J. und Táborský, L. Určení některých parametrů karbetoxypentadecyltrimethylamoniumchloridu (Septonexu) ve srovnání s Ceprynem a Cetavlonem. **(Bestimmung einiger Parameter des Carbetoxypentadecyltrimethylammoniumchlorids [Septonex] im Vergleich mit Cepryn und Cetavlon.)** Českoslov. Epidemiol., Mikrobiol., Imunol. **13** (1964) Nr. 1. S. 42-47. – 2 Abb., 3 Tab., 21 Lit. Zus. in Russ., Engl.
Ein Vergleich der Oberflächenaktivität und des Konzentrationskoeffizienten des neuen tschechoslowakischen Desinfektionsmittel vom Typ der quartärnären Ammoniumsalze „Septonex" (Carbetoxypentadecyltrimethylammoniumchlorid) mit analogen ausländischen Präparaten Cepryn (Cetylpyridiniumchlorid) und Cetavlon (Cetyltrimethylammoniumbromid). Die Oberflächenaktivität von Septonex in destilliertem Wasser bei der am häufigsten angewandten Verdünnung ($10^{-2}$ bis $10^{-4}$ g/ml) deckte sich im großen und ganzen mit der Aktivität von Cetavlon, das übrigens die größte Aktivität aufwies und bei der Anwendung in der Nahrungsmittelpraxis (nicht jedoch für die Behandlung von offenen Wunden) günstig bewertet werden kann. Der durchschnittliche Konzentrationskoeffizient betrug bei Septonex $\bar{n} = 2,97$, Cetavlon $\bar{n} = 1,88$ und bei Cepryn $\bar{n} = 3,12$. Alle drei Präparate erfordern bei den üblichen Konzentrationen sehr lange Expositionszeiten, die sich in der Praxis oft nicht einhalten lassen. ČSSR/ÚVTI. 4480.

**4-64/12-0276** Minčev, P. Opiti za potiskane na polovata vŭzbuda pri životnite s M-cholinomimetika. I. Potiskane na razgonenostta pri kotkite i kučkite. **(Versuche zur Unterdrückung der Geschlechtserregung durch M-cholinomimetische Mittel bei Tieren. 1. Mitt. Das Unterdrücken der Brunst bei Katzen und Hunden.)** Izvestija na Instituta po biologija i patologija na razmnožavaneto na selskostopanskite životni, Sofija **4** (1964) S. 37-44. – 2 Abb., 2 Tab., 15 Lit. Zus. in Russ., Engl.
Es wird festgestellt, daß die Einführung von 1 bis 2 Tropfen einer 1%igen Lösung von Pilokarpinchlorid in das Maul einer brünstigen Katze den Zustand der Brunst beendet. In 81,08% der Fälle trat das Ende der Brunst am zweiten Tage nach der Pilokarpingabe, in 13,51% der Fälle am dritten Tage ein, und in 5,4% der Fälle dauerte die Brunst mehr als drei Tage. Bei 18 läufigen Hündinnen, die je 3 bis 4 Tropfen der gleichen Lösung zweimal täglich, morgens und abends, erhalten hatten, hörte die Brunst am zweiten, seltener am dritten Tage nach Verabfolgung der Arznei auf. Die Wirksamkeit von Pilokrapin läßt sich durch seine Wirkung auf das nervös-sekretorische Gebiet und das Geschlechtszentrum im Hypothalamus erklären. Bei der allgemeinen Erregung des parasympathischen Gebietes im Zentralnervensystem wird das sekretorische Geschlechtszentrum im Hypothalamus unterdrückt, und die oestrale Dominante in der Gehirnrinde erlischt.
NRB/ZSNTI. 4490.

**4-64/12-0277** Drachman, D. B.; Bethesda, Md., Nat. Inst. of Health; Nat. Inst. of Neurol. Diseases and Blindness; Lab. of Neuroanatom. Sci. The developing motor end-plate: pharmacological studies in the chick embryo. **(Die sich entwickelnde Nervenendplatte: Pharmakologische Untersuchungen**

**am Hühnerembryo.)** J. Physiol. [London] **169** (1963) Nr. 4. S. 707-712. – 3 Abb., 13 Lit.
Hühnereier werden nach einer Bebrütungszeit von 7, 9, 12 und 15 Tagen mit einem verhältnismäßig großen Fenster versehen; in eine große Vene des Choriums wird ein Mikrokatheter aus Polyaethylen installiert. Durch Infusion verschieden hoher Dosen (jeder Embryo erhält nur eine Infusion) einer Lösung von Tubocurarin, Succinylcholinchlorid oder Decamethioniumbromid (2,5-10 $\mu$l) wird die Dosis festgestellt, die mindestens erforderlich ist, damit durchschnittlich weniger als 2 spontante Muskelbewegungen innerhalb von 5 Min. erfolgen; sie wird als MPD (minimale paralytische Dosis) bezeichnet. Setzt man die ermittelten Dosen ins Verhältnis mit dem jeweiligen Gewicht des Hühnerembryos, so ergibt sich, daß für alle drei untersuchten Substanzen die MPD trotz der verschiedenen Entwicklungsstadien nahezu gleich bleibt. Es wird daraus geschlossen, daß die Receptorsubstanz sich sowohl in der Lokalisation als auch im Verhalten von der Cholinesterase unterscheidet. Durch Anfärben kann die Cholinesterase in der paraspinalen Muskulatur vom 10. Tage an, in der distalen Muskulatur vom 12.-13. Tage an nachgewiesen werden, während die ersten spontanen Muskelbewegungen bereits vom 4. Tage an vorhanden sind. R. Maune. 4500.

**4-64/12-0278** Bentz, H. und Klaus, H.; Leipzig, Karl-Marx-Univ., Inst. für Veterin.-Pharmakol. und -Toxikol.; Berlin, Staatl. Veterinärmed. Prüfungsinst. **Gedanken zur weiteren Entwicklung der Toxikologie in der DDR.** Mh. Veterinärmed. **19** (1964) Nr. 10. S. 366-370. – 5 Tab.
Die zunehmende Verwendung chemischer Stoffe für die verschiedensten Zwecke in der Landwirtschaft bringt außer dem erwarteten Nutzen die Gefahr von Schadensfällen bei Tieren mit sich. Um solche Vergiftungen rechtzeitig und vollständig erkennen zu können, sollten die Tiergesundheitsämter und 4 weitere neu einzurichtende toxikologische Hauptuntersuchungsstellen in die Lage versetzt werden, mindestens 6 Standarduntersuchungsmethoden (Kochsalz, Fluoride, Arsen, Phosphor/Phosphid, Zink, Nitrat/Nitrit) selbst durchzuführen. Bei entsprechender personeller Besetzung könnten diese Institutionen außerdem die Qualifizierung von Fachkräften (Schädlingsbekämpfer) und die Aufklärung der Landbevölkerung vornehmen und die Abteilungsleiter eine toxikologische Einführungsvorlesung an den landwirtschaftlichen Fakultäten halten. R. Maune. 4610.

**4-64/12-0279** White, J. B. Sulphur poisoning in ewes. **(Schwefelvergiftung bei Mutterschafen.)** Veterin. Rec. **76** (1964) Nr. 10. S. 278-279. – 1 Tab., 2 Lit.
Die Verwendung von Schwefel war früher so allgemein üblich, daß man ihn für ungefährlich halten könnte. In einer Herde von 480 Mutterschafen, die vor kurzem gelammt hatten, trat eine eitrige Infektion auf, die von den Ohren einiger Muttertiere über die Lippen der Lämmer zu den Eutern überging. Als die unter ärztlicher Aufsicht durchgeführte Behandlung mit Antibiotica nicht gleich den gewünschten Erfolg brachte, fütterte der Schäfer, ohne den Arzt zu informieren, den Tieren Pillen aus Gerste, maschinell vermengt mit sublimiertem Schwefel. Bereits 12 Std. später starben 2 Tiere unter Koliken. 2 Tage später waren ein Drittel der Herde erkrankt und 18 gestorben. Die erkrankten Tiere waren allgemein geschwächt und unwillig zu stehen, sie hatten einen schweren, nach Schwefelwasserstoff riechenden Atem und eine schwarze Diarrhoe mit Blutbeimischungen. Bei der Sektion wurden schwere Entzündungen im Labmagen, im Dünndarm und den Nieren sowie diffuse Hämorrhagien aller Organe beobachtet. Trotz Behandlung starben insgesamt 140 Tiere. Bei einer durchschnittlichen Applikation von 15 g können einzelne Tiere bis zu 75 g Schwefel erhalten haben.
R. Maune. 4620.

**4-64/12-0280** Sutherland, G. N., Fawell, E. V. und Brown, J. K. Arsenical poisoning of racehorses. **(Arsenvergiftungen bei Rennpferden.)** Veterin. Rec. **76** (1964) Nr. 10. S. 275-278. – 1 Tab.
Es wird über das Auftreten einer schweren Erkrankung bei insgesamt 9 Tieren eines Trainingslagers von reinrassigen Rennpferden berichtet. Der Beginn der Erkrankung lag bei den Tieren verschied., von Sonnabend 18[00] bis Montag 2[00]. Aus den Symptomen, heftige Koliken, Ausfluß aus Nase und Mund, teilweise wäßrige Diarrhoen, wurde bald die Diagnose einer Vergiftung gestellt, ohne daß zunächst ihre Art oder Ursache ermittelt werden konnte. Am Sonntagmorgen wurde erkannt, daß aus einem Paket, das Arsenik zur Rattenbekämpfung enthielt, etwa 240 g in das Körnerfutter geraten waren. Trotz intensiver Behandlung sind alle erkrankten Tiere gestorben. Bei der Sektion fand sich eine entzündliche und teilweise hämorrhagische Degeneration des gesamten Verdauungstraktes. Hämorrhagien waren in Herz, Leber und Nieren ebenfalls vorhanden. R. Maune. 4620.

**4-64/12-0281** Koppang, Nils; Oslo, Veterin. Coll. of Norway. An outbreak of toxic liver injury in ruminants. Case reports pathological-anatomical investigations, and feeding experiments. **(Das Vorkommen von toxischer Leberdegeneration bei Wiederkäuern. Beschreibung der pathologisch-anatomischen Veränderungen und Fütterungsversuche.)** Nord. Veterinärmed. **16** (1964) Nr. 4. S. 305-322. – 13 Abb., 1 Tab., 12 Lit.
Das Sektionsmaterial erstreckte sich auf 43 Rinder, 60 Schafe und 2 Ziegen, zu den Fütterungsversuchen wurden 3 Kühe, 3 Färsen und 7 Schafe benutzt. Pathologisch-anatomisch sind in akuten Fällen ausgebreitete, zumeist centrolobuläre Lebernekrosen zu beobachten. In chronischen Fällen findet sich zumeist eine Fibrose mit obliterierenden Veränderungen in der V. centralis und der V. sublobularis. In den mit einem suspekten Heringsmehl durchgeführten Fütterungsversuchen erkrankte und verendete ein Schaf bereits nach dreiwöchiger Fütterung, während sonst im allgemeinen eine längere Zeit bis zum Auftreten der ersten Krankheitserscheinungen verging. Tierartliche und individuelle Unterschiede spielen herbei eine Rolle.
E. Wiesner. 4640.

**4-64/12-0282** Aas Hansen, Magne; Oslo, Veterin. Coll. of Norway. An outbreak of toxic liver injury in ruminants. Clinical observations and results of some hepatic tests in cattle and sheep. **(Das Vorkommen von toxischer Leberdegeneration bei Wiederkäuern. Klinische Beobachtungen und Ergebnisse einiger Leberfunktionsproben bei Rind und Schaf.)** Nord. Veterinärmed. **16** (1964) Nr. 4. S. 323-342. – 6 Abb., 2 Tab., 18 Lit.
In verschiedenen Teilen Norwegens wurden 1961 und 1962 gehäuft Fälle von toxischer Leberdegeneration bei Wiederkäuern beobachtet. Es stellte sich heraus, daß bestimmte Chargen Heringsmehl für diese Schäden verantwortlich zu machen sind. Morbidität und Mortalität (bis 100%) waren in den einzelnen Herden recht unterschiedlich. Die Krankheit begann etwa 2-3 Wochen nach dem Beginn der Verfütterung. Appetit und Milchleistung gingen zurück, die Tiere waren abgeschlagen. Das Krankheitsbild konnte mit einer einfachen Indigestion verwechselt werden. Körpertemperatur und Puls waren im allgemeinen unverändert. GOT und OCT waren deutlich erhöht, GTP hingegen nicht. Der Bilirubingehalt im Plasma variierte sehr stark, die Ausscheidung von Bromsulfathalein aus dem Plasma war in allen akuten Fällen deutlich verzögert. E. Wiesner. 4640.

**4-64/12-0283** Koppang, N., Slagsvold, P., Aas Hansen, M., Sögnen, E. und Svenkerud, R.; Oslo, Veterin. Coll. of Norway. Feeding experiments with meal produced from herring preserved with sodium nitrite and formalin. Possible connection between nitrite preservation and toxic hepatosis in sheep. **(Fütterungsversuche mit Fischmehl, das aus mit Nitrit**

**oder Formalin konservierten Heringen hergestellt wurde. Mögliche Beziehungen zwischen der Nitritkonservierung und der toxischen Leberdegeneration des Schafes.)** Nord. Veterinärmed. **16** (1964) Nr. 4. S. 343-362. — 4 Abb., 2 Tab., 8 Lit.
Bestimmte Heringsmehle verursachen bei Wiederkäuern Vergiftungen, zumeist centrolobuläre Nekrosen oder in chronischen Fällen Fibrosis. Da die Fischanlandungen teilweise saisonbedingt erfolgen, ist man gezwungen, auch die zur Fischmehlherstellung bestimmten Heringe zunächst zu konservieren. Wurden Heringe mit Nitrit konserviert, konnte bei Schafen eine toxische Leberdegeneration experimentell erzeugt werden, während ein Nitritzusatz zu bereits fertigem Mehl aus vorher nicht mit Nitrit-konservierten Fischen keine Schäden verursachte. Es wird daher angenommen, daß die toxische Substanz während der Herstellung des Fischmehls aus dem mit relativ großen Nitritmengen konservierten Rohmaterial gebildet wird. Mit Formalin konservierte Heringe verursachten nach der Verarbeitung zu Fischmehl keine Schäden. E. Wiesner. 4670.

**4-64/12-0284** Lenec, I. A. und Tutušin, M. I. Èksperimental'nyj selenovyj toksikoz ovec. **(Experimentelle Selenvergiftung bei Schafen.)** Veterinarija, Moskva **41** (1964) Nr. 1. S. 81-82. — 1 Tab.
Um die toxische Dosis von Na-Selenit für Schafe zu ermitteln, wurden folgende Versuche durchgeführt. Vier klinisch gesunden Schafen wurden 5 mg bzw. 7,5 mg Na-Selenit pro kg Kgw. per os verabreicht. Diese Mengen führten zur akuten Vergiftung der Tiere, die erst nach 4-5 Tagen die Tendenz zur Besserung zeigten. Die wiederholte Gabe führte innerhalb von 1-3 Tagen zum Tode der Versuchsschafe, wobei die Sektion vor allem Leberdegeneration, Blutungen am Herzmuskel, Lungenödem und Nephrose ergab. Bei weiteren 6 Schafen wurde eine chronische Intoxikation mit täglichen per os verabfolgten Mengen von 0,5 mg bzw. 1 mg Na-Selenit pro kg Körpergewicht ausgelöst. Diese Versuche wurden über zwei Monate fortgesetzt, wobei die drei Tiere mit der höheren Dosierung bereits nach 25-57 Tagen ad exitum kamen. Als klinische Symptome wurden anämische Schleimhäute, schwacher Puls und gedämpfte Herztöne festgestellt. Das EKG ergab eine Verlängerung der Intervalle (PQ von 0,07 auf 0,13 sec., R-R von 0,61 auf 0,71 sec.) bei Verkleinerung des systolischen Index sowie Extrasystole. Neben Abmagerung wurden Erythropenie, Hämoglobinurie, Hämaturie und Proteinurie gefunden. Die überlebenden Versuchstiere zeigten nach Absetzen des Medikamentes eine rasche Besserung in ihrem Allgemeinbefinden. In einem Zusatz der Redaktion wird darauf hingewiesen, daß lt. Angaben des Allunionsinstitutes für exp. Vet.-med. die tödlichen und toxischen Dosen um die Hälfte bis ein Drittel niedriger liegen. M. Schäfer. 4710.

**4-64/12-0285** Palmer, J. S. und Radeleff, R. D.; Kerrville, Tex., U. S. Dep. of Agric. The toxicologic effects of dual applications of Bayer 21/199 and an arsenical solution on cattle and calves. **(Die toxikologischen Wirkungen gleichzeitiger Verabreichungen von Bayer 21/199 und Arseniklösungen an Rinder und Kälber.)** J. Amer. veterin. med. Assoc. **143** (1963) Nr. 11. S. 1208 bis 1210. 1 Tab., 11 Lit.
Das Risiko für Zuchttiere, die gegen Parasiten mit zweierlei Substanzen behandelt werden müssen, ist größer, wenn dafür zwei Organophosphorpräparate verwendet werden. Während Zecken und Läuse mit Arseniklösungen bekämpft werden können, hat sich gegen Fliegenmaden Bayer 21/199 bewährt. Deshalb sind Rinder und Kälber zunächst mit einer 0,22%igen Arseniklösung besprüht und oder gebadet und dann mit einer 0,5%igen Lösung von Bayer 21/199, die selbst angesetzt wurde, besprüht worden. Außer einer leichten Diarrhoe, die in einzelnen Fällen auftritt, werden keinerlei Vergiftungser-

scheinungen beobachtet, so daß sicherlich eine potenzierende Beeinflussung der beiden wirksamen Substanzen ausgeschlossen werden kann.

R. Maune. 4710.

**4-64/12-0286** Evdokimov, É. S., Ivanov, I. A. und Sidorov, A. M. Ob otravlenii krupnogo rogatogo skota edkim natrom. **(Vergiftung von Rindern mit Ätznatron.)** Kolchozno-sovchoznoe proizvodstvo Turkmenistana, Ašchabad **7** (1963) Nr. 9. S. 23-24. — 1 Abb.

Ätznatron ist bei einer Wassertemperatur von 18 °C zu 51,7% und bei 80 °C zu 75,8% löslich und hat wiederholt zu Vergiftungserscheinungen bei Rindern geführt. In dem von Vff. beschriebenen Fall nahm eine Kuh auf dem Treibweg ätznatronhaltiges Pfützenwasser auf. Wenige Stunden danach erkrankte das Tier unter den Erscheinungen der Asphyxie und starkem Speichelfluß. Die Körpertemperatur blieb auf normaler Höhe (38,2 °C). Sechzehn Stunden nach Auftreten der ersten klinischen Erscheinungen verendete das Tier. Der Leichnam zeigte bei der äußeren Betrachtung Aufblähung, schleimig-blutige Verschmutzung der offenstehenden Analöffnung und Ätzstellen an der Lippenschleimhaut. Schwere Verätzungen zeigten bei der Zerlegung auch die oberen Teile des Verdauungstraktes, dessen Schleimhäute ödematös verändert waren und sich an den Faltenkämmen leicht abstreifen ließen (kruppös-diphtheroide Entzündung). Im Darmbereich stand das Bild einer katharrhalischen Entzündung im Vordergrund. In den übrigen Organen wurden Blutungen ermittelt (bes. stark in Endo-, Epi- und Pericard, Netz, Nieren Lymphknoten, Kehlkopf, Luftröhre sowie in den ödematösen Lungen).

S. Willer. 4710.

**4-64/12-0287** Beneš, V. Herbicidy z hygienicko-toxikologického hlediska. **(Herbicide vom hygienisch-toxikologischen Gesichtspunkt.)** Agrochemie [Bratislava] **3** (1963) Nr. 10. S. 169-170. — 30 Lit.

Es werden von den neuen Herbiciden die Salze der 4,6-Dinitro-o-kresol-2,4-Dichlorphenoxyessigsäure und der entsprechenden Butylester, ferner die Salze NCPA und 2,4,5-T und ihrer Ester verwendet. Vom Gesichtspunkt der akuten Toxizität handelt es sich um verhältnismäßig wenig toxische Stoffe, aber Versuche wiesen auf hämatologische Veränderungen, Herabsetzung der Katalase- und Peroxydaseaktivität sowie Veränderungen in Leber und Niere hin. Es scheint, daß auch Störungen der Schilddrüse hier eine Rolle spielen. Über den Ester 2,4-D wurde mitgeteilt, daß er die Haut durchdringt, beim Menschen Polyneuritiden hervorruft und sogar einen plötzlichen Tod (nach Agrionspritzen) verschuldet hat, was jedoch mit Sicherheit nicht erwiesen werden konnte. Auch die Wasserquellen müssen vor der Verunreinigung durch diese Herbicide geschützt werden. Die Herbicide können auch in die Milch (Dikotex) gelangen. Die Frage der Residualherbicide in Pflanzen muß noch als ungelöst betrachtet werden. Die phenolenthaltenden Herbicide DNOK sind sehr gefährlich und bringen oft letalen Ausgang.

ČSSR/ÚVTI. 4720.

**4-64/12-0288** Palmer, J. S., Clark, D. E. und Hunt, L. M.; Kerrville, Tex., Animal Disease and Parasite Res. Div. Toxicologic effects of silvex on yearling cattle. **(Toxische Wirkungen von Silvex bei Jungrindern.)** J. Amer. veterin. med. Assoc. **144** (1964) Nr. 7. S. 750-755. — 4 Abb., 2 Tab.

Silvex stellt eine chlorierte Phenoxysäureverbindung dar, die in Trichlorphenoxypropionsäure und in Estern von Propylenglykolbutylaether enthalten ist. Verwendet wird Silvex als Herbicid. Vff. untersuchten die Kumulationstoxizität an Rindern, indem je einem Jungrind täglich 25, 50 und 100 mg Wirkstoff je kg Kgw. verabreicht wurden. Das erste Krankheitssymptom war eine Schwellung in der Speicheldrüsenregion auf der rechten Seite. Die Dosen von 25 und 50 mg wurden während 73-tägiger Versuchsdauer ohne Auftreten weiterer Krankheitserscheinungen vertragen. Das Tier, dem 100 mg je kg Kgw.

verabreicht wurden, starb nach der 29. Dosis unter Erscheinungen einer Depression, Inappetenz und verminderter Wasseraufnahme. Bereits in der 3. Versuchswoche wurde Gewichtsabnahme festgestellt. Der Blutzuckerspiegel war nicht beeinflußt. Pathologisch-anatomisch wurden ein Abzeß im rechten Parotideallymphknoten, ödematöse Schwellung der Lymphknoten, Lebervergrößerung, Nierenschwellung, sowie Blutfülle der mesenterialen Gefäße beobachtet. Als wichtigstes Anzeichen für die Verträglichkeit von Silvex bei Aufnahme kleiner Mengen über eine lange Zeit wird die Gewichtsentwicklung angesehen. Bei einer Dosis von 50 mg je kg Kgw. über längere Zeit verabreicht treten vereinzelt Krankheitserscheinungen auf. Bei fortgesetzter Dosierung von 100 mg Silvex je kg Kgw. kommt es zu schweren Vergiftungserscheinungen mit tödlichem Ausgang. In einer zweiten Versuchsreihe wurde ermittelt, daß bei Applikation von Silvex direkt in den Pansen die bei oraler Verabreichung beobachtete Lymphknotenschwellung im Bereich des Unterkiefers fehlt. W. Laue. 4730.

**4-64/12-0289** Bartík, M. und Havassy, I. Toxikózy zvierat arzénovými exhalátmizturboelektrárni a hutných závodov. **(Tiertoxikosen durch arsenhaltige Abgase von Turbokraftwerken und Hüttenwerken.)** Veterinářstvi 13 (1963) Nr. 10. S. 460-462. — 1 Tab., 20 Lit.

Ende 1957 zeigte sich in der Gemeinde Bystričany-Vieska (Bezirk Partizánské), die etwa 2 km von dem Turbokraftwerk Zemianské Kostolany entfernt liegt, eine Massenerkrankung von Rindern (68 Stück) in Form von Abmagerung, Husten, Milchleistungsabnahme und Schwäche mit Symptomen der Knochenerweichung. In der Umgebung des Turbokraftwerkes stellte man bereits im Jahre 1955 ein massenhaftes Bienensterben fest, das einen der frühesten Indikatoren der Anwesenheit von chemischen Giften in der Atmosphäre und auf den Beständen darstellt. Im Kreis Partizánské starben damals 2444 Bienenvölker, im Kreis Prievidza 2322. Durch Laboruntersuchung stellte sich eine Arsenvergiftung heraus. Das Arsen war in der Flugasche enthalten, die aus den Schloten des Turbokraftwerkes entweicht und beim Verbrennen von Kohle entsteht, die einen verhältnismäßig hohen Arsenprozentsatz enthält. Eine ähnliche Vergiftung wurde bereits früher, z. B. im Jahre 1939-1940 in der Umgebung der Kupferhütte in Krompachy oder im Jahre 1923 im Těšín-Gebiet durch Abgase der Eisenwerke in Třinec festgestellt. Bei der Laboruntersuchung von Pflanzen und Pflanzprodukten, die zum Füttern verwendet werden und in verschiedener Entfernung (bis über 6 km) von dem Turbokraftwerk gesammelt waren, wurde in 54 Gras-, Heu- und Futtermittelproben Arsen von 3-227 mg/kg Trockensubstanz festgestellt. Auch in den Organen einer geschlachteten Kuh und eines Bullen fand man Arsen. Mit Rücksicht auf große volkswirtschaftliche Schäden und auf die Bedrohung der pflanzlichen und tierischen Erzeugung sowie der menschlichen Gesundheit wäre es von Vorteil, wenn man das entweichende Arsen präventiv abfangen und auch die landwirtschaftliche Erzeugung entsprechend modifizieren würde. ČSSR/ÚVTI. 4750.

**4-64/12-0290** Setchell, B. P., McInnes, P. und Christie, D. G.; Glenfield, New South Wales, Veterin. Res. Stat. Poisoning of sheep with anthelmintic doses of carbon tetrachloride. IV. Effect of stinkwort (Inula graveolens). **(Vergiftung von Schafen mit anthelminthischen Tetrachlorkohlenstoffdosen. 4. Mitt. Die Wirkung von Alant [Inula graveolensis].)** Austral. veterin. J. 40 (1964) Nr. 1. S. 30-31. — 5 Lit. 3. Mitt. vgl. 4-64/01-0260.

Schafe, die mit den in gewissem Grade giftigen Pflanzen Alant (*Inula graveolensis*) und Kurrajong (*Stercoculia diversifolia*) sowie mit Weizenspreu eine Woche lang gefüttert worden waren, erhielten anschließend anthelminthische Tetrachlorkohlenstoffdosen ($CCl_4$) peroral. Es zeigte sich, daß hinsichtlich der Mortalität keine signifikanten Unterschiede entstanden. Die Glutamat-Oxalat-Transaminasekonzentration im Plasma war aber unter 108 Versuchsschafen bei den mit Alant gefütterten Tieren nach der Medikation mit Tetrachlorkohlenstoff deutlich potenziert. Die Leberveränderungen bei gestorbenen Schafen der Alantgruppe waren viel stärker als die Nierenschäden. Schafe, die nach einer reinen $CCl_4$-Behandlung starben, wiesen dagegen Leberreaktionen nur in den ersten Tagen nach der Behandlung auf. Die Untersuchungen ergaben, daß eine $CCl_4$-Behandlung von Schafen, die beträchtliche Mengen von Alant aufnehmen können, nicht empfehlenswert ist.

C.-H. Becker. 4760.

**4-64/12-0291** Anonym. The safe use of toxic chemicals. **(Die sichere Anwendung giftiger Chemikalien.)** Veterin. Rec. **76** (1964) Nr. 10. S. 273 bis 275.

Seit 1950 ein Komitee unter Leitung von Solly Zuckerman Untersuchungen über die Möglichkeiten der gefahrlosen Anwendung der für die Nutztierzucht und die Erzeugung pflanzlicher Produkte wichtigen, aber nicht immer ungefährlichen chemischen Substanzen durchgeführt hat, sind zahlreiche andere Komitees, Kommissionen und Unterkommissionen gebildet worden, die sich unter Beteiligung von Toxikologen, Chemikern, Biologen und Medizinern und höchster staatlicher Stellen mit der Fortführung solcher Untersuchungen befaßt haben. Es ging dabei nicht um die Frage der Wirksamkeit der einzelnen Substanzen, sondern um die Probleme, mit welchen Empfehlungen und Vorschriften sie den Benutzern in die Hand gegeben werden müssen. Einzelne Firmen, die eine Aufnahme ihrer Produkte in die offizielle Liste wünschen, bieten ihre Mitarbeit an. R. Maune. 4780.

**4-64/12-0292** Endzin, A. K. Zookumarin v deratizacionnych meroprijatijach. **(Kumarin bei Schädlingsbekämpfungsmaßnahmen.)** Veterinarija, Moskva **41** (1964) Nr. 3. S. 82. — 1 Tab.

In der landwirtschaftlichen Praxis finden zur Nagetierbekämpfung eine Reihe von chemischen und bakteriellen (z. B. Bakterienkultur Nr. 5170 zur Erzeugung des „Typhus der mäuseartigen Nagetiere") Präparaten Anwendung. Als chemische Gifte wurden bis 1959 stark wirkende wie Zinkphosphid bevorzugt, die bei ihrer Auslegung bei den Nagetieren Abwehrreflexe hervorriefen und so allmählich wirkungslos wurden. Wesentlich günstigere Ergebnisse erhielt man mit Kumarin, das in den Jahren 1960-62 verstärkt angewandt wurde. Der wesentliche Vorteil dabei war, daß Kumarin keine Abwehrreflexe hervorrief und so eine gleichbleibende Wirkung zeigte. Auch stärker befallene Objekte konnten in 2-3 Mon. saniert werden. In der Zeit von 1960-62 wurde auf diese Art und Weise eine Fläche von mehr als 17 Mill. $m^2$ Größe in landwirtschaftlichen Betrieben und Lebensmittelfabriken saniert. Der Kumarinverbrauch stieg hierbei von 1960 bis 1962 von 69,5 auf 2301 kg pro Jahr, während der Verbrauch von Zinkphosphid von 67,5 auf 42 kg absank. Als Applikationsart hat sich die Bestäubung des Nagetierbaus oder der Verschluß des Ausgangs mit einem bestäubten Watte- oder Wergtampon bewährt. Man wird jedoch für bestimmte örtliche Gegebenheiten nicht völlig auf die anderen Schädlingsbekämpfungsmittel verzichten können. S. Willer. 4780.

---

**4-64/12-0293** *Chwojnowski, A.* und *Kluczek, P.* **Porównawcze badania nad wpływem domieśniowego stosowania fenactilu u transportowanych owiec.** (Vergleichende Untersuchungen über den Einfluß intramuskulär angewendetem Phenactil auf Schafe bei Transporten.) Poznań: 1963. (32 S. m. 6.Tab. u. 32 Lit.) — Poznańskie Towarzystwo Przyjaciół Nauk Bd. 16. Nr. 2.
Im Ergebnis der durchgeführten Untersuchungen wurde festgestellt, daß sich der Transport — selbst unter den komfortabelsten Bedingungen — als starker psychischer Reiz nachteilig auf den Organismus der Schafe auswirkt und zur Folge hat: die Erhöhung der Körpertemperatur, die Beschleunigung des Pulses und der Atmung. Es wurde ein Absinken des Kgw. unmittelbar nach dem Transport und sogar noch 48 Std. nach dem Transport festgestellt. Eine Folge-

erscheinung des durchgeführten Transports stellten auch die Veränderungen im Blutplasma und in der zahlenmäßigen Zusammensetzung der Blutelemente dar. Es muß die Senkung der Zahl der Eosinophilen und der Lymphocyten und ein Ansteigen der Zahl segmentierter Granulocyten hervorgehoben werden. Im Blutplasma wurde eine Absinken des Gesamteiweiß-Gehaltes, des Gehaltes an Albuminen und Beta-Globulinen, sowie ein Ansteigen des Gehaltes an Alpha- und Gamma-Globulinen beobachtet. Es wurde ein Absinken des Calcium-, Magnesium-, Kalium-, Phosphorspiegels und der Chloride und ein Ansteigen des Natriumspiegels im Blutplasma beobachtet. Es wurden die Veränderungen behandelt, die bei Mutterschafen stärker auftraten, als bei Hammeln. Die Anwendung eines Tranquilizers in Gestalt des Phenactil-Präparates wirkte sich auf das Verhalten der transportierten Schafe günstig aus, auch auf ihren klinischen Zustand; es hatte eine Senkung der Gewichtsverluste sowie der zahlenmäßigen Schwankungen einiger Bestandteile des Blutes zur Folge. Bei Tieren mit einem deutlich lebhaften Temperament sind höhere Phenactil-Gaben anzuwenden. PRL/CBR.

## IX. INNERE MEDIZIN, NICHT INFEKTIÖSE KRANKHEITEN, INFEKTIONSKRANKHEITEN

**4-64/12-0294** Loginov, A. S. und Uša, B. V. Laparoskopija s pricel'noj biopsiej u krupnogo rogatogo skota. **(Laparoskopie mit Biopsie unter Sichtkontrolle beim Rind.)** Veterinarija, Moskva **41** (1964) Nr. 1. S. 77-79. – 2 Abb.

Vff. beschreiben eine Methode zur Laparoskopie beim Rind. Dabei findet das in der DDR für medizinische Zwecke hergestellte Laparoskop Verwendung. Die Stelle des Einstichs befindet sich in der rechten Hungergrube am Schnittpunkt einer Horizontalen, die 2-3 cm unterhalb des Tuber coxae verläuft mit einer Vertikalen vom Hinterende des Querfortsatzes des zweiten Lendenwirbels. Zur Erzeugung eines Pneumoperitoneums werden 10-13 Liter Luft mit einer Janetspritze in die Bauchhöhle gepumpt. Danach wird das Endoskop eingeführt, wobei ein großer Teil der Leber, die Gallenblase, ein Teil des Duodenums und Dickdarms sowie die Gegend der rechten Niere besichtigt werden können. Im Anschluß an die Besichtigung wird im 12. Zwischenrippenraum am Übergang vom oberen zum mittleren Drittel der Rippe die Punktionskanüle eingestochen. Unter Sichtkontrolle kann nunmehr die Aspirationsbiopsie der Leber ausgeführt werden. Bisher gelang es bei der beschriebenen Untersuchungstechnik, Krankheiten wie Zirrhose, Fasciolose, Echinococcose, Gallensteine u. a. zu diagnostizieren.

M. Schäfer. 4912.

**4-64/12-0295** Valach, Z. Diagnostický význam peritoneální punkce u prasat. **(Diagnostische Bedeutung der Peritonealpunktion bei Schweinen.)** Veterinární Med. **8(36)** (1963) Nr. 6. S. 419-426. – 5 Abb., 1 Tab., 5 Lit. Zus. in Russ., Franz.

Es werden makroskopische und mikroskopische Untersuchungen des Peritonealpunktates bei 43 gesunden, 6 rotlaufkranken und 27 versuchsweise mit Pest infizierten Schweinen (am 6.-7. Tage nach der Infektion) beschrieben. Bei den gesunden Schweinen lag die Punktatmenge zwischen 5 Tropfen und 5 ml, das Punktat war farblos, nicht getrübt, dünnflüssig mit einem pH-Wert 6,9-7,0. An der Luft gerann es innerhalb von 3 Min., die Rivaltprobe war negativ. Mikroskopisch fand man in 10 Sehfeldern 65 epitheloide phagocytäre Zellen, 4 Lymphocyten, vereinzelt Erythrocyten und eine größere Anzahl Fettzellen. Der Abdominalliquor der rotlaufkranken Schweine war wasserhell oder hellrosafarben mit grauer Trübung und enthielt in sämtlichen Sehfeldern große Mengen feiner grampositiver Stäbchen, die mit *Erysipelothrix insidiosa* formgleich waren, und eine geringe Zahl von zerstörten Epitheloidzellen mit Fragmenten von phagocytierten *E. insidiosa*. Im Abdominalliquor der mit Pest infizierten Schweine, der wasserhell war, befanden sich in 10 Sehfeldern in vermehrter Zahl epitheloide Zellen (um 17,5% mehr als bei gesunden Schweinen) und Lymphocyten (um 19% mehr). Im Kern der epitheloiden Zellen fand man eine umfangreiche Vacuolisierung, was für eine schwerwiegende Erscheinung gehalten wird. Die Erythrocyten kamen nur vereinzelt vor, davon waren 5% Kernerythrocyten, die oft punktartige Inclusionen aufwiesen. Die Untersuchung des Abdominalliquors kann laut Vf. die Diagnosestellung präzisieren. ČSSR/ÚVTI. 4926.

**4-64/12-0296** Crane, M. R. Oxygen therapy unit for agricultural practice. **(Eine Sauerstoff-Therapie-Einheit für die Landwirtschaftliche Praxis.)** Veterin. Med. [Kansas City] **57** (1962) Nr. 8. S. 696-699. — 4 Abb.
Sauerstoffmangel ist häufig der bestimmende Faktor zwischen Leben und Tod bei Patienten. Die Indikationen für eine Sauerstofftherapie sind in der Human- und Veterinärmedizin gleichermaßen wichtig. Es wird hier eine leicht transportierbare Sauerstoff-Therapie-Einheit für Groß- und Kleintiere mit einem Gewicht von nur 85 kg beschrieben. Die Sauerstofftherapie wird für sehr wichtig befunden bei Pneumonien, Nachgeburtsschwäche der Kälber und Fohlen, Pneumonie-Enteritis-Komplex der Kälber, Leptospirosis, Nachoperationsschock u. a. Für die Nebelbehandlung der Rhinotracheitis sollte der spezielle Wert des Gerätes geprüft werden. Behandlungen von drei Rindern mit dem Sauerstoff-Therapiegerät werden ausführlich beschrieben.
H. Schützler. 4990.

**4-64/12-0297** Dannenberg, H. D. und Wesche, W. D.; Potsdam, Veterinäruntersuchungs- und Tiergesundheitsamt. **Zur Prophylaxe von Magen-Darm-Erkrankungen in großen Schweinebeständen.** Tierzucht **18** (1964) Nr. 4. S. 181-183.
Vff. mußten bei ihren Untersuchungen feststellen, daß fast die Hälfte aller Schweineverluste durch Erkrankungen des Magen-Darm-Traktes hervorgerufen wird. Auffallend war dabei, daß die Tiere vor allem in stallhygienisch und fütterungstechnisch schlechten Betrieben verendeten, gleichgültig ob infektiöse oder nichtinfektiöse Ursachen vorlagen. An prophylaktischen Maßnahmen wird besonders die Bereitstellung eines qualitativ gleichbleibenden Mischfutters in genügender Quantitiät vorgeschlagen. Außerdem erscheint die bessere Versorgung der hochtragenden Sauen mit vitamin- und eiweißreichem Futter, sowie der Ferkel vor dem Absetzen ebenfalls mit einem qualitativ gleichbleibendem Futter und genügend Flüssigkeit als äußerst notwendig zu erwähnen. Zur wirksameren Seuchenverhütung schlagen Vff. eine schnellere Merzung der Kümmerer in den Beständen vor, um die Infektionskette zu unterbrechen. In diesem Zusammenhang muß auch mehr Beachtung der Stalldesinfektion geschenkt werden, vor allem nach der vollständigen Räumung eines Stallteiles oder -komplexes. E. Werner. 5055.

**4-64/12-0298** Slanina, L. und Rossow, N.; Košice, ČSSR, Veterinärmed. Fak., Lehrstuhl für Innere Krankh. der Klauentiere; Leipzig, Karl-Marx-Univ., Med. Tierklin. **Zur speziellen Diagnostik einiger Erkrankungen des Vormagen-Labmagen-Komplexes.** Mh. Veterinärmed. **19** (1964) Nr. 8. S. 282-291. — 12 Abb., 39 Lit.
Neben der Auskultation, Perkussion und Palpation müssen zur Verbesserung der Diagnostik der Erkrankungen des Vormagen-Labmagen-Komplexes biochemische, mikrobiologische und physikalische Untersuchungsmethoden herangezogen werden. Als Untersuchungsverfahren für die Dysfunktionen werden die Bestimmung der Sedimentierungsgeschwindigkeit nach Nichols und Penn, die Prüfung von Celluloseverdauungsvermögen, Gasbildungsvermögen und Nitratbildung sowie die Infusorienzählung und von den Methoden zur Prüfung von Störungen biochemischer Vorgänge im Vormageninhalt der Nachweis von Hyperacidität und Hyperalkalität des Pansensaftes, sowie die Prüfung der Gesamtacidität des Pansensaftes angeführt. Die Diagnostik der Psaltererkrankungen ist schwieriger. Die Prüfung der motorischen Psaltertätigkeit ist durch Auskultation, Punktion und Palpation nach Laparotomie möglich, auch die Beurteilung von Umfang, Konsistenz und Schmerzempfindlichkeit setzt eine Laparotomie voraus. Die Passage

des Futterbreies ist mittels Schlundrinnenreflex bei gleichzeitiger Auskultation von Psalter und Labmagen zu prüfen. Kaum Schwierigkeiten bereitet die Diagnostik der Tympanieformen, akute, chronische und rezidivierende Tympanie werden besprochen. Nicht so einfach ist dagegen die Feststellung von Vagusschädigungen. Eingegangen wird auf das klinische Bild bei Schädigungen des N. vagus zentral und peripher von der Cardia. Zur Unterscheidung der Vagus- von der Sinusbradycardie geben Vff. die Atropinprobe an. Die Diagnostik der traumatischen Erkrankungen basiert auf der klinischen Untersuchung des gestörten Organs, der Röntgendiagnostik, der ferroskopischen Untersuchung und der diagnostischen Rumenotomie. Fremdkörperproben, Rumenographie und labordiagnostische Verfahren werden als Hilfsmethoden angesehen. Von den Labmagenerkrankungen sind Erweiterung, Verlagerung und Drehung angeführt. Bei der Besprechung dieses Komplexes berücksichtigen Vff. besonders die Untersuchungsergebnisse von Dirksen. H. Haase. 5065.

**4-64/12-0299** Ferrando, R. À propos des ulcères gastro-intestinaux chez le proc. **(Über Magen-Darmgeschwüre beim Schwein.)** Recueil Méd. vétérin. **140** (1964) Nr. 3, S. 231-232. — 4 Lit.
Neuere Arbeiten lassen das häufige Vorkommen von Magenulcera bei Zuchtschweinen erkennen. In USA stellte man bei Schlachtschweinen in 19,64% solcher Fälle Geschwüre fest, die ihren Sitz am häufigsten im Pylorusteil des Magens hatten. Klinisch äußert sich die Erkrankung mit Blut im Kot, Anämie und gestörtem Wachstum; oft werden von der Oberfläche der Geschwüre Kulturen von *Candida albicans* isoliert. Die Sterblichkeit ist am größten gegen Ende des Frühlings oder bei Beginn des Winters. Die Ätiologie ist ungewiß. Eiweißarme Fütterung, granuliertes Futter und das Erhitzen oder Rösten des Maises werden damit in ursächlichen Zusammenhang gebracht. Nach französischen Arbeiten von Tournut und Mitarbeiter soll durch rohe Behandlung, der die Schweine oft ausgesetzt sind, die Entstehung der genannten Ulcera begünstigt werden. Im Hinblick auf die wirtschaftlichen Rückschläge, die zweifellos in zunehmenden Maße verursacht werden, sollte diesem Problem weitere Aufmerksamkeit geschenkt werden.
K. Reinhardt. 5065.

**4-64/12-0300** Tacal jun., J. V.; Diliman, Quezon City, Univ. of Philippines, Coll. of Veterin. Med. Spontaneous vomition of foreign bodies by a dog. **(Spontanes Erbrechen von Fremdkörpern durch einen Hund.)** New Zealand veterin. J. **11** (1963) Nr. 5. S. 130-131. 5065.

**4-64/12-0301** Hjerpe, C. A.; Davis, Univ. of California, School of Veterin. Med. Serum hepatitis in the horse. **(Serumhepatitis beim Pferd.)** J. Amer. veterin. med. Assoc. **144** (1964) Nr. 7. S. 734-740. — 2 Tab.
Auf Grund der klinischen Symptome und des pathologisch-anatomischen Befundes wurden zwei Fälle von Serumhepatitis (Theilers Krankheit) diagnostiziert. Klinisch wurden Ikterus, Depression, Freßunlust und verkrampfter Gang beobachtet. Ferner bestanden Leukocytose, Neutrophilie, Hypoglykämie, Bilirubinämie, Hämoglobinämie, Hämoglobinurie, Albuminurie, Bilirubinurie und eine markante Erhöhung des Serum-Glutamin-Oxalessigsäure-Transaminase-Spiegels. Die histologischen Veränderungen bestanden in ausgedehnter Lebernekrose mit monocytärer Infiltration sowie degenerativen Nieren- und Nebennierenveränderungen. Die Prognose ist nicht günstig; die Mortalität der enzootischen Serumhepatitis beträgt 53-88%. Folgende therapeutische Maßnahmen werden empfohlen: 1. Verabreichung von Abführmitteln, 2. perorale Verabreichung von Neomycin, Vitaminen des B-Komplexes und von Antibiotica über längere Zeit, 3. keine Fütterung, Ernährung durch Glukose (parenteral), Salzlösungen und Wasser per NSS, 4. Verabreichung von Glutaminsäure, Cholin und Methionin. W. Laue. 5085.

**4-64/12-0302** Herman, W. Zakaźne zapalenie płuc i opłucnej kóz. **(Infektiöse Lungen- und Brustfellentzündung bei Ziegen.)** Hodowca drobnego Inwentarza **11** (1963) Nr. 10. S. 10-11.

Unter den Haussäugetieren unterliegen der infektiösen Lungen- und Brustfellentzündung nur die Ziegen, hauptsächlich die Lämmer nach dem Absetzen und Jungtiere. Die Krankheit tritt intensiv im Winter und im frühen Frühjahr auf. Die ersten Anzeichen beruhen auf Appetitlosigkeit, Apathie, erhöhter Körpertemperatur, Husten sowie auf serösem Nasenausfluß. Die Mortalität ist sehr hoch und die Genesung verschieden, weil die Krankheit dann in ein latentes Stadium übergeht und meistens ein heftiges Rezidiv folgt. Die Symptome sind manchmal wenig charakteristisch und können den Verdacht der hämorrhagischen Septikämie aufkommen lassen. Die Sicherheit der Diagnose gibt lediglich die serologische Untersuchung. Therapeutisch werden verschiedene Heilmittel sowie immunisierende Impfungen angewandt. Der Züchter kann die Infektion durch entsprechende Ernährung, sorgfältige Pflege und hygienische Bedingungen in den Ställen unterbinden. Sofort nach dem Bemerken der Krankheitssymptome sollten die kranken Tiere ausgesondert und behandelt und die gesunden Tiere einer Schutzimpfung unterzogen werden. Die Unterkünfte und Geräte müssen gereinigt und desinfiziert werden. Die gekauften Tiere kann man erst nach einer 20-tägigen Quarantäne in die Herde einbeziehen. PRL/CBR. 5106.

**4-64/12-0303** Davies, Lloyd E. und Garb, Solomon; Columbia, Univ. of Missouri; School of Med. Treatment of a cow with congestive heart failure. **(Behandlung einer Kuh mit blutstauendem Herzfehler.)** J. Amer. veterin. med. Assoc. **142** (1963) Nr. 3. S. 255-257. – 1 Abb., 1 Tab., 3 Lit.

Die ausgeprägten Blutstauungen und die Tachycardie mit schwachem Puls konnten durch die Applikation von Digitoxin sehr gebessert werden. Die Behandlung wurde über 16 Tage durchgeführt. In den ersten 24 Std. wurden fraktioniert 5,0 mg, 2,5 mg und 1,25 mg gegeben, dann folgend täglich 2,0 mg. Gleichlaufend wurden Blutuntersuchungen und elektrokardiographische Untersuchungen durchgeführt. Brucellose- und Tuberkuloseuntersuchungen verliefen negativ. Während der Behandlung bildeten sich 2 Abszesse über beiden Carpalgelenken aus, die mit Oxytetracyclin behandelt und gespalten wurden. 20 Tage später wurde erfolgreich ein Kaiserschnitt durchgeführt, das Kalb starb jedoch 7 Std. post partum. 8 Tage danach trat eine zunehmende allgemeine Schwäche der Kuh ein, die trotz andauernder guter Herzkompensation zum Tode führte. H. Schützler. 5115.

**4-64/12-0304** Hammer, K. R.; København, Kgl. Veterin. og Landbohøjskole. Myocardfibrose hos kvaeg. Kasuistisk meddelelse. **(Myocardfibrose beim Rind. Kasuistischer Beitrag.)** Nord. Veterinärmed. **16** (1964) Nr. 5. S. 439-446. – 3 Lit. Zus. in Engl., Dtsch.

Bei einem 4-5jährigen roten Dänenrind wird ein Fall von Myocardfibrose pathologisch-anatomisch und -histologisch beschrieben. Es fanden sich weiterhin u. a. subepicardiale Blutungen, eine geringgradige Pericarditis chron. fibrosa, eine Herzbeutelwassersucht, Hydrothorax (20 l) und Hydrops ascites (10 l). 4 weitere Fälle von Myocardfibrose werden anhand etwas älterer Sektionsprotokolle erwähnt. In allen Herzen wurden Sarcocysten (*S. blanchardi*) ohne perifocale Reaktion ermittelt. Ätiologische Untersuchungen führten zu keinem Ergebnis. Es wird Kupfermangel vermutet. E. Wiesner. 5115.

**4-64/12-0305** Nielsen, N. C.; København, Kgl. Veterin. og Landbohøjskole, Med. Klin. Tilfælde af fibrosis cordis hos kvæg. Kliniske og elektrokardiografiske undersøgelser. **(Einige Fälle von Myocardfibrose beim Rind.**

**Klinische und elektrokardiographische Untersuchungen.)** Nord. Veterinärmed. **16** (1964) Nr. 5. S. 447-462. – 5 Abb., 19 Lit. Zus. in Engl., Deutsch.

Es werden 5 Fälle von Myocardfibrose bei 4- bis 6jährigen Rindern (4 Rote Dänen, 1 jerseyblütiges Tier) beschrieben. Der klinische Verlauf der Erkrankung war stets sehr kurz (4 bis 22 Tage) und bestand aus Anorhexie, Venenstauung im großen und kleinen Kreislauf und pochenden Herztönen. Differentialdiagnostisch muß Pericarditis traumatica ausgeschlossen werden. In den Elektrokardiogrammen von 4 der untersuchten Tiere wurden eine Vergrößerung der Amplitude und Breite der P-Zacken, erweiterte Systolendauer sowie invertierte T-Zacken festgestellt. E. Wiesner. 5115.

**4-64/12-0306** Rademacher, R. und Rademacherová, J. Příspěvek k diagnostice rané pyelonefritidy skotu. **(Beitrag zur Diagnostik der frühzeitigen Pyelonephritis beim Rind.)** Veterinární Med. **9(37)** (1964) Nr. 1. S. 55-60. – 6 Abb., 1 Tab., 6 Lit. Zus. in Russ., Engl., Franz., Dtsch.

Anhand der Harnsediment-Färbungsmethode nach Sternheimer-Malbin, die in der Humanmedizin zur Feststellung von Epithelien der Nierentubuli und der sog. Sternheimer-Malbinschen neutrophilen Körper eingeführt ist, untersuchte man 130 Harnsedimente bei Rindern, die an verschiedenen Krankheiten litten; in 5 Fällen handelte es sich um eine Pyelonephritis. Durch die Färbung des Sedimentes nach Sternheimer-Malbin stellte man im Sediment bei einer Eiweißmenge bis zu 50 mg% nur rote Blutkörperchen oder Leukocyten mit dunkelrot verfärbtem Korn fest. Bei einer Eiweißmenge von 200 und 500 mg% fand man Sternheimer-Malbinsche neutrophile Körper, die sich mit Zellen desselben Charakters decken, der beim Menschen von Sternheimer und Erben beschrieben worden ist. Die Methode wird zur rechtzeitigen Diagnose der Pyelonephritis auch beim Rind sowie zur evtl. Behandlung dieser Krankheit und zu ihrer Differenzierung von anderen Erkrankungen des Urogenitalsystems empfohlen. ČSSR/ÚVTI. 5142.

**4-64/12-0307** Plechanov, B. P. und Kabyš, A. A. Primenenie solej kobal'ta i marganca krupnomu rogatomu skotu. **(Die Anwendung von Kobalt- und Mangansalzen beim Rind.)** Veterinarija, Moskva **41** (1964) Nr. 1. S. 75-77.

Es wird von einer gebietsweise auftretenden Erkrankung berichtet, die besonders die Rinderzucht schwer beeinträchtigt. Als Ursache konnte eine Unterbilanz an Kobalt und Mangan nachgewiesen werden. Die im Futter fehlenden Spurenelemente wurden in Form von Kobalt- und Manganchlorid den Tieren verabreicht und zwar in Mengen von 0,01-0,03 g bzw. 0,015-0,045 g pro Tier. Nach 30-60tägiger Verabfolgung folgten mehrmonatige Pausen. Durch diese Maßnahme konnte die Milchleistung der Tiere erheblich gesteigert werden. Die Kälber hatten früher häufig nur ein Geburtsgewicht von 12-15 kg und wogen im Alter von 4-6 Mon. kaum 50 kg. Die zusätzliche Behandlung der Kälber, besonders der älteren, mit 15-30 mg Kobaltchlorid und 22,5-45 mg Manganchlorid über jeweils 20-30 Tage äußerte sich in Besserung des Appetits, gesteigerter Gewichtszunahme und Verringerung der bis dahin großen Kälberverluste. Bei angeborener Unterentwicklung und bei Tieren mit Dyspepsie oder Paratyphus erweisen sich die Mineralstoffgaben als weniger wirkungsvoll. M. Schäfer. 5215.

**4-64/12-0308** Kašin, A. S. und Ašichmin, A. V. Predupreždenie poedanija šersti jagnjatami i ovcami. **(Die Verhütung des Wollefressens bei Lämmern und Schafen.)** Veterinarija, Moskva **41** (1964) Nr. 3. S. 62.

Das Wollefressen ist in verschiedenen Gebieten eine weit verbreitete Erscheinung bei Lämmern, die zu erheblichen wirtschaftlichen Verlusten führt. In einigen Kolchosen konnten Vff. bei 45-60% der an nichtinfektiösen Erkrankungen verendeten Lämmer als Todesursache die Folgen des Wollefressens feststellen. In 3 weiteren Betrieben wurden von 62 gestorbenen Lämmern bei

51 Bezoare gefunden, die zum Tode geführt hatten. Die durchgeführte Jod-Therapie versagte völlig. Da Schafe sehr empfindlich auf Schwefelmangel reagieren, wurde versuchsweise eine Behandlung mit Ichthyol geprüft. Ichthyol enthält 11% organische Sulfidverbindungen und 2-4% anorganischen Schwefel. Die Dosis betrug für Lämmer 10-30 ml und für erwachsene Tiere 50-100 ml der 1%igen Lösung. Das Medikament wurde 5-7 Tage im Verhältnis 1:3 mit Milch, Heuaufguß oder dem Trinkwasser verabreicht. Von 1378 behandelten Lämmern verendeten nur 6 (0,42% bzw. 5,5% aller gestorbenen) an den Folgen des Wollefressens. Inzwischen liegen gute prophylaktische Ergebnisse bei mehr als 30000 Lämmern vor, denen im Alter von 2 Wochen Ichthyol verabreicht wurde. M. Schäfer. 5215.

**4-64/12-0309** Martin, J. und Holzschuh, W.; Leipzig, Karl-Marx-Univ., Veterin.-Pathol. Inst.; Bernburg, Hochschule für Landwirtsch., Inst. für Tierernähr. **Über eine bei Mastbullen gehäuft vorkommende Mineralstoffwechselströmung. Vorl. Mitt.** Mh. Veterinärmed. **19** (1964) Nr. 9. S. 321-327.
Mit der Verstärkung der Jungbullenhaltung wird auch das tierärztliche Interesse mehr auf diese Fragen gelenkt. Es werden Bewegungsstörungen bei Jungbullen (Mastbullen) beschrieben, die mit Umfangsvermehrungen in der Gegend der Extremitätengelenke einhergehen, zu Gelenkverkrümmungen und später zum Festliegen führen. Bei einigen Bullen wird schließlich ein Abriß der Achillessehnen am Tuber calcanei beobachtet. Pathologisch-anatomisch wurde an den Gelenken eine beginnende Arthrosis deformans nachgewiesen. Später schließen sich Veränderungen der hyperostotisch-porotischen Form der Osteodytrophia fibrosa an. Für die Ruptur der Achillessehnen werden ursächlich diese Knochenveränderungen verantwortlich gemacht, wobei sekundär hinzutretende Entzündungserscheinungen in diesem Bereich infolge Dekubitus mitwirken können. Die Erkrankung kann nur im Anfangsstadium mit Erfolg behandelt werden. Prophylaktisch und therapeutisch muß in erster Linie eine ausreichende Versorgung mit Mineralstoffen (optimales Ca:P-Verhältnis) und genügende Vitamin-D-Zufuhr gesichert sein. O. Dietz. 5220.

**4-64/12-0310** Danskin, D. und Burdin, M. L.; Kabete, Kenya, Veterin. Res. Lab. Bovine petechial fever. **(Petechialfieber des Rindes.)** Veterin. Rec. **75** (1963) Nr. 15. S. 391-394. — 11 Lit.
Das Petechialfieber des Rindes wird seit 1933 in Kenya beobachtet. Die Verbreitung war gering bis 1956. In diesem Jahre trat besonders im Nakuru-Gebiet ein schwerer Ausbruch auf, der große Anstrengungen zur Erforschung der Krankheit auslöste. Nach Untersuchungen von Haig und Danskin wird das Petechialfieber des Rindes vermutlich durch einen Rickettsien-ähnlichen Organismus hervorgerufen, der am Anfang des Krankheitsverlaufes in Blutausstrichen und bei der Sektion in Milzausstrichen zu finden ist. Das Petechialfieber tritt in Höhen über 1525 m auf; am häufigsten dann, wenn die Tiere in einheimischen Forsten oder dichtem Gestrüpp grasen. Ausbrüche kommen aber in den meisten Teilen des Hochlandes in Form von Einzelerkrankungen, in einigen Fällen während einer kurzen Zeit mit unterschiedlichem Krankheitsbild vor. In den verseuchten Gebieten erlangen die Rinder Resistenz oder Immunität, während aus anderen Gebieten zugeführte Jungtiere schwer erkranken. Unter natürlichen Bedingungen wurde die Krankheit nur bei Rindern festgestellt. Nach experimenteller Übertragung auf Schafe und Ziegen tritt eine schwache Fieberzacke ohne andere Symptome auf. Frühere Untersucher behaupten, daß Hunde infiziert werden können. Übertragungen auf kleine Versuchstiere, Viruszüchtungsversuche im Ei und in Rinder- oder Schafnieren- bzw. -hodenkulturen sowie bakteriol. Untersuchungen verliefen negativ. Experimentell kann die Krankheit auf Rinder subcutan, intratracheal und intravenös mit Blut sowie Lymphknoten- oder Milzgewebe übertragen werden. Bei Haltung von empfänglichen Tieren gemeinsam mit erkrankten

in einer Laufbox erfolgt keine Ansteckung. Das erste Krankheitszeichen bei Milchkühen ist der Milchrückgang. Die Incubationszeit nach künstlicher Infektion beträgt 5-14 Tage. Es erfolgt Temperaturanstieg auf 40,5-41,6 °C, und am folgenden Tag erscheinen Petechien am Zahnfleisch, unter der Zunge, in den Konjunktiven und in der Scheidenschleimhaut. Sie bleiben 1-10 Tage. Während dieser Zeit ist der Kot blutig gefärbt. Außerdem können schwere einseitige Conjunctivitiden, Nasenbluten, Blutungen unter der Haut, Schwellung der palpierbaren Lymphknoten und Aborte auftreten. In milden Fällen sind dagegen klinische Erscheinungen kaum feststellbar. Die pathologisch-anatomische Befund besteht in Schwellung und Blutreichtum der Lymphknoten, mitunter Blutungen in der Skelettmuskulatur, und zwar am häufigsten an Knochenvorsprüngen wie den Tubera ischii und coxae, in den lumbodorsalen Fascien sowie in den Mm. trapecius und intercostales. Die Hauptbefunde sind submucöse und subseröse Blutungen sowie Blutungen am Herzen. Einer anfänglichen Leukopenie folgt eine Zunahme der Leukocyten und ein Rückgang der Erythrocytenzahl und der Hämoglobinwerte. Im Blut konnten bisher Antikörper nicht nachgewiesen werden. Die Krankheit ist mitunter schwer von anderen Erkrankungen abzugrenzen. Eine erfolgreiche Behandlungsmethode ist noch nicht gefunden. J. Beer. 5295.

**4-64/12-0311** Christov, J. Proučvane dejstvieto na ubiti salmoneli i β-chemolitični kolibakterii, inžektirani na bremenni svine. **(Untersuchung der Wirkung von abgetöteten Salmonellen und hämolytischen Colibakterien, die tragenden Sauen injiziert wurden.)** Izvestija na Veterinarnija institut za zarazni i parazitni bolesti, Sofija **9** (1963) S. 83-88. — 3 Tab., 11 Lit. Zus. in Russ., Engl.

Die Formolvaccine, die aus *Salmonella cholerae suis*, *S.typhi murium*, *S.enteritidis* und *Escherichis coli* hergestellt wurde, ruft bei dreimaliger Einführung in Abständen von 20 Tagen und bei letzmaliger Einführung 20 Tage vor dem Ferkeln keine Störungen bei den tragenden Sauen hervor. Es wird eine starke Erhöhung des O-Agglutinationstiters hervorgerufen, der nach dem Werfen im Blutserum absinkt, jedoch in der Colostralmilch ansteigt. 10 Tage nach dem Werfen sinkt der Titer im Blutserum auf einen Bruchteil herab, wobei diese Senkung in der Milch besonders bedeutend ist. Die Ferkel der immunisierten Sauen aus mit Salmonellose und Colibacillose verseuchten Betrieben erweisen sich recht widerstandsfähig gegen diese Krankheiten.

NRB/ZSNTI. 5360.

**4-64/12-0312** Dalling, Thomas. A note on blackquarter. **(Eine Notiz über Rauschbrand.)** Bull. Office int. Épizooties **59** (1963) Nr. 9/10. S. 1583-1588. — Zus. in Franz., Span.

*Cl. chauvoei*, als Ursache des Rauschbrandes, kann lange Zeit im Erdboden überleben, so daß Rauschbrandbezirke entstehen können, in denen prophylaktische Impfungen gegen Rauschbrand notwendig erscheinen. Der Ausbruch von Rauschbrand ist höchstwahrscheinlich vom Nährzustand der Tiere abhängig. Besonders bei gutgenährten Tieren werden Rauschbranderkrankungen beobachtet. Als Mittel der Wahl bei der Prophylaxe von Rauschbrand haben sich in der gesamten Welt formolisierte Vollkulturen von *Cl. chauvoei* gut bewährt. Kombinierte Vaccinen gegen Infektionen mit *Cl. chauvoei*, *Cl. septicum* und *Pasteurella multocida* sind nur dann von Nutzen, wenn die einzelnen Komponenten der Mischvaccinen einen hohen Titer aufweisen. Neben Vaccinen werden auch Antiseren von hohem schützendem Wert hergestellt.

G. Scheibner. 5420.

**4-64/12-0313** Saunders, J. R., Berman, David T. und Frey, Merwin L.; Madison, Univ. of Wisconsin. Epizootiologic studies of shipping fever of cattle. I: The microbial agents isolated. **(Epizootoliogische Untersuchungen über das Shipping fever vom Rind. 1. Mitt. Die Isolierung von Mikroorganis-**

**men.)** Canad. J. comparat. Med. veterin. Sci. 28 (1964) Nr. 2. S. 27-33. – 7 Tab., 21 Lit.

Aus den pneumonischen Veränderungen von normal geschlachteten Kälbern wurden 19 Pasteurella-Stämme (*P. multocida, P. hämolytica* und nicht typisierte Pasteurellen) isoliert. Ein für embryonale Rindernierenzellen cytopathogenes Virus wurde nicht nachgewiesen. Untersuchungen in Kälberherden ergaben *Pasteurella*-Bakterien aus Nasenabstrichen sowohl von gesunden als auch an Shipping fever erkrankten Kälbern. Außerdem wurden von Tieren aus fünf Gruppen Virusarten der Psittakosis-Lymphogranuloma-Gruppe aus Nasenabstrichen isoliert und ebenfalls aus den Nasenabstrichen von 2 Kälberbeständen Virusarten, die als Enterovirus des Rindes identifiziert werden konnten. In einigen Herden wurden die Seren mit dem Hämagglutinations-Hemmungstest auf das Vorhandensein von Antikörpern gegen Myxovirus-Parainfluenza-3 geprüft. In 3 Kälberbeständen wiesen die serologischen Untersuchungsergebnisse auf eine zeitweilige Beteiligung des Myxovirus-Parainfluenza-3 am Shipping fever hin. Von 10 Tieren aus zwei der drei untersuchten Herden wurden Myxovirus-Parainfluenza-3-Stämme isoliert; vier von diesen Kälbern zeigten klinische Symptome des Shipping fever zum Zeitpunkt der Virusisolierung. Die Untersuchungsergebnisse deuten darauf hin, daß das Myxovirus-Parainfluenza-3 ebenso wie noch andere Virusarten an vielen Epizootien des Shipping fever beteiligt ist. E. Kunter. 5455.

**4-64/12-0314** Saunders, J. R. und Berman, David T.; Madison, Univ. of Wisconsin. Epizootiologic studies of shipping fever. II. Exposure of calves to pasteurellae and para-influenza 3 virus. **(Epizootiologische Untersuchungen über das Shipping fever. 2. Mitt. Die Infektion von Kälbern mit Pasteurellen und Parainfluenza-3-Virus.)** Canad. J. comparat. Med. veterin. Sci. **38** (1964) Nr. 3. S. 57-62. – 2 Tab., 16 Lit. 1. Mitt. vgl. vorst. Ref.

In 14 Versuchen wurden 26 Kälber intratracheal oder mittels Aerosol mit *P. multocida, P. hämolytica* und Parainfluenza-3-Virus (PI 3) sowie mit Kombinationen dieser Mikroorganismen infiziert. Als Stressfaktoren kamen zur Anwendung: parenterale Injektionen von Cortison und adrenocorticotropem Hormon, intravenöse Infektion mit dem Virus der New-Yorker-Virus-Diarrhoe und unterschiedliches langes Treiben der Kälber bei ungünstigen Wetterverhältnissen. Bei 6 Kälbern, die der Einwirkung verschiedener Stressfaktoren sowie einem Aerosol mit Pasteurellen ausgesetzt waren, traten keine signifikanten Reaktionen auf. In 10 Versuchen wurden 20 Kälber mit einem Aerosol behandelt oder intratracheal mit PI 3 allein oder in Kombination mit Pasteurellen infiziert. Bei den Kälbern mit einem niedrigen Hämagglutinationstiter gegen PI 3 konnte regelmäßig ein respiratorisches Syndom reproduziert werden, das den klinischen Erscheinungen bei leichten Fällen von Shipping fever ähnlich war. Von einem Kalb mit schwerer Bronchopneumonie wurde nach der Tötung PI 3 aus den Lungen isoliert. Die Infektion mit PI 3 und Pasteurellen führte gewöhnlich zu nasalen Reizerscheinungen. Die in einigen Versuchen angewandten Stressfaktoren zeigten keinen signifikanten Einfluß auf das Infektionsgeschehen. E. Kunter. 5455.

**4-64/12-0315** Palotay, J. L., Young, Stuart, Lovelace, S. A. und Newhall, J. H.; Pullman, Washington State Univ., Coll. of Veterin. Med.; Bozeman, Montana State Coll. Bovine respiratory infections. II. Field trial using bacterial vaccine products as a means of prophylaxis. **(Infektionen der Atmungsorgane des Rindes. 2. Mitt. Der prophylaktische Einsatz von Bakterien-Vaccinen in Feldversuchen.)** Amer. J. veterin. Res. **24** (1963) Nr. 103. S. 1137 bis 1142. – 3 Tab., 17 Lit.

Die Versuche wurden mit 3 käuflichen Bakterien-Vaccinen (Pitman-Moore Co., Indianapolis) sowie 2 Vaccinen aus *P. multocida und P. haemolytica* an abgesetzten Kälbern durchgeführt. Von jeder Vaccine wurden jeweils 5 ml s. c.

injiziert. Die letzte Vaccinierung erfolgte etwa 1 Mon. vor dem Absetzen der Kälber. Durch 3 von den 5 Vaccinen konnte die Morbidität bei den Kälbern signifikant ($P < 0,10$) reduziert werden. Bei der Kälbergruppe mit dem wirksamsten Impfschutz traten jedoch noch 9,38% Erkrankungsfälle auf, während von den Kontrollkälbern 21,05% erkrankten. Am wirkungsvollsten erwies sich eine Formalin-Vaccine aus Kükenembryonen, die mit *P. hämolytica* in den Dottersack geimpft worden waren ($P < 0,025$). Die zweitbeste Vaccine bestand aus abgetöteten P. *multocida*- und *P. hämolytica*-Stämmen ($P < 0,05$). Die geringste Schutzwirkung besaß die käufliche Vaccine aus „Bakterin" der hämorrhagischen Septikämie ($P < 0,10$). Die Untersuchungsergebnisse deuten darauf hin, daß die Pasteurellen an den Infektionen der Atmungsorgane des Rindes zwar beteiligt sind, aber nicht die ausschließliche Ursache darstellen. Weitere Untersuchungen über die Ätiologie und Pathogenese der Erkrankungen der Atmungsorgane sind erforderlich.

E. Kunter. 5465.

**4-64/12-0316** Kotov, V. T. Specifičeskaja profilaktika brucelleza krupnogo rogatogo skota. **(Spezifische Rinderbrucellose-Prophylaxe.)** Veterinarija, Moskva **41** (1964) Nr. 2. S. 40-44.

Ungeachtet des intensiven Einsatzes des Brucella-Buck-19-Lebendimpfstoffes bestehen nach Ansicht des Vf. noch ungeklärte Fragen (Impfung erwachsener Tiere, Impfung gefährdeter Bestände, Anerkennung der Brucellosefreiheit nach der Impfung mittels objektiver Kriterien). Vf. berichtet über eigene Erfahrungen der Brucelloseprophylaxe und -tilgung. So ist die Tilgung der Rinderbrucellose auf der Grundlage periodischer Blutuntersuchungen (alle 15-30 Tage) ohne Schutzimpfung nur dann erfolgreich, wenn die Infektion des Bestandes wirklich zu Beginn des Ausbruches erfaßt und die eigentliche Infektionsquelle erkannt wird. Auch die unter den in gesetzlichen Anordnungen festgelegten Titergrenzen liegenden serologischen Reaktionen bedürfen einer kritischen Prüfung, da diese häufig bei nochmaligen Untersuchungen einen deutlichen Titeranstieg aufweisen und somit für das Vorliegen einer Infektion sprechen. Eine Kombination der serologischen (LA, KBR) und allergischen (Abortin) Kontrollen ermöglicht nach Ansicht des Vf. ein rechtzeitiges Erkennen infizierter Tiere in Impfbeständen und soll objektive Kriterien für eine Beurteilung der Seuchenfreiheit des jeweiligen Bestandes ergeben. An einigen Beispielen der eigenen Praxis werden diese Auffassungen erläutert.

W. Bathke. 5475.

**4-64/12-0317** Navasardjan, A. A.; Jerewan, Zootechn. und Zooveterinärmed. Inst. Vlijnanie penicillina i streptomicina na process vyrabotki komplementsvjazyvajuščich antitel pri brucelleze. **(Der Einfluß des Penicillins und des Streptomycins auf die Bildung von komplementbildenden Antikörpern bei der Brucellose.)** Izvestija Akademii nauk Armjanskoj SSR. Biologičeskie nauki, Erevan **16** (1963) Nr. 9. S. 47-54. — 2 Abb., 2 Tab. Orig.: russ., Ausz.: armen.

Vf. überprüfte an 2-2,5 kg schweren Kaninchen den Einfluß des Penicillins und Streptomycins auf die Bildung komplementbindender Antikörper nach der Immunisierung mit dem Lebendimpfstoff Buck 19. Die Immunisierung erfolgte fünfmal mit steigenden Dosierungen (0,2-1 ml) mit zweitägigen Intervallen, die Antibioticagabe zu verschiedenen Zeitpunkten. Das gleichzeitig mit dem Impfstoff gegebene Penicillin hemmt in den Dosierungen von 5 und $15 \times 10^3$ IE/kg KGW die Antikörperbildung; die 7 Tage nach Immunisierungsbeginn verabreichten Penicillinmengen ließen dagegen zeitweilig eine gewisse Stimulation erkennen. Das in gleichen Dosierungen verabreichte Streptomycin ließ bei gleichzeitiger Applikation ebenfalls einen hemmenden Einfluß auf die Antikörperproduktion erkennen. Das 7 Tage nach Immunisierungsbeginn inoculierte Streptomycin hemmte ebenfalls.

W. Bathke. 5475.

**4-64/12-0318** Vaškevič, R. B. Reakcija i immunitet u severnych olenej, privitych vakcinoj iz štamma 19. **(Reaktion und Immunität bei Renen nach der Impfung mit der Brucellosevaccine Buck 19.)** Veterinarija, Moskva **41** (1964) Nr. 2. S. 45-47.
150 brucellosefreien Renen unterschiedlichen Alters und 10 anderthalb Monate alten Jungtieren applizierte man den Impfstamm Buck 19 subcutan in einer Dosis von 60, 15 oder 6 Milliard. Keimen. Während in der ersten Gruppe äußerst starke Impfreaktionen auftraten (Fieber, Ödembildung an der Impfstelle mit folgender Abszedierung, Indigestion), waren diese Reaktionen in den beiden anderen Gruppen zwar vorhanden, aber schwächer ausgeprägt. Bei 106 serologisch positiv reagierenden Renen ohne klinische Merkmale führte der Impfstoff in analogen Dosierungen zu den gleichen Erscheinungen. In der LA und der Reaktion nach Huddleson wurde das Auftreten der Antikörper ermittelt. Erste Antikörper waren 3 Tage p. v. (1:5, 1:10) nachweisbar; nach 10 Tagen bestanden Titer von 1:50 bis 1:400 und nach 30 Tagen wurden Maximaltiter von 1:12800 erreicht. Nach 8-9 Monaten bestanden Titer von 1:400 bis 1:800 und nach 24 Monaten p. v. waren keine Antikörper mehr nachweisbar. Bereits vor der Impfung reagierende Tiere zeigten einen deutlichen Titeranstieg. Probeschlachtungen nach der Impfung ergaben, daß der Impfstamm bei allen Versuchstieren in den Organen bis zu 90 Tagen p. v. durch Anzüchtung auf künstlichen Nährböden nachweisbar ist. Belastungsversuche mit dem vom Ren stammenden und für Rene hochvirulenten Stamm 010 in unterschiedlichen Dosierungen ergaben bei 80% der Tiere eine Immunität (11 Monate Beobachtungszeit), wobei keine Abhängigkeit von der Dosierung beobachtet werden konnte. W. Bathke. 5490.

**4-64/12-0319** Mateev, M. und Krŭstev, V. Vlijanie na koncentracijata na NaCl vŭrchu aglutinacionnata reakcija po Rajt pri brucelozata po svinete. **(Der Einfluß der NaCl-Konzentration auf die Agglutinationsreaktion nach Wright bei der Schweinebrucellose.)** Izvestija na Veterinarnija institut za zarazni i parazitni bolesti, Sofija **9** (1963) S. 191-196. — 2 Abb., 2 Tab., 20 Lit. Zus. in Russ., Engl.
Nach der langsamen Probiermethode von Wright mit Anwendung verschiedener Konzentrationen von NaCl (0,85%, 5%, 10% und 15%) wurden die Blutseren von 1829 Schweinen untersucht, die auf natürliche Weise mit Br. suis infiziert worden waren. Mit der Erhöhung der Konzentration von 0,85 auf 5% steigt die Zahl positiv reagierender Seren. Bei einer Steigerung der Konzentration auf 10% und besonders auf 15% wird eine umgekehrte Tendenz beobachtet. Wenn man die Ergebnisse der Untersuchungen verschiedener Gruppen von Schweinen analysiert, stellt sich heraus, daß die Reaktion, die unter Ausnutzung der isotonischen Lösung erhalten wurde, eine Reihe von Vorzügen besitzt. Sie gibt den höchsten Prozentsatz von Übereinstimmungen mit den Ergebnissen der Komplementbindungsreaktion. Daher empfiehlt es sich, eine kombinierte Untersuchung nach Wright unter Ausnutzung zweier Konzentrationen von Kochsalz (0,85% und 5%) nur in brucelloseverseuchten Herden anzuwenden. NBR/ZSNTI. 5490.

**4-64/12-0320** Genev, Ch. Aglutininite i tjachnoto značenie za opredeljane imunnoto sŭstojanie pri červenkata po svinete. **(Die Agglutinine und ihre Bedeutung für die Bestimmung der Immunitätslage bei Schweinerotlauf.)** Izvestija na Veterinarnija institut za zarazni i parazitni bolesti, Sofija **9** (1963) S. 69-77. — 11 Lit. Zus. in Russ., Engl.
Unter Anwendung der von Wellmann empfohlenen Wachstumsprobe (Agglutination in statu nascendi) wurden Ferkel nichtvaccinierter Sauen, aber auch vaccinierte und nichtvaccinierte Schweine verschiedenen Alters untersucht. Es bestätigt sich eine Periodizität des Auftretens von Agglutininen in den Seren gesunder Schweine in Abhängigkeit vom Alter. Die Agglutinine werden

bei einer bedeutenden Zahl von Saugferkeln von frühestem Alter an festgestellt; später nimmt die Zahl der Ferkel mit positivem Titer ab, und zur Zeit des Absetzens weisen nur einzelne Ferkel zweifelhaft reagierende Titer auf. Im Alter von 10 bis 12 Monaten treten die Agglutinine bei einer bedeutenden Zahl von Tieren erneut auf. Bei über ein Jahr alten Schweinen werden der höchste Titer und der höchste Prozentsatz positiv reagierender Tiere festgestellt. Die Infektionsversuche einer bestimmten Zahl von Tieren durch Verfütterung von Kadavermaterial haben eine Reihe von Feststellungen ermöglicht. Saugferkel im Alter von 2 bis 3 Monaten sowie 4 bis 6 Monate alte Schweine können, obgleich in ihrem Serum keine Agglutinine enthalten sind, infektionsresistent sein. Die Resistenz der 2 bis 3 Monate alten Ferkel läßt sich durch die Colostralimmunität erklären. Die Resistenz der 4 bis 6 Monate alten Schweine läßt sich durch einen überstandenen Rotlauf in subklinischer Form erklären. Diese Unstimmigkeiten zwischen der Immunitätslage und dem Vorhandensein von Agglutininen im Serum machen die Wachstumsprobe nach Wellmann in Fällen, in denen die Reaktion negativ verläuft, fast wertlos.
NRB/ZSNTI. 5530.

**4-64/12-0321** Golota, Ja. A. und Borodaj, G. P. Bilkovi frakciï syrovatky krovi jak nosiï imunnych til pry eryzypel'ozi sil'śkogospodarśkych tvaryn. **(Blutserumeiweißfraktionen als Immunkörperträger beim Erysipeloid der landwirtschaftlichen Nutztiere.)** Mikrobiologičnyj žurnal, Kyïv **26** (1964) Nr. 1. S. 26-31. — Org. ukrain., Aus.: russ.
Die Veränderungen der Blutserumeiweißfraktionen und deren Bedeutung als Immunkörperträger wurden in Tierversuchen mit Kaninchen, Läuferschweinen und Rindern untersucht. Die experimentelle Infektion erfolgte mit Lebendkulturen und die Hyperimmunisierung mit einem konzentrierten Antigen. Die Blutseren aller Versuchs- und Kontrolltiere wurden vor der Ansteckung und Immunisierung sowie im Verlauf der Behandlung und danach (24, 48, 72 Std, 6 Tage und 3 Mon.) im Diffusionstest nach Selenski, N. W. getestet. Bei allen Versuchstieren veränderten sich die Blutserumfraktionen in Abhängigkeit von dem Antigen, der Applikationsart und den Serotypen des Rotlauferregers. Hierbei ist die starke Verminderung der Albumine bei gleichzeitiger Vermehrung der Globuline in allen Fällen charakteristisch. Wenn man die $\gamma$-Globuline als Immunkörperträger ansieht, so ist der Typ B besonders immunogen, während der Typ A schwächere und der Typ N äußerst geringe immunogene Eigenschaften aufweist. Bei der Immunisierung erweisen sich die alaunfreien den an Alaun gebundenen Antigenen in der $\gamma$-Globulinanreicherung als überlegen. W. Bathke. 5540.

**4-64/12-0322** Serafimov, S., Charalambiev, Ch. und Ivanov, I. Proučvane vŭrchu dinamikata na titŭra pri proizvodstvoto na seruma protiv červenka po svinete. **(Untersuchung der Dynamik des Titers bei der Produktion von Serum gegen Schweinerotlauf.)** Izvestija na Veterinarnija institut za zarazni i parazitni bolesti, Sofija **9** (1963) S. 79-82. — 2 Tab., 13 Lit. Zus. in Russ., Engl.
Ein Zusatz von $CaCl_2$ zum Antigen spiegelt sich nicht in einer Verbesserung des Serumtiters wider. Eine Verringerung der gesamten Antigenmenge läßt sich durch Vergrößerung der Zahl venöser Applikationen und durch Verlängerung der Hyperimmunisierungsperiode erreichen. Die Dynamik des Titers von Rotlaufserum, das von Schweinen erhalten wurde, fällt mit derjenigen des Rotlaufserums aus Pferden zusammen. NRB/ZSNTI. 5540.

**4-64/12-0323** Ščurevskij, V. E. Allergija i reakcija svjazyvanija komplementa pri ėksperimental'nom paratuberkuleze koz. **(Allergie und Komplementbindung bei der experimentellen Paratuberkulose der Ziegen.)** Veterinarija, Moskva **41** (1964) Nr. 4. S. 20-21.

10 Ziegen im Alter von 4-5 Monaten wurden mit je 8 mg des Paratuberkuloseerregers i. v. infiziert. 30 Tage p. i. lagen bei der Mehrzahl der Tiere eine positive Allergie und KBR vor, die bis zum 80.Tage p. i. beständig waren, im weiteren dann aber variierten und dennoch über 21 Monate (Beobachtungszeit) bestehen blieben. 5 Ziegen starben 47-85 Tage p. i. und eine nach 113 Tagen. Bei den 5 Tieren lagen die für Paratuberkulose typischen Veränderungen bei der Obduktion vor. Bei 2 von 4 nach 21 Monaten geschlachteten Tieren waren ebenfalls typische Veränderungen vorhanden (alle 4 Tiere hatten noch eine positive Allergie und KBR). Bei 2 weiteren Tieren mit positiver Allergie, aber negativer KBR konnten typische Veränderungen nach der Schlachtung nicht beobachtet werden. W. Bathke. 5590.

**4-64/12-0324** Gajnullin, T. R. Vyraščivanie zdorovych teljat ot korov, bol'nych paratuberkulezom. **(Die Aufzucht gesunder Kälber von Paratuberkulose-infizierten Kühen.)** Veterinarija, Moskva **41** (1964) Nr. 4. S. 39.
In den mit Paratuberkulose verseuchten Wirtschaften sterben nach Beobachtungen des Vf. im Mittel 10-20% der Tiere; außerdem treten ökonomische Verluste durch den Abfall der Milchleistung auf. Die Ungenauigkeit der allergischen Diagnostik und das Fehlen einer spezifischen Prophylaxe erschweren die Sanierung. Vf. berichtet über einen Sanierungsplan, der u. a. die strenge räumliche Trennung der 7-10 Tage alten Kälber von den infizierten Muttertieren vorsieht. Die abgesonderten Kälber erhalten dann die Milch gesunder Kühe; das Futter wird nur von solchen Flächen gewonnen, auf denen in den letzten 5 Jahren keine Rinder geweidet hatten; außerdem wurde auf eine einwandfreie Hygiene geachtet. Im dritten Monat wurden die Kälber und alle drei Monate die zur Futtermilchgewinnung verwendeten Kühe allergisch mit dem aviärem Tuberkulin und in der KBR auf Paratuberkulose untersucht. Die Aufzucht von 460 Jungtieren nach diesem Schema schuf die Voraussetzung für die Bildung einer gesunden Herde. Der Verkauf von Zuchttieren aus dieser Herde verlief ebenfalls ohne Komplikationen. W. Bathke. 5590.

**4-64/12-0325** Bloonberg, J. H. Atypical symptoms in a case of sleepy foal disease (Actinobacillus equuli infection). **(Atypische Symptome bei einem Fall von Schlafkrankheit des Fohlens [Infektion mit Actinobacillus equuli].)** New Zealand veterin. J. **11** (1963) Nr. 5. S. 125-126. 5600.

**4-64/12-0326** Kuznecova, A. M. Nekotorye osobennosti tečenija leptospiroza u svinej. **(Einige Besonderheiten des Leptospiroseverlaufs bei Schweinen.)** Veterinarija, Moskva **41** (1964) Nr. 4. S. 45-46.
In einem Betrieb abortierten im Verlauf eines Jahres 130 von 300 Sauen 30-1 Tag a. p.; anderweitige klinische Symptome traten bei den tragenden Sauen nicht auf. Bei Normalgeburten wurden häufig tote oder lebensschwache Ferkel entwickelt. Nach Ausschluß von Brucellose, Trichomoniasis u. a. Infektionen sowie nach Beseitigung der in der Fütterung bestehenden Mängel wurden 26 Sauen nach dem Abort auf Leptospirose untersucht. In der Mikroagglutination-Lysis-Probe reagierten alle Tiere mit Titern von 1:1000 bis 1:10000 auf die Serotypen *L. pomona*, *L. bataviae*, *L. icterohaemorrhagiae* A und B sowie *L. tarassovi*. 2-5 Tage alte (seltener 2-5 Monate alte) Ferkel erkrankten ebenfalls mit einer Letalität von 30-40%. Klinisch standen bei diesen Tieren im Vordergrund: Somnolenz, Fieber, Conjunctivitis, Rhinitis, beschleunigte Atmung, Rötung der Haut mit anschließender Cyanose. Bei den Saugferkeln traten häufig Anämie und Ikterus auf. Schließlich wurden nervöse Störungen beobachtet. Neben der intensiven Gelbfärbung wurden bei der Obduktion oft zahlreiche Blutungen verschiedener Größe beobachtet. Die gesunden Schweine wurden vacciniert und die erkrankten erfolgreich mit Serum und Antibiotica behandelt. Die Behandlung der Ferkel dagegen war ohne sichtbaren Erfolg. W. Bathke. 5720.

**4-64/12-0327** Džankov, I. Proučvanija vŭrchu leptospirozata u kotkite. **(Untersuchungen über die Leptospirose bei Katzen.)** Izvestija na Veterinarnija institut za zarazni i parazitni bolesti, Sofija **9** (1963) S. 171-174. — 2 Tab., 4 Lit. Zus. in Russ., Engl.
In 13 Siedlungen wurden 44 Katzen serologisch auf Leptospirose untersucht. Bei 18 Katzen wurden Antikörper in folgendem Verhältnis festgestellt: *L. pomona* (7), *L. mitis* (2), *L. ballum* (6), *L. australis* A (1), *L. sejroe* (2), *L. grippotyphosa* (1) und *L. andomona*-A (1). Aus der Niere einer getöteten Katze wurde *L. pomona* isoliert. Eine Leptospirurie wurde bei den Katzen nicht festgestellt. NRB/ZSNTI. 5735.

**4-64/12-0328** Babkin, A. F. Dinamika serologičeskich sdvigov pri ėksperimental'nom listerioze ovec. **(Die Dynamik serologischer Abweichungen bei experimenteller Listeriose der Schafe.)** Veterinarija, Moskva **41** (1964) Nr. 3. S. 18-20. — 2 Tab.
18 experimentell infizierte Schafe (intravenös und intratracheal) dienten als Untersuchungsobjekt für serologische Tests. Vf. überprüfte den Verlauf der KBR, der Langsamagglutination, der indirekten Hämagglutination, der Hämolysereaktion und der Diffusions-Präzipitation. Sämtliche infizierten Tiere wiesen eindeutige klinische Symptome auf und bildeten komplementbindende Antikörper; die Agglutinine waren ebenfalls bei allen 18 Tieren nachweisbar. Hämagglutinine traten bei 17, Hämolysine bei 13 und Präzipitine bei 11 Schafen auf. Lediglich bei 8 Schafen waren alle serologischen Reaktionen gleichzeitig positiv. Die einzelnen Antikörper erscheinen zu verschiedenen Zeitpunkten; die einzelnen Zeitspannen werden detailiert wiedergegeben. Die KBR und LA werden aufgrund der Untersuchungen als wichtigste serologische Tests eingeschätzt. Die weiteren Reaktionen könnten als Zusatzuntersuchungen Verwendung finden. Die Titer der indirekten Hämagglutination besitzen nur bei eindeutigem Titeranstieg eine diagnostische Aussage. Positive Reaktionen in der Präzipitation treten nur nach schweren klinischen Formen auf. W. Bathke. 5760.

**4-64/12-0329** Errebo Larsen, Holger; København, Kgl. Veterin.-og Landbohøjskole. Listeriose hos dyr i Danmark. En omtale af kliniske tilfælde og miljeundersegelser i besætninger med listerioseudbrud. **(Listeriose bei Tieren in Dänemark. Eine Beschreibung klinischer Fälle und Umweltuntersuchungen in Beständen mit Listerioseausbrüchen.)** Nord. Veterinärmed. **16** (1964) Nr. 5. S. 409-438. — 1 Abb., 5 Tab., 82 Lit. Zus. in Engl., Dtsch.
Von 1941 bis 1963 wurden in Dänemark insgesamt 55 Listerioseausbrüche ermittelt, die in allen Teilen des Landes auftraten, jedoch am stärksten Chinchillas (17) und Kaninchen (12), alle anderen Tierarten nur vereinzelt betrafen. Die bei den einzelnen Tierarten beobachteten klinischen Erscheinungen und pathologisch-anatomischen Veränderungen werden beschrieben. In diagnostischer Hinsicht ergaben die anfangs mittels Kultur auf Blutagarplatten geführten Bestandsuntersuchungen keinen Erfolg. Erst nach der Einführung der Kühl- und Schräglichttechnik nach Grey konnte das latente Vorkommen von Listerien bewiesen werden. So wurde beispielsweise in einem Chinchillabestand erkrankter Tiere, die durch Breitbandantibiotika geheilt worden waren, nach wie vor *L. monocytogenes* ausgeschieden. Als weiteres Beispiel wird ein kleiner Rinderbestand erwähnt, in welchem 3 Kälber verendeten, die an einer Kuh gesaugt hatten, die eine Listerienseptikämie aufwies.
E. Wiesner. 5760.

**4-64/12-0330** Bömer, H. **Beobachtungen zur Ätiologie und Erfahrungen bei der Therapie der Oedemkrankheit.** Prakt. Tierarzt **44** (1963) Nr. 8. S. 318 bis 326. — 52 Lit.
Nach Ansicht des Vf. ist die Ödemkrankheit das Erscheinungsbild des protahierten Schocks. Als Schock-Agens wird der Eiweißstoß angesehen. Der

Eiweißstoß kann nur bei einem durch eiweißarme Ernährung vorbereiteten Organismus einen Schock auslösen. Die Disposition wird pränatal durch die eiweißarme Ernährung der Muttersau erworben. Der protahierte (Eiweiß-) Stress bei der Ödemkrankheit verursacht eine Kaliumverarmung des Körpers. Den hämolysierenden Colierregern wird nur eine komplizierende, nicht auslösende Wirkung zugeschrieben. Als Therapie werden die Substituierung der Nebennierenrinde durch Prednisolon und der Ersatz der Kaliumverluste durch Kaliumglukonatinjektionen vorgeschlagen. Als Prophylaxe wird die ausreichende Eiweißversorgung der tragenden Sauen angegeben.
J. Beer. 5766.

**4-64/12-0331** Volineć, A. K.; Kiew, Sabolotny-Inst. für Mikrobiol. der Akad. der Wiss. der Ukrain. SSR. Do pytannja vyvčennja etiologiї infekcijnogo atrofičnogo rynitu svynej za dopomogoju tkanynnych kul'tur. **(Untersuchungen zur Ätiologie der infektiösen atrophischen Rhinitis der Schweine unter Verwendung von Gewebekulturen.)** Mikrobiologičnyj žurnal, Kyïv **25** (1963) Nr. 6. 33-37. — 1 Abb., 1 Tab., 15 Lit. Orig.: ukrain., Ausz.: russ., engl.

Pathologisch verändertes Gewebematerial der Nasenhöhle, des Siebbeins, der Nasenausfluß und die Lungen der an infektiöser atrophischer Rhinitis erkrankten Schweine wurden auf Gewebekulturen untersucht. Das durch Zentrifugieren und Antibioticazusatz bakterienfrei hergestellte Material überimpfte man auf die permanenten Zellstämme HEp-2 und SOZ, wo in Einschichtzellkulturen das Auftreten cytopathologischer Veränderungen beobachtet wurde. Ein cytopathogenes Agens (nicht näher beschrieben) konnte isoliert und über 6 Passagen in den Gewebekulturen erhalten werden.
W Bathke. 5767.

**4-64/12-0332** Šepit'ko, I. F., Nosenko, M. P. und Ljašenko, B. I. Naš opyt iskorenenija infekcionnogo atrofičeskogo rinita svinej. **(Ein Versuch der Tilgung der infektiösen atrophischen Rhinitis der Schweine.)** Svinovodstvo, Moskva **17** (1963) Nr. 10. S. 44.

Vff. versuchten durch Verbesserung der Fütterungs- und Haltungsbedingungen in einem Schweinezuchtbestand, die infektiöse atrophische Rhinitits zu bekämpfen. Zuerst wurden alle erkrankten und verdächtigen Tiere aus dem Bestand entfernt. Die Muttersauen und Ferkel wurden im Sommer in Hütten untergebracht und mit frischer Luzerne sowie Konzentratfutter ernährt. Im Winter erhielten sie Zuckerrüben, Maissilage, Luzernegrünmehl, Konzentratfutter und phosphorsauren Kalk. In dem Konzentratfutter waren ein relativ hoher Anteil Antibiotica und auch Vitamine enthalten. Im Trinkwasser wurden Eisen, Kupfer und Kobalt mit verabreicht. Außerdem legten Vff. großen Wert auf eine gute Stallordnung sowie auf ein geregeltes Abferkeln. Als Kriterium für die gute Entwicklung der Jungtiere wird die Futterausnutzung pro kg Zuwachs angesehen. Von 1960-63 konnten Vff. mit diesen Maßnahmen die infektiöse atrophische Rhinitis in dem Bestand fast tilgen.
E. Werner. 5767.

**4-64/12-0333** Gavričenkov, A. I. und Skibo, V. N. Opyt ozdorovlenija chozjajstva ot atrofičeskogo rinita svinej. **(Versuch der Heilung eines Schweinebestandes von atrophischer Rhinitis.)** Svinovodstvo, Moskva **17** (1963) Nr. 12. S. 37-38.

In einen Schweinebestand wurde durch Zukauf von Muttertieren die atrophische Rhinitis eingeschleppt. Unter schlechten Haltungsbedingungen verbreitete sie sich sehr schnell, so daß nach einem Jahr bereits 40% der Jungtiere erkrankt waren. Durch Isolierung dieser Tiere und Ausmästung sowie gute Desinfektion der Stallungen wurde eine vorläufige Eindämmung der Rhinitis im Bestand erreicht. Weiterhin ging man dazu über, die tragenden

Muttersauen in Einzelboxen mit Auslauf zu halten, und sie mit gehaltreichem Futter sowie vor und nach dem Abferkeln mit Biomycin und Mineralien zu versorgen. Die Jungtiere wurden getrennt von den Muttertieren gehalten und ihre Gewichtsentwicklung genau kontrolliert. Mit diesen Maßnahmen konnte eine Sanierung des Bestandes in 1 1/2 Jahren erreicht werden.

E. Werner. 5767.

**4-64/12-0334** Pattinson, I. H.; Compton, near Newbury, Berks., Inst. for Res. on Animal Diseases. The spread of scrapie by contact between affected and healthy sheep, goats or mice. **(Die Ausbreitung von Scrapie durch Kontakt zwischen kranken und gesunden Schafen, Ziegen oder Mäusen.)** Veterin. Rec. **76** (1964) Nr. 12. S. 333-336. — 1 Abb., 14 Lit.

Zur Klärung der Übertragungsmöglichkeiten von Scrapie (Traberkrankheit) wurden Versuche an Schafen, Ziegen und Mäusen angestellt. Bei 17 Schafen, die 55 Mon. in direktem Kontakt mit an Scrapie erkrankten Schafen und Ziegen gehalten wurden, und bei 192 Ziegen, die bis zu 60 Mon. im gleichen Stall mit an Scrapie erkrankten Ziegen untergebracht waren, traten keine Erkrankungen an Scrapie auf. Auch die 33 Lämmer von 3 männlichen und 27 weiblichen, z. Z. der Paarung mit Scrapie infizierten Ziegen erkrankten nicht. Durch Verabreichung von je 142 oralen Dosen von 10 ml Speichel bzw. 2,5 g Kot von an Scrapie erkrankter Ziegen innerhalb eines Jahres konnten bei je 6 Ziegen ebenfalls keine Erkrankungen hervorgerufen werden. 3 Ziegenlämmer, die 57 Tage vor der Geburt intracerebral infiziert worden waren, erkrankten etwa 5 1/2 bzw. 7 Mon. nach der Geburt an Scrapie, nicht dagegen ein nicht infiziertes Zwillingslamm. Von 49 Mäusen, die längere Zeit in direktem Kontakt mit Scrapie-infizierten Mäusen gehalten worden waren, erkrankten 15 Mäuse 8 1/2 bis 14 1/2 Mon. nach Beginn des Kontaktes. Da es zu Kämpfen mit neu zugesetzten infizierten Mäusen gekommen war, wird es für möglich gehalten, daß die Übertragung durch Aufnahme von Gewebsteilchen erfolgt ist. Auf Grund dieser Versuche und der Literatur wird geschlossen, daß Kontaktübertragung des Agens unter bestimmten seltenen Umständen erfolgen kann, möglicherweise durch orale Aufnahme des Agens. Erbliche oder kongenitale Übertragung ist bei Schafen von Bedeutung, dagegen bei Ziegen viel weniger oder überhaupt nicht.

W. Wittig. 5770.

**4-64/12-0335** Brodey, Robert S. und Schalm, Oscar W.; Davis, Univ. of California, School of Veterin. Med. Hemobartonellosis and thrombocytopenic purpura in a dog. **(Hämobartonellose und thrombopenische Purpura bei einem Hund.)** J. Amer. veterin. med. Assoc. **143** (1963) Nr. 11. S. 1231-1236. — 1 Abb., 1 Tab., 13 Lit.

Eine Infektion von *Haemobartonella canis* und das Auftreten einer Purpura thrombopenica (syn. Morbus maculosus) durch Verminderung der Thrombocyten unter 10000/mm³ wurden gleichzeitig an einem halbjährigen weiblichen Keeshond beobachtet. — Infolge Nahtdehiszenz und Intestinalprolaps nach Ovariohysterektomie kam es zu einer schweren Milzblutung, die eine Splenektomie erforderlich machte. Eine Hälfte der Milz fehlte bei der Operation, die jedoch der Hund eine halbe Stunde p.op. erbrach. 5 Wochen später wurden plötzlich Lahmheit eines Vorderfußes und starke Petechien auf allen Gingivaflächen und der Zungenoberfläche sowie zahlreiche Hautekchymosen bemerkt. Bei der hämatologischen Untersuchung gelang der Nachweis von *Haemobartonella canis* in zahlreichen Erythrocyten. Die Thrombocyten zeigten 7 Tage lang Werte unter 10000/mm³. Die Anämie erreichte mit 2,56 Mill. ihren Höhepunkt. Bevor eine gezielte Therapie gegen die Bartonellen mit Oxyphenarsinhydrochlorid eingeleitet wurde, erreichten orale Tetracyclingaben ein Verschwinden der Hämobartonellen aus den Erythrocyten. Bereits 3 Tage darauf begann die Thrombocytenzahl schnell anzusteigen.

H. Trolldenier. 5770.

## X. HÄMATOLOGIE

**4-64/12-0336** Bakŭrdžiev, K. Izsledvanija vŭrchu njakoi krŭvni pokazateli pri malačeta, malakini i bivolici. **(Untersuchungen einiger Blutfaktoren bei Büffelkälbern, -färsen und -kühen.)** Izvestija na Instituta po biologija i patologija na razmnožavaneto na selkostopanskite životni, Sofija **4** (1963) S. 213-222. — 4 Abb., 3 Tab., 10 Lit. Zus. in Russ., Engl.
Es wurde festgestellt, daß die Büffelkälber bei der Geburt einen verhältnismäßig hohen Hämoglobinspiegel (i. D. 82,9%) haben und eine hohe Erythrozytenzahl besitzen (i. D. 7,239 Mill.). In den darauffolgenden Monaten senkt sich der Hämoglobinspiegel und erhöht sich die Leukocytenzahl. Die Anzahl der Leukocyten erreicht bei den Büffelkälbern von 1-5 Tagen im Durchschnitt 5879. Im Alter von 3-6 Monaten erreicht ihre Zahl das Maximum von 9311. Später, im höheren Alter, verringert sich ihre Zahl etwas. Bei den Büffelkühen erreicht die Leukocytenzahl im Durchschnitt 8317. Bei den Büffelkälbern im Alter von 1-5 Tagen überwiegen die neutrophilen Leukocyten, aber am 10.-15. Tage tritt eine Lymphocytose ein. Die Lymphocytose tritt am stärksten im Alter von 3-6 Monaten auf. Der Koeffizient der Kernverschiebung ist bei den Büffelkälbern im Alter von 2-3 Monaten am höchsten. Bei den Büffelkühen tritt Neutrophilie an die Stelle der Lymphocytose. Die Blutsenkungsreaktion ist bei Büffelkälbern im Alter von 1-5 Tagen am langsamsten, bei Büffelfärsen im Alter von 2 Jahren ist sie am meisten beschleunigt. Bei den Büffelkühen ist die Blutsenkungsreaktion die gleiche wie bei den Büffelkälbern im Alter von 2-3 Monaten. NRB/ZSNTI. 5910.

**4-64/12-0337** Wyrzykowski, Z. Morfologia układu krwiotwórczego i krwi u świń rasy wielkiej białej w wieku 6-12 miesięcy. **(Die Morphologie des blutbildenden und Blut-Systems bei Schweinen der Großen Weißen Rasse im Alter von 6-12 Monaten.)** Roczniki Nauk rolniczych, Ser. B **83** (1963) Nr. 3. S. 347-370. — 5 Abb., 5 Tab., 48 Lit.
Ziel der Arbeit war die Untersuchung der Morphologie von Mark und Blut und die Bestimmung der richtigen hämatologischen Indices bei Schweinen der Großen Weißen Rasse im Alter von 6-12 Mon. bei einer bestimmten Nutzungsrichtung. Die Blutuntersuchung umfaßte das Zählen der Erythrocyten und Leukocyten in 1 $mm^3$ Blut, Messungen des Durchmessers der Erythrocyten und Reticulocyten, die Bestimmung von Hämoglobin und des Hämatokritindexes, die Berechnung der Blutkörperchen nach der Methode von Fonio und die Ermittlung der prozent. Zusammensetzung der Leukocyten. Mit Hilfe der panchromatischen Methode wurde die prozent. Zusammensetzung der Markzellen ermittelt. Durch cytochem. Methoden wurden festgestellt: Desoxyribonucleinsäure, Lipoide, Polysaccharide, Peroxydase. In 1 $mm^3$ Blut wurden 6,7 Mill. rote Blutkörperchen gezählt. Bei sämtl. untersuchten Schweinen wird das Vorhandensein von Reticulocyten im Blut festgestellt, die man in zwei Gruppen einteilen kann, die sich nach Größe und Intensität der Färbung durch Farbstoffe deutlich unterscheiden. Die Kurve der Anisocytose der Reticulocyten ist deutlich nach rechts verschoben im Verhältnis zur ähnlichen Kurve der Erythrocyten. Wie aus den Angaben im Leukogramm der Schweine hervorgeht, haben die Lymphocyten ein bedeutendes Übergewicht. Die cytochemischen Untersuchungen zeigen, daß DNS in sämtl. Kernzellen des blutbildenden Systems auftreten. Im Zuge des Reifens wächst die Konzentration von DNS in den Kernen.
PRL/CBR. 5924.

**4-64/12-0338** Mikle, S. Polimorfizm gemoglobina krupnogo rogatogo skota i ego genetičeskie osobennosti. **(Der Polymorphismus des Rinderhämoglobins und seine genetische Besonderheit.)** Životnovodstvo, Moskva **26** (1964) Nr. 2. S. 77-79. — 1 Abb., 2 Tab., 9 Lit.
Mit Hilfe der Papierelektrophorese wurden die Hämoglobintypen bei Rindern verschiedener Rassen unter Berücksichtigung der Konstitution und der

Leistung untersucht. Mittels Papierchromatographie wurde ferner eine Analyse der Hämoglobintypen hinsichtlich ihrer Aminosäurezusammensetzung vorgenommen. Für die schwarzbunte Rasse war der Hämoglobintyp A charakteristisch. Von insgesamt 145 Tieren dieser Rasse wiesen nur 5 den Hb-Typ AB auf. Es handelte sich hierbei um Kühe, die in früheren Generationen mit anderen Rassen gekreuzt wurden. Von 243 untersuchten Jersey-Rindern besaßen 130 den Hb-Typ A, 11 den Hb-Typ B und 102 den Hb-Typ AB. 34 Tiere, die durch Kreuzungen von Jersey-Bullen und SBN-Kühen gezüchtet wurden, wiesen etwa zur Hälfte den Hb-Typ A und zur anderen Hälfte den Hb-Typ AB auf. Bei den in der SU akklimatisierten Jersey-Rindern wurde der Hb-Typ B seltener festgestellt, als bei neu importierten Tieren. Die chromatographische Analyse der beiden Hb-Typen A und B ergab eine gleichartige Zusammensetzung im Aminosäuregehalt.
W. Verter. 5926.

**4-64/12-0339** Bartko, B. Metabolizmus železa u ošípaných. V. Hladiny hemoglobinu a hemoglobínového zeleza. **(Eisenmetabolismus bei Schweinen. 5. Mitt. Hämoglobin- und Hämoglobineisenspiegel.)** Veterinární Med. **8(36)** (1963) Nr. 6. S. 451-458. — 3 Abb., 3 Tab., 16 Lit. Zus. in Russ., Dtsch.

Bei 270 Schweinen verschiedenen Alters wurde während der Sommermonate der Hämoglobinspiegel nach der Sahli-Methode mit dem GIM-Hämometer bestimmt und auf Grund der Hämoglobinwerte wurde die Konzentration des Hämoglobineisens errechnet. Bei neugeborenen Ferkeln fand man 9,66 g% Hämoglobin und 32,38 mg% Hämoglobineisenkonzentration. Bei 14-17 Tage alten Ferkeln fand man minimale Hämoglobinwerte von 3,8 g% und 12,85 mg% Hämoglobineisenkonzentration, so daß zu diesem Zeitpunkt sich bei den Ferkeln eine starke Anämie entwickelt; bei älteren Ferkeln stiegen dann die Hämoglobinspiegel. Bei 57 Ferkeln, die im Alter von 4-6 Tagen mit 2 ml Ferridextrin behandelt wurden, erhöhte sich der Hämoglobineisenspiegel, während er bei den 21 Kontrollferkeln sank, und am 15. Lebenstage betrug der Unterschied zwischen den beiden Spiegeln 11 mg%. Dann nahm der Hämoglobineisenspiegel auch bei den Kontrollferkeln zu, war jedoch nicht einmal am 45. Lebenstag auf der gleichen Höhe. ČSSR/ÚVTI. 5926.

**4-64/12-0340** Dvořák, M. Hemosiderin u selat se zpožděným růstem. **(Hämosiderie bei Ferkeln mit verzögertem Wachstum.)** Veterinární Med. **8(36)** (1963) Nr. 6. S. 437-442. — 1 Tab., 22 Lit. Zus. in Russ., Dtsch.

In einer früheren Arbeit (vgl. Vědecké Práce výzkumného Ústavu veterin. Lékařství Brně **2** [1962] S. 211.) sind bereits Beobachtungen der Abhängigkeit des Hämosiderinvorkommens in der Leber der Schweine von ihrem Alter beschrieben worden. Bei Ferkeln bis zum Alter von 10-80 Tagen konnte das Hämosiderin entweder überhaupt nicht nachgewiesen werden oder nur in Spuren. Da man bei den Ferkeln mit verzögertem Wachstum oft Hypochromanämie festgestellt hatte, wurde die Menge des Hämosiderins in der Leber und Milz histochemisch bei 80 kümmernden Ferkeln und Absatzferkeln von verschiedenem Alter festgestellt. Der Hämosideringehalt war in einem oder zwei Organen erhöht, und zwar bei den Kummerern von 4-9 Wochen in 27,6%, von 9-13 Wochen in 50% und von 15-25 Wochen in 90,9% der Fälle. In 80% des mittleren bis maximalen Vorkommens von verfärbbaren Eisensedimenten fand man mikrocytäre hypochrome Anämie, oft gleichzeitig mit Bronchopneumonie, bei den übrigen nur Bronchopneumonie. Bei 44,7% aller Anämiefälle wurde ein höherer Hämosideringehalt festgestellt, was, übereinstimmend mit den Befunden von Brügel und Pietzonka, als Beweis einer gestörten Ausnutzung des Eisens für Hämoglobinbildung angesehen wird. ČSSR/ÚVTI. 5926.

**4-64/12-0341** Iwańska, S. Wpływ przesączu osocza doświadczalnie anemizowanych owiec (erytropeotyny) oraz wystrzykiwań żelaza na erytropoezę prosiąt w pierwszych tygodniach ich życia. **(Der Einfluß eines Blutplasmafiltrats von zu Versuchszwecken anämisierten Schafen sowie von Eiseninjektionen auf die Erythropoese der Ferkel in den ersten Lebenstagen.)** Roczniki Nauk rolniczych, Ser. B **83** (1963) Nr. 3. S. 371-397. – 8 Abb., 8 Tab., 77 Lit.

Untersucht wurde der Einfluß des Hormonfaktors Erythropetin, gewonnen aus dem Plasma der für Versuchszwecke anämisierten Schafe, und der Einfluß von Ferricitrat auf die Aktivität des blutbildenden Systems der Ferkel im Alter von 1 bis 25 Tagen, d. h. in der Periode, wo die sog. physiologische Anämie auftritt. Die Bewertung des blutbildenden Prozesses bei den Versuchstieren wurde auf Grund einer besonderen Blut- und Markanalyse durchgeführt. Das Mark wurde untersucht, indem das prozentuelle Verhältnis der Zellen des erythroplastischen Systems zu den restl. Markzellen ermittelt wurde unter Berücksichtigung der Entwicklungskurve und der Anzahl Mitosen der Erythroblasten. Bei Verabreichung eines verdickten Plasmafiltrats wurde bei den Ferkeln die Erythropoese angeregt. Im Mark wurde fast ein gleichmäßiges Anwachsen der Anzahl erythroblastischer Zellen und Zellenmitosen in sämtl. Entwicklungsphasen und im Blut ein Anwachsen der roten Blutkörperchen festgestellt, dem eine Zunahme der Reticulocytenzahl voranging. Das Einspritzen von verdicktem Plasmafiltrat zusammen mit Ferricitrat oder nur von Ferricitrat ist ein ausreichender Anreiz für den Übergangsprozeß des Fruchthämoglobins zu normalem Hämoglobin. Es wurde festgestellt, daß die physiol. Anämie mit einer schlechten Stimulation der erythropoëtischen Prozesse in Zusammenhang steht. PRL/CBR. 5940.

**4-64/12-0342** Vojtkevič, V. I.; Leningrad, Pawlow-Inst. für Physiol. der Akad. der Wiss. der UdSSR. Vlijanie chroničeskogo kislorodnogo golodanija na gomopoėtičeskuju aktivnost' syvorotki krovi belych krys v rjadu pokolenij. **(Der Einfluß chronischer Hypoxie auf die hämopoietische Aktivität des Blutserums in mehreren Generationen weißer Ratten.)** Fiziologičeskij žurnal SSSR imeni I. M. Sečenova, Moskva – Leningrad **50** (1964) Nr. 4. S. 496-501. – 1 Abb., 1 Tab., 37 Lit.

Albinoratten wurden während 13 Generationen 12 Std. täglich unter hypoxischen Bedingungen gehalten und die Hämatopoiese untersucht. Bei längerem Aufenthalt unter hypoxischen Bedingungen ist die hämatopoietische Aktivität des Blutserums erhöht und bleibt es von der 1. bis 13. Generation. Der Hämoglobin- und Erythrocytengehalt des peripheren Blutes ist erhöht. Einen Monat nach der Umstellung auf normale Bedingungen verschwinden die erhöhten Werte und entsprechen denen der Kontrolltiere.

G. Pose. 5940.

**4-64/12-0343** Suska-Brzezińska, E. Zmiany zawartości potasu i sodu w erytrocytach jagniąt od momentu urodzenia do 67 dnia ich życia. **(Veränderungen im Kalium- und Natriumgehalt der Erythrocyten der Lämmer von der Geburt bis zum 67. Lebenstage.)** Roczniki Nauk rolniczych, Ser. B **83** (1963) Nr. 1. S. 153-160. – 2 Abb., 2 Tab., 15 Lit.

Das Ziel der vorliegenden Arbeit war es, die Veränderungen der Kalium- und Natriumkonzentration im Blut, in den Erythrocyten und im Blutplasma im Vergleich zum Alter bei Lämmern der Polnischen Bergschafrasse zu untersuchen und den Moment des Einstellens des Spiegels dieser Metalle im Blut genau zu ermitteln. Auf der Grundlage der erzielten Ergebnisse kann man feststellen, daß alle Lämmer im Augenblick der Geburt und während ihrer ersten Lebentage durch einen hohen Kaliumspiegel, bei einem entsprechend niedrigen Natriumspiegel in den Fetal-Eryhtrocyten, charakterisiert werden. In dem Maße, wie die Lämmer heranreifen, sinkt die Kaliumkonzentration kontinuierlich ab, während die Natriumkonzentration in den roten Blutkörperchen der Lämmer steigt. Der Kalium- und Natriumspiegel des Plasmas ist innerhalb der Reifeperiode konstant. Die Einstellung der elektrolytischen Zusammensetzung im Blut auf den Spiegel des adulten Alters tritt nach etwa 60 Lebenstagen der Lämmer ein. Die Veränderungen im Kalium- und Natriumspiegel bei Schafen der Typen mit hohem und mit niedrigem Kaliumgehalt gehen in verschiedener Weise vor sich. Es scheint möglich zu sein, auf der Grundlage des Kaliumgehaltes in den Erythrocyten bereits in dem Augenblick der Geburt oder in den ersten Lebenstagen des Lammes bestimmen zu können, welchen Kalium-Typ das Lamm zukünftig repräsentieren wird. Die definitive Fixierung dieser Tatsache setzt jedoch eine breitere Ausarbeitung voraus, da die Schafe des HK-Typs (hoch-kaliumhaltig) bei den vorliegenden Untersuchungen nur zwei Fälle darstellten.

PRL/CBR. 5955.

**4-64/12-0344** Groblewska, S. und Mazaraki, J. Próba zastosowania wskaźnika leukocytowego dla określenia typu użytkowego trzody chlewnej. **(Versuch zur Verwendung des Leukocytenindexes bei der Bestimmung des Nutzleistungstyps der Schweine.)** Roczniki Nauk rolniczych, Ser. B **83** (1963) Nr. 3. S. 339-345. – 2 Tab., 6 Lit.

Die Möglichkeit des rechtzeitigen Erkennens des Nutzleistungstyps der Tiere ist ein wichtiges Problem für Selektion und Auswahl bei einer bestimmten Zuchtrichtung und für die zweckmäßigste individuelle Verwendung der einzelnen Tiere. Die bis jetzt an Rindern erfolgten Arbeiten zeigen, daß man auf Grund des Leukocytenindexes den individuellen Leistungstyp der einzelnen Rinder bestimmen kann. Untersuchungen an Schweinen wurden durchgeführt. Das Blut für die Ausstriche wurde in drei Lebensabschnitten eines jeden Tieres entnommen: Im Alter von 21 Tagen, 4 und 8 Mon., nachdem das Tier 110 kg Kgw. erreicht hatte. Nur der Leukocytenindex im Alter von 8 Mon. kann den Leistungstyp bestimmen, der mit dem Tempo der Gewichtszunahme in Zusammenhang steht. Die Möglichkeit des Erkennens des Nutzleistungstyps bereits im Ferkelalter war negativ. Die Anwendungsmöglichkeit des Leukocytenindexes für Zwecke der Zuchtauswahl kann realisiert werden, wenn Untersuchungen über die Vererblichkeit dieses Merkmals an einer entsprechenden Anzahl von Tieren durchgeführt werden.

PRL/CBR. 5968.

**4-64/12-0345** Weber, Thomas B.; Beltsville, Md., U.S. Dep. of Agric., A. R. S. Electrophoretic analysis of bovine serum by vertical and horizontal types of apparatus. **(Elektrophoretische Untersuchungen an Rinderserum unter Verwendung vertikaler und horizontaler Apparatetypen.)** Amer. J. veterin. Res. **25** (1964) Nr. 105. S. 386-390. – 3 Tab., 14 Lit.

Untersucht wurden die Seren (25-50 ml Blutentnahme) von 15 wurmfreien (!) Kälbern im Alter von 5-12 Mon. 7 ml Serum jeder Probe wurden gekühlt; für die elektrophoretischen Untersuchungen dienten 0,003 ml, der Rest wurde für serologische Tests und die Gesamteiweißbestimmung (Biuret-Methode; N-Bestimmung nach Mikro-Kjeldahlverfahren zur Standardisierung; Biuret-Reagenz im Verhältnis 4 · 1 zugefügt; Ablesung bei 540 mμ) verwendet. In beiden Verfahren (horizontale, vertikale Elektrophorese) wurden die Papierstreifen in Anlehnung an Standardverfahren getrocknet, gefärbt und fixiert. Die Pherogramme wurden mit einem automatischen Densitometer ausgewertet. Vertikale Elektrophorese: Zimmertemperatur; 450 V/5 Std. oder 250 V/15 Std.; Färbung mit Bromphenolblau. Horizontale Elektrophorese: bei 3 °C; gute Löslichkeit bei 250 V/5 Std., oder 90 V/15 Std.; Färbung mit Amidoschwarz 10 B. Die von jeder Serumeiweißkomponente gewanderte Strecke wurde vom Punkt der Applikation bis zum Gipfel jeder

Kurve einer Fraktion gemessen. Die Beweglichkeit wurde in Anlehnung an die Gleichung $U_{obs.} = \frac{d}{t\,V/1}$ berechnet ($U$ = erhaltene Beweglichkeit; $d$ = Entfernung in cm, die die Fraktion wanderte; $t$ = Zeit der Wanderung in Sek.; V = Volt u. 1 = Länge d. Papiers). Die erhaltenen Resultate (Doppelbestimmungen) von 9 Rindern, durchgeführt mit vertikaler und horizontaler Anordnung, wurden nach 5- und 15stündiger Laufzeit verglichen. Bei horizontaler Anordnung war die Trennung besser als bei vertikaler (15 Std. Laufzeit). Der relative Prozentgehalt dieser so durch 2 Methoden bestimmten Komponenten war nicht signifikant verschieden. Der Prozentgehalt der Komponenten und das A/G-Verhältnis, im Laufe von 0,6-8,4 Mon. mit 2 Methoden bestimmt, betrug bei 6 Kälbern im ∅ : Alb. 51,2; Globulin 48,8 ($\alpha_1$ = 3,9; $\alpha_2$ = 10,1; $\beta$ = 11,6; $\gamma_1$ = 8,1; $\gamma_2$ = 15,1) und enstprechend 1,13. Der Eiweißgehalt lag im ∅ bei 7,9 Gm/100 ml. Geschlechts- und Altersunterschiede bestanden nicht. Chr. Garlt. 6027.

**4-64/12-0346** Cochrane, Delma, L'Ecuyer, C. und Rice, Christine E.; Hull, Quebec, Canada Dep. of Agric., Animal Diseases Res. Inst. Complement titres of naturally and artificially raised piglets. II. Comparison with the results of electrophoretic examinations. **(Komplementtiter natürlich und künstlich aufgezogener Ferkel. 2. Mitt. Vergleich mit den Ergebnissen elektrophoretischer Untersuchungen.)** Canad. J. comparat. Med. veterin. Sci. **28** (1964) Nr. 2. S. 38-42. — 1 Abb., 2 Tab., 22 Lit. 1. Mitt. vgl. 4-64/06-0400.
Von 9 Ferkeln eines natürlich aufgezogenen Wurfes und 12 Ferkeln eines künstlich aufgezogenen Wurfes wurden im Alter von einem Tag und in wöchentlichen Zwischenräumen bis zum Alter von 10 Wochen Blutproben entnommen. Die Seren wurden mit der Celluloseacetatelektrophorese sowie auf hämolytisches Komplement untersucht. Elektrophoretisch wurden bei allen eintägigen Ferkeln 5 Banden nachgewiesen, von denen 4 den Albumin-, $\alpha$-, $\beta$- und $\gamma$-Globulinbanden des Serums erwachsener Schweine entsprachen. Eine Bande befand sich zwischen der Albumin- und der $\alpha$-Globulinbande. Diese Komponente, die als $\alpha_1$-Globulin oder Fetuin angesehen wird, war bei Seren 3 Wochen alter Saugferkel oder 5 Wochen alter künstlich aufgezogener Ferkel nicht mehr als besondere Bande nachweisbar. Zwischen den Komplementtitern und den Unterschieden in den verschiedenen Kategorien der Serumglobuline wurden bei den einzelnen Ferkeln keine festen Beziehungen ermittelt. W. Wittig. 6027.

**4-64/12-0347** Laue, D.; Köln, Inst. für Klin. Chem. **Über den praktischen Wert und die Grenzen der papierelektrophoretischen Serumeiweißfraktionierung.** Internist 4 (1963) Nr. 12. S. 521. 6027.

**4-64/12-0348** Marcilese, N. A., Fraga, A. H. und Figueiras, H. D.; Buenos Aires, Univ., Fac. de Agronomia y Veterin. La ferremia del caballo. **(Der Eisengehalt des Blutes beim Pferde.)** Gac. veterin. [Buenos Aires] **26** (1963) Nr. 163. S. 81-83. 6050.

**4-64/12-0349** Bömer, H. **Untersuchungen über den Gehalt an Kalium und Kalzium des Blutes von Meerschweinchen nach Schock und nach Narkose.** Mh. Tierheilkunde **15** (1964) Nr. 12. S. 363-366. — 1 Tab., 9 Lit.
Vf. geht davon aus, daß erhöhter Calciumgehalt des Herz- und Skelettmuskels einen verminderten Kaliumspiegel im Serum bedingt und umgekehrt. Diese Ergebnisse topochemischer Untersuchungen werden durch die vorliegenden Versuche, bestehend in der Bestimmung des Serum-Ca und -K bei gesunden und im Schock und der Narkose entbluteten Meerschweinchen ergänzt. Die Tiere wurden nach einem Genickschlag oder in einer (Isopropylchlorid-) Narkose entblutet. Nur die ersten ml Blut wurden zur Untersuchung (Flammenphotometrie, Eppendorf Photometer) verwendet. Der

Serum-Kalium-Gehalt von in Narkose getöteten Tieren betrug ∅ 23,05 mg%, bei im Schock getöteten betrug er ∅ 26,2 mg%. Durch einen Schock wurde der Serum-Calcium-Spiegel im ∅ um 3,15 mg%, um 14% erhöht. Der Serum-Calcium-Gehalt von in Narkose getöteten Meerschweinchen betrug im ∅ 10,42 mg%. Der Serum-Calcium-Gehalt von im Schock getöteten Meerschweinchen betrug im ∅ 10,15 mg%. Durch einen Schock wurde der Serum-Kalium-Spiegel im ∅ um 0,27 mg%, um 0,26 % erniedrigt. Die Ergebnisse werden unter folgenden Gesichtspunkten besprochen: 1. wird die Meinung vertreten, daß beim Schock, beim Versagen des HVL-NNR-Systems überhaupt, das Zell-Kalium durch das Serum-Calcium ersetzt wird. 2. wird die Meinung vertreten, daß der Angriffspunkt des Schocks die Epithelkörperchen sind, und daß eine Funktionskette: Epithelkörperchen-Hypophysenvorderlappen-Nebennierenrinde besteht. Chr. Garlt. 6050.

**4-64/12-0350** Anderson, J.; Madison, Univ. of Wisconsin. The serum proteins of fetal and neonatal dogs. **(Das Serumprotein des fetalen und neugeborenen Hundes.)** Anatom. Rec. **145** (1963) Nr. 2. S. 200.
Die Serumproteine reinrassiger Spürhundneonaten und -feten bekannten Gestationsalters wurden mit den Serumproteinen der Mütter verglichen. Das Gesamtprotein 50 Tage alter Feten beträgt annähernd 3,3% oder 60% des adulten (5,5%), das bei 60 Tagen auf 5,0% ansteigt. Postnatal ist zunächst ein Absinken auf 4,4% zu beobachten, jedoch nach 12 Tagen p.part. kehrt der Serumproteinwert auf 5,0% zurück. Die Sera der Feten und der neugeborenen Welpen enthalten Albumine, $\alpha$-, $\beta$- und $\gamma$-Globuline. Das Albumin-Globulin-Verhältnis ist höher als bei adulten Hunden. Trächtige Spürhunde, die gegen *Brucella abortus* hyperimmunisiert waren, zeigten eine merkliche Reduktion in ihrem Albumin-Globulin-Verhältnis.
R. Berg. 6065.

**4-64/12-0351** Balbierz, H., Barnecki, W. und Nowosad, R. Dalsze badania nad wskaźnikami hematologicznymi u lisów hodowlanych. **(Weitere Forschungen über die hämatologischen Normen bei Edelfüchsen [Silberfüchsen].)** Zeszyty naukowe wyższej Szkoły rolniczej Wrocławiu, Weteryn. **14** (1963) Nr. 48. S. 135-144. — 1 Abb., 5 Tab., 10 Lit.
Fortsetzung der Forschungen über die Festsetzung der hämatologischen Normen für Zuchtfüchse. Die Werte wurden an einem Material von 35 Blaufüchsen (*Alopex lagopus*) und 8 Silberfüchsen dargestellt. Bei den Blaufüchsen betrugen die durchschnittlichen Werte des Hämoglobins 19,81 g%, des Blutzuckers 134,01 mg%, des Gesamteiweißes 6,75 g%. Die elektrophoretische Trennung des Blutserums zeigte in der Mehrzahl der Fälle die Gegenwart von sechs Fraktionen: Albumin, Globulin Alpha 1, Alpha-2, Beta-1, Beta-2 und Gamma. In neun Fällen erhielt man nur 5 Fraktionen, und die mathematische Analyse ergab, daß hier die Fraktion Globulin Alpha-2 fehlte. Die erzielten Werte mit Hilfe der Elektrophorese sehen prozentual folgendermaßen aus: Albumine — 35,26, Globuline Alpha 1 — 13,63, Alpha 2 — 10,43, Beta 1 — 7,43, Beta 2 — 20,45 und Gamma — 15,18. Bei Silberfüchsen betrug die Menge des Gesamteiweißes 0,47 g% und des Hämoglobins 17,39 g%.
PRL/CBR. 6065.

**4-64/12-0352** Kraupp, O., Fischer, F. X. und Holl, E.; Wien, Univ., Pharmakol. Inst. **Bestimmung und Konzentration von freiem Cholin im arteriellen und venösen Hundeblut.** Biochem. Z. **339** (1964) Nr. 4. S. 281 bis 286.
Es wird eine Bestimmungsmethode für freies Cholin im Blutplasma angegeben. Das nach Acetonfällung des Plasmas erhaltene Filtrat wird über eine Kationenaustauschersäule (Dowex 50 W-X 8) geschickt und anschließend mit 1 n HCl das Cholin eluiert. Nachdem das Eluat eine Anionenaustauschersäule (Dowex 1 X 8) passiert hat, erfolgt Fällung des Cholins mit Ammonium-

reineckat und spektrophotometrische Bestimmung des gebildeten Cholinreineckats. Der mit dieser Methode ermittelte Cholingehalt, angegeben als Cholinchlorid, beträgt bei 7,5-31 kg schweren Hunden in Chloralose-Narkose in der A. femoralis 1,70 μg/ml, in der V. femoralis 2,36 μg/ml, im Sinus coronarius 2,08 μg/ml, in der V. hepatica 1,41 μg/ml, in der V. cava cranialis 2,82 μg/ml und in der A. pulmonalis 1,40 μg/ml. J. Müller. 6082.

**4-64/12-0353** Schmidt, F. H.; Mannheim-Waldhof, C. F. Boehringer & Soehne. **Enzymatische Methoden zur Bestimmung von Blut- und Harnzucker unter Berücksichtigung von Vergleichsuntersuchungen mit klassischen Methoden.** Internist **4** (1963) Nr. 12. S. 554. 6095.

**4-64/12-0354** Hilger, E.; Ludwigshafen/Rh., Städt. Krankenhaus, Med. Klin. **Die enzymatische Blutzuckerbestimmungsmethode.** Ärztl. Forsch. **18** (1964) Nr. 1. S. 14. 6105.

**4-64/12-0355** Hübl, Paul und Bretschneider, Robert; Wien, Wiener Gebietskrankenkasse. **Die Titanylsulfatmethode zur Bestimmung der Katalase im Blut, Serum und Harn.** Hoppe-Seyler's Z. physiol. Chem. **335** (1964) Nr. 2/6. S. 146-155. 6105.

**4-64/12-0356** Axelrod, Leonard R. und Werthessen, Nicholas T.; San Antonio, Tex., Southwest Foundation for Res. and Education. The metabolism of estrone-16-$C^{14}$ in bovine blood. **(Der Stoffwechsel von Oestron-16-$^{14}$C in Rinderblut.)** Arch. Biochem. Biophysics **86** (1960) Nr. 1. S. 53-55. – 1 Tab., 11 Lit. Aus: Dok.-Dienst Kernforsch. u. Kerntechn.

In Ergänzung früherer Untersuchungen wurde markiertes Oestron mit dem Blut trächtiger Kühe unter bestimmten Bedingungen incubiert und anschließend wurden die Umwandlungsprodukte analysiert. Von 4,86 mg Oestron wurden durch 3 l Blut in 24 Std. 88% zu Oestradiol-17 α umgesetzt. Zwei weitere isolierte radioaktive Produkte konnten noch nicht identifiziert werden. Weder Blut von Kühen noch solches von Bullen setzte Oestron in nachweisbarer Menge um. E. Liss. 6110.

**4-64/12-0357** Williams, Harold L., Anderson, Pearl R., Conrad, Marcel E. und Crosby, William H.; Washington, Walter Reed Army Inst. of Res. A rapid method of measuring the iron concentration in serum or plasma. **(Eine Methode zur schnellen Bestimmung der Eisen-Konzentration im Serum oder Plasma.)** J. Lab. clin. Med. **63** (1964) Nr. 4. S. 703-707.

Es wird eine einfache, schnelle und zuverlässige Methode der Eisenbestimmung im Serum oder Plasma angegeben, mit der es gelingt, die Anzahl an Proben, deren Untersuchung gewöhnlich einen Tag in Anspruch nimmt, innerhalb einer Stunde zu bewältigen. Dadurch wird die Routineuntersuchung größerer Blutprobenmengen zur Feststellung von Eisenmangelkrankheiten ermöglicht. Das vom Transferrin befreite Eisen wird an einen Chromogen-Komplex gebunden und auf der Oberfläche eines speziell hierfür hergerichteten Harzes zur Adsorption gebracht. Die Bestimmung wird visuell mit Hilfe eines Komparators vorgenommen, der 6 verschiedene Eisenkonzentrationen an Harz gebunden enthält, welche sich im Bereich der zu erwartenden Werte befinden. Als Harz wird Dowex 50 W X-2 verwandt. Handelsübliches Harz ist in der Partikelgröße unterschiedlich und enthält geringe Beimengungen von Eisen, die durch Einwirkung von 6 n HCl (über Nacht) entfernt werden können. Als Reagenzien dienen entweder das Phosphat-Reagenz bestehend aus: 14,2 g $Na_2HPO_4$, 9,8 g einer 85% $H_3PO_4$, 30 ml einer 0,1% 2,2,2-Tripyridyl-Lsg. und 3-5 ml eisenfreies $NH_2OH \cdot HCl$, das Ganze mit Aqua dest. auf 100 ml aufgefüllt, oder das Acetat-Reagenz bestehend aus: 13,6 g $NaC_2H_3O_2 \cdot 3\,H_2O$ und 6,0 ml $CH_3COOH$ auf 100 ml. Außerdem 5,0 ml einer 0,2% 2,2'-dipyridyl-Lsg. und 1-2 ml einer 10% $NH_2OH \cdot HCl$-

Lsg. auf 100 ml. Eines dieser beiden Reagenzien läßt man auf das Harz einwirken (über Nacht bei 37 °C). Zur Durchführung der Bestimmung verwendet man 0,2 ml Serum oder Plasma von Blut, das mittels einer Aluminiumkanüle entnommen wurde, gibt dieses in einem A-Röhrchen auf 100 mg des präparierten Harzes, fügt 10, ml eines der Reagenzien (Phosphat oder Acetat) hinzu, läßt 20 Min. einwirken und vergleicht im Komparator. Es ist darauf zu achten, daß die zu benutzenden Glasgefäße eisenfrei sind.
H. J. Gußmann. 6115.

**4-64/12-0358** Lebeda, M. und Surynek, J. Alkalická rezerva krve u jatečné drůbeže (kura domácího a kachny). **(Blutalkalireserve des Schlachtgeflügels [Haushuhn und Ente].)** Sborník Vysoké Školy zemědělské Brně, Řada B **1963** Nr. 3. S. 321-325. — 1 Abb., 2 Tab., 8 Lit. Zus. in Russ., Dtsch.
Auf Grund der Untersuchung von 202 Blutproben des Haushuhns (Leghornrasse) und 199 Blutproben der Pekingente mit Hilfe der potentiometrischen Titrierung, die nach der Titrierungsmethode von Kudrjavcov modifiziert wurde, fand man folgende Werte der alkalischen Reserve: Haushuhn 130,80 mg% NaCH (± 88,28), Küken 93,24 mg% NaOH (± 67,81), Hahn 106,68 mg% NaOH (± 66,90), Henne 144,81 mg% NaOH (± 86,60), Ente 153,68 mg% NaOH (± 87,49). 10,34% der untersuchten Junghühner 5,71% der 1589 Hähne, 2,89% der Hennen und 3,01% der Enten wiesen acidotisches Blut auf, wahrscheinlich als Folge der Beunruhigung und des Hungers während des Transportes, sowie in der neuen Umgebung vor dem Schlachten. Um die Verringerung des biologischen Fleischwertes zu verhindern, empfehlen die Vff., man sollte die Junghühnern sofort nach dem Eintreffen schlachten, wenn der Transport nicht allzu lang dauerte, oder aber erst nach Ausruhen und mäßigem Füttern und Tränken. ČSSR/ÚVTI. 6120.

**4-64/12-0359** Bohn, F. K.; München, Univ., Med. Tierklin. **Bluttransfusionsversuche beim Rind.** Berliner Münchener tierärztl. Wschr. **77** (1964) Nr. 4. S. 72-76.
Die Verträglichkeit von Rinderkonservenblut in Mengen von 0,5-6 l wurde nach der Methode von Lattes und mit der biologischen Vorprobe geprüft. Das verwendete Rinderblut wurde mit einem ACD-Stabilisator (Natr. citr. DAB 6 = 21,6 g, Acid. citr. pur. 5,0 g, Dextrose 23,4 g, Aqua dest. ad 1000, 0 g) konserviert. Von den Spendertieren wurden einmal oder wiederholt 1-8 l Blut entnommen. Als Entnahme- und Übertragungsgerät wird ein neues, mit Schlauchteilen aus PVC versehenes Gerät verwendet. Die Blutkonserven, die nicht sofort Verwendung fanden, wurden bei +2 bis +4 °C im Kühlschrank aufbewahrt. Als günstigste Aufbewahrungszeit erwies sich eine Zeit von 10-12 Tagen. Insgesamt erfolgten 45 Bluttransfusionen bei 1-8 Jahre alten Rindern verschiedener Rassen. Das Alter des Konservenblutes lag zwischen 1-30 Tagen. Die biologische Vorprobe war zweimal mit einem Temperaturanstieg auf 39,8 und 40,3 °C verbunden und wurde daher als positiv gewertet. Die häufigsten Nebenerscheinungen bestanden in Temperaturerhöhungen, hämolytischen und komatösen Erscheinungen. In 21 Fällen wurden Blutmengen von 0,5 bis 4,1 l reaktionslos vertragen. W. Verter. 6125.

**4-64/12-0360** Schmid, D. O.; München, Tierzuchtforsch. e. V., Inst. der Blutgruppenforsch. **Serogenetischer Nachweis einer Pentazygotie bei Rinder-Fünflingen des Braunviehs.** Mh. Tierheilkunde **15** (1964) Nr. 12. S. 358-363. — 2 Abb., 1 Tab., 6 Lit.
Im Blutgruppentest zeigten alle Tiere des Fünflingssatzes qualitativ identische Faktoren, jedoch ein Mosaik. Die quantitative Blutgruppenuntersuchung ergab, daß für dieses Mosaik 5 genetisch verschiedene Bluttypen verantwortlich waren. Auch die Bestimmung der Serum-J-Titer sowie der

Serumtransferrintypen erbrachte Unterschiede zwischen den Tieren. Aus den Untersuchungen folgt, daß die Fünflinge pentazygot sind.
B. Busch. 6125.

**4-64/12-0361** Dalton, Rodger G.; Glasgow, Univ. The effects of batyl alcohol on the haematology of cattle poisoned with bracken. **(Die Wirkungen von Batylalkohol auf das Blut von farnkrautvergifteten Rindern.)** Veterin. Rec. **76** (1964) Nr. 15. S. 411-416. – 10 Tab., 9 Lit.
Da einerseits die Wirkungen einer Röntgenbestrahlung und einer Farnvergiftung auf das Blutbild ähnlich sind und andererseits die Röntgenwirkungen erfolgreich mit Batylalkohol (Monooctadecylaether des Glycerins) behandelt worden sind, lag es nahe, die Wirkung von Batylalkohol bei Farnvergiftung zu prüfen. In der Literatur liegen widersprüchliche Ergebnisse vor. In den vorliegenden Untersuchungen haben Rinder von zwei verschiedenen Farmen, die beim Weiden Farnkraut aufgenommen und sich damit vergiftet hatten, wiederholte Dosen von je 1 g Batylalkohol/Tag in Olivenöl oder Tween 80 s.c. erhalten. Durch ständige Überprüfung des Blutbildes wird festgestellt, daß Batylalkohol für die Behandlung der Farnvergiftung offenbar ohne Wert ist.
R. Maune. 6135.

**4-64/12-0362** Eckmann, Werner; Hannover, Tierärztl. Hochschule, Klin. für Pferde. **Untersuchungen über den Sulfonamidgehalt im Blut und Harn nach intravenöser und peroraler Verabfolgung von Sulfachlorpyridazin und dessen Einwirkung auf das Blutbild bei Pferden.** Diss. Hannover **1963** 44 S. – 1 Abb., 12 Tab., 37 Lit.
Insgesamt 20 gesunde oder genesende Pferde haben in 31 Versuchen Sulfachlorpyridazin (SCP) in einer Dosierung von 25 mg/kg oder 50 mg/kg i.v. oder 0,1 g/kg peroral (Nasensonde) erhalten. Durch Diazotieren und Kuppeln mit $\alpha$-Naphthyl-aethylendiamin-dihydrochlorid und kolorimetrische Bestimmung wird im Vollblut und im Katheterurin der Sulfonamidgehalt in Abhängigkeit von der Zeit verfolgt. SCP ist ein Kurzzeitsulfonamid, dessen Konzentration bei i.v. Applikation die von anderen Autoren geforderte Mindestkonzentration bereits innerhalb von 3 Std. wieder unterschreitet. Auch bei peroraler Applikation tritt ein schneller Anstieg im Blut und eine schnelle Ausscheidung im Harn ein. Es wird deshalb empfohlen, SCP bei Erkrankungen der Harnwege in einer Dosierung von 25 mg/kg i.v. oder 100 mg/kg peroral an drei aufeinanderfolgenden Tagen zu verabreichen. Bei keiner der beiden Applikationsarten treten unerwünschte Nebenerscheinungen auf, die Freßlust wird nicht beeinträchtigt. R. Maune. 6135.

**4-64/12-0363** Wiester, Mildred J., Whitla, Susan H. und Goldsmith, Richard; Cincinnati, O., Veterans Adm. Hospital. Evidence for multiple calcium pools in the blood of dogs. **(Nachweis multipler Calciumpools im Blut von Hunden.)** Nature [London] **197** (1963) Nr. 4873. S. 1170-1171. – 3 Tab., 13 Lit. Aus: Dok.-Dienst Kernforsch. u. Kerntechn.
Im Verlaufe von Beobachtungen an thyreoparathyroidektomierten Hunden wurden nach einer Injektion von $^{45}$Ca beträchtliche Unterschiede in der spezifischen Aktivität des Blutes und des Urins festgestellt. Die spezifische Aktivität des Gesamtcalciums im Blut und die der ultrafiltrierbaren Fraktion unterscheiden sich 48 Std. nach der Injektion. Die Gründe, die zu einer unterschiedlichen Ausscheidung des komplexen und des ionogenen Calciums durch die Nierentubuli führten, bringen Vff. zu der Annahme, daß unter den vorliegenden Versuchsbedingungen komplex gebundenes Calcium, im Gegensatz zu ionogen vorliegendem oder proteingebundenem Calcium, nur sekundär durch $^{45}$Ca markiert wird. L. H. Schmidt. 6135.

**4-64/12-0364** Kwiatkowski, T. und Sielicka, B. Wpływ antygen Candida albicans i ACTH na obraz krwi u królików. **(Der Einfluß des Antigens**

**von Candida albicans und von ACTH auf das Blutbild bei Kaninchen.)** Zeszyty naukowe wyższej Szkoły rolniczej Wrocławiu, Weteryn. **14** (1963) Nr. 48. S. 129-134. — 1 Abb., 1 Tab., 7 Lit.

Den Versuch führte man mit 8 Kaninchen durch, wobei die erste Gruppe ein Pilzantigen mit sich erhöhenden Mengen von 0,3 bis 0,1 ml, die Gruppe 2 ACTH in Dosen von 0,25-10 mg jeden zweiten Tag erhielt, und die Gruppe 3 wurde nach vierwöchentlicher Verabreichung von ACTH mit je 0,5 ml Antigen geimpft. Versuchsergebnisse: Das Antigen von *Candida albicans* verringert im gewissen Grade die Anzahl der Erythrocyten und setzt die Reserven der Leukocyten in Bewegung, wobei es jedoch nicht die Verschiebung des Schillingschen Bildes nach links verursacht. Die Höhe der Dosis hat keinen Einfluß auf den Grad der hämatologischen Veränderungen. Es wurde kein stimulierender Einfluß des ACTH auf die Erythropoese festgestellt. Dieses Hormon hemmt die Antigenleukocytose, aber es vermindert nicht die Anzahl der Lymphocyten und stimuliert auch nicht die neutrophile Granulocytopoese. Die gemeinsame Anwendung der ACTH mit Antigen verursachte die Senkung der Leukocytose, die durch das Antigen hervorgerufen wurde, bzw. das Hormon verhinderte überhaupt ihre Entstehung. Im Blutbild dagegen wurde kein Einfluß der Kombination von ACTH + Antigen beobachtet. PRL/CBR. 6135.

**4-64/12-0365** Sielicka, B., Kwiatkowski, T. und Króliczek, A. Wpływ ACTH na poziom przeciwciał aglutynacyjnych u zwierząt szczepionych antygenem drożdżaka Candida albicans. **(Der Einfluß von ACTH auf den Stand der Agglutinations-Antikörper bei Tieren, die mit dem Antigen von Candida albicans geimpft wurden.)** Zeszyty naukowe wyższej Szkoły rolniczej Wrocławiu, Weteryn. **14** (1963) Nr. 48. S. 121-128. — 1 Abb., 1 Tab., 19 Lit.

Der Einfluß von Cortison und ACTH auf den Schutzapparat des Organismus beruht vor allem auf Verminderung des Zellschutzes. Da jedoch die Lymphocyten eine der Hauptquellen der Erzeugung von Antikörpern bilden, können diese Präparate auch auf den serologischen Schutz einwirken. Die Versuche führte man an Kaninchen, die in zwei Gruppen eingeteilt wurden, durch: in der ersten Gruppe wandte man nur das Antigen von *Candida albicans* in einer Menge von 0,3-0,5 ml intravenös 2 × wöchentlich an und in der zweiten Gruppe zusätzlich ACTH jeden zweiten Tag 1-15 mg. Der Versuch dauerte 14 Tage. Den Stand der Antikörper stellte man mit der Agglutinationsreaktion fest. In der ersten Gruppe betrug dieser Stand 2560 und in der zweiten Gruppe nur 640. Daraus ergibt sich, daß das während der Immunisierung verabreichte ACTH die Verspätung und Schwächung der Synthese der spezifischen Antikörper, die Verminderung des Wachstums des Gamma-Globulins im Blutserum sowie die verminderte Leukocytose zur Folge hatte, was in der Gesamtsumme ein Bild der verminderten Schutzreaktion des Organismus auf das eingeführte Antigen ergab. PRL/CBR. 6135.

**4-64/12-0366** Tamás, L. A vér és a plazma-transzfúzió mai helyzete az állatorvoslásban. **(Die gegenwärtige Lage der Blut- und Plasmatransfusion in der Veterinärmedizin.)** Magyar Állatorvosok Lapja [Ung. veterinärmed. Bl.] **18** (1963) Nr. 10. S. 407-410. — Aus: Ung. Agrar-Rdsch. **1964** Nr. 2. 6140.

**4-64/12-0367** Reissigl, H.; Innsbruck, Chirurg. Univ.-Klin. **Die Eignung des Plastikbeutels für die Blutkonservierung und Blutübertragung.** Wiener klin. Wschr. **76** (1964) Nr. 5. S. 83. 6140.

**4-64/12-0368** Christoph, H.-J. und Schube, G.; Leipzig, Karl Marx-Univ., Klin. und Poliklin. für Kleine Haustiere. **Beiträge zur Hämatologie der Zootiere.** Kleintier-Prax. **9** (1964) Nr. 1. S. 18-22.

Mit der Methode von Natt und Herrick wurden Blutuntersuchungen bei insgesamt 28 Pelikanen durchgeführt. Die Tiere gehörten zu den Krauskopf-, Rosa-, Rotrücken-, Zwerg- und Nashornpelikanen. Es erfolgte die Bestimmung der Anzahl der Erythrocyten, Leukocyten und Spindelzellen, des Hb-Gehaltes und des Differentialblutbildes. Die Blutentnahme erfolgte aus der V. cutanea ulnaris. Bei der Differenzierung des weißen Blutbildes wurden aus 2 Ausstrichen je 500 Zellen bestimmt. Als Gesamtdurchschnitt wurden festgestellt: Hb: 88,93%, Erythrocyten: 2,414, 673, Leukocyten: 19684, Spindelzellen: 11074. Differentialblutbild: Bas. 1,36, Eos:. 3,4, Pseudoeosinophile: 67,26, kl. Lymphoc.: 15,53, gr. Lymphoc.: 11,68, Monocyten: 0,75. Die Schwankungsbreite lag mit Ausnahme einzelner Tiere in relativ engen Grenzen. Morphologisch stellten sich die Erythrocyten als ellipsenförmige Zellen mit einem elliptischen Kern dar. Die Spindelzellen wiesen im Gegensatz zu den Thrombocyten des Säugetierblutes ellipsenförmige Kerne auf, die häufig ohne Plasmasaum vorkamen. Die Pseudoeosinophilen stellten sich als polymorphkernige Zellen dar, deren Kern 2-4 Segmente aufwies. Die Granula waren kräftig rotleuchtend gefärbt und besaßen stäbchen- oder spindelförmige Gestalt. Sie entsprechen den neutrophilen Leukocyten.

W. Verter. 6140.

**4-64/12-0369** Besse, P. und Normand, A. M. Recherches sur la composition cellulaire et chimique du sang de la truite arc en ciel d'élevage (Salmo gairdneri Richardson). **(Untersuchungen über die celluläre und chemische Zusammensetzung des Blutes der Zuchtregenbogenforelle [Salmo gairdneri Richardson].)** Bull. Acad. vétérin. France [N. S.] **36** (1963) Nr. 8. S. 389 bis 391.

Die amerikanische Zuchtforelle hat sich so leicht an die Bedingungen der Gefangenschaft angepaßt und zeigt ein so schnelles Wachstum, daß mit ihr in Frankreich und im Ausland zahlreiche Fischzuchten aufgebaut wurden. Die beengte Massenhaltung bringt die Gefahr von Verlusten durch Seuchen und Fütterungsfehler mit sich. Da bei eingetretenen Verlusten der Vorbericht der Züchter oft mangelhaft ist, haben die Vff. versucht, aus der Blutzusammensetzung diagnostische Schlüsse zu ziehen. Die Fischbrut ist mit frischer Milz und Leber vom Rind und dann im Forellenstadium mit frischem Pferdefleisch ernährt worden. Die Fischbecken sind mit dem Trinkwasser der Stadt Paris gespeist worden. Bakterielle und parasitäre Krankheiten sind deshalb nicht vorgekommen. Das Blut ist durch Abschneiden des Schwanzes gewonnen und auf Harnstoff, Glukose, Cholesterin, Gesamteiweiß, Hämoglobin und mit Hilfe der Elektrophorese untersucht worden. Mit einer Rechenmaschine I.B.M. sind die hämatologischen und chemischen Ergebnisse in bezug auf arithmetisches Mittel, Standardabweichung und Fehlresultate beurteilt und 80%ige Zuverlässigkeit der Untersuchungsmethoden bei der examinierten Forellenpopulation festgestellt worden. Dagegen haben die elektrophoretischen Untersuchungen weder des Serums noch des Plasmas verwertbare Ergebnisse gebracht, was auf die Herkunft der Zuchtforelle aus Kreuzungen verschiedener Spielarten zurückgeführt wird.

K. Preißler. 6140.

---

**4-64/12-0370** *Scherrer-Gervai, Mariann.* **Studien der Erythrocytenoberfläche.** Diss. Philosoph.— Naturwiss. Fak. Basel. 1962. (S. 946—953.) 8°. (Diss. 9390)

## XI. VIRUSKRANKHEITEN

**4-64/12-0371** Rott, Rudolf; Tübingen, Max-Planck-Inst. für Virusforsch. **Aufbau animaler Virusarten und Bedeutung ihrer Strukturelemente.** Dtsch. tierärztl. Wschr. **71** (1964) Nr. 8. S. 216-222. — 4 Abb.

Übersicht über den morphologischen und biochemischen Aufbau animaler Viren und die funktionelle Bedeutung ihrer Strukturelemente, wobei die neuesten molekulargenetischen Erkenntnisse eingearbeitet sind. Besonders berücksichtigt wurden die Forschungsergebnisse aus dem Max-Planck-Institut für Virusforschung in Tübingen. Die Übersicht wird durch eine Gegenüberstellung von Virus und Gen beschlossen. Die Frage, ob Viren tote oder lebende Wesen sind, spitzt sich dahin zu, ob die Nucleinsäure als lebende oder tote Substanz angesehen wird. P. Schulze. 6205.

**4-64/12-0372** Goiš, M. u. a. Attempt to standardize techniques used in isolating influenza virus from pig lungs. **(Versuch einer Standardtechnik zur Isolierung des Schweinegrippevirus aus der Lunge von Ferkeln.)** Acta virol. [Praha] **7** (1963) Nr. 5. S. 455-464. – 4 Tab., 20 Lit.
Im Laufe von 2 Jahren wurde die Lunge von 89 Saugferkeln und Absatzferkeln mit makroskopischem Pneumoniebefund untersucht. In 18 Fällen wurde die Diagnose der Grippe virologisch bestätigt. Das Material wurde auf Kükenembryonen untersucht, die in den Dottersack, das Amnion, die Allantois und in die Chorioallantoismembran inoculiert wurden, ferner auf intranasal inoculierten Mäusen und auf Zellenkulturen aus Schweinenieren. Insgesamt wurden 18 Stämme des Schweinegrippevirus isoliert, davon 11 im Dottersack, 8 auf der Chorioallantoismembran, 6 im Allantois- und Amnionsack und 2 auf Mäusen. Zwei Agentien mit cytopathogene Wirkung, die in Gewebekulturen isoliert sind, werden noch studiert. Von den Kultivierungsmethoden hat sich die Kultivierung im Dottersack als am meisten effektiv gezeigt. ČSSR/ÚVTI. 6210.

**4-64/12-0373** Szent Iványi, T. Vizsgálatok a sertés enterovirusairól. I. A törzsek izolálása és szerologiai csoportositásuk. **(Untersuchungen über Enteroviren des Schweines. 1. Mitt. Isolierung und serologische Gruppierung der Stämme.)** Magyar Állatorvosok Lapja [Ung. veterinärmed. Bl.] **18** (1963) Nr. 8. S. 309-311. – Aus: Ung. Agrar-Rdsch. **1964** Nr. 2.
Vf. isolierte aus 568 Schweinen verschiedenen Alters, die 36 Beständen angehörten, insgesamt 152 (26,7%) Enterovirusstämme, die in Schweinenieren-Gewebekulturen einen cytopathogenen Effekt entfalteten und chloroformresistent waren. Von diesen wurden aus 20 Beständen stammende 41 Stämme ausgewählt und mit der Plaquetechnik gereinigt. 36 von 41 Stämme konnten mit Hilfe von aus 20 dieser Stämme hergestellten Immunseren in 13 serologische Gruppen eingereiht werden. 5 Stämme wurden durch keines der Seren neutralisiert. Eine dieser Gruppen wurde durch Stämme gebildet, die mit dem Teschen- bzw. Talfan-Virus eine Kreuzreaktion ergaben. Von den 11 ausländischen ECSO-Virusstämmen wurden nur der Stamm S-180/4 von Sibalin, der Stamm T80 und T52A von Betts sowie der Stamm Riems-52 durch heimische Seren neutralisiert. 6210.

**4-64/12-0374** Mc Clain, Mary E. und Hackett, Adeline J.; Berkeley, Univ. of California, School of Public Health. Biological characteristics of two plaque variants of vesicular exanthema of swine virus, type $E_{54}$. **(Biologische Eigenschaften von 2 plaquebildenden Varianten des Virus des Bläschenausschlages des Schweines, Typ $E_{54}$.)** Virology **9** (1959) Nr. 4. S. 577-597. – 5 Abb., 4 Tab., 15 Lit.
Es gelang, 2 plaquebildende Stämme des Virus des Bläschenausschlages der Schweine zu isolieren, wobei jeder unabhängig vom anderen Plaques bildete. Sämtliche biologischen Eigenschaften wurden in vitro untersucht, um die Unterschiedlichkeit beider Stämme festzustellen. Beide Stämme wachsen auf Schweinenierenzellen und vermehren sich auch in diesem Gewebe. 90% des produzierten Virus ist an die Zellen gebunden. Es konnte festgestellt werden, daß die Konzentration des Bicarbonats die Virusvermehrung und die Freigabe des Virus nach der Reifung beeinflußt. Die Freigabe des Virus sowie die pH-Stabilität wurde zur teilweisen Beobachtung der Plaquemorphologie herangezogen. E. Wittmann. 6210.

**4-64/12-0375** Foster, N. M., Jones, R. H. und McCrory, B. R.; Denver, Colo., Animal Disease and Parasite Res. Div. Preliminary investigations on insect transmission of bluetongue virus in sheep. **(Einleitende Untersuchungen über die Übertragbarkeit des Bluetongue-Virus bei Schafen durch Insekten.)** Amer. J. veterin. Res. **24** (1963) Nr. 103. S. 1195-1200. – 2 Tab., 13 Lit.
Es konnten 5 positive Übertragungsversuche mit dem Bluetongue-Virus angestellt werden, indem man die nur kurze Strecken fliegende *Culicoides variipennis* (Coquillet) 10, 13 und 15 Tage nach der Virusinoculation bebrütete und alsdann an Schafe ansetzte. Eine Übertragung mit Mücken, die weniger als 10 Tage bebrütet wurden, gelang nicht. Die Virusisolierung gelang immer bei der obengenannten Mückenart, war jedoch bei *Aedes aegypti* (L.) und der Stechfliege (*Stomoxys calcitrans* [L.]) nicht erfolgreich.
E. Wittmann. 6215.

**4-64/12-0376** Kelly, D. F.; Cambridge, England, Univ., School of Veterin. Med. Serologic studies of some porcine enteroviruses by means of neutralization tests in tissue culture. **(Serologische Untersuchungen mit einigen porcinen Enteroviren im Neutralisationstest in der Gewebekultur.)** Amer. J. veterin. Res. **25** (1964) Nr. 105. S. 403-407. – 5 Tab., 16 Lit.
Es wird über Neutralisationsversuche berichtet, die mit 15 von Betts in England isolierten Schweine-Enteroviren und entsprechenden Kaninchen- und Schweine-Hyperimmunseren in Ferkelnieren-Gewebekultur durchgeführt wurden. 8 der geprüften Virusisolate konnten 3 serologisch verwandten Gruppen zugeordnet werden. Das häufige Auftreten von Kreuzreaktionen weist auf vielfache Antigengemeinschaften in der Schweine-Enterovirusgruppe hin, für deren Seroanalyse die Anwendung empfindlicherer Methoden empfohlen wird. E. Hahnefeld. 6220.

**4-64/12-0377** Cvetnić, S.; Zagreb, Veterin. Fak. Sveučilišta, Inst. za Zarazne i Invazione Bolesti. Enterovirusi u životinja. **(Enteroviren bei Tieren.)** Veterin. Arh. [Zagreb] **33** (1963) Nr. 5/6. S. 137-147. – 49 Lit. Zus. in Engl., Franz. 6225.

**4-64/12-0378** Moll, T. und Ulrich, Marian I.; Pullman, Washington State Univ., Coll. of Veterin. Med. Biologic characteristics of certain bovine enteric viruses. **(Biologische Kennzeichen gewisser boviner Enteroviren.)** Amer. J. veterin. Res. **24** (1963) Nr. 100. S. 545-550. – 5 Tab., 26 Lit.
Die 10 geprüften Enterovirusstämme bildeten makroskopisch sichtbare Plaques in primären Rindernierenzellkulturen. Sie waren aetherresistent und formalinempfindlich und agglutinierten nicht Erythrocyten vom Schaf oder Meerschweinchen. Die 10 Stämme unterscheiden sich hinsichtlich ihrer relativen Hitzeempfindlichkeit, Größe und Antigenstruktur. Sie gehörten zu 8 Serotypen. Die Stämme der einzelnen Serotypen waren voneinander nicht unterscheidbar, abgesehen von einem anscheinenden Vorkommen von hitzeempfindlichen und hitzeresistenten Varianten. J. Beer. 6225.

**4-64/12-0379** Kachani, Z. F. Ch.; Kiel, Univ., Hyg.-Inst. **Über eine Methode zur intravitalen Kontrolle der Allantoisflüssigkeit im bebrüteten Hühnerei durch laufende Probenahmen.** Zbl. Bakteriol., Parasitenkunde, Infektionskrankh. Hyg., I. Abt., Orig. **191** (1964) Nr. 4. S. 469-473.
Es wird über eine Methode berichtet, die es ermöglicht, jederzeit und wiederholt intravital die Allantoisflüssigkeit von einzelnen Bruteiern zu entnehmen. Dadurch können Serienergebnisse aus dem gleichen Ei ermittelt werden. Nach dieser Methode durchgeführte Fermentbestimmungen in der Allantois von 25 Bruteiern zeigten in ihren Werten Übereinstimmung mit früheren Serienuntersuchungen. U. Schmidt. 6225.

**4-64/12-0380** Koza, J. und Motejlová, A. Růst tkaňových kultur v médiích s delipididzovaným mlékem. I. Růstové schopnosti jednotlivých

složek delipidizovaného mléka. **(Wachstum der Gewebekulturen in delipidisierte Milch enthaltenden Medien. 1. Mitt. Wachstumsfähigkeiten einzelner Komponenten der delipidisierten Milch.)** Československ. Epidemiol., Mikrobiol., Imunol. **13** (1964) Nr. 1. S. 8-11. — 2 Abb., 4 Lit. Zus. in Russ., Engl.
Man verfolgte die wachstumstimulierenden Eigenschaften der delipidisierten Milch in Gewebekulturen, wie sie von Baron beschrieben werden. Bei den Versuchen benutzte man als Zusatz einerseits verschiedene Konzentrationen der pasteurisierten Handelsmilch, die mit Aether und durch Zentrifugieren entfettet war, andererseits die entfettete Trockenmilch Marke „Laktimo" und ferner auch nur ihre, in der Abhandlung näher beschriebenen Komponenten, aus denen vor allem das Casein und evtl. die Trübung in der Kultur beseitigt waren. Als Medium verwendete man M 199, Slonim, Michl (1960), ergänzt durch 20% inaktiviertes Kalbsserum für L-Zellen und 20% inaktiviertes Kalbsserum für Affennierenzellen. Im milchfreien Medium dauerte die Generationsfrist der Zellen 3,5 Tage, im Medium mit einem 1%-Zusatz von delipidisierter Milch 2 Tage. Die beiden Milcharten in einer Konzentration von 0,05 bis 1% stimulierten das Wachstum der Zellen.
ČSSR/ÚVTI. 6225.

**4-64/12-0381** Smirnova, G. A. und Stachanova, V. M. Biologičeskie svojstva virusov grippa životnych. **(Das biologische Verhalten des Grippevirus bei Tieren.)** Veterinarija, Moskva **41** (1964) Nr. 4. S. 7-12.
Nach einem kurzen Überblick über die bis zum Berichtsdatum ermittelten Funde von Myxovirus-Influenza A-Typen bei Tieren teilen Vff. die Ergebnisse vergleichender Untersuchungen dieser Stämme mittels des HA-Testes, der KBR und des Neutralisationstestes neben Tenazitätsprüfungen in verschiedenen Temperaturbereichen und im Trypsinmilieu mit. Geprüft wurden 5 Stämme eines in Kaunas isolierten Schweine-„Grippe"-Virus, der Stamm „A-equi-Praha-56", die Stämme „27" und „41" (isoliert auf der Moskauer Rennbahn, 1960), 6 Stämme der von Andrews in England von Enten isolierten A-Typen, der Stamm A/anatis/Kosice/56, einige Stämme von Zimoch (R-60, B-60, B-61, C-61) und der Stamm LM-1 des Sendai-Virus. Das unterschiedliche Verhalten der einzelnen Stämme ist in tabellarischer Form dargelegt. Es ergaben sich unterschiedliche Incubationszeiten bei Bruteibeimpfungen, so z. B. betrug diese beim Virus A/anatis/Kosice/56 24 Stunden, während das Sendai-Virus 72 Stunden benötigte. Die Viren des Respirationstraktes bei Tieren sind ferner durch eine unterschiedliche Empfindlichkeit des hämagglutinierenden Verhaltens im Trypsinmilieu charakterisiert. Hier wiesen die englischen Enten-A-Stämme die größte Resistenz auf, während der Stamm A/anatis/Kosice/56 und das Sendai-Virus nur geringe Resistenz gegenüber der Trypsinbehandlung zeigten. Vff. deuten diese Befunde bezgl. einer unterschiedlichen Struktur der Hämagglutinine. Einzelheiten müssen dem Original entnommen werden. K.-H. Pehl. 6225.

**4-64/12-0382** Breedis, Charles, Berwick, Leonard und Anderson, Thomas F.; Philadelphia, Univ. of Pennsylvania, School of Med.; Inst. for Cancer Res. Fractionation of Shope papilloma virus in cesium chloride density gradients. **(Die Fraktionierung des Shope-Papillom-Virus in einem Caesiumchlorid-Dichtegradienten.)** Virology **17** (1962) Nr. 1. S. 84-94.
Papillom-Virus, welches durch dreimalige Ultrazentrifugation gereinigt worden war, ergab bei der Zentrifugation in einem Dichtegradienten von Caesiumchlorid (2 Teile Virussuspension in 0,0067 m Phosphatpuffer pH 7,0 mit $10^{11}$ bis $10^{12}$ Partikeln/ml + 1 Teil gesättigte CsCl-Lösung; 24 h bei 35.000 U/Min. im SW-39-Rotor) 4 Banden mit den Dichten 1,29, 1,32, 1,33 bzw. 1,34. Die Bande mit der Dichte 1,34 bestand aus kompletten Viruspartikeln. Sie besaß die höchste Infektiosität und zeigte ein für Nucleoproteide typisches Absorptionsspektrum. Unter dem Elektronenmikroskop

(Kontrastierung mit Phosphorwolframsäure) waren einheitliche Teilchen mit einem Durchmesser von 55 bis 58 mμ zu beobachten, deren Oberfläche aus 60 bis 70 Capsomeren mit 10 mμ Durchmesser bestand. Die Partikel der beiden mittleren Banden waren wenig infektiös und zeigten einen hohen Anteil von Teilchen mit veränderter Innenstruktur. In der leichtesten Bande war eine große Anzahl freier Capsomeren zu beobachten, welche ein für Protein typisches Absorptionsspektrum zeigten. Wurden die kompletten Viruspartikel ein zweites Mal in einem Dichtegradienten zentrifugiert, so trat ein teilweiser Zerfall in Capsomeren ein. A.-F. Olechnowitz. 6225.

**4-64/12-0383** Mohanty, S. B., Volt, H. M. de und Faber, J. E.; College Park, Univ. of Maryland. A fluorescent antibody study of infectious bronchitis virus. **(Untersuchung des Virus der infektiösen Bronchitis mit Hilfe der fluoreszierenden Antikörper.)** Poultry Sci. **43** (1964) Nr. 1, S. 179-182. – 4 Abb., 9 Lit.

Der Ei-adaptierte Beaudette Stamm 66579 des Virus der infektiösen Bronchitis (IBV) wird als Ausgangspunkt für die Untersuchungen verwendet. Auf Deckgläsern werden Präparate von IBV-infizierten Kükenembryo-Nieren-Zellkulturen verbracht. Die angewandte Technik wird genauestens geschildert. Inaktiviertes IBV-Immunkükenserum wird nach der Methode von Marshall mit Fluoreszin-Isothiocyanat conjugiert. Die Deckglaspräparate werden nach der Technik von Hall und Hansen gefärbt. In feucht gehaltenen Petrischalen wird das Conjugat hinzugefügt und eine Incubation von 30 Min. bei Zimmertemperatur vorgenommen. Nach weiterer Behandlung erfolgt schließlich eine Färbung mit Flavoorange, um unspezifische Fluoreszenz in Gewebekulturen zu verdecken. Dies läßt sich durch Anwendung von Aceton nicht erreichen. Das Antigen des Virus läßt sich zuerst im Nucleus und später im Cytoplasma nachweisen. Sieben Stunden nach der Inoculation läßt der Kern eine spezifische Färbung erkennen. Nach 36 Std. wird das Antigen im Cytoplasma entdeckt. Zu diesem Zeitpunkt tritt das Virus in den 2. Zyklus der Vermehrung ein. E. Tempel. 6225.

**4-64/12-0384** Ishii, Susumu; Tokyo, Japan, Nat. Inst. of Animal Health. Equine infectious anemia or swamp fever. **(Infektiöse Anämie der Pferde oder Sumpf-Fieber.)** Advances veterin. Sci. 8 (1963) S. 263-298. – 5 Abb., 179 Lit.

Einleitend werden die geschichtlichen Daten, die zur Entdeckung der inf. Anämie in den verschiedenen Ländern führten, aufgezeigt; im Kapitel II werden die allgemeinen Merkmale: Verteilung des Virus im Blut und den Organen, die Morphologie (Größenbestimmung) und die Kultivierung des Virus in Leukocytenkulturen, die Differenzierung bzw. Typisierung innerhalb verschiedener Stämme (immunolog. Unterschiede) aufgezeigt. Die Widerstandsfähigkeit des Virus im Blut und verschiedenen Organen bei Kältegraden zwischen –20 bis –60 °C, sowie die hämagglutinierenden Eigenschaften des Serums nach verschiedenen Temperaturintervallen werden beschrieben. Im Kapitel III wird über die natürliche und die künstliche Infektion sowie das Infektionsspektrum und über Infektionen der inf. Anämie der Pferde beim Menschen berichtet. Das Kapital IV umfaßt die klinischen Anzeichen der inf. Anämie: die akute, subakute, die chronische und die latente Form. Im V. Kapitel werden die pathologischen Veränderungen während der Krankheit beschrieben (einschließlich der hämatologischen Veränderungen). Das Kapitel VI berichtet über Immunität und im Kapitel VII werden die diagnostischen Möglichkeiten: klinisch-hämatologische Tests, histopathologische und serologische Tests beschrieben. Im VIII. und letzten Abschnitt werden die Vorsorge-Maßnahmen und die Behandlungsmöglichkeiten aufgezeigt. W. Winkler. 6255.

**4-64/12-0385** Ščerbatych, P. Ja., Maluško, V. V., Kalmykov, G. M. und Komissarov, K. P. Kul'tivirovanie virusa infekcionnogo ėncefalomielita lošadej v kul'turach tkanej. **(Die Züchtung des Virus der infektiösen Encephalomyelitis [IEM] des Pferdes in Gewebekulturen.)** Veterinarija, Moskva **41** (1964) Nr. 2, S. 21-24. — 2 Abb., 2 Tab., 6 Lit.

Vier Stämme des lyophilisierten, lapinisierten Virus der IEM der Pferde vermehrten sich in Gewebekulturen von Hühnerembryofibroblasten und Schweineembryonieren und zeigten 36 Stunden p. i. einen cytopathischen Effekt. Das in Gewebekulturen gezüchtete Virus war je nach Stamm und Anzahl der Passagen für Kaninchen unterschiedlich pathogen. Es gelang den Verfassern, den Erreger an Hühnererythrocyten zu adsorbieren. Eine Hämagglutination wurde nicht beobachtet. D. Weyhe. 6282.

**4-64/12-0386** Vierneisel, H.; Leipzig, Karl-Marx-Univ., Klin. und Poliklin. für Kleine Haustiere. **Die Therapie der Leukose des Hundes mit Zytostatika.** Mh. Veterinärmed. **19** (1964) Nr. 8. S. 307-308.

Das geeignetste Cytostaticum für die Behandlung der Lymphadenose des Hundes ist das Endoxan, chemisch ein Stickstofflost-Phosphamidester, dem das Prinzip der Transport- und Wirkform zugrunde liegt. Das Mittel wird in einer biologisch inaktiven Form verabreicht und entfaltet auf Grund chemischer Umsetzungen die cytostatische Wirksamkeit erst in der Tumorzelle. Die Anwendung des Cytostaticums erfolgt bei 18 Hunden verschiedener Rassen, die an Leukose erkrankt sind. Die verabreichten Gesamtdosen liegen zwischen 40 bis 400 mg — je nach Größe des Tieres und der Anzahl der Leukocyten. Der leukotoxische Effekt tritt erst nach der 3. bis 4. Injektion ein. Eine Weiterbehandlung der Tiere erfolgt mit Dragees zu je 50 mg wirksamer Substanz. Bei 3 Tieren konnte eine Überlebenszeit von 3 bis 9 Mon. erreicht werden. Die restlichen Patienten zeigen nach anfänglicher Besserung schnelle Verschlechterung und verenden nach 2-3 Wochen. Patienten, die bei Behandlungsbeginn bereits eine Erythropenie aufweisen, eignen sich für die Therapieversuche nicht, da es sehr schnell zu einer Verschlechterung des Allgemeinbefindens kommt. W. Verter. 6292.

**4-64/12-0387** Garlt, Chr.; Rostock, Bezirkstierklin. **Ein kasuistischer Beitrag zur Behandlung der Leukose des Hundes mit Triaethylenmelamin (TEM).** Mh. Veterinärmed. **19** (1964) Nr. 8. S. 308-309.

Es wird über die Behandlung eines 5 Jahre alten Boxerrüden, der an einer aleukämischen Lymphadenose erkrankt ist, berichtet. Tumoröse Veränderungen werden besonders an den oberen Kehlgangs-, Hals- und präscapulären Lymphknoten festgestellt. Der Patient wird im Verlauf von 6 Wochen insgesamt 12mal mit je 1 mg TEM behandelt. In der 8. Woche nach Behandlungsbeginn weist der Boxerrüde ein erheblich verschlechtertes Allgemeinbefinden auf. Eine weitere Behandlung mit TEM wird aus diesem Grunde nicht durchgeführt. Die sofort eingeleitete symptomatische Therapie richtete sich im wesentlichen gegen die starke, am Ende der Behandlungsperiode eingetretene Exsiccose. In der 8. Beobachtungswoche kam der Patient ad exitum. Eine Veränderung der Erythrocytenzahlen, der Hämoglobin- und Senkungswerte konnte während der Behandlungsperiode nicht beobachtet werden. Die Sektion bestätigte die klinische Diagnose Lymphadenose. W. Verter. 6292.

**4-64/12-0388** Fellowes, O. N.; Greenport, Long Island, N. Y., Animal Disease and Parasite Res. Div. Infectivity stability of foot-and-mouth disease virus in certain mediums at various temperatures. **(Infektionsstabilität des Maul- und Klauenseuchevirus in gewissen Medien und bei verschiedenen Temperaturen.)** Amer. J. veterin. Res. **23** (1962) Nr. 96. S. 1035-1040. — 6 Abb., 2 Tab., 5 Lit.

Es wird die Stabilität gelösten Maul- und Klauenseuchevirus (Gewebekulturflüssigkeit, Meerschweinchenaphthenextrakt) bei verschiedenen Temperaturen (—50 °C, 4 °C, 23 °C, 37 °C) untersucht. Die Versuche erstrecken sich über

einen Zeitraum von einem Jahr. Gleichzeitig wird der Einfluß gewisser Zusätze (Gelatine, Zucker, Cystein) auf die Erhaltung der Infektiosität geprüft.
H. Gralheer. 6342.

**4-64/12-0389** Krasnikov, G. A. Izučenie očiščennogo koncentrirovannogo virusa jaščura v serologičeskich reakcijach. **(Serologische Untersuchungen von gereinigtem und konzentriertem Maul- und Klauenseuchevirus.)** Veterinarija, Moskva **41** (1964) Nr. 2. S. 14-16. — 1 Tab., 9 Lit.
Die antigenen Eigenschaften des an Kaninchen adaptierten MKS-Virus vom Typ 0 wurden in der Komplementbindungsreaktion (KBR), im Agar-Gel- und Agglutinationstest geprüft. Die gereinigten und konzentrierten 0-Antigene zeigten im Agar-Gel- und Agglutinationstest sowie in der KBR eine deutliche Typenspezifität. Der Hämagglutinationstest war für die Typenfeststellung ungeeignet, obwohl MKS-Virus aus der Aphthenlymphe infizierter Meerschweinchen Erythocyten von weißen Ratten agglutinierte. D. Weyhe. 6345.

**4-64/12-0390** Nogina, V. T. Antigennye i komplementsvjazyvajuščie svojstva kul'tural'nych štammov virusa jaščura tipov A i O. **(Antigene und komplementbindende Eigenschaften der in Gewebekulturen gezüchteten MKS-Virustypen O und A.)** Veterinarija, Moskva **41** (1964) Nr. 2. S. 17-19. — 5 Tab., 7 Lit.
Nach 151 Passagen des MKS-Virustyps A und nach 68 Passagen des Types O in Gewebekulturen aus Nieren neugeborener Kaninchen war keine Änderung der antigenen und komplementbindenden Eigenschaften festzustellen. Als Antigen für die Komplementbindungsreaktion (KBR) diente Muskulatur neugeborener Kaninchen, die mit Gewebekulturvirus infiziert worden waren. Das Gewebekulturvirus reagierte in der KBR nur mit 1:2 verdünnten, homologen Standardseren. Dagegen zeigten Seren von Meerschweinchen, die mit Gewebekulturvirus vom Typ O hyperimmunisiert worden waren, noch bei Verdünnungen von 1:20 bis 1:32 mit dem homologen Virus der 13. bis 68. Passage eine deutliche Hämolysehemmung. — Die immunbiologischen Eigenschaften der passagierten Gewebekultur-Virusstämme unterschieden sich im Kreuzinfektionsversuch am Meerschweinchen nicht von denen der Standardvirusstämme. D. Weyhe. 6345.

**4-64/12-0391** Slepov, A. A. Opredelenie titra virusnejtralizujuščich antitel u perebolevšich jaščurom morskich svinok. **(Bestimmung des Titers virusneutralisierender Antikörper bei Meerschweinchen, welche die Maul- und Klauenseuche überstanden haben.)** Veterinarija, Moskva **41** (1964) Nr. 2. S. 19-21. — 1 Abb., 1 Tab., 7 Lit.
Der Titer virusneutralisierender Antikörper im Blutserum von 8 Meerschweinchen, die von einer MKS-Infektion (Typ O) genesen waren, wurde vergleichend in Säuglingsmäusen und in Gewebekulturen (Nierenzellen von Schweineembryonen) durch Verdünnung des Serums in Zweierpotenzen ($2^{-2}$ bis $2^{-10}$) bestimmt. Die Blutentnahme erfolgte vor der Infektion und 5, 10, 20, 30 und 60 Tage nach Abheilung. — Säuglingsmaus und Gewebekultur waren für die Virusneutralisation gleich gut geeignet. 20 Tage nach Abheilung erreichte der Titer seinen höchsten Wert, der ungefähr 10 Tage lang gleich blieb und danach absank. W. Weyhe. 6345.

**4-64/12-0392** Hantschel, H. und Veckenstedt, A.; Insel Riems, Friedrich-Loeffler-Inst. der Dtsch. Akad. der Landwirtsch.-Wiss. zu Berlin. **Infektiöse Ribonukleinsäure aus neurotropen Varianten des Maul-und-Klauenseuche-Virus.** Arch. exp. Veterinärmed. **18** (1964) Nr. 2. S. 409-415. — 2 Abb., 2 Tab., 11 Lit.
Aus den beiden neurotropen MKS-Stämmen M-$A_n$ und M-$C_n$, die im Mausgehirn zur Vermehrung gebracht wurden, konnte nach der Phenolmethode die infektiöse RNS dargestellt werden. Ihre Infektiosität lag 4-5 Zehnerpotenzen unter der des jeweiligen Ausgangsvirus. H. Hantschel. 6345.

**4-64/12-0393** Kapanadze, K. S., Džanov, A. M., Kiselev, N. T., Sulejmanov, A. S., Zarovnyj, V. S., Marcenjuk, M. T., Gološčapov, I. A. und Starčenkov, V. M. Iz opyta provedenija protivojaščurnych meroprijatij. **(Maßnahmen zur Bekämpfung der Maul- und Klauenseuche. [Übersichtsbericht].)** Veterinarija, Moskva **41** (1964) Nr. 2. S. 36-39.
Durch strenge veterinärpolizeiliche Maßnahmen konnten in einem Gebiet der Grusinischen SSR Erstausbrüche von MKS kupiert werden. Die Formol-Aluminiumhydroxyd-Adsorbatvaccine aus lapinisiertem MKS-Virus vom Typ O und A erfüllte beim Schwein nicht die in sie gesetzten Erwartungen. Trotz Vaccination traten in verseuchten Gehöften 2-5 Tage p. v. bei Schweinen, besonders im Alter bis zu 3 Monaten, Verluste auf. Symptomatik und pathologische Anatomie der erkrankten bzw. verendeten Ferkel werden beschrieben. Bei Kühen in mittlerem oder gutem Nährzustand traten 25 bis 30 Minuten nach Vaccination mit Aluminiumhydroxyd-Adsorbatvaccine aus lapinisiertem Virus Anzeichen eines anaphylaktischen Schocks auf, die bei allen betroffenen Tieren die gleichen waren und durch intravenöse Gaben von 10%igem Coffein oder 40%iger Glukose behoben werden konnten. In besonderen Fällen wird zur schnelleren MKS-Durchseuchung die Anwendung der Trockenvirus-Vaccine GNKI in Verbindung mit veterinärpolizeilichen Maßnahmen empfohlen. Zur Verhütung postvaccinaler Komplikationen bei geschwächten Kälbern sollen diese zuerst mit der Aluminiumhydroxydvaccine aus lapinisiertem Virus und 14 Tage später simultan mit Rekonvaleszentenserum und Trockenvirus-Vaccine in der üblichen Dosierung geimpft werden.
D. Weyhe. 6360.

**4-64/12-0394** Bontscheff, N., Gerov, K., Pavlov, N. und Tschuschkov, P.; Sofia, Bulgarien, Veterin.-Forsch.-Inst. für Biol. und Pathol. und Nichtansteckende Krankh. **Untersuchungen über die Virusätiologie der Kälberpneumonie.** Zbl. Veterinärmed., R. B. **10** (1963) Nr. 7. S. 649-664.
Bei der Untersuchung von 128 bronchopneumoniekranken Kälbern wurde erstmalig in Bulgarien ein Virus isoliert, das wahrscheinlich zur Ornithose-Psittakose-Gruppe gehört. Der Erreger war auf Meerschweinchen und Kälber experimentell übertragbar. Die Isolierung des Erregers erfolgte in der Chorioallantois 8-9tägiger Hühnerembryonen, wobei die 5-10 Tage p. i. abgestorbenen Embryonen Petechien an Kopf und Körper zeigten. In den nach Machiavello gefärbten Ausstrichen ließen sich keine Elementarkörperchen nachweisen, dagegen ergaben serologische Prüfungen von Seren spontan und experimentell infizierter Kälber in 18 von 68 Fällen positive Reaktionen mit Antigenen des Virusaborts der Schafe. Angaben zur Pathologie, zu EKG-Untersuchungen und zu Bekämpfungsmaßnahmen müssen dem Original entnommen werden.
K.-H. Pehl. 6370.

**4-64/12-0395** Nikolaev, V. A. und Nikolaeva, L. V.; Kasan, Tatar. ASSR, Veterinärmed. Forsch.-Inst. Vydelenie citopatogennych agentov ot teljat pri boleznjach organov dychanija. **(Die Züchtung cytopathogener Agentien aus Kälbern mit Atmungserkrankungen.)** Veterinarija, Moskva **41** (1964) Nr. 3. S. 10-13. — 2 Abb., 1 Tab., 12 Lit.
Bei der Untersuchung von Nasenschleimproben (35) und Kot (7) von 36 Kälbern mit klinischen Symptomen einer Bronchopneumonie konnten cytopathogene Agentien auf Gewebekulturen isoliert werden. In den permanenten Zellkulturen HeLa und Hep-2 rufen diese nach 4-6 Tagen einen deutlichen CPE hervor. Hühnerembryonenfibroblasten erwiesen sich infolge leichter Darstellung als besonders geeignet. Die kulturellen Eigenschaften der einzelnen Stämme waren z. T. unterschiedlich. So waren die Stämme 47 und 52 für Meerschweinchen pathogen (bei fehlender Pathogenität für Kaninchen, weiße Ratten, weiße Mäuse und Hühnerembryonen). Im Blut der mit diesen Agentien hyperimmunisierten Versuchstiere (Kaninchen, Meerschweinchen

und weiße Ratten) sind in der Neutralisationsreaktion und in einem Fall in der KBR spezifische Antikörper nachweisbar gewesen. Bei experimenteller Ansteckung gelang es, unter Kälbern die gleichen Krankheitssymptome (Bronchopneumonie) wie bei den Spontanerkrankungen zu erzeugen. Auch hier wurden in der Rekonvaleszenz virusneutralisierende Antikörper nachgewiesen. Die Hämagglutination mit Kälber-, Küken-, Kaninchen-, Meerschweinchen-, Ratten- und Mäuseerythrocyten verlief negativ; lediglich mit dem vom Pferd stammenden roten Blutkörperchen trat eine Reaktion (Titer 1:10) auf. W. Bathke. 6370.

**4-64/12-0396** Tray, D. E. de; Beltsville, Md., U.S. Dep. of Agric., A. R. S. African swine fever. **(Die Afrikanische Schweinepest.)** Advances veterin. Sci. 8 (1963) S. 299-333. — 7 Abb., 37 Lit.
In einem sehr umfangreichen Sammelreferat über die Afrikanische Schweinepest wird über die Ätioligie dieser Infektionskrankheit, den klinischen Verlauf, über die pathologisch-anatomischen Organveränderungen, über die Epizootologie, über die Züchtung des Virus in Laboratoriumstieren und in Hühnerembryonen, über die Züchtung des Virus in Gewebekulturzellen und über die Entwicklung einer brauchbaren Vaccine berichtet. H. Bergmann. 6382.

**4-64/12-0397** Kovalenko, Ja. R. Sovremennye naučnye dannye ob afrikanskoj čume svinej. **(Gegenwärtige wissenschaftliche Kenntnisse über die Afrikanische Schweinepest.)** Trudy Vsesojuznogo instituta ėksperimental'noj veterinarii, Moskva **29** (1962) S. 177-199. — 4 Abb., 40 Lit.
Vf. gibt eine zusammenfassende Darstellung der Kenntnisse über die Afrikanische Schweinepest. Das Virus verursacht eine haemorrhagische Septikämie. Von 1957-1960 verbreitete sich die Krankheit aus ihrem Ursprungsland über Portugal, Spanien in andere Länder. Das Virus ist im lyophilisierten Zustand 670-1010 Tage bei 4-8 °C haltbar und ist in einer Verdünnung von 1:1000000 noch infektiös für Schweine (Stamm L). Nach parenteraler Applikation desVirus erkrankten die Tiere innerhalb von 2-4 Tagen und starben im Verlaufe von 5-7 Tagen. Die Diagnose ist bis jetzt nur durch den Tierversuch möglich. Prophylaktisch können Kristallviolettvaccine und eine lapinisierte Lebendvirusvaccine angewandt werden. E. Wittmann. 6382.

**4-64/12-0398** Korn, G. und Nishimura, Y.; Tübingen/N., Bundesforsch.-Anst. für Viruskrankh. **Zum Nachweis unterschiedlich virulenter Schweinepestvirusstämme mit der END- und der HEIC-Methode.** Mh. Tierheilkunde **15** (1963) Nr. 12. S. 328-334. — 1 Tab., 30 Lit.
Vff. untersuchten mit der beschriebenen END-Methode (Exaltation Newcastle Disease) und dem HEIC-Test (Hämagglutination Exaltation and Inhibition of CPE) 10 verschiedene Schweinepestvirusstämme. Es gelang mit Hilfe beider Methoden, 2 starkvirulente Praxisstämme und einen virulenten Laborstamm nachzuweisen. Für den Nachweis der schwachvirulenten Stämme, die heute bei der Epizootologie der Schweinepest oft eine große Rolle spielen, sind die Verfahren jedoch nicht geeignet. E. Wittmann. 6382.

**4-64/12-0399** Korn, Georg und Hecke, Friedrich; Tübingen/N., Bundesforsch.-Anst. für Viruskrankh. der Tiere. **Nachweis eines sehr schwach virulenten nicht immunisierenden Schweinepestvirus nach Virulenzsteigerung im Verlauf von Tierpassagen.** Zbl. Veterinärmed., R. B. **11** (1964) Nr. 1. S. 40-50. — 2 Abb., 34 Lit.
Es gelang, aus einem Bestand, in dem lediglich die Absatzferkel erkrankten, von den letzten überlebenden Tieren eines Wurfes ein schwach pathogenes, nicht immunisierendes Virus, das im Verlaufe von 3 Passagen seine immunisierende Wirksamkeit wiedererlangte, zu isolieren. Nach der 9. Passage trat das klare pathologisch-anatomische Bild der Schweinepest auf. Das Organmaterial für die Passagen mußte jeweils an den ersten Tagen der Erkrankung

gewonnen werden. Es wird darauf hingewiesen, daß sich auch im natürlichen Seuchengeschehen die Virulenz schwach pathogener und nicht immunisierender Stämme durch Passagen, vor allem über Jungtiere, bis zum Auftreten der klassischen Schweinepest steigern kann. E. Wittmann. 6385.

**4-64/12-0400** Kubin, G.; Wien-Hetzendorf, Bundesanst. für Virusseuchenbekämpf. bei Haustieren. **Modifizierung eines Schweinepestvirusstammes durch Virusdauerpassagen in Ferkelhodenzellkulturen.** Zbl. Veterinärmed., R. B **11** (1964) Nr. 1. S. 51-59. – 1 Tab., 9 Lit.

Es gelang dem Autor, ein Schweinepestvirus in Hodenzelleneinschichtkulturen zu isolieren und in Dauerpassagen fortzuführen. Zwar trat bis zur 150. Passage kein cytopathischer Effekt auf, jedoch konnte die Virusvermehrung und die Höhe des Titers durch die Technik der zusätzlichen Beimpfung mit dem Virus der ansteckenden Schweinelähme bestimmt werden. Ab 120. Passage konnte das attenuierte Virus, das seine Virulenz und Contagiosität verloren hatte, dessen antigene Eigenschaften aber voll erhalten blieben, ohne Zusatz von Serum zur Immunisierung von voll empfänglichen Schweinen benutzt werden. Nach 8 Tagen waren die Tiere bereits voll gegen eine Testinfektion geschützt und mit ihnen im Kontakt stehende Tiere blieben empfänglich für virulentes Virus. E. Wittmann. 6385.

**4-64/12-0401** McClurkin, A. W.; Ames, Iowa, U. S. Dep. of Agric., A. R. S. Use of the agar diffusion precipitation test in the diagnosis of hog cholera. **(Die Verwendung des Agar-Gel-Tests für die Diagnose der Schweinepest.)** Canad. J. comparat. Med. veterin. Sci. **27** (1963) Nr. 11. S. 275-279.– 6 Abb., 1 Tab., 8 Lit.

Im Test wurden Bauchspeicheldrüsen von 272 Schweinen, die mit dem Virus der Schweinepest infiziert wurden, verwandt. In 13,5% der Fälle war der Test positiv bei Tieren, die 4 Tage oder weniger krank waren, am 5. Tage p. i. in 40% der Fälle und in 77% der Fälle bei Tieren, die 6 Tage oder mehr krank waren. Bei Tieren, die mit Kristallviolettvaccine geimpft waren, fiel der Test 4-6 Tage nach der Inoculation in 13,5% aller Fälle positiv aus. Die Titration im Agar-Gel-Test war negativ, und die im Test positiv reagierenden Pankreassuspensionen zeigten keine direkte Abhängigkeit zwischen der Zahl der infektiösen Viruspartikel und dem präzipitierenden Antigen. E. Wittmann. 6385.

**4-64/12-0402** Cowan, Keith M.; Muguga, Kenya, U. S. Dep. of Agric., A. R. S.; Greenport, Long Island, Plum Island Animal Disease Lab.; East African Veterin. Res. Organization. Immunologic studies on African swine fever virus. II. Enhancing effect of normal bovine serum on the complement-fixation reaction. **(Immunologische Studien am Virus der Afrikanischen Schweinepest. 2. Mitt. Ein verstärkender Effekt von normalem Rinderserum auf die Komplementbindungsreaktion.)** Amer. J. veterin. Res. **24** (1963) Nr. 101. S. 756-761. – 4 Tab., 13 Lit. 1. Mitt. vgl. LZ. Abt. IV **7** (1962) Nr. **2**. S. 350.

Durch Hinzufügen von normalem Rinderserum zum Reaktionsgemisch der Komplementbindungsreaktion bei der Afrikanischen Schweinepest wurde eine zwei bis sechzehnfache Erhöhung des Antikörpertiters erreicht. Die praktische Anwendung dieser Versuchsergebnisse zur Feststellung von Antikörpern in Seren von rekonvaleszenten Schweinen und zur Feststellung von Antigen in den Geweben infizierter Schweine wird diskutiert. H. Bergmann. 6385.

**4-64/12-0403** Konopatkin, A. A.; Unions-Inst. für Exp. Veterinärmed. Immunitet i belki krovi u porosjat, privitych protiv čumy. **(Die Immunität und die Bluteiweiße bei Ferkeln, die gegen die Schweinepest geimpft wurden.)** Svinovodstvo, Moskva **17** (1963) Nr. 5. S. 43.

Vf. hatte die Aufgabe, die Abhängigkeit zwischen dem Immunitätszustand der Ferkel und der Konzentration ihrer $\gamma$-Globuline im Blut festzustellen, und zwar sowohl nach der aktiven als auch nach der passiven Schutzimpfung. Werden die Ferkel im Alter von 40-50 Tagen geimpft, so zeigen sie keinerlei Reaktion, was wahrscheinlich auf die noch bestehende Immunität, die sie auf immunbiologischem Wege mitbekamen, zurückzuführen ist. Wird die Revaccinierung sehr zeitig durchgeführt, so erfolgt von Seiten der Tiere keine immunbiologische Reaktion, die Ferkel werden nicht immun. Wenn die Revaccininierung während der Zeit des niedrigen $\gamma$-Globulingehaltes, im Verlauf der Periode der Ausbildung der Immunität durchgeführt wird, können schwere Erkrankungen der Jungtiere die Folge sein. Nach den gefundenen Ergebnissen ist der günstigste Termin für die Revaccinierung 30 Tage nach der 1. Impfung zu wählen. E. Wittmann. 6385.

**4-64/12-0404** Korn, G.; Tübingen/N., Bundesforsch.-Anst. für Viruskrankh. **Die Verbreitung der Schweinepest unter Mitwirkung schwach virulenter Virusstämme.** Mh. Tierheilkunde **15** (1963) Nr. 4. S. 97-106. — 1 Tab., 35 Lit.

Vf. berichtet über unerklärliche Ferkelerkrankungen in den letzten Jahren. Es gelang ihm, ein lapinisiertes Virus aus den gestorbenen Jungtieren zu isolieren. Mit diesen angeblich apathogenen Viren kann man Absatzferkel krank machen (Lähmungen, Zitterkrämpfe, Durchfälle und Temperaturen). Es muß angenommen werden, daß das Virus mit Fleischimporten aus den USA eingeschleppt wurde. Die Erkrankung kann auf einen Wurf beschränkt bleiben, kann aber auch durch Tierpassagen seine Virulenz steigern. Durch Simultanimpfung mit lapinisiertem oder Vollvirus werden Seuchenherde geschaffen. In keinem Land, das simultan impft, ist es nach den Angaben der internationalen Tierseuchenstatistik gelungen, die Schweinepest zu tilgen. Aus Ländern, die die Keulung anwenden, ist dies jedoch schon bekannt (z. B. Bulgarien). E. Wittmann. 6390.

**4-64/12-0405** Hayashi, Noboru, Kawakubo, Atsushi, Matsuzawa, Hachiro und Nakamura, Junji; Tachikawa, Tokyo, Nippon Inst. for Biol. Sci. Propagation of hog cholera virus in tissue culture and its application to vaccine. II. Preparation of inactivated tissue culture vaccines. **(Die Züchtung des Schweinepestvirus in Gewebekulturen und seine Verwendung für eine Vaccine. 2. Mitt. Die Herstellung einer inaktivierten Gewebekulturvaccine.)** NIBS Bull. biol. Res. [Tokyo] **6** (1961) S. 33-38. — 1 Tab., 4 Lit. Orig.: engl. 1. Mitt. vgl. LZ. Abt. IV **6** (1961) Nr. 6. S. 1064.

In Gewebekulturen von adulten Schweinemilzen wurde das Schweinepestvirus gezüchtet und dessen immunisierende Wirkung für Schweine gegen die Schweinepest erprobt; dabei wurden folgende Ergebnisse erhalten: Gewebekulturvaccinen mit Formalin, Ultraviolett, Kristallviolett oder Merzonin (mit einem Virustiter von $10^{-7}$) haben eine geringe immunisierende Wirkung für Schweine. Während Vaccinen, die aus der Kulturflüssigkeit der Gewebekulturen mit Merzonin und Kristallviolett hergestellt wurden und einen Virustiter von $10^{-8}$ aufweisen, eine verhältnismäßig gute Immunität bei Schweinen erzeugen. Mit 5 ml dieser Vaccine geimpfte Ferkel widerstanden einer Virusinfektion von $10^4$-$10^5$ $ID_{50}$ 3 Wochen nach der Vaccinierung. Die Tiere reagierten verschieden, kaum oder auch gar nicht. Die Vff. stellten fest, daß die Gewebekulturvaccine dieselbe immunisierende Wirkung wie die Kristallviolettvaccine von infektiösem Schweineblut hat. E. Wittmann. 6395.

**4-64/12-0406** Žuffa, A. und Novák, Z. Pokus o vypracovanie jednoduchej a účinnej imunizačnej methódy proti červienke a moru ošípaných. **(Versuchsweise Ausarbeitung einer einfachen und wirksamen Immunisierungsmethode gegen den Schweinerotlauf und die Schweinepest.)** Veterinární Med. **8 (36)** (1963) Nr. 6. S. 389-396. — 5 Tab., 7 Lit. Zus. in Russ., Engl., Dtsch.

Es werden Versuchsergebnisse beschrieben, die zur Ausarbeitung einer Immunisierungsmethode gegen den Schweinerotlauf und die Schweinepest beitragen sollen. Hierzu verwendete man einerseits eine Kombination der Kristallvioletvaccine (KVV) und lebende Rotlaufvaccine (ŽČV) bei einmaliger oder geteilter Inoculierung, teils kombinierte Schweinevaccine KVV und ŽČV und Revaccination mit lapinisierter Vaccine gegen die Schweinepest (LV). Die Anwendung der beiden Vaccinearten KVV und ŽČV in einer Inoculationsgabe rief eine genügende Immunität gegen den Rotlauf hervor, und die Immunität gegen die Schweinepest blieb die gleiche wie nach der alleinigen KVV-Vaccinierung. Wenn nach Ablauf von 21-28 Tagen die Schweine mit LV revacciniert wurden, erzielte man eine gute Immunität gegen beide Seuchen. ČSSR/ÚVTI. 6395.

**4-64/12-0407** Annenkov, I. P. und Varjušin, V. Ja. Osložnenija posle primenenija glicerinizirovannoj kristallvioletvakciny protiv čumy svinej. **(Komplikationen nach der Anwendung der Kristallviolettvaccine gegen die Schweinepest.)** Veterinarija, Moskva **40** (1963) Nr. 11. S. 38-43.

Es treten vor allem in schlechten Wirtschaften, in denen die Schweine mit Paratyphus, vor allem mit chronischem Paratyphus, verseucht sind, bis zu 50% Ausfälle bei den vaccinierten Tieren auf. Deshalb wird dazu übergegangen, in diesen Wirtschaften mit Schweinepest-Hyperimmunserum, hygienischen Maßnahmen und Tilgungsmaßnahmen gegen den Paratyphus, kombiniert den Verlusten zu steuern. Die Vaccinierung der Schweine muß sorgfältig erfolgen (Beobachtung der Atmung, der Körpertemperatur, geöffnete Stallfenster). Die Schweine, die nach der Vaccinierung krank werden, zeigen die typischen klinischen sowie pathologisch-anatomischen Zeichen der Schweinepest. E. Wittmann. 6395.

**4-64/12-0408** Šťastný, F., Šimon, J. und Brázdová, R. Příspěvek k otázce dynamiky reprodukce fixního viru vztekliny v mozku experimentálních zvířat. **(Beitrag zur Frage der Reproduktionsdynamik des fixen Tollwutvirus im Hirn der Versuchstiere.)** Českoslov. Epidemiol., Mikrobiol., Imunol. **13** (1964) Nr. 1. S. 1-7. — 9 Abb., 2 Tab., 10 Lit. Zus. in Russ., Engl.

Bei verschieden hoher Passage wurde weißen Mäusen, Kaninchen und Widdern fixes Virus inoculiert, und am ersten bis fünften Tage und während der ersten klinischen Symptome wurde die Entwicklung seines Infektionstiters und seiner Symptome verfolgt und mit den histopathologischen Gehirnveränderungen verglichen. Ein Teil von jeder Tiergruppe wurde an verschiedenen Tagen getötet und aus dem Gehirn wurde teils eine Suspension zum Inoculieren weißer Mäuse hergerichtet, teils wurden daraus Schnitte für histopathologische Untersuchungen hergestellt. Die Symptome stellten sich ein, als die Viruskonzentration im Gehirn einen Wert von $10^6$ $LD_{50}$ (0,03 ml/Maus) bzw. $10^4$ $LD_{50}$ (0,03 ml/Kaninchen) erreicht hatte. Beim Verfolgen der Dynamik histopathologischer Veränderungen im Kaninchengehirn konnte man nach der Inoculation des fixen Virus eine verschiedene Empfindlichkeit einzelner Hirnregionen konstatieren, die durch diverse Veränderungen der empfindlichen Ganglienzellen zum Vorschein kamen und meistens mit dem Eingehen der Zellen endete (im Hippocampus, Nc. ruber, in Purkinjeschen Zellen der Kleinhirnrinde). In den weniger empfindlichen Teilen (corticale Zone, Thalamus und Dorsalteil des Gehirnstammes) fand man leichtere Veränderungen, die jedoch eine ausgeprägte Entzündungsreaktion aufwiesen. Die mit der Virusproduktion in Verbindung stehenden Veränderungen innerhalb der oben angeführten hochempfindlichen Regionen bilden die Grundlage für die Entwicklung des Krankheitsbildes, das mit dem Tode des Versuchstieres endet. Bei den infizierten Widdern konnte man im Endstadium der Symptome das sog. Autosterilisationsphänomen nicht nachweisen. ČSSR/ÚVTI. 6415.

**4-64/12-0409** Rudikov, N. I. Metody diagnostiki vešenstva i infekcionnogo ėncefalomielita lošadej. **(Methoden zur Diagnostik der Tollwut und der infektiösen Encephalomyelitis der Pferde.)** Veterinarija, Moskva **41** (1964) Nr. 4. S. 14-16.
Für die Diagnosestellung beider Erkrankungen eignet sich die Komplementbindungsreaktion mit homologen Immunseren und Gehirnantigen, die vor Verwendung tief eingefroren und wieder aufgetaut werden. Besonders gute Ergebnisse sind bei Überschichten von Gehirnpräparaten mit fluoreszierenden Immunseren zu erhalten. W. Wittmann. 6415.

**4-64/12-0410** Beauregard, M. und Stewart, R. C.; Hull, Quebec, Canada Dep. of Agric., Animal Diseases Res. Inst. Bat rabies in Ontario. **(Fledermaustollwut in Ontario.)** Canad. J. comparat. Med. veterin. Sci. **28** (1964) Nr. 2. S. 43-45.
72 Fledermäuse, die in 24 Bezirken der Provinz Ontario gefangen oder tot aufgefunden wurden, wurden mit Hilfe des Mäuseversuches auf Tollwut untersucht. Die untersuchten Fledermäuse gehörten vier verschiedenen Species an, davon 47 *Eptesicus fuscus.* Bei dieser Art gelang fünfmal der Nachweis von Tollwut. Die mit Gehirnsuspension infizierten Mäuse starben 16-39 Tage nach der Inoculation. Es gelang der Nachweis von Negri-Körpern. *E. fuscus* ist eine insektenfressende Art. Ihre epidemiologische Rolle bei der Wildtollwut ist noch ungeklärt. L. Stoll. 6415.

**4-64/12-0411** Mitičkin, G. S. und Tkačenko, N. O privivkach protiv bešenstva. **(Über die Impfungen gegen Tollwut.)** Veterinarija, Moskva **41** (1964) Nr. 1. S. 36. — 1 Tab.
In 4 Versuchsreihen an Kaninchen, denen Tollwutvirusvaccine intra- bzw. subcutan verabreicht wurde, konnte die bessere Wirkung der intracutanen Vaccinierung festgestellt werden. Von den intracerebral getesteten Tieren überlebten nach subcutaner 36%, nach intracutaner Applikation von Vaccine 80% der Tiere. W. Wittmann. 6425.

**4-64/12-0412** Čanda, Š., Baláž, A. und Spiesz, Š. Sledovanie výskytu vlkov a ohniskovost lyssy. **(Untersuchung des Vorkommens von Wölfen und der Tollwutherde.)** Veterinářství **13** (1963) Nr. 10. S. 436-441. — 1 Abb.
Vff. verfolgten nach der letzten Tollwutepizootie im Kreis Humenné, die im Jahre 1961 durch einen tollwütigen Wolf hervorgerufen wurde, das Vorkommen der Wölfe und der durch sie während der letzten 10 Jahre im Kreise Humenné bei Tieren und Menschen verursachten Erkrankungen, die Lebensweise der Wölfe, die Wolfslager und ihren Zusammenhang mit den Tollwutherden sowie die Bekämpfung der Wölfe. Der Zusammenhang zwischen dem Tollwutausbruch und der evtl. alimentären Infektion, die in den Tollwutherden oft jahrzehntelang andauern kann, blieb bisher unaufgeklärt. Die Aggressivität zeigt sich besonders bei tollwütigen Wölfen, und der Krankheitsverlauf ist nach dem Wolfbiß schneller. Bis zum Jahre 1960 wurden die Wölfe im Kreisgebiet nur gelegentlich verfolgt, jetzt werden 7 Wolfslager mit insgesamt mehr als 70 Wölfen im Kreisgebiet beobachtet, so daß sie beinahe den ganzen Kreis bedrohen und infolgedessen auch die Tollwut verbreiten können. Dabei muß man auch mit den aus fremden Gebieten herüberkommenden Wölfen rechnen, und infolgedessen muß die Aktivität der Verfolgung in allen Kreisen, wo sie auftreten, erhöht werden. Die Zahl der Tollwutherde betrug im Jahre 1952 vier Stück und vermehrte sich bis 1962 auf 25, und es droht die Aktivierung älterer Herde, wenn sich die Wolfsfamilie in der Nähe niederläßt. Die Bekämpfung der Wölfe ist im Interesse der Tollwutprävention notwendig. ČSSR/ÚVTI. 6425.

**3-64/12-0413** Rudenko, A. P. Immunizacija sobak protiv čumy. **(Die Immunisierung der Hunde gegen Staupe.)** Veterinarija, Moskva **41** (1964) Nr. 2. S. 52.

Durch den Einsatz der Staupevaccine (nach Bindrich, 1955) konnte Vf. Seuchendurchbrüche in Hundezwingern nicht verhindern. Dieser Impfstoff soll lediglich eine kurz anhaltende Immunität ausbilden. Mit dem polivalenten, über Hühnerembryonen gewonnenen Al-Hydroxyd-Impfstoff nach Tscherkasski (1950) dagegen gelang die Bildung einer genügend gefestigten Immunität bei Hunden unterschiedlicher Altersgruppen (400 Versuchstiere). Jungtiere bis zu 2 Jahren wurden zweimal (7 Tage Intervall) und ältere Tiere einmal i. m. geimpft. W. Bathke. 6445.

**4-64/12-0414** Bowne, J. G., Luedke, A. J., Jochim, M. M. und Foster, N. M.; Denver, Colo., U. S. Dep. of Agric. Current status of bluetongue in sheep. **(Der augenblickliche Stand der Bluetongue bei Schafen.)** J. Amer. veterin. med. Assoc. **144** (1964) Nr. 7. S. 759-764. — 3 Abb., 23 Lit.

Unter besonderer Berücksichtigung der Verhältnisse in den USA wird eine Übersicht über Epizootiologie, Übertragbarkeit, Diagnose, Differentialdiagnose, Prophylaxe und Therapie der Bluetongue der Schafe gegeben. Das Virus der Bluetongue, das zuerst in der Südafrikanischen Union isoliert worden war, wurde in den USA erstmalig 1952 in Kalifornien nachgewiesen. Die Krankheit ist jedoch vermutlich schon 1948 in Texas aufgetreten. Sie hat sich seitdem allmählich in den Staaten westlich des Mississippi ausgebreitet. Die Mortalität ist in den USA gering. W. Wittig. 6455.

**1-64/12-0415** Nedjalkov, S., Obreškov, K. und Vojadžiev, S. Proučvane vŭrchu vŭzpriemčivostta i imuniteta na njakoi vidove životni kŭm virusa na bolestta na Aueski. **(Untersuchung über die Empfänglichkeit und Immunität einiger Tierarten gegenüber dem Virus der Aujeszkyschen Krankheit.)** Izvestija na Veterinarnija institut za zarazni i parazitni bolesti, Sofija 8 (1963) S. 87-97. — 3 Tab., 10 Lit.

Weiße Mäuse zeichnen sich, unabhängig von ihrem Alter, durch gleiche Empfänglichkeit gegenüber dem Aujeszky-Virus bei dessen subcutaner und plantarer Injektion aus. Bei einer Ansteckung über die Schleimhaut der Nase haben sich junge Mäuse als empfänglich erwiesen. Meerschweinchen sind gleichfalls, unabhängig vom Alter, empfänglich für das Virus bei subcutaner, plantarer und intramuskulärer Injektion. Bei diesen Tieren wurde eine verschiedene Altersempfänglichkeit bei Ansteckung über die Schleimhaut der Nase und Augen festgestellt. Bei Kaninchen wurde keine verschiedene Altersempfänglichkeit ermittelt. Saugferkel lassen sich am leichtesten über die Schleimhaut der Nase und Augen anstecken. Bei den übrigen Methoden der Ansteckung (mit Ausnahme der cerebralen) reagieren die Ferkel gewöhnlich durch erhöhte Temperatur und erkranken selten an der schweren Form der Krankheit. Zuchtsauen reagieren bei ihrer Ansteckung mit dem Virus der Aujeszkyschen Krankheit durch Erhöhung der Temperatur und Zurückhalten der Milch; in einigen Fällen werden eine Erkrankung und der Tod, Fälle von Abortus dagegen nur selten, beobachtet. Bei einer Ansteckung der Zuchtsauen im letzten Monat der Trächtigkeit, wenn man das Virus in der Milch feststellen kann, erkranken die Ferkel und gehen am Virus der Aujeszkyschen Krankheit ein. Die festeste Immunität entsteht nach einem natürlichen Überstehen der Krankheit, schwächer ist die Immunität nach einer Vaccinierung mit lebender „H"-Vaccine, und ganz schwach ist sie nach einer Vaccinierung mit abgetöteter Adsorbat-Vaccine. Die mit lebender „H"-Vaccine vaccinierten Sauen abortieren gewöhnlich im 1. oder 2. Monat der Trächtigkeit; wenn aber eine normale Geburt erfolgt, erwerben ihre Ferkel eine Colostralimmunität. Die Ferkel der Sauen, die keine Immunität hinsichtlich des Virus der Aujeszkyschen Krankheit besitzen, erwerben eine aktive Immunität nach Vaccinierung mit lebender „H"-Vaccine am 10. Tage nach der Geburt.

NRB/ZSNTI. 6458.

**4-64/12-0416** Smirnov, A. M. Smešannaja infekcija bolezni Aueski i listerioza u svinej. **(Eine Mischinfektion mit Aujeszkyscher Krankheit und Listeriose bei Schweinen.)** Veterinarija, Moskva **41** (1964) Nr. 3. S. 28-29.

Nach der Einstellung von Tieren aus einem anderen Bestand beobachtete Vf. den Ausbruch der Aujeszkyschen Krankheit in einem Zuchtschweinestall. Kurze Zeit später zeigten sich bei den Tieren auch Symptome der Listeriose; befallen waren besonders die Ferkel. Die Diagnose wurde durch das klinische Bild, das Sektionsergebnis sowie bakteriologische und serologische Untersuchungen gestellt. Ein Teil der Muttersauen abortierte im dritten Monat. Es wurden vor allem tote und mumifizierte Früchte geworfen. Bei den Behandlungsversuchen des Vf. zeigten sich besonders Biomycin und Tetracyclin, gelöst in einer 1%igen Novocainlösung zusammen mit Aujeszky-Serum, als wirksamste Mittel. Nach dem Abklingen der Krankheitszeichen wurde der gesamte Bestand mehrmals vacciniert. Außerdem wurden alle kranken Tiere isoliert und die Stallungen mit heißer Natronlauge desinfiziert.
E. Werner. 6458.

**4-64/12-0417** Stojčev, S. und Ribarov, B. Proučvane kačestvata na adaptiran vŭrchu kokoši zarodiš virus Aueski — štam Bukurešt. Sŭobštenie I. **(Untersuchung der Eigenschaften des auf Hühnerembryonen adaptierten Virus der Aujeszkyschen Krankheit. 1. Mitt.)** Izvestija na Veterinarnija institut za zarazni i parazitni bolesti, Sofija 8 (1963) S. 81-86. — 2 Abb., 2 Tab., 5 Lit.

Es wurden 68 Passagen eines durch die rumänischen Autoren Sucharei, Ursache und Tomescu an Hühnerembryonen adaptierten Stammes des Aujeszky-Virus durchgeführt. Dabei wurde festgestellt, daß dieses seine Virulenz in bezug auf Kaninchen auch nach 206 aufeinander folgenden Passagen bewahrte. Das Virus der letzten Passage erwies sich in einer Dosis von 0,5 ml bei cerebraler und von 10 ml bei nasaler Appl. einer 1:10-Verdünnung als völlig unschädlich für drei Monate alte Ferkel. Cerebral immunisierte Ferkel vertrugen eine cerebrale Provokation mit dem virulenten Stamm des Aujeszky-Virus.
NRB/ZSNTI. 6458.

**4-64/12-0418** Škoda, R. u. a. Immunization against Aujeszkyś disease with live vaccine. I. Attenuation of virus and some properties of attenuated strains. **(Immunisierung gegen Aujeszkysche Krankheit durch lebende Vaccine. 1. Mitt. Attenuation des Virus und einige Eigenschaften der attenuierten Stämme.)** Acta virol. [Praha] 8 (1964) Nr. 1. S. 1-9. — 5 Abb., 17 Lit.

Durch rasche Passagen über die Zellen der Hühnerembryonen (CEC) wurde ein modifizierter Virusstamm BUK der Aujeszkyschen Krankheit gewonnen, der durch einige biologische Eigenschaften von frisch isolierten Stämmen abwich. Der Stamm rief eine rasche Degeneration der CEC-Kultur hervor, war hochinfektiös, bildete in den Kulturen große Plaques und tötete intramuskulär infizierte Kaninchen ohne Anzeichen des Pruritus. Die modifizierten Eigenschaften des Virus in CEC wurden bei zwei weiteren Stämmen erwiesen. Auf Grund dieser Eigenschaften wurde unter den frisch isolierten Viren der Stamm SUCH-1 gewählt, der ähnliche Eigenschaften wie der Stamm BUK aufwies. Diese beiden Stämme waren für Kälber und Schweine viel weniger virulent als die übrigen Stämme.
ČSSR/ÚVTI. 6458.

**4-64/12-0419** Kamalov, G. Ch. Vlijanie kortizona na raspredelenie virusa bolezni Aueski v organizme krolikov. **(Der Einfluß des Cortisons auf die Ausbreitung des Virus der Aujeszkyschen Krankheit im Kaninchen.)** Trudy Vsesojuznogo instituta ėksperimental'noj veterinarii, Moskva **29** (1962) S. 234-243. — 3 Tab., 10 Lit.

In verschiedenen Organen (Leber, Lunge, Niere, Milz, Gehirn und Skelettmuskulatur) von intramuskulär mit dem Virus der Aujeszkyschen Krankheit infizierten Kaninchen (2,5 bis 3,0 kg Körpergewicht) wurde durch Titration an weißen Säuglingsmäusen (7 bis 8 g schwer) und in der empfindlicheren Gewebekultur aus Hühnerembryofibroblasten der Virusgehalt bestimmt. Die größten Titer fand Vf. in der Muskulatur an der Injektionsstelle, in Leber, Lunge und Niere. — Nach Applikation von Cortison erhöhte sich in den Organen der infizierten Kaninchen die Viruskonzentration. Außerdem war ein verzögerter Krankheitsbeginn mit weniger deutlichen Symptomen zu beobachten. D. Weyhe. 6458.

**4-64/12-0420** Surin, B. I. Kul'tivirovanie virusa bolezni Aueski v kul'turach tkani. **(Züchtung des Virus der Aujeszkyschen Krankheit in Gewebekulturen.)** Trudy Vsesojuznogo instituta ėksperimental'noj veterinarii, Moskva **29** (1962) S. 221-233. — 4 Abb., 14 Lit.
Vf. untersuchte die unterschiedliche Empfänglichkeit verschiedener Gewebekulturarten gegenüber dem Virus der Aujeszkyschen Krankheit und seine biologischen Eigenschaften. — Sowohl der Virusstamm A (an Hühnerembryofibroblasten adaptiert) als auch der Stamm P (an Kaninchen adaptiert) vermehrten sich in Fibroblastenkulturen gleich gut. Der Virustiter in der Gewebekultur war höher als der an Mäusen und in Hühnerembryonen. Die Virulenz wurde durch Dauerpassagen im Fibroblastengewebe bei 33,5 °C, 37 °C und 40,5 °C nicht beeinflußt. — Laboratoriumstiere (Meerschweinchen, weiße Ratten und Mäuse) bildeten nach der Applikation sowohl von inaktiviertem und lebendem Gewebekulturvirus als auch von Produktionsvaccinen keine spezifisch neutralisierenden Antikörper. — Kulturen aus Nieren von Schaf- und Schweineembryonen zeigten keine Unterschiede in der Empfänglichkeit gegenüber den beiden Virusstämmen. D. Weyhe. 6458.

**4-64/12-0421** McConnell, Stewart, Herman, Yaye F., Mattson, Donald E., Huxsoll, David L., Lang, C. Max. und Yager, Robert H.; Washington, Walter Reed Army Med. Center, Walter Reed Army Inst. of Res. Protection of rhesus monkeys against monkeypox by vaccinia virus immunization. **(Schutz der Rhesusaffen vor den Affenpocken durch die Immunisierung mit Vaccinia-Virus.)** Amer. J. veterin. Res. **25** (1964) Nr. 104. S. 192-195. — 1 Tab., 10 Lit.
Die Anwendbarkeit der Vaccinia-Vaccine als Schutz gegen die Affenpocken wurde an Rhesusaffen erprobt. Vaccinierte Tiere konnten nicht infiziert werden, während die gleichzeitig infizierten nichtvaccinierten Kontrollen der Krankheit erlagen. Auf Grund der Versuchsergebnisse wurde eine Gruppe von 490 Primaten auf die gleiche Weise vacciniert. Seit der ersten Anwendung der Vaccine sind 2 Jahre vergangen, und in der obengenannten Tierkolonie sind die Affenpocken nicht mehr aufgetreten. Es konnten keine unerwünschten Nebenreaktionen nach der Impfung bei den Affen festgestellt werden. E. Wittmann. 6472.

**4-64/12-0422** McKercher, D. G.; Davis, Univ. of California, School of Veterin. Med. Studies of the etiologic agents of infectious bovine rhinotracheitis and bläschenausschlag (coital vesicular exanthema). **(Untersuchungen über die Erreger der infektiösen Rhinotracheitis des Rindes und des Bläschenausschlages [Exanthema vesiculosum coitale].)** Amer. J. veterin. Res. **24** (1963) Nr. 100. S. 501-509. — 5 Abb., 2 Tab., 18 Lit.
3 Virusstämme, die von Rindern mit Bläschenausschlag in Österreich, in der DDR und in Belgien isoliert wurden, untersuchte Vf. vergleichsweise mit dem Virus der infektiösen Rhinotracheitis des Rindes, das während einer Epizootie mit typischem Krankheitsbild bei Milchkühen in Kalifornien isoliert worden war. Im Kreuzimmunitätsversuch mit Kälbern erwiesen sich alle 4 Viren immunologisch einheitlich. Die Seren der Kälber wiesen nach der Infektion im Kreuzneutralisationstest gegenüber den homologen und jeden

der 3 anderen Stämme sowie in der Komplementbindungsreaktion mit Antigen der infektiösen Rhinotracheitis im wesentlichen die gleichen Titer auf. Danach werden die Rhinotracheitis des Rindes und der Bläschenausschlag des Rindes durch das gleiche Virus hervorgerufen. Als Gründe für die Anpassung des Virus an den Respirationstrakt werden die besonderen ökologischen Bedingungen in den USA angesehen. J. Beer. 6485.

**4-64/12-0423** McKercher, D. G., Wada, E. M. und Straub, Otto C.; Davis, Univ. of California, School of Veterin. Med. Distribution and persistence of infectious bovine rhinotracheitis virus in experimentally infected cattle. **(Verteilung und Persistenz des Virus der infektiösen Rhinotracheitis in experimentell infizierten Rindern.)** Amer. J. veterin. Res. **24** (1963) Nr. 100. S. 510-514. – 1 Tab., 4 Lit.
Zwölf 4-5 Mon. alte Kälber und ein 9-12 Mon. altes Jungrind wurden intranasal mit einem virulenten Virusstamm der infektiösen Rhinotracheitis des Rindes infiziert und nach verschiedener Zeit getötet, um festzustellen, an welchen Stellen des Körpers das Virus anzutreffen ist und wie lange es persistiert. Das Virus vermehrt sich im Gewebe der oberen Luftwege und breitet sich dann offenbar durch den Tränennasengang zu den Geweben am Auge aus, wo es zu einer Lokalisation kommt. Das Virus war 6 Tage in der Conjunctiva und Nickhaut und in verschiedenen Lymphknoten, die mit dem Auge und den oberen Luftwegen in Verbindung stehen, festzustellen, Eine Ausscheidung mit dem Nasensekret wurde bis 9 Tage nach der Infektion ermittelt. Die späteste Isolierung gelang am 12. Tage aus dem Larynx. Wegen der fehlenden Virämie wird angenommen, daß das gelegentliche Vorkommen des Virus an anderen Stellen des Körpers (Kammerwasser, Gehirn, Nieren, Parotis, Mesenteriallymphknoten, Peritonealflüssigkeit und Caecum) auf einen Virustransport durch Leukocytenwanderung von virusinfizierten Körperstellen beruht. J. Beer. 6485.

**4-64/12-0424** Bögel, Konrad (unter techn. Mitarb. von Klinger, Lore); Tübingen, Bundesforsch.-Anst. für Viruskrankh. **Virologische Untersuchungsbefunde bei Kälbern mit respiratorischem Syndrom unter besonderer Berücksichtigung der Parainfluenza-3-Virusinfektion. 2. Mitt.** Mh. Tierheilkunde **13** (1961) Nr. 6. S. 162-174. – 1. Mitt. vgl. LZ. Abt. IV **7** (1962) Nr. 2. S. 375.
Vf. konnte bei einer **1959** in Württemberg beobachteten respiratorischen Erkrankung bei Rindern einen Parainfluenza-3-Stamm isolieren, mit dem sich das Bild der respiratorischen Erkrankung reproduzieren ließ. Bei Verimpfung des Gewebekulturvirus erkrankte ein 4½ Wochen altes Kalb an einer aseptischen Pneumonie, die histologisch das Bild einer Viruspneumonie bot, bei anderen Kälbern trat dagegen nur eine mild verlaufende Tracheobronchitis auf. Bei der Prüfung des von Bögel als R-2-A-Stamm benannten PI-Virus in der Gewebekultur trat eine gewisse Variabilität in den cytopathologischen Veränderungen auf. Diese Variabilität bestand vor allen Dingen im unterschiedlichen Auftreten von Syncytien, von intranucleären Einschlüssen und pathologischen Mitoseformen. Die Virus-„Varianten" unterschieden sich auch in der Fähigkeit, Erythrocyten vom Huhn und vom Meerschweinchen zu agglutinieren, wobei z B. eine Virusvariante gegenüber beiden Zellarten gleiche Hämagglutinationstiter ergab, während die andere Variante Unterschiede zwischen Hühner- und Meerschweinchenerythrocyten erbrachte. Das isolierte Parainfluenza-3-Virus in Kälbernierenzellkulturen zeigte eosinophile Einschlüsse im Plasma und im Kern, pathologische Mitosen und Riesenzellbildung. Bei Vergleichsuntersuchungen mit den amerikanischen Stämmen 10047 und 10068 ließen sich ähnliche Unterschiede feststellen. In den mit dem schwedischen Umeå-Stamm infizierten Kulturen ließen sich jedoch keine intranucleären Einschlüsse ermitteln. K.-H. Pehl. 6485.

**4-64/12-0425** Šimková, A. Quantitative study of experimental Ťahyňa virus infection in potential reservoir animals. **(Quantitative Untersuchung einer experimentellen Ťahyňa-Virus-Infektion in potentiellen Tierreservoiren.)** Acta virol. [Praha] 7 (1963) Nr. 5. S. 414-420. – 1 Abb., 3 Tab., 17. Lit.
Es sollte die Beziehung zwischen der Inoculumgröße und der Virämie sowie der Immunitätsreflexion bei experimentell infizierten Jungkaninchen, Hasen und Hamstern festgestellt werden. Die Kaninchen und Hasen von 400 g Kgw. erhielten 1,0 ml Suspension des Ťahyňa Virus (Stamm 236) und die Hamster von ca. 80 g Kgw. 0,3 ml s. c. inoculiert. Die Infektion verlief inaparent und wurde 3-4 Tage von einer Virämie begleitet. Die Minimalgabe zwecks Hervorrufung der Virämie bewegte sich bei den Kaninchen und Hasen um 0,1-0,2 $LD_{50}$ Virus 1 kg Kgw., bei den Hamstern 2,0 $LD_{50}$/1 kg Kgw. Die virusneutralisierenden Antikörper zeigten sich im Serum der Tiere sofort nach der Virämie und überlebten lange. Die Versuche deuten darauf hin, daß die Jungkaninchen und Hasen zu kurzfristigen Reservoiren des Ťahyňa-Virus werden können. In dieser Hinsicht ist die Rolle der Hamster nicht genügend aufgeklärt. ČSSR/ÚVTI. 6485.

---

**4-64/12-0426** **Virusnye bolezni životnych.** (Viruskrankheiten der Tiere.) Moskva: Izd. sel'skoch. lit., žurnalov i plakatov. 1963. (561 S.) 8°. (1864 A 494)
**4-64/12-0427** *Akkermans, Johannes Petrus Walterus Maria.* **Ziekte van Aujeszky bij het warken in Nederland.** Diss. Veterinärmed. Fak. Utrecht. 1963. (128 S.) 8°. (Diss. 9808)

## XII. TUBERKULOSE UND IHRE BEKÄMPFUNG

**4-64/12-0428** Vasilenko, K. F. O migracii vozbuditelja tuberkuleza pticy na krupnyj rogatyj skot. **(Zur Übertragung der Erreger der Geflügeltuberkulose auf Rinder.)** Veterinarija, Moskva **41** (1964) Nr. 3. S. 26-28. – 1 Tab.
An Tuberkulose erkrankte Hühner (Diagnose durch Sektion gesichert) wurden zusammen mit gesunden Rindern gehalten. Die Hühner hielten sich vor allem beim Futter und an den Tränken für die Rinder auf. Nach 65-196 Tagen traten bei den einzelnen Rindern unspezifische Tuberkulinreaktionen auf. Das Geflügel wurde danach wieder aus den Rinderstallungen entfernt. Bei den weiteren Tuberkulintestungen konnte Vf. feststellen, daß 6-7 Monate nach der Entfernung der tuberkulosekranken Hühner die Rinder keine unspezifischen oder zweifelhaften Reaktionen mehr zeigten. Vf. weist darauf hin, daß Hühner schon aus prophylaktischen Gründen aus Betrieben, die Rinder halten, entfernt werden sollten. E. Werner. 6513.

**4-64/12-0429** Cordes, D. O., Robinson, R. A. und Bailey, B. H.; Hamilton, Ruakura Animal Res. Stat. A case of tuberculosis (human strain) in a dog. **(Ein Fall von Tuberkulose [menschlicher Herkunft] bei einem Hund.)** New Zealand veterin. J. **11** (1963) Nr. 5. S. 128-130. 6514.

**4-64/12-0430** Danilov, E. P. Diagnostika tuberkuleza norok. **(Diagnostik der Tuberkulose beim Nerz.)** Krolikovodstvo i zverovodstvo, Moskva **6** (1963) Nr. 12. S. 30.
Bei Sektionen an 5 Nerzen einer Sowchose wurde Lungen-Tbc festgestellt. In Kulturversuchen ergab sich die Zugehörigkeit des Erregers zum T. bovinus. Daraufhin wurden Versuche zur intravitalen Diagnostik mittels Tuberkulin durchgeführt (148 Nerze). Das Rindertuberkulin wurde in den Conjunctivalsack bzw. intracutan am oberen Augenlid oder am Ohr verabfolgt. Bei negativem bzw. zweifelhaftem Ausfall der Probe wurde dieselbe wiederholt. Die Augenprobe wurde nach 2, 4, und 6 Std., die i. c. Proben nach 24 Std. abgelesen. Bei der Sektion von 17 positiv reagierenden Tieren wurden bei 14 (82,3%) charakteristische tuberkulöse Veränderungen gefunden. Es wurden auch 23 Nerze getötet, die negativ reagiert hatten. Dabei wurde bei 7 von 14 abgemagerten Tieren Tbc ermittelt. Auf die Augenprobe hatte kein Nerz positiv reagiert, die Mehrzahl auf die i. c. Probe am Ohr (teigige, hyperämische, diffuse Schwellung). H. Rauch. 6514.

**4-64/12-0431** Šery, V. u. a. Využití tuberkulínových testů při studiu Mycobacterium bovis. **(Anwendung der Tuberkulintests beim Studium von Mycobacterium bovis.)** Československ. Epidemiol., Mikrobiol., Imunol. **12** (1963) Nr. 5. S. 262-267. – 1 Abb., 3 Tab., 16 Lit. Zus. in Russ., Engl.
In zwei Kreisen mit häufigem Vorkommen der Rindertuberkulose verfolgte man bei Kindern die Beziehung zwischen der Tuberkulinallergie und dem Kontakt mit dem tuberkulösen Rind, evtl. mit dem Genuß von Milch und Milcherzeugnissen, die von tuberkulösen Kühen stammten. Die Kinder wurden mit dem Tuberkulintest bei Anwenduung von 2 TU PPD Tuberkulin RT 23 mit Tween 80 Intradermalinoculation nach Mantoux untersucht. Nach Ablauf von 3 Tagen wurde die Reaktion beurteilt. Bei Landkindern aus mit Rindertuberkulose verseuchten Gebieten wurde eine wesentlich höhere Allergie auf Tuberkulin festgestellt als bei den städtischen Kindern desselben Gebietes. Die Tuberkulinallergie war im wesentlichen gleich, ob es sich um Kinder handelte, die nur gekochte Milch tranken, oder um Kinder, die ungekochte Milch von tuberkulösen Kühen erhielten. Da die Tuberkulose unter den Kindern der in Frage kommenden Kreise selten vorkam, konnte man die Beziehung der Krankheitshäufigkeit der Kinder zur Exposition gegen *Mycobacterium tuberculosis* nicht feststellen. Bei Kindern, die in Kontakt mit dem tuberkulosekranken Rind kamen, zeigte sich eine erhöhte Allergie auf Tuberkulin. ČSSR/ÚVTI. 6522.

**4-64/12-0432** Žurnakova, M. A., Malygin, V. I., Borisenkova, A. N. und Bolotnikov, I. A. Paraallergičeskie reakcii na tuberkulin u krupnogo rogatogo skota, zaražennogo ptič'im tipom mikobakterij. **(Parallergische Reaktionen auf Tuberkulin bei Rindern, welche mit Mycobacterium avium infiziert sind.)** Veterinarija, Moskva **41** (1964) Nr. 3. S. 23-25. – 2 Tab.
Vff. stellten bei ihren Untersuchungen in einem Rinderbestand fest, daß bei der i. c. Tuberkulinisierung eine große Anzahl unspezifischer und zweifelhafter Reaktionen auftraten. Durch Testung mit Geflügeltuberkulin konnte Klarheit geschaffen werden, da sich hierbei positive Reaktionen ergaben. Als günstiges Diagnosticum wird zur Klärung derartiger Zweifelsfälle von Vff. die Komplementbindungsreaktion erachtet. Die Konjunktivalprobe bringt bei Rindern nach Infektionen mit Mycob. bovis und Mycob. avium keine verwertbaren Ergebnisse. Die Tiere verlieren aber ungefähr 6-7 Monate nach dem Zusammensein mit infiziertem Geflügel die unspezifischen Reaktionen. E. Werner. 6522.

**4-64/12-0433** Spryszak, A. und Żórawski, C. Dalsze obserwacje nad nieswoistymi odczynami tuberkulinowymi u bydła. **(Weitere Untersuchungen über nicht spezifische Tuberkulinreaktionen bei Rindern.)** Med. weteryn. **19** (1963) Nr. 6. S. 319-326. – 10 Tab., 13 Lit.
Die nicht spezifischen Tuberkulinreaktionen treten bei Rinderherden ziemlich häufig auf, insbesondere dort, wo die Geflügeltuberkulose verbreitet ist. Der Hauptfaktor dieser Erscheinung sind Tuberkuloseerreger vom aviaren Typ, die durch kranke Hühner ausgeschieden werden. Bei Rindern, die nicht spezifisch auf Tuberkulin der Säugetiere reagieren, sind die Reaktionen auf Geflügeltuberkulin meistens stärker als auf Tuberkulin der Säugetiere. Es treten jedoch Fälle mit derselben Reaktionsintensität auf beide Tuberkuline auf. Bei tuberkulösen Tieren sind jedoch die Reaktionen auf Tuberkulin der Säugetiere immer stärker als Reaktionen auf Geflügeltuberkulin bzw. bei den letzten können sie überhaupt fehlen. Die Beurteilung der Ergebnisse der vergleichenden Tuberkulinisierung der einzelnen Tiere muß sich auf Beurteilung der Tuberkulinisierung der ganzen Herde stützen. In diesem Falle ist auch die Kenntnis des Ursprungs und der Geschichte des Gesundheitszustandes der untersuchten Herde sowie auch der Gesundheitszustand anderer Tiere in der gegebenen Landwirtschaft, insbesondere der Hühner, unerläß-

lich. Die vergleichende Tuberkulinisierung sollte in den Kontrolluntersuchungen von Herden, die als tuberkulosefrei anerkannt sind, zur Pflicht gemacht werden. PRL/CBR. 6522.

**4-64/12-0434** Malygin, V. I., Borisenkova, A. N., Žurnakova, M. A. und Bolotnikov, I. A. Zaraženie krupnogo rogatogo skota vozbuditelem tuberkuleza čelovečeskogo tipa. **(Die Infektion des Rindes mit Mycobacterium tuberculosis.)** Veterinarija, Moskva **41** (1964) Nr. 4. S. 37-39. — 2 Tab.
Zunehmende unspezifische Tuberkulinreaktionen bei den Kühen eines Bestandes waren Anlaß zu systematischen Untersuchungen unter Verwendung von typenspezifischen Allergenen und Antigenen (Kältekomplementbindung [KKB]) sowie der Erregerzüchtung. Von 66 Rindern reagierten auf das bovine Tuberkulin 8 und auf das humane 12, wobei die letzteren Reaktionen stärker ausgeprägt waren. In der KKB reagierten von 157 Tieren 21 mit dem humanen Antigen. In dieser Gruppe gelang bei 7 Kühen der kulturelle Erregernachweis in der Milch. Die Stämme verhielten sich kulturell und im Tierversuch (Kaninchen und Meerschweinchen) typisch für *Mycobact. tuberculosis* (*var. hum.*). Nach Isolierung der Reagenten und weiteren negativen Untersuchungen wurde der Betrieb als tbc-frei anerkannt.
W. Bathke. 6530.

**4-64/12-0435** Rídl, J. Studium biologických rlastností kmenů Mycobacterií bovis, izolovaných z tuberkulózního jatečného skotu. **(Studium biologischer Eigenschaften von Mycobacterium-bovis-Stämmen, die aus tuberkulosekrankem Schlachtvieh isoliert waren.)** Sborník Vysoké Školy zemědělské Brně, Řada B **1963** Nr. 4. S. 539-543. — 5 Abb., 3 Lit. Zus. in Russ., Dtsch.
Die Untersuchungsproben stammten von befallenen Organen und Lymphknoten des geschlachteten Rindes, bei dem die genaue Beschreibung der tuberkulösen Veränderungen und ihres Umfanges vermerkt wurde. Die Kultivierung des aus 80 Proben zubereiteten Materials geschah auf Petragnani- und auf flüssigem Ascit-Boden. Auf dem Petragnani-Boden wurden 5 Wachstumsgrundtypen bestimmt: 1. glänzende, halbkugelige, feuchte Kolonien; 2. kleine, sandförmige Kolonien; 3. grießartige, flachere Kolonien mit mäßigem Glanz; 4. Kolonien mit prägnanter prominierender Mitte, unregelmäßige Ränder; 5. flache, im Nährboden einwachsende Kolonien. An den ersten drei Wachstumstypen beteiligen sich überwiegend frische tuberkulöse Prozesse (verkäste), am 4. Typ ältere Prozesse (calcifizierte). den ersten drei Typen entsprechen auch prägnante tuberkulöse Prozesse bei infizierten Meerschweinchen. Dem vierten und fünften Typ entsprechen bei den infizierten Meerschweinchen wenig ausgeprägte Befunde. Man konnte keine Beziehung zwischen dem Wachstumstyp auf Petragnani-Boden und dem Wachstum im flüssigen Ascit-Boden feststellen. ČSSR/ÚVTI. 6530.

**4-64/12-0436** Grígelová, R. Skúsenosti s niektorými metódami typizácie Myco-bovis. **(Erfahrungen mit einigen Typisierungsmethoden bei Mycobacterium bovis.)** Českoslov. Epidemiol., Mikrobiol., Immunol. **13** (1964) Nr. 1. S. 28-34. — 5 Abb., 4 Tab., 10 Lit. Zus. in Russ., Engl.
An 528 Mykobakterienstämme (375 humaner und 153 boviner Typus) wurden die Verläßlichkeit und Eignung der gegenwärtig zur Differenzierung des bovinen und humanen Typus benutzten Methoden überprüft, und zwar: Mikroskopische Untersuchung zwecks Feststellung der morphologischen Merkmale, der Kultivierung und Wachstumsart auf festen Eiernährböden mit Glycerinzusatz, auf Wagener-Mitscherlich-Nährböden und auf Lobkov-Agar, durch Tierversuch (Kaninchen, Meerschweinchen) und biochemische Methoden (Niacin- und Nicotinamidasentest). Die Stämme rührten vom Lungen- und anderem Tbc-Material sowie vom Sektionsmaterial her. Bei jeder Methode fand man einen gewissen Prozentsatz abweichender

Ergebnisse, so daß man stets mehrere Untersuchungsmethoden benutzen muß, um den Typhus genau bestimmen zu können. Beim Patienten ist die Bestimmung des Krankheitstypus gleich zu Beginn der Erkrankung, wenn die Virulenz der Mykobakterien noch nicht gestört ist, vorteilhafter. Als direkter Beweis des *Mycobacteriums bovis* ist der Kaninchenversuch auch weiterhin eine wertvolle Methode, sowiet die Virulenz des Stammes erhalten bleibt. Nach dieser Methode wurden sämtliche 153 bovinen Stämme überprüft. ČSSR/ÚVTI. 6530.

**4-64/12-0437** Rudolph, W.; Dessau, Forsch.-Inst. für Impfstoffe. **Zur Identifizierung und Typendifferenzierung von Mycobacterium tuberculosis mit fluoreszierenden Antikörpern.** Arch. exp. Veterinärmed. 18 (1964) Nr. 2. S. 397-408. — 7 Tab.

Vf. infizierte Meerschweinchen mit dem Stamm H 37 Rv (Typ hum.), Meerschweinchen und Kaninchen mit dem Stamm $D_4$ (Typ gall.) sowie Kaninchen mit einem Gemisch apathogener Mykobakterienstämme. Die Seren dieser Tiere sowie zweier auf natürlichem Wege mit Tbc-infizierter Rinder wurden mit RB 200 und Fluoresceinisothiocyanat markiert. Bei dem Versuch, mit diesen markierten Seren im direkten Fluoreszenztest säurefeste Mykobakterien zu identifizieren und zu typisieren, ergab sich, daß eine Identifizierung möglich war, sich die FA Technik der Ziehl-Neelsen-Färbung aber nicht überlegen erwies. Eine Typendifferenzierung von Mykobakterien war nicht möglich. Ferner bestand auch kein Zusammenhang zwischen der Eignung der Seren für den Fluoreszenztest und den Hämagglutinationstitern. J. Otta. 6530.

**4-64/12-0438** Christoforov, L. und Sivovski, I. Vŭrchu chemaglutinacionnata reakcija pri tuberkuloza na govedata. II. Izpitvane na polizacharidni i proteinovi antigeni. **(Die Hämagglutinationsreaktion bei der Rindertuberkulose. 2. Mitt. Prüfung von Polysaccharid- und Proteinantigenen.)** Izvestija na Veterinarnija institut za zarazni i parazitni bolesti, Sofija 8 (1963) S. 107-116. — 2 Tab., 8 Lit.

Zur Durchführung der Hämagglutinationsreaktion (HA) wurden 8 Arten von Antigenen aus *Mycobacterium tuberculosis var. bovis* und *Mycobacterium avium* erhalten. Verwendet wurden hauptsächlich ein acetyliertes Polysaccharid und ein Antigen, das mit Hilfe einer Präzipitation des Polysaccharids aus der Kulturflüssigkeit gewonnen worden war. Die HA differenziert in 98,8% der Fälle die unspezifischen Tuberkulinreaktionen verschiedener Varianten, und in nur 1,17 Fällen ergeben die Seren unspezifische Ergebnisse bei verhältnismäßig niedrigen Hämagglutinationstitern (1:18 bis 1:32). Bei Rindern mit einer unspezifischen Tuberkulinreaktion ist ein Zusammenfallen der Ergebnisse der Ophtalmotuberkulinisierung und der HA häufig. Bei gesunden Rindern kommt eine unspezifische HA nur sehr selten vor (1%). Unter den tuberkulösen Rindern mit fehlender Tuberkulinreaktion und niedrigen Titern der Hämagglutination nach der Tuberkulinisierung beobachtet man bei Tieren mit aktiver Tuberkulose häufig eine Erhöhung der HA-Titer, und die Reaktion wird positiv; bei Tieren mit inaktiver Tuberkulose bleibt die HA negativ oder schwach ausgeprägt wie vor der Tuberkulinisierung. Bis 36% der Tiere mit einer unspezifischen Reaktion auf Tuberkulin verschiedener Varianten liefern in manchen Betrieben eine positive HA mit einem Antigen vom Geflügeltyp. Das spricht dafür, daß es sich bei einer bedeutenden Zahl von Rindern, die unspezifisch auf gewöhnliches Tuberkulin reagieren, um eine Infektion handelt, die durch *Mycobacterium avium* hervorgerufen wird. NRB/ZSNTI. 6535.

**4-64/12-0439** Christoforov, L. und Sivovski, I. Izsledvanija vŭrchu chemaglutinacionnata reakcija pri tuberkulozata na kokoškite. **(Untersuchungen über die Hämagglutinationsreaktion bei der Geflügeltuberkulose.)**

Izvestija na Veterinarnija institut za zarazni i parazitni bolesti, Sofija **9** (1963) S. 117-126. — 7 Lit. Zus. in Russ., Engl.
Acetyliertes Tuberkulin-Polysaccharid erwies sich als am aktivsten für die Sensibilisierung von Erythrocyten eines Schafbockes bei der Hämagglutinationsreaktion (HAR). Mit Hilfe dieser Reaktion kann man die Hämagglutinin-Antikörper im Serum tuberkulöser Hühner feststellen. Der Prozentsatz des Zusammenfallens von Ergebnissen der Hämagglutinationsreaktion und der intrakutanen Tuberkulinprobe schwankt zwischen 53% und 78% in den einzelnen infizierten Geflügelfarmen und hängt davon ab, wie lange die Tuberkuloseinfektion im Betrieb besteht. Nach der Tuberkulinisierung steigt die Zahl der Hämagglutinine bei den Hühnern mit positiver Tuberkulinprobe oder, wenn diese Probe schon ein negatives Resultat gibt, bei Hühnern mit herabgesetztem oder niedrigem Hämagglutinationstiter, etwas. Die HAR findet einige tuberkulöse Tiere heraus, die nicht auf Tuberkulin reagieren. Zwischen dem Grad der tuberkulösen Veränderungen im Organismus der Hühner und dem HAR-Titer wird ein gewisser Parallelismus festgestellt. Die HAR-Methode ist für die Untersuchung in großem Maßstabe unzureichend und unzuverlässig für die individuelle Diagnose. NRB/ZSNTI. 6535.

**4-64/12-0440** Abramov, L. P. Vospriimčivost' verbljudov k različnym tipam mikobakterij tuberkuleza. **(Sensibilität der Kamele gegenüber verschiedenen Typen von Mycobacterium tuberculosis.)** Veterinarija, Moskva **41** (1964) Nr. 4. S. 19-20. — 1 Tab.
Bei 123 von 912 geschlachteten Kamelen beobachtete der Vf. die Tuberkulose. Deshalb untersuchte er experimentell die Sensibilität der Kamele gegenüber den Typen *M. tuberculosis*, *M. bovis* und *M. avium*. Durch die intratracheale bzw. perorale Applikation von Reinkulturen an jeweils zwei Versuchstieren konnte nachgewiesen werden, daß die Kamele für die *M. tuberculosis* und *M. bovis* empfänglich und für *M. avium* weniger empfänglich sind, wobei die experimentelle Infektion sowohl intratracheal als auch peroral gelang. 15 Tage p. i. war unabhängig vom Typ eine erhöhte Empfindlichkeit gegenüber den Allergenen aller 3 Varianten zu verzeichnen; 40, 60 und 87 Tage p. i. traten jedoch mit den homologen Allergenen stärkere Reaktionen in den Vordergrund. Bei der Obduktion der Versuchstiere waren beim bovinen Typ ausgeprägtere Veränderungen vorhanden als beim humanen; beim Typ *gallinaceus* lag lediglich eine Hyperplasie einzelner Lymphknoten vor, aus denen ebenfalls der Erregernachweis geführt werden konnte. W. Bathke. 6540.

**4-64/12-0441** Nowacki, J. und Sobiech, T. Odczyn śródskórny w doświadczalnej gruźlicy psów. **(Die Reaktion des Zellgewebes der Hunde, die zu Versuchszwecken mit Tuberkelbakterien infiziert wurden.)** Med. weteryn. **19** (1963) Nr. 10. S. 570-573. — 4 Abb., 10 Lit.
Für die Versuche wandte man 39 Hunde an, von denen 33 die Versuchsgruppe und 6 die Kontrollgruppe bildeten. 10 Hunde von der Versuchsgruppe wurden mit *Mycobacterium tuberculosis* (Stamm 6 und $N_{37}$Rv) und 23 Hunde mit *Mycobacterium tuberculosis bovis* (410 und Ravenell) per os, intratracheal, intramuskulär und intravenös infiziert. Die Ergebnisse der Reaktion las man auf Grund der Hautverdickung an der Injektionsstelle ab. Schlußfolgerung: 1.) Die günstigste Stelle für die intradermale Tuberkuloseinfektion bei Hunden ist die Schulterblatt- oder Gesäugegegend. 2.) Die Menge des eingeführten Antigens wird auf 0,2 ml festgesetzt. 3.) Die stärkste Tuberkulin-Reaktion tritt 48 Std. nach der Tuberkulose-Infektion auf. 4.) Die Hautverdickung an der Injektionsstelle bei den Kontrollhunden schwankt in den Grenzen bis zu 50% und bei infizierten Hunden mehr als 50%. 5.) Die erhöhte Hautreaktion hält bis zu 12 Wochen nach der Infektion an, und die hochsten Hautreaktionen treten in der Zeit von der 12. bis zur 8. Woche nach der Versuchsinfektion auf. PRL/CBR. 6543.

## XIII. CHIRURGIE

**4-64/12-0442** Fellner, F. Velőüregszegezés kisállatokon. **(Markhöhlennagelung bei Kleintieren.)** Magyar Állatorvosok Lapja [Ung. veterinärmed. Bl.] **18** (1963) Nr. 10. S. 400-405. – Aus: Ung. Agrar-Rdsch. **1964** Nr. 2. 6634.

**4-64/12-0443** Gochenour, Raymond B., Lowenthal, Joseph P., Webster Marion E. und Berman, Sanford; Washington, Walter Reed Army Inst. of Res. Debridement of burns on various animal species by Clostridium histolyticum proteinases. **(Behandlung [Ausschneiden] von Verbrennungen bei verschiedenen Tierarten mit Clostridium-histolyticum-Proteinase.)** Amer. J. veterin. Res. **23** (1962) Nr. 96. S. 1089-1096. – 5 Abb., 15 Lit. Zus. in Interlingua.
Kleine, drittgradige, die gesamte Hautdicke erfassende Kontaktverbrennungen (360 °C, 15 Sek.) von Meerschweinchen, Kaninchen und Hunden wurden erfolgreich behandelt (ausgeschält) mit *Clostridium histolyticum*-Proteinase. Bei Großtieren war entsprechend der dickeren Haut eine höhere Konzentration des Enzyms notwendig. Kollagenase spielte eine vorherrschende Rolle bei der Behandlung von Heißwasserverbrennungen (80 °C, 15 Sek.), während eine Varietät der Proteinase schnell Öl- (200 °C, 5 Sek.) und Kontaktverbrennungen (300 °C, 5 Sek.) heilte. Eine große Kontaktverbrennung bei einem Hund wurde erfolgreich ausgeschält und dann überdeckt mit Eigenhautübertragung. Die mögliche Applikation des enzymatischen Einwirkens bei zufällig erworbenen Verbrennungen wird diskutiert.
H. Schützler. 6642.

**4-64/12-0444** Roberts, Seymour R.; Palo Alto, Calif., Stanford Univ. Fundus lesions in equine periodic ophthalmia. **(Augengrund-Läsionen bei der Periodischen Augenentzündung des Pferdes.)** J. Amer. veterin. med. Assoc. **141** (1962) Nr. 2. S. 229-239. – 15 Abb., 20 Lit.
Von 456 Pferden, die klinisch untersucht wurden, hatten 23 eine circumpapilläre Choroiditis. Zur Feststellung der Korrelation der klinischen Symptome mit den pathologischen Veränderungen wurden 15 Augen enucleiert und histologisch untersucht. Von diesen hatten 10 eine mäßige bis schwere Entzündung auf der Uvea, gekennzeichnet als lokale Choroiditis oder Chorioretinitis. In 5 Augen waren geringe oder gar keine Zeichen von Entzündung vorhanden. Vier der akut betroffenen Augen enthielten Parasiten, Mikrofilarien von *Onchocerca cervicalis*. Sie befanden sich in der Conjunctiva, umgeben von einer lymphatischen und eosinophilen Infiltration. Die Mikrofilarien scheinen eine ätiologische Beziehung zur periodischen Augenentzündung des Pferdes (EPO) zu haben. Als eine Uveitis mit endogener Ursache wird die circumpapilläre Chorioiditis als lokale Läsion der EPO bezeichnet.
H. Schützler. 6753.

**4-64/12-0445** Gořkov, M. P. Naloženie tantalovogo šva sosudossivajuščim apparatom na protok okoloušnoj sljunnoj železy. **(Das Anlegen einer Tantalnaht am Ausführungsgang der Ohrspeicheldrüse mit der Gefäßnahtmaschine.)** Veterinarija, Moskva **41** (1964) Nr. 1. S. 80-81.
Nach eingehender Überprüfung an geschlachteten Großtieren wurde bei 3 Kühen der Versuch unternommen, den beschädigten Ductus parotidicus mit Tantal zu verschließen. Zur Durchführung der Operation wurden die Kühe in Seitenlage fixiert und das Operationsfeld mit Novocainlösung infiltriert. Der Hautschnitt hatte eine Länge von 7-8 cm. Er verlief 2-2,5 cm oberhalb des ventralen Kieferrandes und parallel zu ihm. Nach Freilegung des D. parotidicus wurde dieser durchschnitten und der Speichelfluß durch Abklemmen zeitweilig unterbunden. Nach vorsichtigem Ausstülpen der beiden Enden wurde mit der Gefäßnahtmaschine eine Tantalnaht angelegt. Den Abschluß der Operation bildete der Verschluß der Haut. Bei einem Tier

wurde die Wundheilung weiterhin beobachtet. Obwohl das Tier bereits am 2. Tag auf volle Futterration gesetzt wurde, traten keine Abflußstörungen des Speichels oder Fistelbildungen auf. M. Schäfer. 6774.

**4-64/12-0446** Balk, M. **Unblutiges Kupieren der Hundeohren unter Verwendung neuartiger Ohrenkluppen.** Tierärztl. Umschau **19** (1964) Nr. 5. S. 240-244. — 5 Abb.

Beschreibung eines neuen Ohrkluppenmodells „Hauptner". Die Krümmung dieser Kluppen paßt sich weitgehend den tütenförmigen Hundeohren an. Die Kluppen bleiben 5-6 Min. liegen, während der die Blutstillung mit „Lotagenkonzentrat"-anstrich erfolgt. Die Wundränder brauchen nicht durch Nähte oder Klammern vereinigt zu werden. F. Knorr. 6774.

**4-64/12-0447** Andrajtis, A. und Pranajtis, I. Éffektivnost' operativnogo lečenija travmatičeskich retikulo-peritonitov. **(Heilung der Peritonitis reticularis traumatica durch operatvien Eingriff.)** Veterinarija, Moskva **41** (1964) Nr. 6. S. 75-77. — 1 Tab. 6807.

**4-64/12-0448** Král, E. Zhodnocení kastrační metody podle Bajburtcjana u prasat. **(Bewertung der Kastrationsmethode nach Baiburtzjan bei Schweinen.)** Veterinářství **13** (1963) Nr. 10. S. 445-447. — 1 Abb., 1 Tab., 10 Lit.

Um die Kastrationsmethode nach Baiburtzjan beurteilen zu können, wurden nach ihr 72 Ferkel im Alter von 2-6 Wochen und gleichzeitig weitere 72 Ferkel nach der üblichen Methode mittels eines Emaskulators kastriert. Die kastrierten Ferkel wurden gemeinsam untergebracht und in gleicher Weise gefüttert, und man verfolgte die Gewichtszunahmen der beiden Gruppen. Nach Erreichung des Kgw. von 90 kg wurden die Schweine geschlachtet und bei einem Teil der geschlachteten Schweine wurde ihr Fleisch nach der Kochprobe bewertet. Auf Grund der gewonnenen Ergebnisse hält V. die Methode nach Baiburtzjan nicht für technisch einfacher, weniger arbeits- und-zeitwendig. In der Praxis kann man eine Regeneration des Hodenparenchyms nicht verhindern, wodurch das Fleisch evtl. durch den Ebergeruch entwertet werden kann. Auch die Gewichtszunahmen waren nicht höher als bei den normal kastrierten Schweinen. Die histologischen Befunde werden separat veröffentlicht. ČSSR/ÚVTI. 6818.

**4-64/12-0449** Hámori, D., Kovács, A. und Somogyvári, K. A magyartarka szarvasmarha csülkei közötti szövetszaporulat. I. A bántalom előfordulása.. **(Über den Zwischenklauenwulst des Ungarischen Fleckviehs. 1. Mitt. Vorkommen der Krankheit.)** Magyar Állatorvosok Lapja [Ung. veterinärmed. Bl.] **18** (1963) Nr. 10. S. 396-399. — Aus.: Ung. Agrar-Rdsch. **1964** Nr. 2.

Vff. stellten am interdigitalen Teil der Krone oder zwischen den Klauen bei 11,1% von 3649 Rindern verschiedenen Alters der Ungarischen Fleckviehrasse einen pathologischen Gewebewuchs (Pachydermia et Elephantiasis regionalis interdigitalis) fest. Dieser konnte am häufigsten (49,1%) bei Zuchtbullen festgestellt werden, nach diesen folgten in der Reihenfolge der Häufigkeit Kuhe mit 22,6%, Mastrinder mit 8,1% und Zuchtfärsen mit 3,2%. Bei höherem Alter und größerem Körpergewicht war die Krankheit häufiger zu beobachten. Sie kam bei Tieren im Alter von 1-2 Jahren in 6,9% der Fälle, bei Tieren aber von 6-10 Jahren in 17,4% der Fälle vor, bei Tieren von 300 bis 400 kg wurden sie in 3,8%, bei solchen von über 550 kg aber in 22,9% der Fälle beobachtet. Sie war nicht immer mit Lahmheit verbunden, ein Gewebewulst aber, der die Größe einer Nuß bzw. einer Kinderfaust erreicht und oft auch zwischen die Klauen eindringt, verursacht Lahmheit infolge von Blutungen und traumatischen Geschwülsten an seiner Oberfläche. Demzufolge werden solche Tiere ständig im Stall gehalten. Die Schmerzhaftigkeit der Gliedmaßen sowie der verminderte Appetit führen zu Gewichtsverlust, bei

Masttieren zu vermindertem Gewichtsansatz, bei Kühen zur Verminderung des Milchertrages. Bei Kühen führt das Leiden zur Sterilität, bei Bullen aber zur Verminderung der Decklust (Impotentia coeundi). 6835.

**4-64/12-0450** Riser, Wayne H.; Washington, Armed Forces Inst. of Pathol.; Chicago, Ill., Northwestern Univ., Med. School; Philadelphia, Univ. of Pennsylvania, School of Veterin. Med. An analysis of the current status of hip dysplasia in the dog. **(Eine Analyse der gegenwärtigen Stellung der Hüftgelenksdysplasie beim Hund.)** J. Amer. veterin. med. Assoc. **144** (1964) Nr. 7. S. 709-721. – 6 Abb., 100 Lit.

Meist ist die Hüftgelenksdysplasie (HD) als spezifische Erkrankung junger Hunde schwerer Rassen bekannt, die durch Subluxation, Dislokation des Hüftgelenkes, primäre Umbildung des Acetabulum und nachfolgend des Femurkopfes charakterisiert ist. Andere Umformungen der Hüfte wie Morbus Perthes, Epiphysiolysis u. a. werden teilweise in den Begriff einbezogen, der nicht nur Knochenstrukturveränderungen umfaßt, da diese sekundär sind. Die HD ist außer beim Hund ebenfalls vom Menschen, Rind, Küken, Kaninchen, Katze, Norwegerpony u. a. her bekannt, obwohl ihre Identität nicht sicher ist. Die Häufigkeit unter großen Hunderassen wird auf ungefähr 50% geschätzt. Unter 42 amerikanischen Rassen, denen der Vf. 4 weitere hinzufügt, wurde die HD festgestellt. Sie tritt selten bei Rassen unter 11,3 kg bis 13,6 kg Endgewicht auf. Ausnahmen bilden Papillon, Pekinese und Brussel Griffon, Scotch, Drahthaar- und Welshterrier. Bei Züchtungsversuchen fielen mit normalen Eltern 17,5-19%, mit dysplastischen Eltern 46,5-87% HD-erkrankte Welpen an. Die HD des Deutschen Schäferhundes ist infolge seiner Verwendung als Gebrauchshund am längsten bekannt. Beim amerikanischen Greyhound wurde eine HD bisher nicht beobachtet. Je nach fortschreitenden Veränderungen wird sie röntgenologisch in 4 Grade unterteilt, die mit klinischen, genetischen und prognostischen Faktoren nicht übereinstimmen müssen. Meist liegt eine bilaterale Veränderung bei schnell wachsenden Welpen von über 15,8 kg-20,4 kg Endgewicht vor. Sie ist zwischen der 8.-18. Lebenswoche in schweren Fällen röntgenologisch sichtbar. Die typischen Knochenveränderungen entstehen schnell und scheinen sich nach 3-4 Wochen zu stabilisieren. Danach laufen nur zusätzliche Reaktionen als Ergebnis der Anpassungsvorgänge, als Kapselverdickung und als Osteoarthritis, ab. Die Messung der Tiefe des Acetabulum wird nach 2 Methoden durchgeführt. Ätiologisch sind hereditäre, örtliche fetale Störungen der Durchblutung oder des Stoffwechsels oder intrauterine Faktoren in Betracht zu ziehen. Man nimmt an, daß die HD dabei ähnlich wie die Augen- und Haarfarbe übertragen wird. – Beobachtungen bei experimentellen Studien über die HD unterstützen die Ansicht, daß die Unversehrtheit des Hüftgelenkes vor allem durch die Funktion des Bindegewebes erhalten wird.

H. Trolldenier. 6842.

**4-64/12-0451** Studnicki, W. Badania nad narkozą potęgowaną u gołębi. **(Verfahren für eine potenzierte Narkose bei Tauben.)** Med. weteryn. **19** (1963) Nr. 8. S. 431-432. – 3 Lit.

Die Narkose bei Vögeln für chirurgische Zwecke bleibt weiterhin ein offenes Problem. Die bedeutende Empfindlichkeit auf Procain schließt die Möglichkeit der Lokalanästhesie aus. Die Inhalierungsnarkose ist gefährlich, weil der Narkotiseur beim Füllen der Luftsäcke manchmal eine Überdosis verabreicht. Diese Arbeit betrifft Versuche der Anwendung von Tranquillin und Narkosegemisch zur Narkose bei Tauben. Die Vögel, die für die Versuche verwandt wurden, teilte man in 3 Gruppen ein: Gruppe 1: Es wurde nur Tranquillin intramuskulär 25 mg pro Tier angewandt; Gruppe 2: erhielt ein Gemisch von folgender Zusammensetzung: Chloralum hydr. 5,0, Magnesium sulfur. 2,5, 10% Eunarcon 2,0, Aqua dest. ad 100,0 – je 3-4 ml peritoneal;

Gruppe 3: vor Verabreichung des Gemisches führte man eine Prämedikation mit Tranquillin von 25 mg pro Tier durch, wobei man die Menge des Gemisches bis zu 2-2,5 ml verringerte. Als Ergebnis der Untersuchungen stellte man fest, daß das in Gruppe 3 angewandte Verfahren sich als bestes erwies. Die Beseitigung von Reflexbewegungen trat nach 20 Min. ein, und die Zeit der chirurgischen Toleranz betrug 1,5 Std. PRL/CBR. 6876.

**4-64/12-0452** Badura, R. und Modrakowski, A. Znieczulenie kombinowane u bydła. **(Anästhesie von Rindern in zwei Phasen.)** Med. weteryn. **19** (1963) Nr. 10. S. 556-560. — 8 Lit.

Die kombinierte Anästhesie setzt sich aus zwei Phasen zusammen: Der Prämedikation und der Lokalanästhesie. Diesen Eingriff führte man an 28 Bullen und 15 Kühen durch. Für die Prämedikation wandte man eine 2,5%ige Tranquillinlösung (Ableitung von Phenothiazin) an, die man intramuskulär, 1 mg auf 1 kg Kgw., verabreichte. Im Ergebnis der Beobachtung wurde festgestellt, daß man sie am besten 45 Min. vor der Anästhesie anwendet, und der chirurgische Eingriff sollte zwischen der 45. und 90. Min. begonnen werden. Für die Lokalanästhesie (Tropfnarkose oder Leitungsanästhesie) wandte man 2,5%iges Polocain an. Die Reaktionserscheinung auf Tranquillin beruht auf einer bedeutenden Beruhigung des Tieres, Herabfallen des Oberlides, Photophobie, Verengung der Pupillen und einer sehr charakteristischen Austrocknung der Schleimhaut. Die Schutzreflexe sind bedeutend verringert und die Defäkation fast völlig gehemmt. Dieses erlaubt die Durchführung von vielen Eingriffen am stehenden Tier. Da das Tranquillin kein Schmerzgefühl beseitigt, ist die Anwendung der Lokalanästhesie in jedem Falle notwendig. PRL/CBR. 6880.

**4-64/12-0453** Kostyra, J. Znieczulenie miejscowe e przebiegu zabiegów dentystycznych u bydła ze szczególnym uwzględnieniem własnej metody znieczulenia nerwu żuchwowego. **(Lokale Anästhesie bei Zahnbehandlung der Rinder unter besonderer Berücksichtigung des eigenen Verfahrens der Anästhesie des Kiefernervs.)** Med. weteryn. **19** (1963) Nr. 9. S. 497-502. — 4 Abb., 2 Tab., 8 Lit.

Die Untersuchungen führte man an 38 Kühen verschiedenen Alters durch, bei denen man den N. infraorbitalis und den N. mandibularis anästhesierte, wobei man versuchte, an jeden Nerv von allen möglichen Seiten heranzukommen. Für die Anästhesie wandte man 5%iges Polocain mit Zusatz von 0,005%igem Adrenalin an. Untersuchungsergebnisse: I. Oberkiefer: Die Anästhesie von $\underline{P\,1}$, $\underline{P\,2}$, $\underline{P\,3}$ und $\underline{M\,1}$ erzielte man erst nach Einführung der Nadel in den Canalis infraorbitalis von einer Tiefe von 6-8 cm und nach Einspritzung von 10-15 ml Polocain. Um $\underline{M\,2}$ und $\underline{M\,3}$ zu anästhesieren, führte man die Nadel von der Orbita her in die sphenoinfraorbitale Öffnung ein. II. Mandibula: $\overline{J\,1}$, $\overline{J\,2}$, $\overline{J\,3}$, $\overline{J\,4}$, $\overline{P\,1}$, $\overline{P\,2}$, $\overline{P\,3}$ anästhesierte man nach Einführung der Nadel durch das Foramen mentale in den Canalis mandibularis in einer Tiefe von 6-8 cm und nach Einspritzung von 10-15 ml Polocain. $\overline{M\,1}$, $\overline{M\,2}$, $\overline{M\,3}$ kann man nur von der Seite der ovalen Öffnung anästhesieren. Das eigene Verfahren der Anästhesie dieses Nervens beruhte auf Durchstechen der Backe hinter $\overline{M\,3}$ und Anästhesieren des N. mandibularis der gegenüberliegenden Seite. PRL/CBR. 6884.

## XIV. HUF-, KLAUEN- UND ZEHENKRANKHEITEN, HUF- UND KLAUENBESCHLAG

**4-64/12-0454** Smodogaard, Hans Henrik, København, Kungl. Veterin.- og Landbohøjskole. Caries i klovbenet. Et konservativt behandlet tilfaelde hos en tyr. **(Karies der Klauenbeine. Konservative Behandlung eines Falles bei**

**einem Bullen.)** Nord. Veterinärmed. **16** (1964) Nr. 5. S. 480-486. – 2 Abb., 3 Lit. Zus. in Engl., Dtsch.

Mit einem scharfen Löffel wurde durch eine etwa 1,5 cm große Öffnung rauhes, kariöses Knochengewebe am Klauenbein entfernt, nachdem der Bulle zuvor eine mittelgradige Lahmheit und völlige Deckunlust gezeigt hatte. Der entstandene Hohlraum wurde mit Salicylsäure gefüllt, und es wurde ein Druckverband angelegt. Die gesunde Klaue erhielt ein Hufeisen mit einem Holzklotz, um die heilende zu entlasten. Erster Verbandswechsel nach 4 Wochen: Operationsstelle trocken und mit papierdünnem Sohlenhorn bedeckt. Nach weiteren 2½ Mon. war das Sohlenhorn trocken und von entsprechender Dicke. Die Lahmheit war völlig beseitigt. E. Wiesner. 7150.

## XV. GEBURTSHILFE, KRANKHEITEN DER MUTTERTIERE UND DER NEUGEBORENEN

**4-64/12-0455** Atabaev, N.; Aschchabad, Turkmen. Inst. für Landwirtsch. Primenenie novokaina pri vypadenii vlagališča u korov. **(Die Anwendung von Novocain beim Scheidenvorfall der Kuh.)** Kolchozno-sovchoznoe proizvodstvo Turkmenistana, Aščhabad **7** (1963) Nr. 8. S. 19.

Zur Schmerzausschaltung wurde erfolgreich eine 1-2%ige Novocainlösung zur Epiduralanästhesie verwandt. Dann folgen Reinigung und Desinfektion des prolabierten Scheidenteiles. H. Rauch. 7275.

**4-64/12-0456** Senze, A. Zastosowanie metody wrocławskiej (epiduralna anestezja 45% alkoholu) w niektórych schorzeniach ginekologicznych u krów ze szczególnym ůwzględnieniem wypadania pochwy. **(Die Anwendung des Wroctawer Verfahrens [epidurale Anästhesie mittels 45%igem Alkohol] bei einigen gynäkologischen Erkrankungen der Kühe unter besonderer Berücksichtigung des Scheidenvorfalls.)** Med. weteryn. **19** (1963) Nr. 8. S. 459-464. – 1 Tab., 12 Lit.

Das Wrocławer Verfahren beruht auf epiduraler Applikation des Alkohols zwecks Beseitigung von Tenesmen. Der Alkohol ruft im Unterschied zum Novocain im Nervenstamm Veränderungen hervor, die die Beseitigung von Tenesmen über eine längere Zeit (bis zu 3 Mon.) erlauben. Die gesammelten Beobachtungen in dieser Arbeit betreffen 29 Kühe mit völligem Scheidenvorfall, 11 mit teilweisem Vorfall und 5 mit völligem Gebärmuttervorfall. Es wurde auch eine Alkoholblockade bei diphtheroider Scheidenentzündung angewandt. In diesem Falle beruhte der Wirkungsmechanismus darauf, daß man durch Beseitigung der Tenesmen günstige Bedingungen zur Einführung der Medikamente schuf. Im Ergebnis der Untersuchungen setzte man folgende Prinzipien zur Anwendung der Blockade fest: 1.) Bei völligem Scheidenvorfall vor allem in der zweiten Hälfte der Schwangerschaft 12-14 ml des 40-45%igen Alkohols. 2.) Bei teilweisem Scheidenvorfall und völligem Gebärmuttervorfall 10-12 ml des 20%igen Alkohols. 3.) Bei Behandlung von chronisch-entzündlichen Veränderungen der Gebärmutter 12-14 ml des 20%igen Alkohols. Dieses Verfahren hat keine schädlichen Nebenwirkungen zur Folge. PRL/CBR. 7275.

**4-64/12-0457** Wadowski, S. Ronienie klaczy na tle możliwego konfliktu serologicznego. **(Das Verwerfen der Stuten auf Grund einer möglichen serologischen Unverträglichkeit.)** Med. weteryn. **19** (1963) Nr. 9. S. 522-524. – 2 Tab., 10 Lit.

Es wurde ein Fall des Verwerfens der Stute, den man der serologischen Unverträglichkeit zwischen Mutter und Vater zuschreiben kann, beschrieben; die Stute wurde mit demselben Hengst im Verlauf von 3 aufeinanderfolgenden Jahren gedeckt. Beim erstenmal wurde sie nicht befruchtet, während der nächsten Jahre verwarf sie. Das Serum der Stute agglutinierte die Blutkörperchen des Hengstes im NaCl zum Titer 1:16. Da man nach statistischen

Angaben ca. 40% des Verwerfens bei Stuten nicht mit dem Infektionsfaktor erklären kann, ist anzunehmen, daß im beschriebenen Fall eine serologische Unverträglichkeit entstanden ist. Gleichzeitig wird das Verfahren des Vorgehens bei einer hämolytischen Krankheit bei Fohlen angegeben: 1.) Schnelle Übertragung des gruppenmäßig übereinstimmenden Blutes an das Fohlen in einer Menge von 10 ml auf 1 kg Kgw. mit gleichzeitiger Blutentnahme von derselben Menge (Austauschtransfusion. 2.) Das Colostrum auf Grund der großen Anzahl von Antikörpern durch Verwendung einer Stutenamme oder durch mehrmaliges Melken der Mutter vor dem Saugen des Fohlens ausschließen. 3.) Mit Sonde 2 × täglich 200-400 ml physiologische NaCl +4%ige Glukose und 3%iges Natrium bicarbonicum verabreichen.
PRL/CBR. 7275.

**4-64/12-0458** Kutý, A. und Řezníček, V. Vliv podtlaku používaného při porodu vakuumextrakci na tkáne hlavičky plodu masožravců. **(Wirkung des bei Geburten mit Hilfe der Vacuumextraktion angewandten Unterdrucks auf die Kopfgewebe der Frucht bei Fleischfressern.)** Sborník Vysoké Školy zemědělské Brně, Řada B **1963** Nr. 4. S. 567-574. — 8 Abb., 6 Lit. Zus. in Russ., Dtsch.
Bei 65 Hunde- und Katzenjungen verfolgte man den Einfluß des Unterdrucks auf die Köpfe der Tiere. Als Kontrolle dienten 36 Jungtiere. Die Saugflächen legte man auf das entblößte Neurocranium der Fruchtköpfe bei funktionierendem uteroplacentärem Kreislauf für die Dauer von 15-240 Min. an; der Unterdruck erreichte 0,6-0,9 kg/cm$^2$. Histologisch stellte man charakteristische Veränderungen (epitheliale Hautläsionen, Kapillarstasis, Extravasate im Corium, Periostdestruktion und Hämorrhagie) fest, deren Intensität von der Wirkungsdauer des Unterdrucks abhängig war. Veränderungen des Nervengewebes treten unter den Bindegewebeteilen des Neurocraniums früher auf als unter der Knochenunterlage. Der über der Fontanelle oder über der Schädelnaht wirkende Unterdruck kann bereits innerhalb einer halben Stunde Blutungen in das Hirngewebe und Wölbung der Bindegewebelamelle hervorrufen. ČSSR/ÚVTI. 7335.

**4-64/12-0459** Kelly, J. T. und Burgess, S. R. Caesarian section in a mare. **(Kaiserschnitt bei einer Stute.)** New Zealand veterin. J. **11** (1963) Nr. 5. S. 126-127. 7375.

**4-64/12-0460** Kudláč, E. und Hrivnák, J. Příspěvek k otázce abnormální mnohoplodnosti u skotu. **(Beitrag zur Frage der anomalen multiplen Fertilität beim Rind.)** Veterinářství **13** (1963) Nr. 10. S. 447-451. — 4 Abb.
Es wurden 3 Fälle einer solchen Fertilität bei Kühen angeführt, und zwar: normale Geburt von Vierlingen, Abort von Fünflingen mit Mumifikationssymptomen im siebenten Graviditätsmonat und Abort von Siebenlingen im sechsten Monat. Im ersten Fall handelte es sich um eine Kuh, die bereits bei dem vorigen Abkalben Drillinge zur Welt brachte. Im zweiten Fall wurden bei der Sektion der Färse mit Abort Störungen der Abführungsgänge der Sexualorgane festgestellt, die für Freemartinismus zeugten. Im dritten Fall handelte es sich um eine 5 Jahre alte Kuh, die nach einer Behandlung wegen Sterilität (Enucleation des Corpus luteum, Verabreichung von je 1000 IE Serumgonadotropinlyophilisat, PMSG- und Chorion-Gonadotropin-Praedyn) nach einmaliger Insemination trächtig wurde. Die obenerwähnten Fälle der multiplen Fertilität hatten ihren Ursprung wahrscheinlich in der Pluriovularität; sie werden als ein pathologischer Zustand betrachtet, der in der Zucht unerwünscht ist. ČSSR/ÚVTI. 7385.

**4-64/12-0461** Martynov, V. G. Nekotorye pokazateli mineral'nogo i vitaminnogo obmena u korov v period beremennosti i posle rodov. **(Einige Mineral- und Vitaminstoffwechselindices bei Kühen während der Trächtigkeit**

**und nach der Geburt.)** Veterinarija, Moskva **41** (1964) Nr. 2. S. 78-81. – 1 Tab.
Bei Kühen mit Nachgeburtsverhaltung, verzögerter Involution oder Gelbkörperpersistenz konnten erhebliche Störungen im Phosphor: Calcium- und Säure: Alkali-Verhältnis mit geringen Carotinkonzentrationen im Blutserum nachgewiesen werden. Hysterographische Messungen ergaben, daß die normale Uterusinvolution bereits 30 Min. post partum beginnt. Bei Uterushypotonie setzte die Involution später ein. Bei Uterusatonie war das Bild noch nach Tagen unverändert. Tiere mit Stoffwechselstörungen zum Zeitpunkt der Geburt zählten zu den letzten beiden Gruppen. Derartige Stoffwechselstörungen waren in der Regel mit der Geburt lebensschwacher Kälber und mit erhöhter Kälbersterblichkeit verbunden. Bis zu 80% der neugeborenen Kälber erkrankten an toxischer Dyspepsie. Da die beschriebenen Veränderungen in Beständen mit Maissilagefütterung beobachtet wurden, erinnert Vf. an die von Kormtschikow (1963) hinsichtlich der Bilanzierung von Maissilagerationen gemachten Ausführungen. S. Willer. 7400.

**4-64/12-0462** Šipilov, V. S. und Rubcov, V. I. Profilaktika osložnenij rodov i poslerodovych zabolevanij u korov. **(Verhütung von Geburtskomplikationen und postpuerperaler Erkrankungen bei Kühen.)** Veterinarija, Moskva **41** (1964) Nr. **3**. S. 65-69. – 2 Abb., 2 Tab.
Der entscheidende Faktor bei der Vorbeuge dieser Schäden besteht in der richtigen Vorbereitung der Kühe auf die Geburt während der Zeit des Trockenstehens. In dieser Zeit kann ein Vitaminmehl aus Fichten- und Kiefernadeln von großer Bedeutung sein, in dem der Gehalt an Spurenelementen hoch ist; geichzeitig sind reichlich die Vitamine der B-Gruppe, Vit. K, Vit. O und vor allem Carotin enthalten (77-222 mg/kg). Auch die Haltungsbedingungen der hochtragenden Kühe sind außerordentlich bedeutungsvoll. Bei der Geburt müssen unnötige Laieneingriffe vermieden werden. Dem Neugeborenen muß gleichfalls alle Aufmerksamkeit geschenkt werden, ebenso wie den Beobachtungen bezüglich des Abganges der Secundinae. Die Mutter sollte das Neugeborene ablecken und aufgefangenes Fruchtwasser als Tränke gereicht bekommen (6 Liter). Dadurch wird die Eleminierung der Nachgeburt gefördert. Die Verabfolgung von 10-15 Liter leicht angesalzenem Wasser post partum bewirkt die Normalisierung des Wasserhaushaltes und erhöht den Tonus des Organismus. Die Gabe von 3,5 Liter Colostrum hat eine günstige Wirkung auf den Nachgeburtsabgang. Subinvolutionen des Uterus müssen rechtzeitig diagnostiziert und behandelt werden. H. Rauch. 7400.

**4-64/12-0463** Voskobojnikov, V. M. Kombinirovannoe lečenie korov pri zaderžanii posleda. **(Kombinierte Behandlung der Kühe bei Nachgeburtsverhaltung.)** Veterinarija, Moskva **41** (1964) Nr. 3. S. 69-70.
Die Untersuchungen zeigten, daß 1,5-2 ml Pituitrin je 100 kg Kgw. nach s. c. Injektion die stärkste Kontraktionswirkung auf den Uterus ausübt, besonders während der Geburt, in den ersten Tagen post partum und auch bei Endometritiden und Atonien der Gebärmutter. Die i. v. Appl. einer 10%igen Calciumchloridlösung in einer Dosierung von 0,01-0,25 g je kg Kgw. hatte gleichfall eine kontraktionssteigernde Wirkung auf die Gebärmutter (Tonuserhöhung, Vergrößerung der Amplitude und der Frequenz). Der Uterustonus verstärkte sich auch erheblich nach i. v. Infusion einer 40%igen Glukoselösung in einer Dosis von 0,2 g je kg Kgw. Gleichfalls vergrößerte sich die Amplitude. Antibiotica hatten keinen Einfluß auf die Uteruskontraktionen. Bei der Behandlung der Ret. secundinarum wird einige Std. p. p. zuerst eines der geprüften kontraktionsfördernden Mittel und gleichzeitig ein Antibioticum verabreicht. Nach Abgang bzw. Entfernung der Secundinae wird die Uterushöhle mit Streptomycinpulver versorgt. Die erwähnten Injektionen werden in den folgenden 3-4 Tagen wiederholt. H. Rauch. 7400.

4-64/12-0464 Cseh, S., Horváth, Gy. und Tóth, L. A magzatburok-visszamaradás gyógykezelése és következményeinek megelőzése „Septimetrin" elnevezésü uj gyógyszerkülönlegességgel. **(Therapie und Vorbeugung gegen die Folgen der Retentio secundinarum durch die neue Arzneispezialität „Septimetrin".)** Magyar Állatorvosok Lapja [Ung. veterinärmed. Bl.] 18 (1963) Nr. 10. S. 411-416. —Aus: Ung. Agrar-Rdsch. **1964** Nr. 2. 7400.

---

4-64/12-0465 *Naaktgeboren, Cornelis.* **Untersuchungen über die Geburt der Säugetiere.** Diss. Naturwiss. Fak. Amsterdam. 1963. (50 S. m. Abb.) 4°. (Diss. 9814)
4-64/12-0466 *Cohen, Philippus.* **Een statistisch onderzoek omtrent retentio secundinarum en enige andere met de voortplanting samenhangende processen bij het rund.** Diss. Veterinärmed. Fak. Utrecht. 1956. (119 S.) 8°. (Diss. 9724)

## XVI. TRÄCHTIGKEITSDIAGNOSTIK, STERILITÄT, BESAMUNG

4-64/12-0467 Horváth, Gy. A cervixnyalka kémhatásának és beszáradási viszonyainak összefüggése a nemi müködéssel. **(Zusammenhänge zwischen der Reaktion und den Eintrocknungsverhältnissen des Cervicalschleimes sowie der Sexualfunktion.)** Diss. Budapest **1961** 157 S. — Aus: Ung. Agrar-Rdsch. **1964** Nr. 2.
Es wurden Cervicalschleimprüfungen bei 352 Individuen verschiedener Tierarten (Pferden, Rindern, Schweinen, Schafen und Hunden) durchgeführt. Auf Grund seiner Versuchsergebnisse folgert der Vf., daß Änderungen in der Reaktion des Cervicalschleimes während der Trächtigkeit durch das Follikulinhormon bewirkt werden. Ein relativer oder starker Mangel dieses Hormons (zur Zeit von Dioestrus oder des Ausfalls der Follikelreifung) bewirkt eine alkalische Reaktion des Schleimes. Durch Schleimprüfungen kann die Trächtigkeit bei Schweinen, Schafen und auch Hunden festgestellt werden. Früher konnte die Trächtigkeit bei diesen Tierarten — da geeignete Untersuchungsverfahren fehlten — nicht immer festgestellt werden. Die Trächtigkeit der Kühe kann auf diese Weise früher als durch rectale Untersuchung festgestellt werden. Die Fütterung kann die Reaktion des Cervicalschleimes nur durch Förderung bzw. Hinderung der Follikelreifung, d. h. durch Beeinflussung der hormonalen Tätigkeit der Eierstöcke, abändern. 7525.

4-64/12-0468 Abramov, A. F. O metodach opredelenija beremennosti. **(Über Methoden zur Trächtigkeitsbestimmung.)** Krolikovodstvo i zverovodstvo, Moskva 7 (1964) Nr. 1. S. 26. — 1 Abb.
Die Gebärmutterhörner sinken bei trächtigen Silberfüchsen in das untere Drittel der Bauchhöhle. Hier kann ab 15. Trächtigkeitstag die Trächtigkeit festgestellt werden. Der Fuchs wird stehend auf einem Tisch fixiert. Eine Person hält Kopf und Vorderbeine, eine andere die Beckenextremitäten. Der Untersuchende greift mit der rechten Hand das Fell im Hinterteil und mit den Fingern der linken palpiert er den Leib des Tieres durch. Dabei beginnt er caudal und tastet sich bis zur Rippengegend vor. Die Embryonen haben am 20. Tag etwa 1,5-2 cm Durchmesser. Ist das Ergebnis fraglich, wird die Untersuchung nach 3-5 Tagen wiederholt.
H. Rauch. 7535.

4-64/12-0469 Kramarčuk, A.; Odessa, Landwirtsch. Inst. Ėtot metod pomogaet borot'sja s jalovost'ju. **(Eine Methode zur Bekämpfung der Sterilität.)** Moločnoe i mjasnoe skotovodstvo, Moskva 8 (1963) Nr. 6. S. 36.
Zur Ermittlung von „Stillrinderern" wurde das von Makkawejew vorgeschlagene „Phänomen der Kristallisation" geprüft und angewandt. In Cervikalausstrichen von brünstigen Kühen wird ein an das Mohnblatt erinnerendes Kristallisierungsbild beobachtet. Die Proben wurden am 19., 20. und 21 Tag nach der letzten Besamung entnommen und untersucht. Beim Vorliegen des Phänomens wurde sogleich besamt. 14 von 30 positiv reagierenden Kühen wurden in dem einen Versuch besamt und erwiesen sich dann als tragend. H. Rauch. 7552.

**4-64/12-0470** Żebracki, A. Zastosowanie metody biopsji macicy w praktyce zwalczania niepłodności u klaczy. **(Das Verfahren der Gebärmutterbiopsie bei der Sterilitätsbekämpfung der Stuten.)** Med. weteryn. **19** (1963) Nr. 8. S. 464-468. — 10 Abb.
Das Verfahren der Gebärmutterbiopsie ist ein wertvolles Diagnosemittel bei Erkrankungen der Gebärmutter. Der beschriebene Fall betrifft eine 17jährige Stute, die seit einem Jahr unfruchtbar war. Bei der klinischen Untersuchung entstand der Verdacht der chronischen Entzündung der Gebärmutter. Das volle Krankheitsbild erhielt man jedoch auf Grund der histologischen Untersuchungen und histochemischen Biopsieproben. Es wurde festgestellt: Hyperämie, Degeneration und Hyperplasie, insbesondere des Oberflächenepithels, elastische Faser in der Schleimhaut, bedeutende Anhäufung von sauren Mucopolysacchariden. Sechs Tage nach der Biopsie verabreichte man Pregl-Lösung in die Gebärmutter, und nach 10 Tagen im Verlauf von drei nacheinanderfolgenden Tagen wandte man eine Infusion aus 5 g Streptomycin in 50 ml Wasser an. Danach wurden bioptische Proben nach weiteren 10 Tagen entnommen. Die Untersuchung wies den Rekonvaleszenzzustand nach. Nach darauffolgenden 2,5 Mon. wurde die Stute rossig und konzipierte.
PRL/CBR. 7557.

**4-64/12-0471** Studdert, M. J., Barker, C. A. V. und Savan, Milton; Guelph, Ontario Veterin. Coll. Infectious pustular vulvovaginitis virus infection of bulls. **(Die Pustular-Vulvovaginitis-Virus-Infektion bei Bullen.)** Amer. J. veterin. Res. **25** (1964) Nr. 105. S. 303-314.
18 Bullen wurden intranasal, cutan und intrakonjunktival mit dem Virus der Pustular-Vulvovaginitis, das dem Erreger des Bläschenausschlages entspricht, infiziert. Der klinische Verlauf der Infektion wird im einzelnen beschrieben. Pathologisch-histologisch sind in der Präputialschleimhaut entzündliche Zellinfiltration, Degeneration der Epithelzellen mit Bildung intranukleärer, eosinophiler Einschlußkörperchen, Verschorfung des nekrotischen Gewebes und Hyperplasie des subepithelialen, lymphoiden Gewebes beobachtet worden. H. Bergmann. 7562.

**4-64/12-0472** Marinov, P., Milanov, M., Čilev, D. u. a. Bezplodieto i abortite pri kravite na toksoplazmozna osnova. **(Unfruchtbarkeit und Aborte bei Kühen auf Grund von Toxoplasmose.)** Izvestija na Instituta po biologija i patologija na razmnožavaneto na selskostopanskite životni, Sofija **4** (1963) S. 129-138. — 1 Abb., 4 Tab., 15 Lit. Zus. in Russ., Engl.
Bei der serologischen und klinischen Untersuchung von 378 unfruchtbaren Kühen wurden bei 177 (46%) positive Toxoplasmose-Titer festgestellt. Der höchste Toxoplasmose-Titer wurde bei Kühen mit dauernder Unfruchtbarkeit oder bei Kühen, die abortiert hatten, ermittelt. Aborte wurden in der zweiten Hälfte der Trächtigkeit beobachtet. Die Dauer der Unfruchtbarkeit variierte zwischen 3 und 24 Monaten, wobei als die Hauptursache eine langsame Involution der Gebärmutter und gleichzeitige Endometritis angesehen wird. Im Hämogramm der auf Toxoplasmose positiv reagierenden Kühe war Hypoleukocytose zu beobachten, die bei einigen Tieren in Leukopenie übergeht, ferner eine Erhöhung der Anzahl der Neutrophilen um 12% und der Stabkernigen um 6%. Nach dem Auftreten der positiven Titer erreichte die Leukocytenzahl die Norm; die Anzahl der Neutrophilen sank. In dieser Periode wurde gut ausgeprägte Lymphocytose und eine unbedeutende Eosionophilie beobachtet. Es wurde ein epizootiologischer Zusammenhang zwischen den Titern in den Herden und der örtlichen Fauna festgestellt.
NRB/ZSNTI. 7562.

**4-64/12-0473** Petkov, K. und Kožucharova, L. Izsledvanija vŭrchu pojavata i izčezvaneto na aglutininite vŭv vaginalnija sekret na bolni ot vibrioza kravi i junici. **(Untersuchungen des Erscheinens und Verschwindens**

**der Agglutinine im Vaginalsekret von an Vibriose erkrankten Kühen und Färsen.)** Izvestija na Instituta po biologija i patologija na razmnožavaneto na selskostopanskite životni, Sofija 4 (1963) S. 159-164. – 3 Tab., 5 Lit. Zus. in Russ., Engl.

Es wurde festgestellt, daß die Agglutinine im Vaginalsekret experimentell angesteckter Färsen zwischen dem 4. und 6. Monat nach der Ansteckung erscheinen. Die Agglutinine kann man mit Hilfe der Mukoagglutinationsreaktion vom 3. bis 7. Monat feststellen. Das Auftreten von Agglutininen im Vaginalsekret der Färsen, die sich im Kontakt mit angesteckten Tieren befinden, wird zwischen dem 4. und 7. Monat festgestellt; mit Hilfe der Mukoagglutinationsreaktion kann die Feststellung vom 3. bis 10. Monat erfolgen. Die Agglutinine im Vaginalsekret einzelner infizierter Tiere werden vom 3. bis 26. Monat nach der Ansteckung festgestellt. Daraus wird der Schluß gezogen, daß man die Krankheit mit Hilfe der Mukoagglutinationsreaktion nicht in ihrem akuten Stadium feststellen kann. Die Ansicht einer Reihe von Autoren wird bestätigt, daß man die Mukoagglutinationsreaktion zur Feststellung der Krankheit in der Herde, nicht aber für eine individuelle Diagnose verwenden kann. NRB/ZSNTI. 7570.

**4-64/12-0474** Savov, N. Ustojčivost na Vibrio fetus genitalis pri različni uslovija i pri vŭzdejstvieto na antibiotici i chimiopreparati. **(Die Widerstandsfähigkeit von Vibrio fetus genitalis unter verschiedenen Bedingungen und bei Einwirkung von Antibiotica und chemotherapeutischen Mitteln.)** Izvestija na Veterinarnija institut za zarazni i parazitni bolesti, Sofija 9 (1963) S. 49-57. –12 Lit. Zus. in Russ., Engl.

Bei einer Temperatur von 16 bis 25 °C bewahrt *Vibrio fetus* die Lebensfähigkeit in Embryonen 7 bis 20 Tage, in den Kotyledonen 5 bis 10 Tage, im Vaginalschleim 12 bis 18 Stunden, im Sperma 1 bis 7 Tage, im Harn bis zu 2 Tagen, in reinem Wasser und in physiologischer Lösung 4 bis 5 Tage. Die Entwicklung einer sekundären Mikroflora, ein freier Luftzutritt und Schwankungen der Temperatur, bei der die Materialien aufbewahrt werden, beschleunigen das Absterben von *Vibrio fetus*. Beim Austrocknen des Infektionsmaterials an der Luft bei 19 bis 20 °C stirbt *V. fetus* in 3 bis 6 Stunden ab, bei Verringerung der Sauerstoffkonzentration in der Luft wird seine Lebensfähigkeit größer. Bei niedriger Temperatur (–28 °C) bewahrt *V. fetus* in der Kultur und im Sperma seine Lebensfähigkeit 15 Tage, bei 0 bis 10 °C bis zu 10 Tagen, bei 18 bis 25 °C bis zu 30 Tagen, bei 55 °C geht es in 25 Minuten und bei 60 °C in 10 Minuten zugrunde. Die Antibiotica in einer Konzentration von 1,1 bis 1,8 $\gamma$/ml hemmen seine Entwicklung. Höhere Dosen sind tödlich. In verdünntem Sperma töten es 200 IE Penicillin und 100 $\gamma$/ml Streptomycin in 24 Stunden ab. Bei täglicher Behandlung infizierter Meerschweinchen und Kaninchen mit Dosen von 10000 $\gamma$ Streptomycin je kg Kgw. tritt eine Heilwirkung ein, die Aborte hören auf; im Vaginalschleim und nach dem Töten auch in den inneren Organen kann der Erreger nicht mehr festgestellt werden. In vitro wurde eine antagonistische Wirkung mancher Bakterien auf *V. fetus* festgestellt: *E. coli* Q20. ab: K83: H26, Q20 ab: K84: H26, O26: B6, *Bact. proteus vulgare, Bact. pyocyaneum, Staphylococcus pyogenes aureus.* NBR/ZSNTI. 7570.

**4-64/12-0475** Voloskov, P. A., Michajlov, N. N., Čistjakov, I. Ja. und Kudrjavcev, P. F. Alimentarno-trofičeskie narušenija polovych funkcij u životnych. **(Alimentär-trophische Störungen der Fortpflanzungsfunktion bei Tieren.)** Veterinarija, Moskva 41 (1964) Nr. 4. S. 81-82.

Bis zum Alter von 28-30 Tagen sterben bei Kühen 25-26%, bei Schafen ca. 23% und bei Schweinen 27-30% der Embryonen ab und unterliegen z. T. der Fruchtresorbtion oder dem Frühabort, oder sie geben Anlaß zu plötzlich auftretenden Endometritiden. Unter den Bedingungen einer Akklimatisation liegen die Zahlenwerte noch höher (z. B. bei Schweinen um 34-48%). Als Ursache nehmen Vf. alimentär-trophische Störungen an, d. h., daß bei mangelhafter und einseitiger Fütterung sowie höherer Milchleistung der mütterliche Organismus seine embryotrophischen Aufgaben nur ungenügend erfüllen kann. Es kommt infolge Eiweiß-, Spurenelement- oder Vitaminmangel zu hormonalen Störungen, bes. zu hypophysären Insuffizienzen. Auf die ausreichende Versorgung der Muttertiere mit diesen Stoffen ist daher nicht nur wegen der Gefahr einer erhöhten Jungtiersterblichkeit, sondern auch wegen des drohenden Fruchttodes zu achten. S. Willer. 7575.

**4-64/12-0476** Fedorov, A. A. und Mal'ceva, G. A. Opyt izgotovlenija i primenenija SŽK. **(Herstellung und Anwendung von PMS.)** Veterinarija, Moskva **41** (1964) Nr. 2. S. 82-83.

Über Citratblut gewonnenes Serum tragender Stuten wurde im Verhältnis 1:10 mit 5%iger Karbolsäurelösung konserviert. Die mittlere Aktivität des Präparates betrug 80 IE pro ml, in einigen Serien bis 160 IE. Benutzt wurde PMS (pregnant mare serum) zur Prophylaxe und Therapie der „schlechten Fruchtbarkeit" von Kühen. Bei einer tägl. s. c. Verabfolgung von 4-5000 IE konnte nach 3-4 Tagen eine echte Brunst erzeugt werden. In einigen Fällen trat der Erfolg erst nach 6-7 Tagen ein. In einigen Beständen mit schlechter Fruchtbarkeit wurde das Mittel grundsätzlich angewandt. So konnten in einem Fall von 300 behandelten Kühen bei 210 Brunst und Trächtigkeit erreicht werden. In einem anderen Fall waren es von 1140 insgesamt 800 Kühe. In anderen Betrieben wurde PMS nur bei mehrmals umrindernden oder brunstlosen Tieren jeweils mit gutem Erfolg angewandt. S. Willer. 7580.

**4-64/12-0477** Dojčev, S., Gešev, S., Nedjalkov, K. u. a. Zamestvaneto s Rimifon na antibioticite v tečnata chranitelna sreda po G'ortler za namnožavane na Trichomonas foetus. **(Der Ersatz von Antibiotica durch Rimifon im flüssigen Nährboden von Görtler für die Vermehrung von Trichomonas fetus.)** Izvestija na Instituta po biologija i patologija na razmnožavaneto na selskostopanskite životni, Sofija **4** (1963) S. 151-157. — 1 Abb., 2 Tab., 4 Lit. Zus. in Russ., Engl.

Zum Kultivieren und langen Aufbewahren von Trichomonadenkulturen können die Antibiotica des flüssigen Nährbodens nach Görtler mit Erfolg durch Rimifon in einer Konzentration von 0,01, 0,02, 0,04, 0,08% ersetzt werden. Bei den beiden ersten Konzentrationen vermehren sich die Trichomonaden rascher, bei einer Konzentration von 0,04% vermehren sich die Trichomonaden auch schnell, aber dabei wird beobachtet, daß sie langlebiger sind. Bei einer Konzentration von 0,08% vermehren sich die Trichomonaden langsam, aber ihre Lebensdauer ist am längsten. Wenn man die kulturelle Untersuchungsmethode der Spülflüssigkeit aus Präputial- und Vaginalraum, von abortierten Früchten und dem Sperma anwendet, können die Antibiotica des flüssigen Nährbodens nach Görtler durch Rimifon in einer Konzentration von 0,02 und 0,04% ersetzt werden. NRB/ZSNTI. 7630.

**4-64/12-0478** Dojčev, S. Izmenenija v morfologijata i biologijata na Trichomonas fetus sled mechaničesko razklaštane na kulturite mu v šjutel-aparat. **(Veränderungen in der Morphologie und Biologie von Trichomonas fetus nach mechanischem Schütteln der Kultur im Schüttelapparat.)** Izvestija na Instituta po biologija i patologija na razmnožavaneto na selskostopanskite životni, Sofija **4** (1963) S. 139-150. — 4 Tab., 17 Lit. Zus. in Russ., Engl.

Es wurde festgestellt, daß das Schütteln der Trichomonadenkultur im Schüttelapparat bei 240 Umdrehungen pro Minute wesentliche morphologische und biologische Veränderungen des Parasiten hervorruft. Die Fähigkeit des Parasiten zur Vermehrung schwächt sich ab, die Zahl der rundlichen Formen nimmt zu, und es tritt eine Verzögerung und Koordinierungsstörung in seinen Bewegungen ein. NRB/ZSNTI. 7630.

**4-64/12-0479** Malikov, D. I.; Stawropol, Unions-Forsch.-Inst. für Schaf- und Ziegenzucht. Vlijanie atmosfernogo davlenija na vosproizvoditel'nuju funkciju baranov. **(Der Einfluß von atmosphärischem Druck auf die Fortpflanzungsfunktion beim Schafbock.)** Vestnik sel'skochozjajstvennoj nauki, Moskva 8 (1963) Nr. 6. S. 82-86. — 3 Abb., 10 Lit. Zus. in Engl., Franz., Dtsch.

Die Empfindlichkeit der Gameten bei landwirtschaftlichen Nutztieren gegenüber einwirkenden Faktoren der Umwelt ist bedeutungsvoll. Die im Jahre 1950 bei erwachsenen Schafböcken der Kaukasischen Rasse durchgeführten Untersuchungen ergaben, daß bei erhöhtem atmosphärischem Druck die Spermienaktivität anstieg und bei geringem Druck abfiel. Eine umgekehrte Gesetzmäßigkeit wurde im Verhältnis zwischen Aktivität der Spermien und der Lufttemperatur beobachtet. In früheren Versuchen war festgestellt worden, daß eine höhere Spermaaktivität zu einer Erhöhung des Gewichtes der Früchte führte. Den stärksten Einfluß hatten jedoch Veränderungen des atmosphärischen Drucks auf die biologischen Eigenschaften des Spermas, die sich nicht selten innerhalb von wenigen Stunden auswirkten. Der partielle Sauerstoffdruck in der Luft, die von den Böcken eingeatmet wurde, führte bei seinem Anstieg zur Erhöhung des Geburtsgewichtes der Lämmer um 5%. Auch der Sättigungsgrad des peripheren Blutes mit Sauerstoff hatte nachweislichen Einfluß auf die Spermaqualität. Die verschiedenartigen Veränderungen werden demnach von den Spermatozoen über die Sekrete der Anhangsdrüsen weitergegeben. Durch die biochemische Zusammensetzung der Sekrete kommt es zu einer Aktivierung der Spermatozoen, die die biologischen Veränderungen sogar der Zygote weitervermitteln, wenn sie ausreichend intensiv sind. H. Rauch. 7675.

**4-64/12-0480** Josifov, K. und Georgiev, G. Proučvanija vŭrchu estralnija sekret na kravata. Izsledvane sŭdŭržanieto na njakoi zachari i kačestvenija sŭstav na aminokiselinite. **(Untersuchungen des Vaginalsekrets der Kuh im Oestrum. Untersuchung des Gehaltes an einigen Zuckern und der qualitativen Zusammensetzung der Aminosäuren.)** Izvestija na Instituta po biologija i patologija na razmnožavaneto na selskostopanskite životni, Sofija 4 (1963) S. 185-192. — 1 Abb., 1 Tab., 15 Lit. Zus. in Russ., Engl.

Untersucht wurden das normale und pathogen veränderte Vaginal- bzw. Uterus-Sekret der Kühe im Oestrum hinsichtlich des Gehaltes an Trockensubstanz, Glykose, Fructose, Glykogen, der Konzentration von Wasserstoffionen und der qualitativen Zusammensetzung der gebundenen und freien Aminosäuren. Es wurde festgestellt, daß die Trockensubstanz in g%, im normalen Sekret im Durchschnitt 1,1641 und im pathologisch veränderten 1,3434 beträgt. Die Glykosemenge beträgt im normalen Sekret, in mg%, 8,3 und im pathologisch veränderten 12,3. Hinsichtlich des Fructosegehaltes und der Konzentration der Wasserstoffionen sind Unterschiede kaum vorhanden. Auch wurden keine Unterschiede in der qualitativen Zusammensetzung der freien und gebundenen Aminosäuren festgestellt. Folgende Aminosäuren wurden ermittelt: Cystin, Cystein, Lysin, Histidin, Arginin, Asparaginsäure, Serin, Glycin, Oxyprolin, Glutaminsäure, Threonin, L-Alanin, Prolin, L-Aminobuttersäure, Tyrosin, Methionin, Valin, Phenylalanin, Leucin. Es gelang nicht, Glykogen im Sekret festzustellen. NRB/ZSNTI. 7678.

**4-64/12-0481** Haraszti, J. Adatok a növendék szarvasmarhák véres üzekedésének oktanához. **(Über die blutige Brunst bei Jungrindern.)** Magyar Állatorvosok Lapja [Ung. veterinärmed. Bl.] 18 (1963) Nr. 9. S. 351-354. — Aus: Ung. Agrar-Rdsch. 1964 Nr. 2. 7678.

4-64/12-0482 Rothe, K.; Berlin, Humboldt-Univ., Veterinärmed. Fak., Tierklin. für Geburtshilfe und Fortpflanzungsstör. **Die künstliche Besamung beim Schwein.** Arch. exp. Veterinärmed. **17** (1963) Nr. 5. S. 957-1017.; Nr. 6. S. 1169-1239. — 76 Abb., 14 Tab., 276 Lit.
In Form einer Monographie wird der derzeitige Stand der Schweinebesamung unter Berücksichtigung eigener Erfahrungen und Versuchsergebnisse dargestellt. Einer ökonomischen Betrachtung, dem geschichtlichen Überblick und Darlegungen über Bedeutung und Ausbreitung der Besamung beim Schwein folgen Ausführungen über Anatomie und Physiologie der Geschlechtsorgane des Ebers, Auswahl der Eber für die Besamung, ihre Haltung und Fütterung. Die Beschreibung der Samengewinnung wird durch instruktive Abbildungen, besonders von verschiedenen Phantomen, zahlreichen Modellen künstlicher Vaginen und den vom Vf. bevorzugten Absamungsmanipulationen ergänzt. Das Ebersperma wird nach den in der Besamung üblichen Gesichtspunkten beschrieben, verschiedene Beurteilungsschlüssel werden angeführt. Im Abschnitt Spermaverdünnung finden sich wohl alle bisher geprüften Verdünnerrezepte. Die Konservierungsverfahren werden übersichtlich und kritisch dargestellt. Im Abschnitt Muttertier werden Anatomie und Physiologie der weiblichen Geschlechtsorgane, Brunstablauf, praktische Methoden der Brunsterkennung, optimaler Besamungszeitpunkt usw. beschrieben. Das Kapitel Samenübertragung wird nach der in der Besamung üblichen Einteilung behandelt. Zahlreiche Besamungsgeräte sowie Methoden werden anhand von Abbildungen beschrieben. Das letzte Kapitel behandelt die bisher erzielten Besamungsergebnisse sowie deren Beeinflußbarkeit. In den Schlußbetrachtungen betont Vf., daß die Schweinebesamung international an Bedeutung gewonnen hat. Die derzeitige Entwicklung lasse es absehen, daß die Schweinebesamung bald einen bedeutsamen Platz in der Besamung landwirtschaftlicher Nutztiere einnehmen werde. W. Rommel. 7685.

4-64/12-0483 Petkov, K. und Panajotov, B. Sravnitelni proučvanija vŭrchu metodite za izčisljavane na njakoi pokazateli za zaplodjaemostta na kravite. **(Vergleichende Untersuchungen der Methoden zur Berechnung einiger Kennziffern der Befruchtung von Kühen.)** Izvestija na Instituta po biologija i patologija na razmnožavaneto na selskostopanskite životni, Sofija 4 (1963) S. 165-177. — 2 Abb., 5 Tab., 8 Lit. Zus. in Russ., Engl.
Die Methode „non return“ ist zur Feststellung der befruchteten Kühe deswegen ungeeignet, weil nur 48% der Tiere, die umgerindert haben, in der Periode von 18 bis 25 Tagen besamt werden. Ein besseres Ergebnis, das der Wirklichkeit näherkommt, wurde mit Hilfe von Berechnungen der Befruchtung nach der ersten Besamung (Methode H. Conradi, W. Jenichen und S. Zelfel) erhalten. Der Besamungsindex, der nach der Formel von Jenichen und Zelfel errechnet worden ist, kommt der Wirklichkeit ebenso nahe. Es wird für richtig gehalten, die neuen Begriffe — Index der Besamung und Index der Befruchtung — einzuführen. Unter dem ersten Begriff muß man das arithmetische Mittel zwischen der Zahl der Besamungen und der Zahl der besamten Tiere, unter dem zweiten Begriff — das arithmetische Mittel zwischen der Zahl der Besamungen und der Zahl der befruchteten Tiere verstehen. Man hat festgestellt, daß die Differenz zwischen beiden Indices durch den Prozensatzt der unbefruchteten Tiere in der Herde bestimmt wird.
NBR/ZSNTI. 7687.

4/64-12-0484 Gančev, T. Osemenjavane na ovce s različen broj spermatozoidi v doza. **(Die Besamung von Schafen mit einer unterschiedlichen Anzahl von Spermien.)** Izvestija na Instituta po biologija i patologija na razmnožavaneto na selkostopanskite životni, Sofija 4 (1963) S. 97-102. — 1 Abb., 1 Tab., 12 Lit. Zus. in Russ., Engl.

Die Besamung der Schafe erfolgte mit verschiedenen Spermadosen, die 10, 20, 30, 40 und 80 Mill. Spermien enthielten. Es wurde frisch erhaltenes Sperma verwendet, das mit entrahmter Kuhmilch verdünnt worden war. Es wurde eine direkte, sehr starke Abhängigkeit zwischen der Anzahl der Spermien und dem Prozentsatz der nach der ersten Besamung befruchteten Schafe festgestellt, als die Anzahl der Spermien von 10 bis 120 Mill. variierte. Wenn die Merinoschafe gut zur Decksaison vorbereitet werden und eine zweimalige Besamung mit 20fach verdünntem Sperma erfolgt, das in einer Dosis je 30 Mill. Spermien enthält, werden bis zu 80% der Schafe befruchtet. Bei Anwendung einer Spermadosis mit einer geringen Anzahl von Spermien (mindestens 10 Mill.) werden von ein und derselben Spermamenge mehr Nachkommen erhalten als bei Anwendung kleiner Dosen mit einer größeren Anzahl von Spermien. NRB/ZSNTI. 7687.

**4-64/12-0485** Vlachos, K. und Tsakaloff, P. **Die künstliche Besamung von Ziegen mit Tiefkühlsperma.** Berliner Münchener tierärztl. Wschr. **76** (1963) Nr. 24. S. 491-494.
In Griechenland sind 5 Mill. Ziegen vorhanden, die größtenteils tagsüber in Dorfherden gehalten werden. Mit zunehmender Intensivierung der Landwirtschaft setzt sich in Griechenland die Tendenz durch, von der Herdenhaltung zur Stallhaltung bei gleichzeitiger Einkreuzung ertragreicher Ziegenrassen überzugehen, vor allem da die Rinderhaltung mit den übrigen europ. Ländern wenig konkurrenzfähig ist. Dieser Umstand macht die Ziegenbesamung unabdingbar. Infolge der starken Verstreuung der Ziegenbestände müssen Wege gefunden werden, die einen Spermaeinsatz über längere Zeit erlauben. Diese Möglichkeit sehen Vff. im Einsatz von Tiefkühlsperma. Die 1962 eingeleiteten Versuche brachten ungenügende Ergebnisse. Die guten Erfolge von Fraser (1962) in Kanada sind der Anlaß zu weiteren Versuchen. Versuche: Laboruntersuchung: 1. Verdünner nach Fraser (Kuhmagermilch, 7% Glycerin und Antibiotica); 2. Na-Citrat, Eigelb + 7% Glycerin; 3. Spermasol, 20% Eigelb und 7% Glycerin. Arbeitsvorgang: 1. Vorverdünnung auf die Hälfte der Endverdünnung; 2. Abkühlen im Wassermantelgefäß von +30 °C auf +5 °C in 1,5 Std.; 3. Endverdünnung mit der 2. Hälfte nach Glycerinbeschickung des Verdünners (tropfenweise in°15 Min.); 4. Abfüllen und Einfrieren: von +4 °C-0 °C in 30 Min., von 0 °C bis 5 C 1,5 Grad pro Min., von −5 °C bis 10 °C 1 Grad pro Min., von −10 °C bis 17 °C 2 Grad pro Min., von −17 °C bis 79 °C 4 Grad pro Min. Kontrolle der Proben: sofort, nach 24 Std., nach 8 Tagen und nach 1 Mon. nach dem Einfrieren. Der Natriumcitrat-Verdünner ist brauchbar (Bewegungsaktivität immer um 50%). Die in-vivo-Versuche zeigen einen Befruchtungserfolg von 57,6% mit 59,8% Zwillingsgeburten. W. Busch. 7690.

**4-64/12-0486** Smirnov-Ugrjumov, D. und Teterin, N. Iskusstvennoe osemenenie skota pri besprivjaznom soderžanii. **(Die künstliche Besamung der Rinder in Freilaufställen.)** Moločnoe i mjasnoe skotovodstvo, Moskva **8** (1963) Nr. 6. S. 37-38. — 1 Abb.
Es werden Erfahrungen aus einigen Kolchosfarmen mitgeteilt, die die Feststellung, Kennzeichnung und Besamung der rindernden Tiere solcher Ställe betreffen. Es wird empfohlen, die Besamungsstellen in der Nähe der Melkräume einzurichten. Um eine bessere Befruchtung zu erreichen, sollen die Kühe unmittelbar nach dem Melken und der Eutermassage besamt werden (Oxytocineffekt). Dabei werden bis 9% mehr Kühe befruchtet, als bei einer Besamung vor dem Melken (65,2%); auch stehen die Kühe ruhiger. Nach der Besamung werden die Kühe 3-4 Std. angebunden. Brünstige Rinder werden rechtzeitig am Horn mit Farbzeichen versehen, damit sie vom Tierpfleger besonders und laufend beobachtet werden können.
H. Rauch. 7690.

**4-64/12-0487** Bereznev, A.; Dubrowizy, Gebiet Moskau, Unions-Inst. für Tierzuchtforsch. Podgotovka bykov-proizvoditelej pered vzjatiem semeni. **(Vorbereitung der Besamungsbullen zur Spermaentnahme.)** Moločnoe i mjasnoe skotovodstvo, Moskva 8 (1963) Nr. 6. S. 56-57. — 2 Tab.
Nachdem 1961 quantitative Bestimmungen den erhöhten Oxytocingehalt im Blut von Bullen vor dem Sprung ergeben hatten, wenn sie einer Wartezeit von 4-5 Min. in der Nähe des Absamungstieres unterworfen wurden, prüfte Vf. verschiedene Manipulationen zur weiteren erhöhten Oxytocinausschüttung und damit zu vermehrten Abgaben von Spermien im Ejakulat. So wurde eine Massage der Hoden für die Dauer von 5 Min., beginnend 10 Min. vor dem Sprung, durchgeführt. Während der verbleibenden Wartezeit bis zum Sprung wurde der Bulle 2-3mal um das Absamungstier herum geführt. Es folgen 1-2 Leersprünge. Es wurde festgestellt, daß im Ergebnis dieser Manipulationen die Zahl der Spermien bedeutend ansteigt. Auch in der Zeit nach den Versuchen blieb die Qualität das Spermas verbessert. Die Befruchtungsergebnisse mit diesem Sperma waren mit 79,3% denen aus der Kontrollgruppe überlegen (65,7%). Im allgemeinen ist bei Anwendung dieser Methoden die Spermamenge um das Eineinhalbfache und die Zahl der Spermien um das Zweifache erhöht. H. Rauch. 7700.

**4-64/12-0488** Konjuchova, V. A.; Poltawa, Forsch.-Inst. für Schweinezucht. Ispol'zovanie chrjakov pri iskusstvennom osemenenii. **(Der Einsatz von Ebern bei der künstlichen Besamung.)** Svinovodstvo, Moskva 18 (1964) Nr. 1. S. 38-39. — 1 Tab.
Bei extensiver Nutzung war die Spermaqualität in den Untersuchungen der Vff. schlechter als bei intensiver. Die Versuche wurden bei 10 Ebern der Großen Weißen Rasse vorgenommen. Durchschnittlich erreichte das Ejakulat bei täglicher Absamung in die künstliche Vagina eine Menge von 150 ml (von 79-279). Demgegenüber lag diese Menge bei 184 ml (von 102-292), wenn der Eber wöchentlich nur 2mal angesetzt wurde. Die Zahl der Spermatozoen fiel allerdings im ersten Falle erheblich ab. In weiteren Versuchen wurden bei 3jährigen Ebern täglich 2 Ejakulate gewonnen (über 45-50 Tage), und zwar früh und abends. Die Anzahl der Spermatozoen sank im Vergleich zur täglichen einmaligen Absamung auf die Hälfte. Ein Aktivitätsabfall wurde jedoch nicht registriert. Auf die Besamungserfolge hatte lediglich die Spermaqualität Einfluß, nicht die Zahl der Absamungen direkt. Die Wurfergebnisse waren sowohl von den Ejakulaten, die täglich einmal, als auch von denen, die täglich zweimal gewonnen wurden, gut. H. Rauch. 7700.

**4-64/12-0489** Kalev, G. und Zagorski, D. Izsledvanija za polučavane na kačestvena sperma i vlijanieto na njakoi spermorazrediteli vŭrchu preživjaemostta na spermatozoidite ot nerez. **(Untersuchungen über die Gewinnung von Sperma guter Qualität und der Einfluß einiger Spermaverdünner auf das Überleben der Eberspermien.)** Izvestija na Instituta po biologija i patologija na razmnožavaneto na selskostopanskite životni, Sofija 4 (1963) S. 71-82. — 1 Abb., 5 Tab., 22 Lit. Zus. in Russ., Engl.
Zur Gewinnung von Ebersperma wurde eine 20 cm lange künstliche Vagina mit einem Durchmesser von 6 cm verwendet. Die Ejakulate wurden in Fraktionen gesammelt, wodurch die Verwendung von nur reinem Sperma mit wertvollen Qualitätskennziffern gesichert wurde. 13 Verdünner kamen zur Prüfung, wobei das Sperma im Verhältnis 1:1, 1:4 und 1:9 verdünnt wurde. Von den geprüften Verdünnern haben die besten biologischen Kennzahlen für die Aufbewahrung des Spermas bei 0-3 °C: Honigverdünner, Glykokoll-, Milch- und Milch-Honigverdünner. Für die Aufbewahrung des Spermas bei einer Temperatur von 18-22 °C erwiesen sich als die geeignetsten Verdünner mit Kohlendioxyd gesättigtes Glykokoll und Milchverdünner.
NRB/ZSNTI. 7700.

**4-64/12-0490** Rodin, I. I.; Moskau, Veterinärmed. Akad. Novyj pribor dlja polučenija spermy ot barana. **(Neues Gerät für das Auffangen des Spermas vom Schafbock.)** Veterinarija, Moskva **40** (1963) Nr. 2. S. 68-69. — 1 Abb. 7700.

**4-64/12-0491** Jarosz, S. Kolorymetr fotoelektryczny użyty do oceny koncentracji nasienia buhaja. **(Ein photoelektrisches Kolorimeter zur Prüfung der Konzentration des Bullenspermas.)** Przegląd Hodowlany **32** (1963) Nr. 12. S. 26-28. — 2 Tab.
Einer der Hauptfaktoren, der eine rationelle Ausnutzung der hochwertigen Bullen in den staatlichen Betrieben zur Besamung der Tiere erlaubt, ist die Anwendung, je nach Möglichkeit, von maximalen Konzentrationen des Spermas. Zur Beurteilung der Konzentration des Spermas wandte man ein photoelektrisches Kolorimeter an. Die Bestimmung der Konzentration des Bullenspermas mit Hilfe des photoelektrischen Kolorimeters FEK-M führt man unter Anwendung des Grünfilters und der Küvette mit einem Arbeitsdurchmesser von 5 mm durch. Zur Vornahme der Beurteilung sind vorzubereiten: Saubere trockene Flakons von Penicillin, 3,4%ige Natriumcitrat-Lösung, Meßpipetten für 0,1 und 5 ml. Der Autor gibt eine ausführliche Beschreibung der Ausführung der Messung an und geht danach zu den Prinzipien, die bei der Durchführung der Beurteilung der Dichte des Spermas zu befolgen sind, über. Der Autor zeigt die Notwendigkeit der Befolgung der Sauberkeit der Gefäße sowie des Verdünnungsmittels und der genauen Verdünnung des untersuchten Spermas. Im Falle der Veränderung der Verfärbung des Spermas, die evtl. durch Veränderung der Futterart für Bullen verursacht wurde, ist eine neue Kalibrierungskurve aufzustellen. Bei Skaleneinteilung des Kolorimeters als auch bei der Beurteilung der Dichte des Spermas sollten die Temperaturschwankungen 3 °C nicht überschreiten. Die Küvetten wäscht man nach dem Gebrauch mit Wasser und danach mit Spiritus und Aether aus. PRL/CBR. 7700.

**4-64/12-0492** Panasenko, F. T. Opredelenie koncentracii spermiev pri pomošči ėlektrofotoėksponometra. **(Bestimmung der Spermakonzentration mittels eines Elektrophotoexponometers.)** Svinovodstvo, Moskva **17** (1963) Nr. 10. S. 38-39. — 4 Abb.
Statt einer Zählkammer entwickelte Vf. einen besonderen Komparator und ein photoelektrisches Exponometer. Das Gerät erhielt die Bezeichnung „Elektrospermioskop" und wird in seinen technischen Einzelheiten beschrieben. Das Röhrchen mit dem verdünnten Ebersperma wird in vertikaler Lage in den Komparator gebracht; unter einem elektrischen Lämpchen wird mittels des Photoelektroexponometers die Spermakonzentration bestimmt. Je geringer die Konzentration der Spermatozoen im Sperma, um so mehr dringt das Licht durch das Röhrchen und fällt auf die Oberfläche des Elektrophotoexponometers, das um so stärker das Ergebnis anzeigt. Die Bestimmung dauert 1-2 Min. H. Rauch. 7700.

**4-64/12-0493** Hrudka, F. Cytochemická metoda na hodnotenie vitality spermii. **(Cytochemische Methode zur Bewertung der Spermienvitalität.)** Biológia [Bratislava] **18** (1963) Nr. 12. S. 937-939. — 2 Abb., 1 Lit. Zus. in Russ., Dtsch.
Es wird eine Methode zur Beurteilung des Funktionszustandes des Spermienschwanzes beschrieben, wobei dieser Zustand zum Teil auf die Spermienvitalität hinweist. Die Methode beruht auf direktem Nachweis der aktiven Dehydrogenasen in den Mitochondrialspiralen der Spermien. Auf einem Objektträger werden ein Tropfen der Tetrasolsalzlösung und ein kleiner Ejaculatstropfen oder Spermienextrakt aus dem Ductus epididymidis vermischt und nach der Zudeckung mit dem Deckglas wird die Mischung 20 Min. lang bei 37 °C incubiert. Nach der Incubation werden 1-2 Ausstriche hergestellt, die nach der

Trocknung mit einer Mischung von 1 Teil Formol und 4 Teilen der physiol. Lösung fixiert werden. Das Präparat wird dann gewaschen, wieder getrocknet und dann unter Anwendung der Immersion untersucht. Mit Hilfe des normalen Mikroskopes sieht man nur aktive Mitochondrialspiralen. Ihre Aktivität äußert sich durch ein blaues Difformasedepositum, das auf Mitochondrien der Mitochondrialspiralen lokalisiert ist. Zwecks Demonstration nicht aktiver Spermien kann man die Kontrastfärbung oder ein Phasenkontrastmikroskop benützen. Das Bild der Mitochondrien wird näher beschrieben, und die detaillierten Ergebnisse werden später publiziert. Die Spermien erscheinen als ein geeignetes Objekt für das Studium des Katabolismus und der Mitochondrien. ČSSR/ÚVTI. 7700.

**4-64/12-0494** Rob, O. Morfologické vyšetření spermií v diagnostice poruch plodnosti plemenných kanců. **(Morphologische Spermien-Untersuchungen in der Diagnostik von Fruchtbarkeitsstörungen bei Zuchtebern.)** Živočišná Výroba **8(36)** (1963) Nr. 12. S. 717-726. — 11 Abb., 24 Lit. Zus. in Russ., Dtsch.

Es werden die Ergebnisse morphologischer Untersuchungen von insgesamt 350 Ausstrichen des Spermas von 119 Zuchtebern zur Feststellung der Ursachen von Fruchtbarkeitsstörungen im Vergleich mit dem morphologischen Aussehen von Spermaausstrichen normal fruchtbarer Zuchteber beschrieben. Das Sperma wurde mit Hilfe eines Phantoms in eine Gummivagina nach der Robschen Methode abgenommen. Das Innere des Phantoms wurde auf eine Temperatur von 37 °C erwärmt und der Samensammler wurde durch eine Filzhülle gegen Kälteschock geschützt. Zur Färbung der Ausstriche bewährte sich am besten die gepufferte Giemsche Lösung (modifizierte Methode von Hancock) oder Viktoriablau und Metachromgelb. Es werden weiterhin die einzelnen pathologischen Abweichungen der Eberspermienform und die morphologischen Befunde bei einigen die Spermiogenese beeinflussenden Erkrankungen der Eber beschrieben. Aus den Gesamtergebnissen der Untersuchungen ergibt sich, daß jede Untersuchung einer Fruchtbarkeitsstörung bei Ebern eine morphologische Analyse der Spermien und nach Schlachten der Tiere auch eine hsitologische und cytologische Untersuchung erfordert, denn diese Methoden können außer den eigentlichen Ursachen der Unfruchtbarkeit auch einige vererbliche Spermienformen als primäre Akrosomdefekte enthüllen. Bei den weniger als 15 bis 20% pathologische Spermien aufweisenden Ebern war die Fruchtbarkeit gut, während sich bei einem höheren Anteil dieser Spermien in stärkerem Maße Unfruchtbarkeit der Eber zeigte. ČSSR/ÚVTI. 7700.

**4-64/12-0495** Bielański, W. und Wierzbowski, S. Wydajność plemników u samców zwierząt gospodarskich. I. Próby określenia dziennego wydzielania plemników na podstawie tzw. „próby porożnienia" przeprowadzonej przy użyciu sztucznej pochwy, w różnych odstępach czasu u ogierów, buhajów i tryków. **(Die Spermaleistung der männlichen Nutztiere. 1. Mitt. Die Bestimmung der täglichen Spermamenge auf Grund der sogenannten „Entleerungsprobe" in verschiedenen Zeitabständen an Hengsten, Bullen und Schafböcken.)** Roczniki Nauk rolniczych, Ser. B **83** (1963) Nr. 3. S. 411 bis 423. — 3 Abb., 8 Tab., 13 Lit.

Als grundsätzlichen Test benutzte man die sogenannte „Entleerungs-und Erschöpfungsprobe", die darauf beruht, daß man den Bullen bis zum Zeitraum der Erschöpfung seiner Deckfähigkeit zur Absamung zuläßt. Das Sperma wurde in einer künstlichen Scheide aufgefangen. Die Versuche wurden in Abständen von 1, 2, 5, 8, 11, 14, 17 und 20 Tagen durchgeführt. Es wurde festgestellt, daß die Anzahl der gewonnenen Spermatozoen bei Hengsten, Bullen und Schafböcken mit der Verlängerung der Abstinenzperiode nur innerhalb weniger Tage (etwa eine Woche) ansteigt und anschließend ungefähr auf gleichem Niveau stehenbleibt. Das Ansteigen der Spermatozoenzahl ist im Verhältnis zur Menge, die man bereits nach einer eintägigen Unterbrechung erzielt und die man durch das Ansammeln der von Tag zu Tag produzierten Spermatozoen erwarten könnte, nur gering. Die erzielten Kurven der Spermatozoen-Tagesleistung mit hyperbelähnlicher Gestalt — für alle drei Tierarten — sprechen dafür, daß ähnliche Mechanismen vorhanden sind, jedoch mit der Einschränkung, daß die bestehenden Unterschiede in den Parametern auf eine andersartige Intensität der Prozesse, die die tägliche maximale Spermatozoen-Leistung regulieren, hinweisen. PRL/CBR. 7700.

**4-64/12-0496** Hopwood, M. L., Faulkner, L. C. und Gassner, F. X.; Fort Collins, Colorado State Univ. Effect of exhaustive ejaculation on composition of bovine semen. **(Der Einfluß von Ausschöpfungsversuchen bei der Spermagewinnung auf die Zusammensetzung des Bullenspermas.)** J. Dairy Sci. **46** (1963) Nr. 12. S. 1409-1415.
Um Rückschlüsse auf die Spermaproduktion und die Tätigkeit der Drüsenflüssigkeit ziehen zu können, werden fertile und beiderseits vasoligierte Bullen für die Untersuchung verwendet. Die Samengewinnung erfolgt mit Hilfe der künstlichen Scheide und durch Elektroejakulation. Ermittelt werden der pH-Wert, die Fructosekonzentration, der Stickstoffgehalt und die Aminosäurekonzentration. Die Bullen werden etwa 3 Std. hintereinander zur Samengewinnung herangezogen. Ein Guernsey-Bulle spendete bei Anwendung der Elektroejaculation in 3 Std. 25 Ejakulate mit einer Gesamtflüssigkeitsmenge von 195 ml. Ein bilateral vasoligierter Holsteinbulle spendete bei Anwendung der Elektroejaculation 34 Ejaculate. Die gewonnene Drüsenflüssigkeit beträgt 190 ml. Unter den gegebenen Versuchsbedingungen werden 6-11 Milliarden Spermatozoen aus dem Geschlechtstrakt gewonnen. Die Fructosekonzentration korreliert mit dem pH-Wert. Für den Säuregrad ist die Samenblasendrüsenflüssigkeit verantwortlich. Ejaculate mit höherem pH-Wert enthalten viele Anteile der Bulbourethraldrüsen. Die aus den proximalen Abschnitten des Nebenhodens stammenden Samenergüsse zeigten größere färberische Affinität für Eosin, als die aus dem Nebenhodenschwanz. Wird also bei der Samengewinnung ein Anstieg der lebenden Spermien beobachtet, spricht das für eine Dysfunktion des Nebenhodenschwanzes.
K. Rothe. 7700.

**4-64/12-0497** Dikov, V. Proučvane vŭzdejstvieto na ultrazvukovite vŭlni vŭrchu spermoprodukcijata na zaeka. **(Untersuchung der Einwirkung von Ultraschallwellen auf die Spermienproduktion beim Kaninchen.)** Izvestija na Instituta po biologija i patologija na razmnožavaneto na selkostopanskite životni, Sofija 4 (1963) S. 45-52. — 4 Abb., 1 Tab., 20 Lit. Zus. in Russ., Engl.
Eine Behandlung der Hoden von Kaninchen mit Ultraschall (Frequenz 800 kHz Intensität; 0,5 bis 1 Watt/cm$^2$) trägt zur Verbesserung des gewonnenen Spermas bei. Die Zahl der Spermien je ml, der Prozentsatz der beweglichen Spermien, die thermische Probe und die Resistenz der Spermien wurden im Vergleich zu den Angaben vor der Versuchsperiode bedeutend höher. Die histologische Untersuchung der Hoden ergab, daß die Zahl der in den Samenkanälchen der behandelten Kaninchen gebildeten Spermien bedeutend größer ist als bei der Kontrollgruppe. Es wird angenommen, daß die Intensität von 1,5 Watt/cm$^2$ sich der oberen Grenze der günstigen Einwirkung des Ultraschalls auf die Spermatogenese bei Kaninchen nähert.
NRB/ZSNTI. 7700.

**4-64/12-0498** Džambazov, G. Vŭrchu izpolzvaneto na fosfatno-bikarbonatnata sreda za razreždane i sŭchranenie na sperma ot bik. **(Die Verwendung von Phosphat-Bicarbonat-Medium für die Verdünnung und Aufbewahrung**

**von Bullensperma.)** Izvestija na Instituta po biologija i patologija na razmnožavaneto na selskostopanskite životni, Sofija 4 (1963) S. 121-128. – 2 Tab. Zus. in Russ., Engl.

Geprüft wurde das von Milowanow vorgeschlagene Phosphat-Bicarbonat-Medium, wobei die Methode seiner Herstellung und seine Zusammensetzung etwas verändert sind. Es wurde auf folgende Weise bereitet: In 900 ml destilliertem Wasser wurden 3 g weißes Streptozid in Pulverform gelöst und im Wasserbade auf 80 bis 100° erwärmt und auf Zimmertemperatur abgekühlt. Dieser Grundlösung wurden zugefügt: Aqu. dest. 50,0 $cm^3$, Natriumcitrat 24,0 g, Zucker 5,7 g, Natriumbicarbonat 1,26 g, Penicillin 1 Mill. IE und Streptomyzin 1 Mill. $\gamma$. Zu der erhaltenen Lösung wurden 110 ml Eigelb zugesetzt und darauf das ganze Gemisch mit Hilfe von Glaskugeln 40 bis 60 Min. geschüttelt. Getrennt davon wurde eine Lösung aus Aqu. dest. 50,0 ml und 72 g K-phosphat bereitet. Diese beiden Lösungen wurden unmittelbar vor der Verdünung des Spermas miteinander vermengt. In einem solchen Verdünner aufbewahrt, behalten 40% der Spermien ihre Beweglichkeit und liefern hohe Befruchtungsergebnisse bis zum 5. bis 6. Tage. Von 2837 Kühen, die mit einem auf diese Weise verdünntem Sperma besamt worden waren, waren nach der ersten Besamung 73% befruchtet, während bei den Kühen, die mit Sperma besamt wurden, das mit Glykose-Eigelb-Citrat-Verdünner versetzt worden war, 58,6% befruchtet waren. NRB/ZSNTI. 7710.

**4-64/12-0499** Stepanov, A. Karbocholin povyšaet oplodotvorjaemost' korov. **(Acetylcholin erhöht die Befruchtungsrate bei Kühen.)** Moločnoe i mjasnoe skotovodstvo, Moskva **9** (1964) Nr. 1. S. 29-30.

Durch aktive Tätigkeit der Uterusmuskulatur wird bei gleichzeitiger Verabfolgung von Samen und Oxytocin oder Acetylcholin die Wanderung der Spermien erhöht. Das zur Herstellung des Glukose-Eiweiß-Citrat-Verdünners benötigte Aqua dest. wurde mit 0,1 g sowie mit 0,15 und 0,2 g Acetylcholin versetzt. Das Ejakulat wurde 1:20 bis 1:25 verdünnt. Bei einer Verabfolgung von 1-2 ml Samenverdünnung erhielt ein Tier gleichzeitig 1-2 mg Acetylcholin. Diese Mengen sind auch bei anderen Rezepturen einzuhalten. Als optimal erwies sich die Konzentration von 0,2 g Acetylcholin auf 100 ml Aqua dest. Der Erstbesamungserfolg wurde von 40,3% bei 171 Kontrolltieren auf 49,5% bei 202 Versuchstieren erhöht. S. Willer. 7710.

**4-64/12-0500** Marinov, P. Proučvanija vŭrchu sŭchranjavane na goveždi spermatozoidi pri stajna temperatura. **(Untersuchungen über die Aufbewahrung von Bullensperma bei Zimmertemperatur.)** Izvestija na Instituta po biologija i patologija na razmnožavaneto na selskostopanskite životni, Sofija **4** (1963) S. 111-120. – 5 Abb., 1 Tab., 11 Lit. Zus. in Russ., Engl.

Die antibakteriellen Stoffe wurden im Verdünner nach Vandermark, bekannt unter der Abkürzung I. V. T., durch Chloramphenicol und Aureomycin ersetzt; das sicherte eine hohe bakteriostatische Wirkung in dem bei Zimmertemperatur aufbewahrten Sperma. Außerdem ermöglicht der Ersatz des Kaliumchlorids durch saures Kaliumphosphat ein längeres Erhalten des Anfangs-pH-Wertes. Es wurde festgestellt, daß in dem Sperma, das mit modifiziertem I. V. T.-Verdünner behandelt und bei einer Temperatur von 10-14 °C und 0-3 °C aufbewahrt wurde, mehr Spermien überleben als in Sperma, das mit I. V. T. verdünnt und bei denselben Temperaturen aufbewahrt wurde. NRB/ZSNTI. 7710.

**4-64/12-0501** Juščenko, N. P.; Forsch.-Inst. für Landwirtsch. der Zentr. Gebiete des Nichtschwarzerdegebietes. Sochranenie semeni bykov pri pljusovych temperaturach. **(Die Aufbewahrung von Bullensperma bei Plustemperaturen.)** Vestnik sel'skochozjajstvennoj nauki, Moskva **8** (1963) Nr. 6. S. 69 bis 72. – 5 Abb., 6 Lit. Zus. in Engl., Franz., Dtsch.

Die Untersuchungen bestätigten die Möglichkeit, Bullensperma über einen Zeitraum von 8-9 Tagen in einem Bicarbonat-Phosphat-Verdünner unter Zusatz von Antibiotica bei Temperaturen von 10° bis 25 °C aufzubewahren. Die Erstbesamungsergebnisse lagen bei 56-64%. H. Rauch. 7710.

**4-64/12-0502** Ikoev, F. Razbavlenie i chranenie semeni chrjaka. **(Verdünnung und Aufbewahrung von Ebersperma.)** Svinovodstvo, Moskva **17** (1963) Nr. 11. S. 17-18. – 3 Tab.
Die besten Erfolge wurden bei Verwendung von Bicarbonat- und Glukose-Citrat-Eigelbverdünner erzielt. Die Verwendung von $CO_2$ führte zu einer Aktivitätssteigerung des Spermas am 3. Tage infolge des Überganges der Spermatozoen in einen anabiotischen Zustand. Wurde die $CO_2$-Zuführung von 5 auf 8-10 Min. ausgedehnt, so sank die Lebensfähigkeit der Spermatozoen. Bei 1-2-tägiger Aufbewahrung des so präparierten Spermas betrug die Befruchtungsfähigkeit 85%. Im Durchschnitt wurden 10,7 Ferkel von 20 besamten Sauen geboren. Die inseminierte Dosis von 40-50 ml enthielt 1 Milliarde Spermatozoen in einem Versuch bei 25 Sauen, bei denen die Befruchtungsquote 80% betrug. H. Rauch. 7710.

**4-64/12-0503** Malikov, D. I.; Unions-Inst. für Schaf- und Ziegenzucht. Chranenie semeni barana pri pljusovych temperaturach. **(Die Aufbewahrung von Schafbocksperma bei Temperaturen über 0 °C.)** Ovcevodstvo, Moskva **9** (1963) Nr. 9. S. 20-22. – 1 Abb., 3 Tab.
Es wurden vergleichende Untersuchungen zur Frage der Sauerstoffanabiose der Spermien bei Zimmertemperatur durchgeführt. Die größte Spermaaktivität wurde bei eintägiger Aufbewahrung erreicht, wenn $CO_2$, Glukose-Citrat- und Na-Citratverdünner verwendet wurden. Auch bei 2- und 3tägiger Aufbewahrung erwiesen sich die Versuchsvarianten mit $CO_2$ und Na-Citrat bzw. mit $CO_2$ als günstigste. Die günstigsten Befruchtungsergebnisse (77%) wurden mittels $CO_2$ verdünntem Sperma erzielt; dabei wurde Eidotter zugesetzt. Die Aufbewahrung erfolgte bei Temperaturen bis 20 °C, wobei die optimalen Grenzen zwischen 6° und 20 °C liegen und bei zweitägiger Aufbewahrung nicht über 15° ansteigen sollten. Für eine dreitägige Aufbewahrung von Sperma im $CO_2$-Verdünner liegen die schlechtesten Ergebnisse vor. Da diese Temperaturen günstig für die Entwicklung der Mikroflora sind, ist die ausreichende Zugabe von Antibiotica erforderlich. Die Methode der eintägigen Aufbewahrung des Spermas im $CO_2$-Verdünner bei Temperaturen von 10 bis 15 °C wird zur breiten Erprobung vorgeschlagen. H. Rauch. 7710.

**4-64/12-0504** Chabibulin, I. Ch.; Dubrowizy, Gebiet Moskau, Unions-Inst. für Tierzuchtforsch. Poluavtomat dlja razbavlenija semeni barana. **(Ein Halbautomat zur Verdünnung von Schafbocksperma.)** Ovcevodstvo, Moskva **9** (1963) Nr. 9. S. 24-25. – 1 Abb.
Der Umfang des Mediums zur Verdünnung des Spermas wird gewöhnlich mit einer graduierten 10 ml-Pipette abgemessen. Vf. konstruierte einen Halbautomaten, der im wesentlichen aus einer 5 ml-Rekordspritze besteht. Auf die Kolbenstange wird eine Rückzugsfeder und auf den Kanülenansatz ein Dreiwegehahn aufgesetzt. Eine Öffnung wird mittels Gummischlauch mit einem Glaskolben verbunden, der den Verdünner enthält. Das Spermaauffangglas wird über ein Röhrchen mit dem Dreiwegehahn verbunden. H. Rauch. 7710.

**4-64/12-0505** Frorip, G.; Estn. Forsch.-Inst. für Tierzucht und Veterinärmed. Kratkosročnoe chranenie semeni. **(Kurzfristige Spermakonservierung.)** Moločnoe i mjasnoe skotovodstvo, Moskva 8 (1963) Nr. 9. S. 36.
Es wurde die Befruchtungsfähigkeit von Sperma untersucht, das in einem Bicarbonat-Phosphormedium ohne Abkühlung und in einem Medium aufbe-

wahrt wurde, das Ascorbin- und Citronensäure enthielt. Rezeptur und Herstellungsmodus werden beschrieben. Die Verdünner wurden kurz vor der Spermaentnahme bei Temperaturen von 25-30 °C hergestellt. Die Verdünnung war 10-20fach. Das mit Ascorbin- und Citronensäure verdünnte Sperma wurde in Thermosflaschen unter Eis bei 2 bis 5 °C aufbewahrt. Die Wirtschaften erhielten wöchentlich dreimal Spermalieferungen. Die Aktivität der Spermatozoen (nicht unter 0,6) blieb bei Aufbewahrung im Bicarbonat-Phosphat-Verdünner 2-3 Tage erhalten, bei Verwendung der organischen Säure und einer Temperatur von 5 °C 3-4 Tage und bei der herkömmlichen Methode unter Temperaturen von 0 °C gleichfalls 2-3 Tage. Die guten Ergebnisse bei Verwendung der organischen Säuren wird auf den Vit.-C-Gehalt zurückgeführt. H. Rauch. 7710.

**4-64/12-0506** Ikoev, F.; Beloruss. Inst. für Tierzuchtforsch. Glubokoe zamoraživanie semeni bykov-proizvoditelej. **(Tiefgefrierung von Bullensperma.)** Moločnoe i mjasnoe skotovodstvo, Moskva 8 (1963) Nr. 9. S. 36-37.
Durch die Untersuchungen sollte geklärt werden, ob die Fähigkeit zur Tiefgefrierung des Spermas bis −78 °C und darunter bei reinrassigen und Kreuzungsbullen bzw. bei verschiedenen Ejakulaten unterschiedlich ist. Zu diesem Zweck wurden von neun 3-4 Jahre alten Bullen verschiedener Rassen und Kreuzungen jeweils 5 Ejakulate gewonnen und nach vorangegangener Untersuchung eingefroren. Die Aktivität des Spermas wurde in 3-5tägigen Intervallen geprüft. Am besten eignete sich, nach den Ergebnissen zu urteilen, das Sperma von Bullen der Roten Steppenrasse, schlechter das von aus den USA importierten Bullen zweier Rassen. Ausschlaggebend dürfte im ersten Falle die Bodenständigkeit der Rasse sein. Besser erscheinen auch die Aktivitätswerte der zweiten Ejakulate gegenüber den ersten. Bei einigen Bullen sank die Aktivität des Spermas im Moment des Einfrierens.
H. Rauch. 7710.

**4-64/12-0507** Wettke, K. und Rohloff, D.; Berlin-Dahlem, Univ., Klin. für Tiergeburtshilfe und Klauentierkrankh. **Versuche zur Konservierung von Eberspermа durch $CO_2$-Inaktivierung.** Berliner Münchener tierärztl. Wschr. 77 (1964) Nr. 1. S. 8-11.
Nach bisherigen Berichten erbringt die $CO_2$-Begasung des Eberspermas nicht nur gute in-vitro-Ergebnisse, sondern auch in-vivo (Kvasnitzky, 1959 Milowanow, 1960; du Meonil du Buisson 1961 u. a.). Das Prinzip der $CO_2$-Konservierung ist bereits von Vandemark und Sharma (1957) u. a. ausgearbeitet worden. Danach beruht die Wirkung der $CO_2$-Begasung in einer Hemmung der Glykolyse für die Zeit der $CO_2$-Gegenwart. Nach Aufheben dieses anabiotischen Effektes erreicht die Glykolyse wieder die Werte, die sie vor der Behandlung aufwies. — Vff. prüfen 4 verschiedene Verdünner an 42 Ejaculaten von 4 Ebern. Bei den Verdünnern handelt es sich um modifizierte JVT- und einen Magermilch-Verdünner. Die $CO_2$-Durchsprudelung erfolgt in der von Eibl (1959) angegebenen Weise. Der pH-Wert der JVT-Verdünner beträgt nach Begasung 6,55 und bei Magermilch 6,06. Die Verdünnung erfolgt im Verhältnis 1:1. Die Aufbewahrungstemperatur beträgt +15 °C. Die nach jeweils 24 Std. erfolgende Nachuntersuchung umfaßt neben der Beweglichkeitsschätzung auch die Eosinfärbung. Die Ergebnisse zeigen,daß sich der Magermilchverdünner wesentlich besser zur Spermakonservierung eignet als die Modifikationen des JVT-Verdünners, wobei sich besonders deutliche Unterschiede in der Konservierungsfähigkeit der Ejakulate erkennen lassen. Bis zu 144 Std. hielt sich die durchschnittliche Beweglichkeit auf 78,3%. Bei einer bis zu 240 Std. laufenden Untersuchung waren noch 70% Spermien mobil. — Der pH-Wert verändert sich beim JVT-Verdünner von 6,55 nach Samenzusatz auf 6,83 und nach 144 Std. auf 6,63, beim Magermilchverdünner von 6,06 über 6,58 zu 6,39. W. Busch. 7710.

**4-64/12-0508** Archipovec, A. I.; Poltawa, Forsch.-Inst. für Schweinezucht. Chranenie i transportirovka semeni chrjakov. **(Aufbewahrung und Transport von Ebersperma.)** Svinovodstvo, Moskva **17** (1963) Nr. 6. S. 37-41. — 4 Abb., 6 Tab.
Bekanntlich ist Ebersperma wenig widerstandsfähig bei seiner Aufbewahrung. In Untersuchungen des Vf. hatte sich gezeigt, daß Ebersperma unter Zusatz diverser Verdünner im Verhältnis 1:1 bei 0 °C eine Haltbarkeit von 5-6 Tagen erreicht, aber die Befruchtungsfähigkeit bei nur 20-50% lag. Etwas bessere Ergebnisse wurden erzielt, wenn das Sperma mit $CO_2$ gesättigt wurde unter Zusatz von Penicillin und Streptomycin. Die Befruchtungsfähigkeit dieses Spermas lag bei 1-5 tägiger Aufbewahrung zwischen 87,5 bis 45,6%. Am besten erhielt sich die Spermalebensfähigkeit bei Zugabe von 3-4 ml 1%iger Ascorbin- oder Salizylsäurelösung zu je 100 ml Sperma sowie 500 IE Penicillin und Streptomycin. Die Spermatozoen blieben 4-5 Tage lebensfähig; bei einer Befruchtungsfähigkeit von 75-80% währte die Lebensfähigkeit 2 Tage. Großen Einfluß auf die Spermalebensdauer haben auch die Sekrete der Anhangsdrüsen. Die Vorsteherdrüse übt beispielsweise einen negativen Einfluß aus. Die Lebensfähigkeit der 2. Spermafraktion, die mit Spermaplasma und frischem Sekret der Gl. vesicularis im Verhältnis von 1:1 bis 1:10 verdünnt wurde, unterschied sich kaum von den unverdünnten Kontrollproben. Die Spermatozoen hielten sich bis zu 3-4 Tagen lebensfähig. Die Versuche mit dem Sekret der Prostata verliefen ungünstiger. Nach Entfernung der Gl. vesiculares bei einem Eber blieb das Sperma 3-4 Tage lebensfähig, die Beweglichkeit ging jedoch schon am 2.-3. Tage der Aufbewahrung verloren. Als Ursache dafür wird angenommen, daß sich die Verringerung der Trockensubstanz und der Fructosemenge außerordentlich negativ auswirken. Es wurde auch festgestellt, daß die Phosphormenge im Ejakulat ansteigt. Auf Grund der Ergebnisse wird den Besamungsstationen sowie Kolchosen und Sowchosen empfohlen, zur Aufbewahrung von Ebersperma für 1-2 Tage $CO_2$ und schwache Lösungen organischer Säuren zu verwenden. Zum Transport sollte die 2. Fraktion des Spermas, in Ampullen abgefüllt, genommen werden. Vor der Anwendung erfolgt die Verdünnung bis zur Konzentration des üblichen Spermas. H. Rauch. 7710.

**4-64/12-0509** Kalev, G., Dojčev, S., Džambazov, G. u. a. Proučvanija vŭrchu optimalnata doza sperma pri izkustvenoto osmenjavane na kravite. **(Untersuchungen über die optimale Spermadosis bei der künstlichen Besamung von Kühen.)** Izvestija na Instituta po biologija i patologija na razmnožavaneto na selskostopanskite životni, Sofija **4** (1963) S. 83-95. — 2 Abb., 2 Tab., 16 Lit. Zus. in Russ., Engl.
Die künstliche Besamung von Kühen erfolgte mit Sperma, das mit Glukose-Eigelb-Citrat-Verdünner verdünnt und bei einer Temperatur von 0-3 °C 24-48-72 Stunden aufbewahrt worden war, in einer Dosis von 1,0, 0,5 und 0,25 ml. In jeder Dosis waren entsprechend 100, 50 und 25 Mill. Spermien enthalten. Es wurde festgestellt, daß das Sperma in einer Dosis von 0,5 und 0,25 ml einen besseren Trächtigkeitskoeffizienten sichert als in einer Dosis von 1 ml. Ebenfalls wurde festgestellt, daß die Besamung der Kühe mit einer Spermadosis, die 25 Mill. Spermien enthält, den gleichen Trächtigkeitskoeffizienten sichert, der bei Verwendung einer Dosis erzielt wird, die 100 Mill. Spermien enthält. NRB/ZSNTI. 7710.

**4-64/12-0510** Zal'cman, A.; Tadshik. Landwirtsch. Forsch.-Inst. Udobnyj metalličeskij stanok dlja osemenenija korov. **(Ein praktischer Besamungsstand aus Metall für Kühe.)** Moločnoe i mjasnoe skotovodstvo, Moskva **8** (1963) Nr. 10. S. 37-38. — 3 Abb.
Der Stand ist 1,70 m lang, innen 0,57 m breit, vorn 1,35 m und seitlich sowie hinten 1,0 m hoch und in diesen Ausmaßen für Kühe der Schweizer und der

Braunen Lettischen Rasse mit einem Körpergewicht von 400-450 kg konstruiert. Eine Einmannbedienung soll gewährleistet sein. H. Rauch. 7730.

**4-64/12-0511** Doktorovič, M. A. Spermoprodukcija molodych chrjakov, vyraščennych na raznom urovne proteinovogo pitanija. **(Spermaproduktion von bei unterschiedlicher Eiweißversorgung aufgezogenen Jungebern.)** Svinovodstvo, Moskva **18** (1964) Nr. 2. S. 33-34. – 2 Tab.
Drei Gruppen von Jungebern der Großen Weißen Rasse im Alter von 2½-3 Mon. erhielten in Gruppe I 115%, in II 100% und in III 85% der Proteinnorm (je Gruppe 20 Tiere) während der Aufzuchtperiode. Der Gesamtnährstoffgehalt war ausgeglichen. Das Eiweißkonzentrat bestand aus Erbsmehl, Fischmehl und Magermilch. Der Versuch dauerte 175 Tage bis zum Alter der Versuchstiere von 10 Mon. Anschließend gewonnene Ejakulate genügten hinsichtlich ihrer Qualität den üblichen Ansprüchen in allen Gruppen, obgleich sich die wertbestimmenden Eigenschaften in der Normalgruppe (100%) günstiger zeigten. S. Willer. 7740.

**4-64/12-0512** Wohanka, K.; Jena, Inst. für Bakterielle Tierseuchenforsch. der Dtsch. Akad. der Landwirtsch.-Wiss. zu Berlin. **Die Leistung der künstlichen Besamung bei der Bekämpfung von Vibriose und Trichomoniasis und deren Voraussetzungen.** Mh. Veterinärmed. **19** (1964) Nr. 6. S. 213-216. – 1 Abb., 3 Tab.
Nach Erörterung der Fragen, was die Rinderbesamung ihrem Wesen nach bei der Deckseuchenbekämpfung leisten kann und welche Voraussetzungen erfüllt sein müssen, um die Besamung zur Deckseuchenbekämpfung tauglich zu machen, wird festgestellt, daß die Deckseuchen – Trichomoniasis und Vibriosis – durch den Übergang vom Decken zur Besamung erfolgreich bekämpft werden können. Aus einer graphischen Darstellung, in der Deckseuchenfrequenz und Besamungsdichte gegenübergestellt werden, geht eindeutig hervor, daß die extracoitale Übertragung der Deckseuchen ohne epizöotologische Bedeutung ist (Brucellose kann in ihrer Ausbreitungstendenz durch den Übergang vom Decken zur Besamung nicht beeinflußt werden). Daher besteht auch kein Anlaß, die Bekämpfungsmaßnahmen der Vibriose zu ändern. W. Rommel. 7750.

**4-64/12-0513** Benike, G. und Teodoru, V.; RVR. Iskusstvennyj vyzov laktacii u besplodnych korov i telok. **(Künstliche Auslösung der Laktation bei unfruchtbaren Kühen und Färsen.)** Životnovodstvo, Moskva **25** (1963) Nr. 12. S. 83-84. – 1 Tab.
Seit Jahren wurden in einer Reihe staatlicher und Versuchsbetriebe der Rumänischen Volksrepublik an reinrassigen (Rotvieh, graues Steppenrind, Braunvieh, Simmentaler, Schwyzer) und Kreuzungstieren erfolgreiche Versuche zur künstlichen Auslösung der Laktation gemacht. „Unfruchtbare" Kühe und wiederholt umrindernde Färsen (18-19 Monate alt, 360 kg schwer) bekamen Injektionen von 0,4-0,6 mg/kg Kgw. Syntofolin (Stilboestron) und 15-30 mg Progesteron in den Triel. Dabei wurden vorbereitend 1000 IE Prolan, nach einem Tag die Hälfte der Gesamtdosis Syntofolin und nach einem weiteren Tag der übrige Teil Syntofolin und Progesteron verabreicht. Gleichzeitig erfolgte in sechsstündigen Intervallen viermal 5 Min. lang Eutermassage, wobei die Anwendung 2% öliger Syntofolinlösung empfohlen wird. Eutermaße vom 15. und 30. Tag und Milcherträge der ersten 150 Tage der Laktation (974,7 kg mit 5,56% Fett gegenüber 748,7 kg mit 5,03% Fett) zeigen, daß die Behandlung mit Progesteron, Stilboestron und Prolan die Milchdrüsenentwicklung besser beeinflußt als die mit Stilboestron und Prolan allein. In den ersten 8-15 Tagen nach der Behandlung wurde eine opaleszierende Flüssigkeit, danach Milch normaler Beschaffenheit sezerniert. Beispiele von 11 Färsen und 6 Kühen mit 276 und 280 Tagen Laktationsdauer und 1570 bzw. 1926 kg Milch werden angeführt. In vielen Fällen wurden durch die künstlich aus-

gelöste Laktation die Reproduktionsprozesse normalisiert. Nach Besamung im 2. oder 3. Brunstzyklus brachten die Färsen nach 277-293 Tagen gesunde Kälber und gaben in der dritten natürlichen Laktationsperiode 3500 bis 5000 kg Milch. S. Willer. 7760.

---

4-64/12-0514 **Künstliche Besamung = Bullensperma tiefkühlkonserviert.** Leipzig: Fachbuchverl. 1964. (1 Bl.) 4° = Technische Normen und Gütevorschriften. 12 148. Bl. 3. (SR 2255, 12 148)

4-64/12-0515 **Die künstliche Besamung im Bezirk Potsdam.** Bearb. u. zusammengest. v. d. Besamungs- u. Deckstation Bezirk Potsdam. Halle: Klinz. 1962. (176 S. u. Tab. u. 2 Nachtr.) 8°. (1964 A 812)

## XVII. KRANKHEITEN DER MILCHDRÜSEN

**6-64/12-0516** Frank, W.; Hannover, Landwirtschaftskammer, Tiergesundheitsamt. **Betrachtungen zum Mastitisproblem aus der Sicht des Eutergesundheitsdienstes.** Arch. Lebensmittelhyg. **14** (1963) Nr. 8. S. 177-180. — 20 Lit. Zus. in Engl.

Die Erkrankungsbereitschaft der Milchdrüse ist häufige Begleiterscheinung der hohen Milchleistung sowie anatomischer Mängel. Es werden die verschiedenen Auffassungen zum Wesen und über die Auslösung der Galtinfektion diskutiert. Die Galtstreptokokken dürfen in ihrer pathogenen Bedeutung nicht überbewertet werden. Es bedarf zu ihrem Haften und zur Infektion einer Reihe von zusätzlichen prädisponierenden Faktoren. An erster Stelle stehen hierbei die mechanisch-traumatischen Insulte infolge fehlerhafter Melktechnik. (Etwa 70% der Kühe werden in der BDR maschinell gemolken.) Es werden die hauptsächlichen Mängel im Gebrauch der Melkmaschinen besprochen, die über mechanische Gewebsreizungen und Sekretionsstörungen zur Euterinfektion führen können. Der bakteriologische Befund darf für die Mastitisdiagnose nicht überbewertet werden, bei der Überwachung der Eutergesundheit ist die cytologische Diagnose der Milch ausschlaggebend, auf die im Befundbericht besonders hingewiesen werden soll. W. Kötsche. 7860.

**4-64/12-0517** Mohamed Kamal Mohamed Mahmoud Refai; Hannover, Tierärztl. Hochschule, Inst. für Mikrobiol. und Tierseuchen. **Untersuchungen über die Ätiologie der Sproßpilzmastitis beim Rinde.** Diss. Hannover **1963** 30 S. — 4 Tab., 38 Lit.

Einleitend wird ein Überblick über die Ätiologie der Sproßpilz- bzw. Hefemastitiden unter Berücksichtigung der Erregersystematik gegeben. Von den 3 Familien besitzen die *Cryptococcaceae* als ursächliche Mastitiserreger die größte Bedeutung. Ihre Euterpathogenität schwankt in weiten Grenzen. Es wird auf die Bedeutung der Antibiotica für die gehäufte Entstehung der Hefemastitiden hingewiesen. In eigenen Untersuchungen wurden 950 Milchproben kulturell auf Sproßpilze untersucht, die 105mal (=11,1%) nachgewiesen wurden. Die Methodik von Züchtung und Differenzierung wird beschrieben. Es handelt sich um 15 Hefearten aus 4 Gattungen (*Candida, Torulopsis, Trichosporon* und *Rhodotorula*). Nur in 4 Fällen bestand jedoch eine Übereinstimmung zwischen Sekretionsstörung und Sproßpilznachweis. Pathogene Hefen können auch aus gesunden Eutern isoliert werden. Die meisten nachgewiesenen Hefearten sind jedoch als apathogen anzusehen. W. Kötsche. 7890.

**4-64/12-0518** Bakŭrdžiev, K., Nedjalkov, K., Georgiev, G. u. a. Sravnitelni proučvanija vŭrchu rannata diagnostika na mastitite po kravite. **(Vergleichsuntersuchungen über die frühe Diagnostik von Mastitis bei Kühen.)** Izvestija na Instituta po biologija i patologija na razmnožavaneto na selskostopanskite životni, Sofija **4** (1963) S. 179-183. — 1 Abb., 1 Tab., 6 Lit. Zus. in Russ., Engl.

Für eine frühe Diagnostik von Mastitis bei Kühen wurden Vergleichsuntersuchungen der Bromthymol- und Bromkresolprobe, der Schatalow-Probe, der Koagulationsalbuminose-, Chlorid- und Katalaseprobe sowie der Whatside- und Chotis-Probe durchgeführt. Als für die frühe Diagnostik von Mastitis bei Kühen am besten geeignet erwiesen sich die Bromthymol-, Bromkresol- und die Schatalow-Probe. Durch physikalisch-chemische Methoden wurde in 11,8% der Fälle eine Dauerausscheidung von pathogenen Mikroorganismen festgestellt. Die rechtzeitige Heilung der mittels obengenannter Methoden erkannten Träger pathogener Mikroflora verringert das klinische Auftreten der Krankheit auf ein Minimum. NRB/ZSNTI. 7905.

**4-64/12-0519** Guščin, V. N., Matveev, A. N. und Kostjučenko, S. P. Ėffektivnyj metod lečenija mastitov u korov. **(Eine wirksame Behandlungsmethode bei Mastitiden der Kühe.)** Veterinarija, Moskva **41** (1964) Nr. 3. S. 72.

Aus dem gesunden Euterviertel werden 150-200 ml kuhwarme Milch verwendet, 1 Mill. IE Streptomycin und 500000 IE Penicillin hinzugegeben. Dieses Präparat wird in das erkrankte Viertel instilliert, wobei eine Wiederholung nach 12 Std. bei nur unmerklicher Besserung vorgenommen wird. Die Methode soll sich gut bewährt haben. H. Rauch. 7950.

**4-64/12-0520** Kirillov, V. S. Lečenie korov pri ostroj i podostroj forme mastita molokom (48°) v kombinacii s antibiotikami i sul'fanilamidami. **(Die Behandlung der akuten und subakuten Mastitis des Rindes mit Milch [48 °C] in Kombination mit Antibiotica und Sulfonamiden.)** Veterinarija, Moskva **41** (1964) Nr. 4. S. 87-88. — 1 Tab.

Nach vorbereitenden Versuchen konnte durch die Behandlung von ca. 1000 akuten und subakuten Mastitisfällen des Rindes die Wirksamkeit der als unspezifische Reiztherapie bezeichneten Milchbehandlung nachgewiesen werden. Die Milch wird auf Grund des Gehaltes an Fermenten, Lysozym, Vitaminen, Spurenelementen u. a. Substanzen und der bakteriziden Eigenschaften als gutes Therapeuticum angesehen; die Erwärmung auf 48 °C führt außerdem zu einer aktiven Hyperämie und somit zur Verbesserung der trophischen Prozesse. Der Antibiotica- und Sulfonamidzusatz zur Steigerung der selektiven Wirkung auf pathogene Erreger darf jedoch nur einmal zu Beginn der Behandlung erfolgen, da sonst Verluste in der weiteren Milchleistung auftreten können. Je 150-200 ml Milch, die mittels eines Milchkatheters in das Euter zu applizieren sind, enthalten bei dem Gemisch Penicillin 300000 IE, Streptomycin und Sulfanilamid 1 g. In der Regel dauert die Behandlung 2-3 Tage und erfolgt morgens und abends nach dem Ausmelken. Es wird betont, daß die normale Leistungsfähigkeit der Tiere in der Regel wieder hergestellt werden konnte. W. Bathke. 7950.

**4-64/12-0521** Tarasov, V. Kak predupredit' zabolevanie soskov u korov pri mašinnom doenii. **(Prophylaxe der Zitzenerkrankungen bei Kühen infolge Maschinenmelkens.)** Moločnoe i mjasnoe skotovodstvo, Moskva 8 (1963) Nr. 7. S. 37-38.

Das Abwaschen des Euters mit warmen Wasser hat nicht nur eine hygienische Bedeutung, sondern auch einen positiven Einfluß auf das Nervensystem. Viele Betriebe gehen von den Dreitaktmelkmaschinen zu Zweitaktmaschinen über. Ein nachteiliger Einfluß wurde nicht beobachtet, vor allem dann, wenn die Melkbecher nicht zu spät abgenommen werden. Insbesondere im Winter dürfen die Kühe nicht unmittelbar vom Melkplatz in den Auslauf getrieben werden, sondern zuerst in einen warmen, reichlich mit Einstreu versehenen Raum. In dieser Zeit sollen sich die Kühe ausruhen und die Zitzen zur physiologischen Norm zurückkehren. Diese Vorkehrung trägt zur Erhaltung der Zitzenelastizität bei. Nur bei unsachgemäßer Bedienung der Melkmaschine kann es zu pathologischen Prozessen am Zitzengewebe kommen. Bedeutungsvoll ist auch der Durchmesser der Melkstrümpfe, der den Zitzen entsprechen sollte. Der Gummi der Melkstrümpfe muß ausreichend elastisch sein.

H. Rauch. 7970.

## XVIII. JUNGTIERKRANKHEITEN

**4-64/12-0522** Zusammengest. v. Podkopaev, V. M. Profilaktika i lečenie dispepsij molodnjaka. **(Prophylaxe und Behandlung der Dyspepsie bei Jungtieren.)** Veterinarija, Moskva **41** (1964) Nr. 2. S. 72-77.

Vf. referiert 17 Arbeiten zu diesem Thema und faßt die Ergebnisse in einer eigenen Einschätzung zusammen. Die Dyspepsie ist eine funktionelle Störung der Tätigkeit des Magen-Darmtraktes, die Veränderungen im Wasser- und Elektrolythaushalt sowie im Kohlenhydrat- und Fettstoffwechsel bedingt. Aus diesem Grunde muß eine vielseitige Behandlung durchgeführt werden. Es wird die Anwendung von 1-1,5%iger Kochsalzlösung gemeinsam mit in 5%iger Glukose gelösten Tetracyclinen empfohlen. Bei der Verabreichung von hohen Dosen Antibiotica per os kommt es meist zu einer Störung der Darmflora, deswegen ist hier die Zufütterung von acidophiler Dickmilch günstig. Häufig ist die Dyspepsie der Jungtiere vergesellschaftet mit einer Hypovitaminose (A, B, C und D), welche ebenfalls im Behandlungsschema beachtet werden muß. Aus prophylaktischen Gründen ist es günstig, die Kälber schon kurz nach der Geburt mit Milch zu versorgen und das Tränken in den ersten Tagen sechsmal täglich vorzunehmen. Dadurch wird eine günstige Entwicklung der Verdauungstätigkeit erreicht. Die Verabreichung von Citratblut der Muttertiere wird ebenfalls als prophylaktische Maßnahme empfohlen. Durch Anwendung der einzelnen Injektionen in sinnvollen Komplexen ist die Dyspepsie der Jungtiere (Kälber, Ferkel, Lämmer) zu beeinflussen.

E. Werner. 8030.

**4-64/12-0523** Solov'ev, F. A. Rol' mikroėlementov v profilaktike anemii, legočnych i želudočno-kišečnych zabolevanij porosjat. **(Die Rolle der Spurenelemente bei der Prophylaxe der Anämie sowie der Lungen- und Magen-Darmerkrankungen von Ferkeln.)** Veterinarija, Moskva **41** (1964) Nr. 4. S. 67-69. – 2 Tab.

Zwecks Spurenelementbilanzierung bei Ferkeln wurden in einer Reihe von Betrieben im Gebiet Psowsk Bestimmungen des Kobalt-, Jod- und Kupfergehaltes der Futtermittel durchgeführt. Kennzeichnend war ein Kobaltmangel in den Rauh- (0,38 mg/kg Trockensubstanz) und Saftfuttermitteln (0,01-0,28 mg/kg bei einer Norm von 0,6-0,8 mg). Kupfer trat in Konzentrationen von 0,1-6 mg/kg auf (Norm 6-12 mg). Jod war in den Futtermitteln von Spuren bis 0,05 mg/kg und im Wasser in minimalen Spuren vorhanden. Die ermittelten Konzentrationen für Eisen lagen zwischen 130 und 493 mg/kg sowie für Mangan zwischen 102 und 674 mg/kg. Einer mangelhaften Spurenelementversorgung (in der Regel fehlen mehrerer Spurenelemente gleichzeitig) ging in den einzelnen Betrieben eine erhöhte Ferkelsterblichkeit parallel. Auf der Grundlage dieser Analysen wurde ein Winterfütterungsversuch mit 14 Muttersauen (180 bis 200 kg) und 124 Saugferkeln durchgeführt. Die Versuchsferkel bekamen vom 8. 10. Lebenstag an je 1,8 mg Eisensulfat, 0,3 mg Kobaltchlorid, 0,5 mg Kupfersulfat, 0,5 mg Mangansulfat und 0,06 mg Kaliumjodid peroral pro kg Kgw. tägl. Bei einer derartigen genauen Bilanzierung verbesserten sich die Blutwerte (Erythrocytenzahl um 8,8% und Hb-Gehalt um 24,8%), und es traten keine Magen-Darm- oder Lungenerkrankungen auf.

S. Willer. 8030.

**4-64/12-0524** Benčev, N., Gerov, K., Pavlov, N. u. a. Proučvane vărchu virusnata etiologija na enzootičnata bronchopnevmonija po teletata. **(Untersuchung der Virusätiologie der enzootischen Bronchopneumonie bei Kälbern.)**

Izvestija na Instituta po biologija i patologija na razmnožavaneto na selskostopanskite životni, Sofija 4 (1963) S. 273-294. — 11 Abb., 4 Tab., 27 Lit. Zus. in Russ., Engl.

Die enzootische Bronchopneumonie wird bei 128 Kälbern aus 28 Kollektivwirtschaften mit schlechten und guten Fütterungs- und Haltungsbedingungen beschrieben. Ein massenweises Auftreten der Krankheit wurde von April bis August beobachtet (ungefähr 82% der neugeborenen Kälber). In den übrigen Monaten des Jahres verläuft die enzootische Bronchopneumonie in einer leichten, latenten Form. Die klinischen Merkmale der Krankheit sind eine geringe Erhöhung der Temperatur (40,2-41,0 °C), die von leichtem, kurzdauerndem Durchfall und Appetitlosigkeit (zuweilen bleibt der Appetit erhalten) begleitet wird. Der Abgang beträgt 20% aller neugeborenen Kälber im Betrieb. Die pathologisch-anatomische Untersuchung ergibt kleine pneumonische Herde in den vorderen und cardialen Lungenlappen, die histologische Untersuchung zeigt jedoch eine interstitielle und interlobuläre Pneumonie, die sich später mit Elementen der katharralischen Pneumonie vergesellschaftet. Das Vorhandensein des Virus der enzootischen Bronchopneumonie wurde in den veränderten Teilen der Lunge, den entsprechenden Lymphknoten, der Milch, der Leber, im Gehirn und in den mesenteriellen Lymphknoten der erkrankten Kälber festgestellt. Das Virus wurde in der Chorioallantoishöhle von 8-9 Tage alten Hühnerembryonen kultiviert. Zur Liquidierung der Krankheit wurden komplexe Maßnahmen ergriffen, die auf die Erhöhung der Widerstandsfähigkeit der Kälber und die Unterbindung der direkten oder indirekten Infektion der neugeborenen Kälber gerichtet waren. NRB/ZSNTI. 8080.

**4-64/12-0525** Venkov, T. Izsledvanija vŭrchu aktivnostta na protrombina i fibrinogena pri zdravi i bolni ot bronchopnevmonija teleta. **(Untersuchungen über die Aktivität von Prothrombin und Fibrinogen bei gesunden und an Bronchopneumonie erkrankten Kälbern.)** Izvestija na Instituta po biologija i patologija na razmnožavaneto na selskostopanskite životni, Sofija **4** (1963) S. 223 bis 232. — 2 Abb., 2 Tab., 11 Lit. Zus. in Russ., Engl.

Die Aktivität von Prothrombin bei neugeborenen Kälbern, die durch die Prothrombinzeit ausgedrückt wird, ist niedrig: 60,67 ± 0,277 Sekunden. Mit zunehmendem Alter steigt die Aktivität des Prothrombins allmählich an; die Prothrombinzeit wird verkürzt. Bei Kälbern im Alter von 7 Monaten beträgt sie 23,41 ± 0,369 Sek. Die Fibrinogenmenge von 0,305 ± 0,003 g% bei den neugeborenen Kälbern erreicht im Alter von 7 Monaten 0,615 ± 0,006 g%. Bei der Erkrankung der Kälber an Bronchopneumonie wird die Prothrombinaktivität gesenkt und die Fibrinogenmenge verringert sich, die Prothrombinzeit erhöht sich dagegen. Die Prothrombinzeit muß in den ersten Stunden nach der Blutentnahme bestimmt werden, wobei das Blut bei einer Temperatur von 0-4 °C aufbewahrt werden muß. NRB/ZSNTI. 8095.

**4-64/12-0526** Anonym. Profilaktika i lečenie dispepsij u teljat. **(Prophylaxe und Therapie der Kälberdyspepsien.)** Veterinarija, Moskva **41** (1964) Nr. 1. S. 72-75.

E. T. Savuškina, als Rezensent der folgenden Mitteilungen aus der Praxis, weist auf die Bedeutung der Verdauungsstörungen bei neugeborenen Kälbern hin, die gebietsweise 80% der Kälberverluste an nichtansteckenden Krankheiten ausmachen. Da die Ätiologie und Differentialdiagnose dieser Erkrankungen noch unklar ist und der Erfolg einer Therapie nicht nur von der Reaktionsfähigkeit des kranken Organismus, sondern auch von den Haltungsbedingungen abhängig ist, werden die verschiedensten Behandlungsmethoden empfohlen. — G. A. Dolinin stellt fest, daß tragende Kühe, die eine Unterbilanz an verdaulichen Eiweißen und Phosphor in der Futterration erhalten, Kälber mit niedrigem Lebendgewicht bringen. Von diesen Kälbern erkranken

sehr viele an Dyspepsie. Aus einer zweiten Versuchsreihe geht der Einfluß der Temperatur der Colostralmilch hervor; bei einer Temperatur von 20-25 °C beim Tränken erkranken 33% der Kälber; wird sie körperwarm verabreicht, sind es nur 4%. — A. N. Stepanjan heilt 2008 von 2600 kranken Kälbern mit Lysozym, das er aus Hühnereiern, Kochsalz, Salzsäure, Chloroform und Alkohol herstellt. — Gute therapeutische und prophylaktische Erfolge werden auch mit der Verabfolgung von 1000 ml physiologischer Kochsalzlösung mit einem Zusatz von Biomycin zweimal täglich erhalten (N. A. Eščenko). — V. K. Orechovskij begegnet den Kälberdurchfällen mit 0,5 g Biomycin und 10 ml Tinct. Opii sowie 300-400 ml 5%iger Glukoselösung s. c. — I. F. Lysenko dagegen empfiehlt die s. c. Applikation von Mutterblut und Glukoselösung sowie Colimycin oder Micerin. — Die Rezeptur von I. M. Sarajkin besteht aus 0,5 Liter abgekochtem Wasser, 2 Hühnereiern, 40 g Bienenhonig und etwas Kochsalz. In schweren Fällen muß zur Unterstützung der Herztätigkeit noch Coffein oder Ol. camph. gegeben werden. — V. D. Poguljaj stellt in einem Großbetrieb 35% Kälberverluste durch Dyspepsie fest. Die durchgeführte prophylaktische Behandlung mit Mutterblut, Glukose, Vitamin A und Colimycin bringt die gewünschten Erfolge. — Ein sog. Stärkekleister, zusammen mit Streptomycin, 15-20 Minuten vor dem Tränken verabreicht, soll nach S. M. Višnevskij für die Behandlung dieser Erkrankung geeignet sein. — Die orale Therapie mit Furazolidon 0,15 g dreimal täglich, führt nach A. V. Bogdanovskij innerhalb von 3 Tagen zur Gesundung der Tiere.
M. Schäfer. 8095.

**4-64/12-0527** Lebedev, P. T. und Panteleeva, M. D. Vlijanie silosnogo tipa kormlenija korov i netelej na projavlenie dispepsii u teljat. **(Beziehung der Silagefütterung von Kühen und Kälbern zum Vorkommen der Kälberdyspepsie.)** Veterinarija, Moskva **41** (1964) Nr. 1. S. 93-95. — 3 Tab.
Die Tiere einer Versuchsgruppe (8 hochtragende Kühe und 7 hochtragende Färsen) erhielten eine Ration, bestehend aus 35 kg Mais-Sonnenblumensilage, 3 kg mittelgutes Wiesenheu, 3 kg Weizenstroh, 0,5 kg Futterkonzentrat und 100 g Kochsalz. Die Ration der Tiere in der gleichgroßen Kontrollgruppe wurde nährstoffmäßig durch 10 kg Silage und 10 kg Wiesenheu angeglichen. Außerdem erhielten diese Tiere tägl. 80000 IE Vitamin-A-Konzentrat i. m. verabfolgt. Mit Ausnahme von Hämoglobin, dessen Werte in der Versuchsgruppe absanken, blieben alle erfaßten physiologischen Funktionen (pH-Wert, Ca-, P- und Carotingehalt in Blut und Milch) im Normalbereich. Die Kälber der Kontrolltiere waren bei der Geburt 10 kg schwerer als die Kälber der Versuchstiere, lagen jedoch im 4. Lebensmonat im Kgw. um 6% niedriger. Gastrointestinale Erscheinungen in leichter Form traten während dieser Zeit bei 6 Versuchs- und bei 5 Kontrollkälbern auf. Weitere Krankheitserscheinungen oder Abweichungen konnten in beiden Gruppen nicht beobachtet werden.
S. Willer. 8095.

**4-64/12-0528** Gopanenko, V. M., Gološčapov, I. A., Starčenkov, Z. M., Kožuchovskij, A. und Belov, V. V. Opyt vnutribrjušinnogo vvedenija rastvorov lekarstvennych smesej pri dispepsii teljat. **(Der Versuch einer intraperitonealen Applikation von Arzneimittellösungen bei der Kälberdyspepsie.)** Veterinarija, Moskva **41** (1964) Nr. 3. S. 56-59. — 2 Abb.
In Form von drei Kurzberichten werden Erfahrungen bei der Behandlung der Kälberdyspepsie mitgeteilt. Es wurde die intraperitoneale Applikation verschiedener isotonischer Lösungsgemische (Mischung 1-4) überprüft. Bei einer Dosierung von 0,5-1,5 Liter wurde die Therapie einmal täglich über 1-7 Tage durchgeführt. Je nach Schwere des Falles wurden außerdem Vitamine, Mutterblut bzw. Antibiotica verabreicht. Die Lösungen zeichneten sich in der angegebenen Dosierung durch gute Verträglichkeit aus, nur Belov beobachtete in einigen Fällen Beschleunigung der Atmung und leichtes Muskel-

zittern. Von 216 kranken Kälbern konnten Gološčapov, Starčenkov und Kožuchovskij 212 heilen, während die bisher üblichen Behandlungsmethoden versagten. M. Schäfer. 8095.

**4-64/12-0529** Šarabrin, I. G., Čerkasov, V. A., Šajchamanov, M. Ch. und Kokovin, A. I. Lečenie dispepsij teljat metodom vnutribrjušinnogo vvedenija lekarstvennych smesej. **(Die Behandlung der Dyspepsie der Kälber durch intraperitoneale Verabreichung von Arzneimitteln.)** Veterinarija, Moskva **41** (1964) Nr. 2. S. 64-66. – 1 Tab.

Bei der Kälberdyspepsie ist die Schnelligkeit der Wirkung von Arzneimitteln sehr wichtig, deswegen wird von Vff. die intraperitoneale (i. p.) Injektion dafür empfohlen. Sie beschreiben genau den Ort (Hungergruben) und das Instrumentarium für die i. p. Applikation. Die Dyspepsie teilen Vff. in mehrere Formen ein, je nach der Schwere des klinischen Bildes (Inappetenz – Durchfall – Apathie – Exsiccose usw.). Zur Behandlung der einzelnen Formen benutzten Vff. Lösungen aus mehreren Grundstoffen (Natriumchlorid, Calciumchlorid, Kaliumchlorid, Glukose, Coffein und Penicillin), die sich nur in der mengenmäßigen Zusammensetzung unterschieden. Diese Lösungen wurden in Mengen von 700-1000 ml i. p. appliziert. Außerdem erhielten die erkrankten Kälber noch Antibiotica, Vitamine und zur Verbesserung der Eiweißbilanz Citratblut von den Muttertieren (200-400 ml) intramuskulär verabreicht. Bei Probeschlachtungen von Versuchskälbern konnten nach der i. p. Injektion keine Organ- oder Gewebsveränderungen festgestellt werden. Vff. behandelten nach dieser Methode 5120 an Dyspepsie erkrankte Kälber (ein- und mehrmalige Verabreichung) und erzielten dabei in 95,4% der Fälle Heilung. E. Werner. 8095.

**4-64/12-0530** Voronin, E. S., Šupliko, A. N. und Charlamov, K. M. Fagoprofilaktika i fagoterapija toksičeskoj dispepsii u teljat. **(Prophylaxe und Therapie der toxischen Dyspepsie der Kälber mit Bakteriophagen.)** Veterinarija, Moskva **41** (1964) Nr. 2. S. 70-72.

Bei der toxischen Dyspepsie der Kälber konnten Vff. Proteus-Arten (*Pr. mirabilius* und *Pr. vulgaris*) als Erreger feststellen. Da diese Bakterien sehr unempfindlich gegen Antibiotica sind, wurde von Vff. die Anwendung von Bakteriophagen versucht. Diese wurden an Kulturstämme und auch an Stämme adaptiert, die aus dem Kot erkrankter Kälber gewonnen wurden. Nach mehreren Mäusepassagen und serologischer sowie bakteriologischer Überprüfung wurden die derart gewonnenen Bakteriophagen prophylaktisch in gelöster Form an neugeborene Kälber jeweils kurz vor der Milchfütterung nach Neutralisierung der Magensäure verabreicht. Dadurch konnte im Vergleich zur Kontrollgruppe die Dyspepsie vermieden werden. Nach diesen Untersuchungen benutzten Vff. die „Proteus-Bakteriophagen" auch zu therapeutischen Zwecken; die Anwendungsmethodik war bei diesen meist älteren Kälbern die gleiche; auch hierbei waren gute Ergebnisse festzustellen. Bereits wenige Tage nach Beginn der Bakteriophagen-Verabreichung konnten im Kot keine Proteus-Keime mehr nachgewiesen werden. E. Werner. 8095.

**4-64/12-0531** Sarajkin, I. M., Burjak, I. A. und Svarčevskij, Ju. S. Profilaktika i lečenie bronchopneuvmonii porosjat. **(Prophylaxe und Heilung der Bronchopneumonie der Ferkel.)** Svinovodstvo, Moskva **17** (1963) Nr. 10. S. 45.

In mehreren Schweinebeständen konnten Vff. sehr häufig bei Ferkeln Erscheinungen der Bronchopneumonie feststellen. Diese Erkrankung trat besonders im Herbst, Winter und Frühjahr auf. Bakteriologisch wurden keine Erreger für eine Infektion gefunden. Durch Verbesserung der hygienischen Belange wurde eine günstige Beeinflussung des Stallklimas erreicht. Danach behandelten Vff. die erkrankten Jungtiere über einen unterschiedlich langen

Zeitraum mit „Bizillin" und mit Penicillin, diese Mittel wurden in 1%iger Novocainlösung i. m. verabreicht. Mit diesen Methoden erreichten die Vff. Heilungen von über 90%. E. Werner. 8115.

**4-64/12-0532** Gdovin, T. und Sitko, M. Zakrpatenstvo ošípaných vo svetle klinických pozorování. **(Schweinekümmern im Licht klinischer Beobachtungen.)** Veterinární Med. **8(36)** (1963) Nr. 6. S. 431-436. — 3 Tab., 8 Lit. Zus. in Russ., Dtsch.

In der Klinik der Veterinärfakultät in Kosiče verfolgte man die Entwicklung von 464 abgesetzten Ferkeln, die 60 Würfen entstammten. Außerdem wurden 178 Kümmerer aus 19 Schweinezuchten untersucht. Das Zurückbleiben in der Entwicklung konstatierte man bei 13 Würfen (21,66%). Davon waren 12,9% typische Kümmerer, 12 Stück erreichten bis zum Absatztermin nicht einmal 6 kg Kgw. (2,58%). Von den 179 Kümmerern im Alter von 6 Wochen bis zu einem Jahr waren 74 männlich und 105 weiblich, geheilt wurden 91 Stück, 25 Stück gingen ein, 53 Stück wurden wegen Zurückbleiben in der Entwicklung geschlachtet. Bei den eingegangenen und getöteten Tieren fand man Bronchopneumonie, bei einer kleineren Zahl auch Gastritis und Gastroenteritis, in einer Gruppe Paratyphus und bei einer Reihe von Absatzferkeln auch eine Invasion von Enterohelminthen (*Ascaris suis*, *Oesophagostomum dentatum*, *Strongyloides ransoni*, *Trichocephalus*) und Coccidien. Erkrankungen des Verdauungstraktes und der Atmungswege sowie Helminthosen spielen beim Kümmerwuchs eine wichtige Rolle. ČSSR/ÚVTI. 8140.

**4-64/12-0533** Balbierz, H. Kompleksowe badania nad przebiegiem niedokrwistości prosiąt osesków. **(Komplexe Untersuchungen über den Verlauf der Anämie bei Saugferkeln.)** Zeszyty naukowe wyższej Szkoły rolniczej Wrocławiu, Weteryn. **15** (1963) Nr. 50. S. 7-44. — 37 Abb., 2 Tab., 94 Lit.

Die Arbeit stellt Ergebnisse von einigen Untersuchungen über den Verlauf der Anämie bei Saugferkeln dar. Für die Gesamtuntersuchungen benutzte man ca. 250 Ferkel aus verschiedenen Umgebungen. Es wurden der Hb-Stand, die Anzahl der Erythrocyten und Leukocyten, das Blutbild und das Bild der Medulla ossium, die Hb-Elektrophorese, die Hb-Resistenz gegen alkalisches Medium (RDA) und Hb-Chromatogramm auf Ionenaustauscherharzen (Amber lit IRC 30 XE 97) bestimmt. Die Untersuchungsergebnisse: 1. Hb ist heterogen sowohl in der Chromatographie auf Ionenaustauscherharzen als auch in den Elektrophorogrammen sowie in den Untersuchungen der Resistenz gegen alkalisches Denaturieren. 2. Bei Saugferkeln beobachtet man nicht diesen Verlauf des Austausches von Fetus-Hb (HbF) auf das Hb von erwachsenen Tieren (HbA) sowie bei Kälbern. 3. In der 2-3wöchigen Lebensdauer erfolgt ein kritischer Punkt der Anzahl von verschiedenen Blutelementen und nicht nur des Hb und der Erythrocyten. Es muß also angenommen werden, daß die Anämie während dieser Zeit nur eine der Erscheinungen des Gesamtprozesses ist. Diese Krisis wird von nicht entsprechenden Aufzuchtbedingungen verschlimmert. PRL/CBR. 8142.

**4-64/12-0534** Gerov, K. und Čuškov, P. Profilaktično i lečebno dejstvie na selenovija dvuokis pri enzootičnata muskulna distrofija po agnetata i negovata toksičnost. **(Die prophylaktische und heilende Wirkung von Selendioxyd bei enzootischer Muskeldystrophie bei Lämmern und seine Toxizität.)** Izvestija na Instituta po biologija i patologija na razmnožavaneto na selskostopanskite životni, Sofija **4** (1963) S. 241-257. — 8 Abb., 1 Tab., 87 Lit. Zus. in Russ., Engl.

An Lämmern durchgeführte Serienversuche haben es ermöglicht, die Behandlungs-, die toxischen und letalen Dosen von Selendioxyd zu bestimmen. Es wurde festgestellt, daß Dosen bis zu 2,5 mg Selendioxyd und 5 mg Natriumselenid mit 12 $H_2O$ je kgw. die maximal verträglichen sind. Dosen von 7 mg

Selendioxyd und 30 mg Natriumselenid sind stark toxisch, Dosen von 10 mg Selendioxyd und 40 mg Natriumselenid sind letal, wobei die Lämmer 6-10 Stunden post appl. eingehen. Bei den vergifteten Lämmern findet man pathologische Veränderungen, die an diejenigen bei Muskeldystrophie erinnern. Bei Erkrankung der Lämmer an Muskeldystrophie wurde Selendioxyd zweimal täglich, in Dosen von 1 – 2 – 5 – 10 mg (je 0,1-0,2 mg/kgKgw.) angewendet. Selendioxyd wurde in Form einer 0,1%igen Lösung peroral verabfolgt. Bei 90% der erkrankten Lämmer trat die Heilung am 2. - 5. Tage ein. Nach dieser Methode wurden prophylaktisch 84340 wahrscheinlich gesundeLämmer aus erkrankten Herden behandelt. 25-30 Tage nach Verabfolgung von Selendioxyd waren keine Erkrankungssymptome mehr zu bemerken. NRB/ZSNTI. 8162.

**4-64/12-0535** Draganov, M. Slučaj na D-enterotoksemija u agne na 3-dnevna vŭzrast. **(Ein Fall von D-Enterotoxämie bei einem drei Tage alten Lamm.)** Izvestija na Veterinarnija institut za zarazni i parazitni bolesti, Sofija **9** (1963) S. 59-62. – 7 Lit. Zus. in Russ., Engl.
Beschrieben wird ein Fall von D-Enterotoxämie bei einem drei Tage alten Lamm mit letalem Ausgang. Die Anwesenheit von D-Toxin wurde nur im Labmagen festgestellt. Aus dem Inhalt des Labmagens wurde ein stark toxinogener Stamm von *Cl. perfringens typus D* isoliert. Bei der Obduktion wurden eine hämorrhagische Entzündung des Labmagens, eine erweichte Niere und Blutergüsse im Epi- und im Endocard gefunden. Im Darmkanal waren keine Veränderungen festzustellen. NRB/ZSNTI. 8170.

## XIX. FLEISCHBESCHAU, LEBENSMITTELÜBERWACHUNG

**4-64/12-0536** Koudela, K. Prohlídka jatečních zvířat a masa. **(Schlachttier- und Fleischbeschau.)** Studijní Inform., Veterinářství **1963** Nr. 5. S. 171 bis 198. – 7 Tab., 35 Lit.
Dieses Referat kommentiert die Richtlinien, die im zweiten Teil der Sammlung der Veterinärrichtlinien aus dem Jahre 1962 enthalten sind, und analysiert die Unterschiede gegenüber der Regierungsverordnung Nr. 40 aus dem Jahre 1942, die bis unlängst noch gültig war. Die wichtigsten Probleme werden eingehend besprochen. ČSSR/ÚVTI. 8280.

**4-64/12-0537** Seidel, G. und Kind, H.; Berlin, Veterinäruntersuchungs- und Tiergesundheitsamt. **Zum Thema Salmonella-Schmierinfektionen.** Mh. Veterinärmed. **19** (1964) Nr. 7. S. 262-267. – 3 Tab.
Die Zahl der bei der bakteriol. Fleischuntersuchung ermittelten Salmonellen zeigt erhebliche Schwankungen, die besonders bei umfangreichen Schlachtungen und bei anhaltend warmer Witterung auftreten. Die ersteren Fälle sind auf längere Standzeiten vor der Schlachtung sowie auf mangelnde Hygiene und Desinfektionsmaßnahmen zurückzuführen. Dazu gehören vor allem ungenügende Säuberung der Geräte und Nichteinhalten der notwendigen Konzentration der Desinfektionslösung. Es werden Untersuchungen durchgeführt zur Lösung der Frage, ob in einzelnen Not- und Krankschlachtungsbetrieben die Salmonellafunde höher sind als in anderen und welche Ursachen dafür zugrundeliegen. Vergleichend werden die Ergebnisse einer großen Pferdeschlächterei und 4 kleinerer Schlachtbetriebe einander gegenübergestellt. Dabei zeigt es sich, daß im ersteren Betrieb (I) 14,4%, d. h. viermal mehr Fleischvergifter isoliert werden als in den 4 anderen (II) = 4,3%. Ein noch ungünstigeres Verhältnis wird beobachtet, wenn man 25 einzelne Tage herausgreift: bei I 19,9%, bei II 1,6%. Dieser Unterschied ist nur auf umfangreiche Schmierinfektionen zurückzuführen. Um den Verdacht, daß etwa Schmierinfektionen im Laboratorium für bakteriol. Fleischuntersuchung dafür verantwortlich gemacht werden müßten, zu zerstreuen, wird hier eine Betriebs- und Stufenkontrolle durchgeführt, bzw. in einem anderen Institut Zweit-

proben untersucht. Die Versuche verlaufen negativ. Seit diesem Zeitpunkt werden grundsätzlich Proben zur bakteriol. Fleischuntersuchung im Labor in einer anderen Reihenfolge als bei der Schlachtung angelegt. Die Untersuchungsergebnisse zeigen, welche große Bedeutung der Schlachthygiene und intensiven Desinfektionsmaßnahmen in Not- und Krankschlachtungsbetrieben beigemessen werden muß. E. Tempel. 8308.

**4-64/12-0538** Niederehe, H. **48stündiges Einfrieren schwachfinniger Rinder im Schnellstkühlraum bei —16 °C.** Schlacht- u. Viehhof-Ztg. **64** (1964) Nr. 4. S. 151-152.

Die Schnellstkühlung geschlachteter Schweine hat sich bewährt und wird in der BRD in einer Reihe von Schlachtstätten durchgeführt. Der Ladenfleischer kann dann bereits am Schlachttage die Tierhälften mit nach Hause nehmen, dort zerlegen und mit dem Wurstmachen beginnen. Zur Vorbereitung von Schweinehälften zum Einlagern ergeben sich Vorteile. Für zum Abtransport vorgesehene Tiere wird eine Kerntemperatur von 0-+1 °C in etwa 2½ Std. erreicht; werden so leicht angefrorene Schweine in entsprechenden Kühlfahrzeugen transportiert, weisen sie gegenüber frisch geschlachteten kaum Veränderungen auf, wohingegen nur schnellgekühlte mit ungenügender Kerntemperatur z. T. in schmierigem Zustand ankommen. Infolge der in der BRD verschärften Bestimmungen müssen finnige Rinder 144 Std. bei —10 °C nach 24 Std. Vorkühlung verbleiben. Da der Anfall ständig steigt, reicht der zur Verfügung stehende Raum nicht aus. Bei Anwendung des Schnellstkühlraumes zeigt sich, daß bei vermehrter Luftumwälzung (300fach/Std.) die vorgeschriebene Temperatur rascher erreicht wird als bei stiller Kühlung. Daher blieben bei den Versuchen die Ventilatoren während der Gesamtzeit in Tätigkeit, die Schnellstkühltemperatur regelte sich automatisch. Schlachtwarm eingebrachte finnige Tiere wurden nicht schmierig und erreichten die erforderliche Kerntemp. von —5 °C bei Raumtemperatur von —16 °C schneller als vorgekühlte, nämlich innerhalb von 32-34 Std., sie hätten also nach 44 Std. dem Schnellstkühlraume entnommen werden können, blieben aber zur Sicherheit 48 Std. darin, zumal da die Kerntemperatur nach Erreichen von —5 °C i. a. nach weiteren 6-7 Std. auf —10 °C sinkt. Der einzige Nachteil besteht darin, daß das warm gefrorene Fleisch sich verzieht, was aber bei Verarbeitungsfleisch ohne Bedeutung ist. W. Mathieu. 8360.

**4-64/12-0539** Goutefongea, R.; Jouy-en-Josas, Seine-et-Oise, Centre Nat. de Rech. Zootechn. Les viandes exsudatives. **(Durch Exsudation verändertes Fleisch.)** Ann. Zootechnie **12** (1963) Nr. 4. S. 297-357. — 4 Abb., 12 Tab., 85 Lit. Zus. in Engl.

Nach Besprechung der Eigenschaften „normaler" Muskel als Fleisch wird auf die Abweichungen im „exsudativen" Zustand eingegangen. Exsudatives Fleisch wird gekennzeichnet durch eine lasche Konsistenz, fehlende Kohäsion zwischen den Muskelbündeln, mehr oder weniger ausgeprägte Verfärbung, niedrigen pH-Wert und vor allem einen sehr schnellen Abfall des pH-Wertes nach der Schlachtung, schwaches Wasserbindungsvermögen, so daß das Fleisch feucht erscheint. Als Ursache der Veränderungen wird eine sehr schnelle anaerobe Glykolyse erkannt, die zur Erniedrigung des pH-Wertes im Muskel führt, während die Temperatur noch hoch ist. Diese Beziehung niedriger pH-Wert—erhöhte Temperatur beruht auf den Proteinen der Muskulatur, insbesondere auf den Proteinen des Sarkoplasmas. Andererseits nimmt man an, daß ein gewisser Teil an die schnelle Entstehung von Milchsäure und deren Aufspeicherung in der Muskulatur gebunden ist. Es ist beobachtet worden, daß die Aktivität der Lacticodeshydrogenase im exsudativen Muskel viel schwächer ist, und daß der schwächere Gehalt an Myoglobin und Cytochrom C die laufende respiratorische Funktion stört. Diese 2 Phänomene begünstigen den schnellen pH-Abfall im Muskel. Andere Autoren führen die Auslösung der Veränderungen auf einen Streß zurück, der durch eine hormonale Unregelmäßigkeit bedingt wird. Die hormonale Störung ist eine Folge der laufenden Selektion frühreifer Tiere nach der Wachstumsfreudigkeit und des reduzierten Mästens. Wieder andere Autoren vertreten die Meinung, daß diese Selektion die Selektion der Individuen in bezug auf ein hohes Glykolyse-Potential nach sich zieht, durch eine Vergrößerung des Gehaltes und der Aktivität der Enzyme in die Glykogenolyse der Muskulatur eingreifend. Die hohe glykolytische Wirkung soll die Ursache des schnellen Abfallens des pH-Wertes sein. Auf Grund der heutigen Kenntnisse ist es vorläufig nicht möglich, die Entstehung des exsudativen Zustandes der Muskulatur abzustellen. Es würde sich aber empfehlen, die Produktion, den Transport, die Schlachtung und die Maßnahmen nach dem Tode zu verbessern. E. Tempel. 8440.

**4-64/12-0540** Caracciolo, S. und Neri, L.; Pesca, Ist. Sperimentale di Pescara per l'Igiene ed il Controllo Veterin. dei Prodotti. Prime ricerche compiute in Italia sul riconoscimento del pesce decongelato dal pesce fresco semplicemente refrigerato a mezzo di rifrattometro a mano. **(Erste in Italien ausgeführte Untersuchungen über die Erkennung wiederaufgetauten Fisches und von frischeingefrorenem Fisch mittels Handrefraktometers.)** Zooprofilassi [Rom] **19** (1964) Nr. 3. S. 119-126. — 7 Lit.
Mit einem Hand-Refraktometer, wie es zur Untersuchung des Zuckergehaltes von Weintrauben und anderen Früchten in Gebrauch ist, wurde die Augenflüssigkeit von Gefrierfischen untersucht. Es wurde festgestellt, daß gewisse Aussagen über den Frischezustand von Gefrierfischen möglich sind, wenn z. B. die Fische alsbald nach dem Fang bei —30 °C eingefroren und ohne Unterbrechung der Kühlkette bis zu 6 Monaten aufbewahrt werden. Die Untersuchung erstreckte sich allerdings einstweilen nur auf eine Fischart, *Trachurus trachurus* L. 1758. K. Reinhardt. 8440.

**4-64/12-0541** Cader-Strzelecka, B. und Strzelecki, E. Zakażenie konserw mięsnych paciorkowcem kałowym. **(Die Infektion von Fleischkonserven mit Enterokokken.)** Med. weteryn. **19** (1963) Nr. 10. S. 582-584. — 2 Tab., 4 Lit.
Die Untersuchungen betrafen 1728 Fleischkonserven, davon 1512 pasteurisierte Konserven, 92 tyndalisierte (fraktioniert sterilisierte) Konserven und 124 sterilisierte Konserven. Die Methodik der bakteriol. Untersuchungen war mit den allgemein angenommenen Grundsätzen übereinstimmend. Das Wachstum der Enterokokken bestimmte man als schwach, mittel und stark. In den tyndalisierten und sterilisierten Konserven stellte man überhaupt keine Enterokokken fest. Aus den pasteurisierten Konserven sonderte man diese Mikroorganismen ab, wobei bezüglich der Konserven, die im Wärmekasten incubiert wurden, die Menge der infizierten Proben 27,64% und der in Dosen, die bei Zimmertemperatur aufbewahrt wurden, 12,43% betrug. Die Ergebnisse der Beobachtung zeigen, daß zur Vernichtung der Enterokokken eine Temperatur von mehr als 100 °C unbedingt notwendig ist. PRL/CBR. 8450.

**4-64/12-0542** Kramer, H. und Lochmann, E.-H.; Hannover, Tierärztl. Hochschule, Inst. für Tierärztl. Lebensmittelkunde und Milchhyg. **Ein Beitrag zur Kenntnis des Bindegewebsgehaltes im Schweinefleisch „wie gewachsen“ und im „gut entsehnten“ Schweinefleisch. 2. Mitt.** Arch. Lebensmittelhyg. **14** (1963) Nr. 7. S. 151-153. — 1 Tab., 7 Lit. 1. Mitt. vgl. 4-64/03-0520.
Zur quantitativen Feststellung des Bindegewebsgehaltes der einzelnen Fleischteile wird das Trypsin-Verdauungs-Verfahren (enzymatische Hydrolyse durch Trypsin) nach Schönberg und Lochmann angewandt. Zunächst wird das Fettgewebe weitgehend entfernt. Dann wird je 1 Hälfte der 3 Schweine „gut entsehnt“, d. h. sowohl die groben Sehnen, Aponeurosen usw., als auch die Bindegewebszüge im Innern der Fleischteile werden herausgeschnitten. Die

andere Hälfte wird „wie gewachsen“ belassen. Die Tiere sind verschieden schwer. Bei sorgfältiger Entsehnung tritt eine Verringerung des Bindegewebsanteiles um etwa 50% ein. Durch die makroskopische Untersuchung des Fleisches im filtrierten UV-Licht sind die Unterschiede im Bindegewebsgehalt besonders deutlich. Der durchschnittliche Bindegewebswert des Schweines „wie gewachsen“ liegt bei 12,02%, der der „gut entsehnten“ Hälfte des gleichen Tieres bei 5,90%.Um wirklich gerechtfertigte Grenzwerte für den Bindegewebsgehalt in Fleischwaren festlegen zu können, muß auch das Bindegewebe des mitverarbeiteten Speckes berücksichtigt werden. Bereits heute läßt sich aber sagen, daß in Rohwürste von Spitzenqualität wie Teewurst und andere gute Rohwurstsorten Backenfleisch und Eisbeinfleisch nicht verarbeitet werden sollte, da der Gehalt an kollagener Substanz stark erhöht wird.

E. Tempel. 8520.

**4-64/12-0543** Leistner, W.; Leipzig, Karl-Marx-Univ., Inst. für Lebensmittelhyg. **Untersuchungen von Schlachtgeflügel am Fließband.** Mh. Veterinärmed. **19** (1964) Nr. 10. S. 390-391.

Vf. beauftragte Grunert, 4330 drei- bis vierjährige geschlachtete Hühner an einem Förderband einer Geflügelschlachtanlage nach Herausnahme von Darm und Eileiter zu untersuchen und den Ernährungszustand sowie die pathologisch-anatomischen Veränderungen im Einzelnen festzuhalten. Das Band hatte eine Geschwindigkeit von 7 m je Min., auf 1 m hingen durchschnittlich 3 Hühner. 695 Tiere (16,05%) wiesen Veränderungen auf, die nach Infektionskrankheiten, Endo- und Ektoparasiten, Visceral- und Gelenkgicht, Geschwülsten und Organkrankheiten zahlenmäßig und prozentual eingeteilt werden. Bei Organveränderungen lag die Leber mit 6,21% an der Spitze, es folgten Darm mit 5,54%, Milz mit 3,19%, die übrigen Veränderungen lagen unter 3%. Aus der Untersuchung in Verbindung mit der einschlägigen Literatur ergibt sich lt. Vf. folgendes: Die Schlachtgeflügeluntersuchung ist erforderlich, um krankes Geflügel und somit Gefährdung der menschlichen Gesundheit usw. auszuschließen. Bei der Entwicklung von Schlachttechnologien ist die Fleischuntersuchung zu berücksichtigen. Weil die inneren Organe untersucht werden müssen, ist das Geflügel vollständig auszunehmen. Leber, Darm und Milz sind eingehend zu untersuchen, da sie am häufigsten verändert sind. Um die Zusammengehörigkeit der Tierkörper und der inneren Organe zu gewährleisten, müssen an den Förderbändern in der Nähe der Aufhängehaken Schalen angebracht werden, in die die Organe gelegt werden können. Weil eine Bandgeschwindigkeit von 7 m je Min. mit 3-4 Tierkörpern je Meter keine gründliche Untersuchung gestattet, muß das Förderband an der Untersuchungsstelle geteilt sein oder die Möglichkeit geschaffen werden, daß mehrere Untersucher hintereinander gleichzeitig arbeiten können. Wenn das Untersuchungsergebnis nicht sofort vorliegen kann, muß der Tierkörper vom Band entfernt und nachuntersucht werden. Es ist nicht Zweck der Abhandlung, auf die Technologie im einzelnen einzugehen.

W. Mathieu. 8550.

**4-64/12-0544** Jankov, G. Proučvanija vŭrchu promenite na pH na riba v različna stepen na presnota pri sŭchranenie. **(Untersuchungen über die Veränderungen des pH-Wertes von unterschiedlich frischem Fisch bei seiner Lagerung.)** Izvestija na Veterinarno-chigiennija institut za životinski produkti, Sofija **3** (1963) S. 243-253. — 6 Abb., 2 Tab., 8 Lit.

Untersucht wurden die pH-Werte an 21 Arten von Fischen, die bei Zimmertemperatur und unter Abkühlung aufbewahrt wurden. Der pH-Wert wurde mit Hilfe des Gelig-Komporators bestimmt. In der ersten Gruppe von Fischen (Hybridmakrele, Schwarzmeersteinbutt, Blei und Strömling) wurde die aufsteigende Dynamik des pH-Wertes festgestellt. In der zweiten Gruppe von Fischen (Makrele, Hering, Karpfen, Forelle, Zander, Sardelle, Döbel u. a.)

war die Dynamik des pH-Wertes nicht gut ausgeprägt und schwankte in den Grenzen zwischen 6,3 und 6,8. In der dritten Gruppe von Fischen (Hausen, Meeräsche, Pelamide und Stör) war die Dynamik des pH-Wertes gleichfalls unausgeprägt; seine Größe schwankte in den Grenzen von 5,8 und 6,2. Daraus wird der Schluß gezogen, daß eine Veränderung des pH-Wertes als objektive Kennziffer der Genußtauglichkeit von Fischen nur bei vier Arten von Fischen angewendet werden kann; wenn der pH-Wert höchstens 6,8 erreicht, sind sie zum Gebrauch geeignet, wenn der pH-Wert 6,9 beträgt, muß die Brauchbarkeit des Fisches als zweifelhaft angesehen werden, und wenn der pH-Wert sich in den Grenzen zwischen 7,0 und 7,4 befindet, ist der Fisch unbrauchbar. Für die Strömlinge sind diese Kennziffern entsprechend: bis 6,6, von 6,5 bis 6,8 und von 6,8 bis 7,2; für den Schwarzmeersteinbutt 6,6, von 6,7 bis 6,9 und von 6,8 bis 7,1. NRB/ZSNTI. 8575.

**4-64/12-0545** Prudhomme, Maurice. Les clupéidés. **(Die Heringsfische [Clupeiden].)** Rev. Méd. vétérin. [N. S.] **27(115)** (1964) Nr. 3. S. 207-211. 8575.

---

**4-64/12-0546** *Trawiński, A.* und *Trawińska, J.* **Higiena i przetwórstwo mięsa.** (Hygiene und die Verarbeitung von Fleisch.) Warszawa: Państw. wyd. roln. i leśne. 1964. (596 S.) 8°. (1964 A 762)

**4-64/12-0547** **Nutné porážky hospodářských zvířat.** (Notschlachtungen von Nutztieren.) Praha: Státní zeměd. nakl. 1964. (141 S.) 8°. (1964 A 629)

## XX. MILCHKUNDE

**4-64/12-0548** Happ, L. R. **Milchanfuhr — Milchqualität — Milchkühlung, ein aktuelles Problem.** Tierzüchter **15** (1963) Nr. 23. S. 847-848. — 2 Abb.
Da die schlechteste Milchkanne die Qualität einer gesammelten Tankmilch bestimmt, sollte nur in Gebieten mit Qualitätsmilchgewinnung auf Tanksammlung übergegangen werden, wobei die Kühlung auf dem Bauernhof mit Kühlaggregaten unerläßlich ist. Um die Sammlung in Milchtanks rentabel zu gestalten, sollten entweder nur Großbetriebe angefahren bzw. bei jedem Haltepunkt mindestens 400 kg Milch aufgenommen werden. Die Weiterentwicklung der Technik durch den Einsatz von Sammelfahrzeugen beurteilt Vf. trotzdem günstig. M. Worseck. 8730.

**4-64/12-0549** Ulbrich, F. und Kunter, E.; Dresden, Veterinäruntersuchungs- und Tiergesundheitsamt. **Vergleichende bakteriologische Stufenkontrollen in Melkanlagen mit Tupferproben unter Verwendung des Kochschen Plattenverfahrens und eines Direktausstrichverfahrens.** Arch. exp. Veterinärmed. **18** (1964) Nr. 2. S. 245-250.
Die Überprüfung von Melkmaschinen im größeren Rahmen erfordert eine einfache Untersuchungsmethodik mit möglichst geringem Arbeits- und Zeitaufwand. Von den 3 bekannten Methoden für bakteriologische Stufenkontrollen (Tupfer-, Spül- und Flüssigkeitsprobe) erachten Vff. das Tupferprobenverfahren für die Kontrolle von Melkstandanlagen für am geeignetsten. Sie verwenden dafür trockene Tupfer, da diese von den stets mit einem Feuchtigkeitsfilm überzogenen Flächen der Fischgrätenmelkstände die Bakterien besser aufsaugen. — Unmittelbar vor dem Melken wurden je 2 Tupferproben entnommen (von Zitzen, Melkstrümpfen, kurzen Milchschläuchen, Zentralen, Endolive, Steigleitung, Hauptmilchleitung vor dem Kühler, Kühler, Zuführungsschlauch zum Sammelbehälter und Tank), von denen die zuerst entnommenen nach 12 bis 14 Std. Kühlschrankaufbewahrung (4 °C) mit 5 ml physiol. NaCl-Lösung versetzt und nach einer einstündigen Extraktion im Kühlschrank zur Bestimmung des Gesamt- und Colikeimgehalts mit dem Kochschen Plattenverfahren (TTC-Agar nach Schönberg) verwandt wurden. Die zweiten Tupfer wurden unmittelbar nach der Entnahme im Melkstand auf mitgeführten China-blau-Lactose-Agar und TTC-Agar-Platten ausge-

strichen und nach etwa 36stündiger Bebrütung (37 °C) abgelesen und beurteilt. Von 493 Proben führten bei der Bestimmung des Gesamtkeimgehalts 438 in beiden Verfahren zu analogen Werten. Beim Nachweis der Colikeime konnten mit dem Direktausstrich mehr nachgewiesen werden als mit dem Plattenverfahren. Insgesamt führten 410 von 471 Proben in beiden Methoden zu gleichsinnigen Ergebnissen. Daraus resultiert, daß das Direktausstrichverfahren bei hinreichender Sicherheit sich bei allen in der DDR gebräuchlichen Melkanlagen anwenden läßt. Chr. Dietz. 8798.

**4-64/12-0550** Božović, Vera. Ispitivanje ponašanja enterotoksogenich stafilokoka u uslovima termičke obrade mleka i spravljanja mlečnich proizvoda. **(Prüfung des Verhaltens der enterotoxinbildenden Staphylokokken bei der thermischen Bearbeitung der Milch und in den Milchprodukten.)** Acta veterin. [Beograd] **13** (1963) Nr. 1. S. 41-46. — Zus. in Dtsch.

Ausgehend von der zunehmenden Bedeutung der Staphylokokkenvergiftungen wurden verschiedene Untersuchungen mit folgenden Schlußfolgerungen vorgenommen. In der Umgebung von Belgrad enthält die Rohmilch oftmals enterotoxinbildende Staphylokokken (Staph.) Zur Feststellung im Schnellverfahren hat das Tellurit-Glycerin-Agarmedium modifiziert nach Sevel und Plommet sich bewährt. In Speiseeismischungen mit Stärkezusatz entsteht das Toxin bei 30 °C schon nach 7 Std., ohne Stärkezusatz nach 8 Std. Das Gefrieren der Masse führt zu keiner Vernichtung des Toxins, ebenso nicht das Pasteurisieren und Kochen. Die geprüften Stämme konnten eine Dauererhitzung (30 Min. bei 63-64 °C) in keinem Falle überstehen, weswegen ein Staphylokokkenfund in erhitzter Milch als Nachweis einer Reinfektion zu betrachten ist. H. Rauch. 8798.

**4-64/12-0551** Kowalczyk, S. Badania nad wartością próby CAMP w wykrywaniu paciorkowca bezmlecności. **(Der Wert der CAMP-Probe für die Feststellung der Streptokokken bei der Agalaktie.)** Med. weteryn. **19** (1963) Nr. 8. S. 468-471. — 1 Tab., 5 Lit.

Die CAMP-Probe (Christie, Atkins, Munch-Peterson) wendet man im Westen als einen Grundtest zur Bestimmung der Streptokokken der Agalaktie an. Diese Untersuchungen führte man an 256 Streptokokkenstämmen durch. Die Aussaat führte man auf folgenden Nährboden durch: 1. Agar mit Rinderblut, 2. Agar mit Blut + 1 g Äsculin auf 1 Liter, 3. wie vorher + 10 ml 1%iger Wasserlösung von Ferricitrat auf 1 Liter. Von 256 ausgesonderten Stämmen waren 133 CAMP-positiv und Äsculin-negativ, also gehörten sie zu *Str. agalactiae* (nach Klassifikation von Murphy, Stuart und Reed), 19 waren CAMP- und Äsculin-negativ (*Str. disgalactiae*) und 104 Äsculin-positiv und CAMP-negativ oder positiv (*Str. uberis*). Die Ergebnisse der CAMP-Probe und der serologischen Probe stimmten in 97% überein. PRL/CBR. 8815.

**4-64/12-0552** Kiermeier, Friedrich und Keis, Karl; München, TH, Milchwirtschaftl. Inst.; Weihenstephan, Süddeutsche Versuchs und Forsch.-Anst. für Milchwirtsch. **Halbquantitative Ausarbeitung des Schalmtestes für wissenschaftliche Zwecke.** Milchwissenschaften **19** (1964) Nr. 2. S. 65-69.

Weder der Schalmtest noch andere Schnellmethoden vermögen einen zwingenden Hinweis auf bestehende Euterinfektionen zu geben. Seine Reaktionsintensität kann nur in 5 Stufen unterteilt werden (— = negativ, ± = zweifelhaft, + = schwach positiv, ++ = deutlich positiv, +++ = stark positiv), wobei es besonders schwer ist, aus zweifelhaften Reaktionen sichere Schlüsse zu ziehen. Mit Hilfe einer Viscositätsbestimmung des Testgemisches im Viscosimeter, ausgedrückt durch die Fallzeit einer Kugel in Sek., ist es möglich, die zu vielen falschen positiven Reaktionen auszuschalten und die Reaktionsintensität feiner zu differenzieren. Die Grenze zwischen einer negativen und voll positiven Reaktion liegt etwa bei einer Zellzahl von 200000/ml, bei einer Fallzeit der Kugel (Durchmesser 15,8 mm, Gewicht 4,9648 g, Fallrohrdurchmesser im Viscosimeter 15,945 mm) von 193 Sek. Damit genügt diese Methode der besonders bei Kannenmilch notwendigen Empfindlichkeit im Bereich geringer Zellzahlen; allerdings ist sie zur schnellen Rampenkontrolle in dieser Weise nicht geeignet. Chr. Dietz. 8820.

**4-64/12-0553** Schober, Richard, Niclaus, Willy und Christ, Walter; Wangen i. Allgäu, Staatl. Milchwirtsch. Lehr- und Forsch.-Anst. **Über die Anwendbarkeit der Biuret-Reaktion zur Proteinbestimmung in Milch.** Milchwissenschaften **19** (1964) Nr. 2. S. 75-78.

Die für klinische Zwecke viel gebrauchten Ausführungsformen der quantitativen Proteinbestimmung mit dem „Biuret-Reagens" sind auf Milch nicht ohne weiteres anwendbar, da außer einer sorgsamen Abtrennung des Milchfettes (zur Erzielung klarer Meßlösungen) vor allem der die Kupfersalzlösung reduzierende Milchzucker entfernt werden muß. – In 3 Untersuchungsgruppen (A = 8 Tiere aus einem Milchviehbestand, B = aus Anlieferungskannen entnommene Milchproben von benachbarten Tierbeständen eines Sammelgebietes, C = 20 Milchproben aus dem Lagertank, der 2500 l Milch von 12-16 Lieferanten enthält), wurde versucht, die Tatsache auszunutzen, daß bei Boraxzugabe eine deutliche Hemmung der Reduktion und eine um Stunden verzögerte Kupferabscheidung eintritt. Für jede Versuchsprobe wurde nach dem Kjeldahlverfahren der Gesamtstickstoff bestimmt und auf Protein umgerechnet (Multiplikation mit 6,37). Die aus der Biuretextinktion abgeleiteten Proteinwerte der 3 Versuchsreihen stimmten mit den aus dem Gesamtstickstoff nach Kjeldahl errechneten gut überein, vermutlich, weil innerhalb dieser Gruppen vergleichbare Milchqualitäten vorlagen. Bei einzelnen Milchproben ist der Umrechnungsfaktor allerdings so großen, biologisch bedingten Schwankungen unterworfen, daß die mögliche Streuungsbreite die Sicherheit der Biuretreaktion für quantitative Bestimmungen stark begrenzt.
Chr. Dietz. 8820.

**4-64/12-0554** Kiermeier, Friedrich und Keis, Karl; München, TH, Milchwirtsch. Inst.; Weihenstephan, Süddeutsche Versuchs- und Forsch.-Anst. für Milchwirtsch. **Das käsereitechnische Verhalten von Milch aus sekretionsgestörten Eutern.** Milchwissenschaften **19** (1964) Nr. 2. S. 79-82.

Die Qualität der aus Milch sekretionsgestörter Euter hergestellten Käse wird ungünstig beeinflußt: Infolge geschwächten Gerinnungsvermögens der Milch und einer Erhöhung des Molkeneiweißes kommt es in Milch von Kühen mit Euterentzündungen zu einem verminderten Molkenablauf. Dadurch verstopfen die Poren der Bruchmasse sehr rasch, weshalb die Molke nur langsamer und in geringerer Menge austreten kann. Die Folge ist eine Erhöhung des Käsegewichts, wobei man keineswegs von einer echten Erhöhung der Käseausbeute sprechen kann. Die Verringerung des Gesamtstickstoffgehalts der Molke ist damit begründet, daß in den Poren der Bruchmasse ein Teil der Molkenproteine verbleibt und der Gesamtstickstoffgehalt um diesen eingeschlossenen Eiweißanteil verringert wird. Chr. Dietz. 8845.

**4-64/12-0555** Sander, W.; Schwerin-Neumühle, Bezirks-Tierklin. **Zur Abgabe der Milch stationär in der Tierklinik behandelter Kühe an die Molkerei. Erwiderung auf die Diskussionsbeiträge in dieser Zeitschrift Jg. 18, S. 792 u. 793 (1963).** Mh. Veterinärmed. **19** (1964) Nr. 9. S. 332-334.

Vf. weist auf einige der bekannten Lücken im Milchgesetz hin und glaubt sich daher berechtigt, Milch erkrankter Kühe aus der Tierklinik in den Verkehr zu bringen. Er definiert den Begriff „klinisch gesund". Nach seiner Meinung ist ein Tier mit gutem Allgemeinbefinden klinisch gesund, dessen Lebensfunktionen von den Sinneswerkzeugen des Menschen als ungestört

erkannt werden. Es werden ergänzende Angaben zur Originalarbeit gemacht. Abschließend wird der Wunsch geäußert, strittige Fragen gemeinsam durch Milchygieniker und Kliniker der Veterinärmedizin zu klären.
Chr. Dietz. 8885.

## XXI. TIERZUCHT, FÜTTERUNGSLEHRE

**4-64/12-0556** Schoeller, L.; Münster i. Westf., Univ., Inst. für Humangenetik. **Methoden zur Darstellung menschlicher Chromosomen und zur zellkernmorphologischen Geschlechtsdiagnose.** Internist 4 (1963) Nr. 12. S. 542.
8920.

**4-64/12-0557** Pjatkin, E. M. Kliniko-fiziologičeskaja charakteristika telok pri besprivjaznom soderžanii. **(Klinisch-physiologische Besonderheiten der Jungtiere bei Laufstallhaltung.)** Životnovodstvo, Moskva **25** (1963) Nr. 12. S. 49.
Je eine Gruppe von 14-18 Mon. alten Ostfriesenfärsen wurde im Anbinde- bzw. im Laufstall gehalten. In einem Untersuchungsstand wurden Rheobase und Chronaxie des M. triceps brachii bestimmt. Des weiteren wurden Harnproben auf Ketokörpergehalt untersucht. Allgemeinbefinden (Puls, Temperatur, Atmungsfrequenz, Haut- und Haarkleid, Temperament u. a.), Stoffwechsel (Ketokörper im Laufstall –, im Anbindestall + bis + + +) und Ausgeglichenheit der Nerv-Muskel-Prozesse (Chronaximetrie 0,035 $\mu$F, im Anbindestall dagegen Schwankungen von 0,01-0,08 $\mu$F) waren im Laufstall besser als im Anbindestall. Diese günstige Haltungsweise wirkte sich später in einer verbesserten Fruchtbarkeit und Milchleistungsfähigkeit aus.
S. Willer. 8940.

**4-64/12-0558** Šarabrin, I. G. K rešeniju zadač sozdanija zdorovych i vysokoproduktivnych stad krupnogo rogatogo skota. **(Zur Lösung der Aufgaben bei der Schaffung gesunder und hochproduktiver Rinderherden.)** Veterinarija, Moskva **41** (1964) Nr. 3. S. 53-56. – 2 Tab.
Voraussetzung für hohe Leistungen in der Rinderzucht ist die Gesunderhaltung der Tiere. Da der Stoffwechsel hochproduktiver Kühe starken Belastungen ausgesetzt ist, sollte in regelmäßigen Abständen eine Kontrolle des Gesundheitszustandes des gesamten Rinderbestandes erfolgen. Dazu gehören klinische und biochemische Untersuchungen, die in Zusammenarbeit der praktizierenden Tierärzte mit den verschiedenen Laboratorien des Landes erfolgen sollen. In Abhängigkeit von den Ergebnissen der Untersuchungen wird folgende Einteilung vorgeschlagen: 1) klinisch gesunde Tiere, die in den besten Betrieben überwiegen (bis 96%); 2) klinisch gesunde Tiere, bei denen bereits Hinweise für eine Störung im Eiweiß-, Kohlenhydrat- oder Vitaminstoffwechsel vorliegen. Zu dieser Gruppe gehören in den verschiedenen Wirtschaften 42-80% der Tiere. Bei diesen Rindern müssen entsprechende prophylaktische Maßnahmen eingeleitet werden; 3) klinisch erkrankte Tiere, die sofortiger therapeutischer Hilfe bedürfen. Eine Auswertung mehrjähriger Laboruntersuchungen ergibt, daß die Prophylaxe der Organkrankheiten besonders auf eine vollwertige Eiweißzufuhr gerichtet sein muß. Im Winterhalbjahr wird immer wieder ein niedriger Carotingehalt bei den laktierenden Kühen festgestellt. Zur Vermeidung der oft beobachteten Hypophosphoraemie sind Mineralstoffbestimmungen des Futters und Bodens erforderlich, um an der richtigen Stelle die fehlenden Mineralien zuführen zu können. Während die Futterproben guter Silage einen recht konstanten Proteingehalt ergeben, ist der Nährstoffgehalt von Heu häufig großen Schwankungen unterworfen und ungenügend. Schlußfolgernd aus diesen Erfahrungen muß bei der weiteren Intensivierung der Rinderzucht eine aktive Beteiligung des Tierarztes bei der Schaffung einer vollwertigen Futterbasis gefordert werden.
M. Schäfer. 8950.

**4-64/12-0559** Lazarov, J. und Dimitrov, S. Nabljudenija vŭrchu sŭrdečnata dejnost na kravi, chraneni s karbamid. **(Beobachtungen der Herztätigkeit bei Kühen, die mit Harnstoff gefüttert wurden.)** Izvestija na Instituta po životnovŭdstvo „Georgi Dimitrov" – Kostinbrod, Sofija **19** (1963) S. 111-118. – 3 Abb., 1 Tab., 13 Lit. Zus. in Russ., Engl.
Ein Versuch wurde mit vier achtjährigen Milchkühen der Sofioter Braunviehs durchgeführt; im Laufe einer 30tägigen Vorbereitungs- und einer 30tägigen Abschlußperiode erhielten sie Rationen aus 18,63% Luzerneheu, 26,62% Maissilage, 5,5% Haferstroh, 10,65% Futterrüben, 31,77% Kraftfutter und 6,83% Melasse (dem Nährwert nach). Im Verlaufe der 70tägigen Versuchsperiode wurde der Ration Harnstoff als Ersatz für 30% und 50% Protein in der Ration zugesetzt. Während aller drei Perioden wurden 4-5 Elektrokardiogramme alle 2-2½ Stunden nach der Fütterung angefertigt. Unmittelbar danach wurde Blut aus der Halsschlagader zur Ammoniakbestimmung entnommen. Beim Ersatz von 30% Protein der Ration durch Harnstoff wurden keinerlei Veränderungen im Elektrokardiogramm festgestellt. Bei einem Ersatz von 50% wurden bei drei Kühen Veränderungen beobachtet, die von einer erhöhten Herzmuskeltätigkeit und Störungen der Herztätigkeit zeugten. Der Ammoniakgehalt im Blut betrug während der Vorperiode 0,031–0,047 mg%, bei Ersatz von 30% Protein durch Harnstoff 0,052–0,058 mg% und beim Ersatz von 50% 0,120–0,140 mg%. NRB/ZSNTI. 9145.

**4-64/12-0560** Noskov, A. I. Obezvreživanie kormovogo kartofelja, poražennogo gribami i bakterijami. **(Behandlung von pilz- und bakterienbefallenen Futterkartoffeln.)** Veterinarija, Moskva **41** (1964) Nr. 4. S. 93-94.
Pilz- und bakterienbefallene (*Erwinia phytophthora*, *Erw. carotovora*, *Erw. arvidea*, *Bac. subtilis*, *B. vulgatus*) Kartoffeln wurden nach vorhergehender Waschung durch einstündiges Kochen brauchbar gemacht. Das Kochwasser wurde verworfen. An Kaninchen (100 g tägl.) und Mastschweinen (4-5 kg tägl.) konnte die Unschädlichkeit bewiesen werden. S. Willer. 9150.

**4-64/12-0561** Kolb, E.; Leipzig, Karl-Marx-Univ., Veterin.-Physiol.-Chem. Inst. **Die Hauptmängel in der Fütterung beim Rind.** Mh. Veterinärmed. **19** (1964) Nr. 7. S. 241-247. – 11 Tab., 10 Lit.
Da 50% der Erkrankungen von Nutztieren fütterungsbedingt sind, werden die wichtigsten Ernährungsmängel bei Milchkühen aufgezeigt. Auf die leistungsbedingte Nährstoffversorgung wird besonders hingewiesen, wobei Hochleistungskühe Nährstoffe höherer Verdaulichkeit benötigen. Hochleistungskühe (5000 kg) sparen außerdem Erhaltungsfutter ein. Zur besseren Futter- und Eiweißversorgung der Rinder werden erhöhte Grünlanderträge, verstärkte Düngung der Feldfutterflächen, Umtriebs- und Portionsweiden, vermehrte Einführung von eiweißreichen Futterpflanzen in die Fruchtfolge, Vorverlegung der Schnittzeit bei den meisten Futterpflanzen, verbesserte Werbungs- und Konservierungsmaßnahmen, Einsatz von N-haltigen Verbindungen und Aufbau einer Futtervorratswirtschaft empfohlen. Die Bereitstellung von Vit. A und D sollte durch Silage und gutes Heu gesichert werden. Bei häufigem Überangebot an Ca wird der Phosphatbedarf von Milchkühen sehr oft nicht gedeckt. Die altersabhängige Verwertbarkeit des Ca und P der Futtermittel ist zu beachten. So wird Ca mit 6 Monaten zu 41%, mit 1-6 Jahren zu 34% und über 10 Jahre zu 22% resorbiert, P dagegen zu 50 bis 75%. P-Mangel sollte durch P-Düngung der Futterflächen behoben werden, womit auch der Gebärparese vorgebeugt wird. In Zuckerrübengebieten aufgetretende Osteomalacie beruht ebenfalls auf Phosphatmangel. Neben 100 g phosphorsaurem Futterkalk sollten Milchkühe täglich 50 g NaCl erhalten. – Gegen Weidetetanie werden einwöchige Übergangsfütterung bei Weideaustrieb, zusätzliche Magnesiumoxydgaben 50 g/Tag und entsprechende Mg-Düngung (350-400 kg/ha) empfohlen. E. Krause. 9160.

**4-64/12-0562** Azimov, G. I., Švabe, A. K., Kalantar, I. L. und Medvedev, I. K.; Unions-Forsch.-Inst. für Physiol. und Biochem. Landwirtsch. Nutztiere. Vlijanie različnogo urovnja obščego i proteinovogo pitanija korov na obmen veščestv i sintez belka v moloke. **(Der Einfluß unterschiedlicher Futtermengen und verschiedenen Eiweißgehaltes des Futters auf den Stoffwechsel und die Milcheiweißsynthese bei Kühen.)** Životnovodstvo, Moskva **25** (1963) Nr. 10. S. 69-73. – 4 Tab., 7 Lit.
Bei Kühen wurde der Milcheiweißgehalt nach Verfütterung von a) normaler Futtermenge, b) 20% erhöhter Futtermenge, c) 17% erhöhter Proteinmenge und d) erhöhter Futter- (22%) und Proteinmenge (17%) untersucht. Unter dem Einfluß einer erhöhten Futteraufnahme verändert sich das Verhältnis des prozentualen Fettgehaltes zum Eiweiß in der Milch stark; für Gruppe a) beträgt er 1,13, für b) 0,81, für c) 1,20 und für d) 1,13. Dieses spricht gegen die allgemein verbreitete Ansicht eines konstanten Verhältnisses zwischen Fettgehalt und Proteingehalt der Milch innerhalb einer Rasse. Bei Gruppe c) trat eine Verminderung des Caseins und ein Anstieg des in Milch löslichen Eiweißes auf, d. h. der Anstieg des Gesamteiweißes ging fast ausschließlich zugunsten der in Milch löslichen Proteine vor sich (Albumin/Globulin). Bei der Gruppe b) trat dagegen ein Anstieg infolge der Caseinzunahme ein. Weitere Untersuchungen zeigten, daß bei erhöhter Nahrungszufuhr Ammoniak von der Pansenflora besser verwertet wird; es kommt zu einem Anstieg der flüchtigen Fettsäuren im Pansen um 15%, wobei 26% des Gesamtanstieges auf die Propionsäure entfällt. Dieses führt im Endeffekt zu einem Anstieg der Aminosäuren im Plasma und zu erhöhtem Eiweißgehalt der Milch. Der Gesamteiweißgehalt ist in allen Gruppen gleich. Angaben über $\gamma$-Globulingehalt, Stickstoffgehalt der freien Aminosäuren, Blutzucker und Ketonkörper werden angeführt.
G. Pose. 9160.

**4-64/12-0563** Bogomolov, N. Čto daet jodnaja podkormka korov. **(Die Deckung des Jodbedarfs der Kühe.)** Moločnoe i mjasnoe skotovodstvo, Moskva **9** (1964) Nr. 1. S. 13-14. – 1 Abb., 2 Tab.
Bei der Bilanzierung der Jodversorgung der landwirtschaftlichen Nutztiere spielt die Dosierungsfrage insofern die Hauptrolle, als übermäßige Jodgaben, die den Bedarf des betreffenden Tieres übersteigen, die Schilddrüsentätigkeit nicht aktivieren, sondern hemmen. Hauptquelle für Jod ist jodhaltiges Kochsalz. Im Gegensatz zu den USA, in denen Salzgemische mit einem Gehalt von 10 g Kaliumjodid pro 100 kg Salz vorkommen (in England sogar mit 50 g pro 100 kg), enthalten die aus dem Uralgebiet stammenden Gemische nur 0,5-1,0 g Kaliumjodid. Dadurch wird die Erreichung der notwendigen Jodkonzentrationen (5-30 mg KJ pro Tier und Tag) sehr erschwert. In einem Winterfütterungsversuch mit Milchkühen (allmähliche Steigerung von 5 auf 8 mg KJ tägl.) konnte nachgewiesen werden, daß die Jodwirkung vom physiologischen Zustand der Tiere abhängt. Bei frisch laktierenden Kühen wird anfänglich die Milchmengenleistung (7-10%) und später die Fett-%-Leistung gegenüber den Kontrollen gesteigert (von 3,79 auf 3,82%). Geringe Dosierungen sollen dabei hauptsächlich auf den Milchfettgehalt, höhere auf die Milchmengenleistung wirken. S. Willer. 9172.

**4-64/12-0564** Naumenkov, A. Ob jodnom pitanii lošadej. **(Die Jodversorgung der Pferde.)** Konevodstvo i konnyj sport, Moskva **33(108)** (1963) Nr. 11. S. 17-18. – 1 Abb., 1 Tab.
Jodmangel führt bei Tieren allgemein zu einer Verzögerung der Wachstums- und Entwicklungsprozesse, zu einer Verringerung der Leistungsfähigkeit und zu einer Disposition für verschiedene Erkrankungen, bei Stuten insbesonders zu Aborten und zur Geburt lebensschwacher Fohlen. In der SU gibt es Gebiete mit einem hohen (Schwarzerdebereich) und einem geringen Jodgehalt in Boden, im Wasser und in den Futterpflanzen (z. B. Gebiet Rjasan).

Ein Versuch, bei Stuten und Fohlen im Gebiet Rjasan durch Kaliumjodidfütterung (0,56 mg J auf 1 FE) eine Leistungssteigerung und eine Verbesserung der Gesundheit zu erzielen, wurde ein voller Erfolg. Die tägl. Kgw.-Zunahmen erhöhten sich um durchschnittl. 9,6%, der Erythrocyten- und Hb-Gehalt im Blut um 5,2 und 10%, der Bluteiweißgehalt um 6% und der Gehalt an anorganischem Phosphor um 7,7%. Der Jodgehalt in Stutenblut und -milch verdoppelte bzw. verdreifachte sich (Blut von 5,6 auf 11,1 $\mu$g-%, Milch von 4,6 auf 13,1 $\mu$g-%). S. Willer. 9172.

**4-64/12-0565** Konstantinov, P., Stojanov, B. und Stojnov, A. Povišavane rezistentnostta i prirasta pri praseta, pileta i teleta črez pribavka na kobaltovi i drugi soli. **(Die Steigerung der Resistenz und des Zuwachses bei Ferkeln, Küken und Kälbern durch Zusätze von Kobalt- und anderen Salzen zur Futterration.)** Izvestija na Instituta po biologija i patologija na razmnožavaneto na selkostopanskite životni, Sofija **4** (1963) S. 305-317. – 6 Abb., 7 Tab., 29 Lit. Zus. in Russ., Engl.

Versuche wurden unter Produktionsbedingungen an Schweinen (73), Ferkeln (587), Küken (28000) und Kälbern (99) durchgeführt, wobei fast die Hälfte der Tiere als Kontrolle diente. Bei der Zufütterung von Spurenelementen wurden sie in verschiedenen Kombinationen an die Versuchstiere verabreicht. Die Zufütterung von Kobaltchlorid steigert bei Sauen den Prozentsatz der Befruchtung um 7,1%), erhöht die Anzahl der neugeborenen Ferkel um **1,33** und ihr Lebendgewicht um 28%, das Lebendgewicht der Absatzferkel um 12% im Vergleich zur Kontrolle. Die Morbidität und der Abgang bei den Saugferkeln von Sauen, die mit dem Futter Kobaltsalz erhielten, waren entsprechend 7,35 und 6,84% niedriger als bei den Kontrollen. Das Verfüttern von Spurenelementen an Küken im Laufe von 30 Tagen trug zu einer Gewichtszunahme von 11,4-11,8% im Vergleich zur Kontrolle bei. Die stimulierende Wirkung der Spurenelemente ist am besten, wenn die Zufütterung vier Wochen nach dem Schlupf beginnt. Die Zufütterung von Spurenelementen an Küken vom ersten Tage nach dem Schlupf bis zum Alter von 4 Monaten stimuliert das Wachstum nur unbedeutend. Die Zufütterung von Kobaltsalzen allein oder von Kobaltsalzen in einer Kombination mit Jod-, Kupfer-, Mangan- und Zinksalzen trägt bei allen neugeborenen Tieren zu einer besseren Blutbildung bei, jedoch nur im Bereich der Norm. Die Menge an Gesamteiweiß im Blutserum erhöhte sich bei Ferkeln um 2,47%. NRB/ZSNTI. 9172.

**4-64/12-0566** Tutušin, M. I., Berkovič, R. D., und Artemičev, M. A. Predupreždat' E-avitaminoz. **(Prophylaxe der E-Avitaminose.)** Pticevodstvo, Moskva **1963** Nr. 10. S. 12-13. – 3 Abb.

Bei 30 Küken im Alter von 10 Tagen wurde auf verschiedenem Wege eine experimentelle E-Avitaminose erzeugt. Das erzeugte Krankheitsbild gab die Möglichkeit zum exakten Studium der Symptomatologie. Als Ursache für das Auftreten auf Hühnerfarmen kommt nicht nur alimentärer E-Mangel infrage, sondern auch die reichliche Verfütterung von Lebertran schlechter Qualität. Sowohl zur Behandlung erkrankter Tiere, als auch zu prophylaktischen Zwecken werden Vitamin-E-Präparate peroral oder subcutan verabfolgt. Vitamin-E-Präparate, auch Getreidekeimlinge, werden prophylaktisch in entsprechender Dosierung gegeben. H. Rauch. 9174.

**4-64/12-0567** Gricik, A. K. Vlijanie kormovogo terramicina na količestvo mikroflory želudočno-kišečnogo trakta svinej. **(Der Einfluß des Futterterramycins auf die Zahl der Bakterien im Magen-Darm-Kanal des Schweines.)** Veterinarija, Moskva **41** (1964) Nr. 3. S. 17-18. – 1 Tab.

In einer kurzen Notiz berichtet Vf. über quantitative bakterielle Untersuchungen an 28 Schweinen (3 Versuchsgruppen), denen Futterterramycin (0,5 g bzw. 1,5 g/kg KGW im Verlauf von 70 Tagen täglich) verabreicht wurde.

Ein Einfluß auf die quantitative Zusammensetzung der Dickdarmflora war nicht feststellbar. In beiden Versuchsgruppen war jedoch im Vergleich zur Kontrolle eine Verringerung der Coli-Bakterien auf die Hälfte und eine Vermehrung der Milchsäurebakterien zu verzeichnen. W. Bathke. 9176.

4-64/12-0568 Hüni, K. und Zanetti, G.; Liebefeld/Bern, Eidg. Agrikulturchem. Versuchsanst.. **Über den Einfluß von Arsenverbindungen als Futterzusatz auf den Arsengehalt von Fleisch und Leber.** Mitt. Gebiete Lebensmittelunters. Hyg. [Bern] **54** (1963) Nr. 6. S. 527-535. — 5 Tab., 7 Lit.
Nach einem sechswöchigen Fütterungsversuch wurde die Arsenanreicherung im Organismus nach Verfütterung der nutritiv wirksamen organischen Arsenverbindungen p-Aminophenylarsonsäure (Arsanilsäure) I und 3-Nitro-4-hydroxyphenylarsonsäure (3 Nitro) II ermittelt. An 4 Wochen alten Legehornhähnchen wurde 4, 5 und 6 Wochen lang ein Futter mit 90 mg I/kg (31 mg As/kg) und an gleichaltrige Kreuzungstiere über die gleiche Zeit ein Futter mit 50 mg II/kg (14 mg As/kg) gegeben. Das Grundfutter für I enthielt 0,5 ppm As und für II 0,9 ppm As. Der Arsengehalt im Fleisch stieg von 0,3-0,5 mg auf 0,5-0,9 mg, in der Leber von 0,2-0,5 mg auf 2,8-4,1 mg, in den Federn von 0,3 auf 9 mg je kg Trockensubstanz. Wurde die Arsenzulage 1 Woche vor dem Schlachten abgesetzt, so sanken die Fleischwerte fast auf die Norm, während die Leberwerte selbst nach einer 14tägigen Grundfütterung noch erhöht waren (0,58-1,45 mg/As/kg T. S.). Nach I-Zusatz war die Arsenspeicherung wesentlich geringer als nach II-Gaben. Im Gegensatz zur Speicherung zeigte die Arsenausscheidung erhebliche individuelle Unterschiede. Die As-Bestimmung erfolgte nach der AOAC-Methode nach trockener Veraschung mit MgO und $Mg(NO_3)_2$. F. Berschneider. 9182.

4-64/12-0569 Nestorov, N., Bankov, N. und Panajotov, P. Proučvane na vlijanieto na sintetičnite estrogeni vŭrchu ugojavaneto na bičeta pri različno funkcionalno sŭstojanie na štitovidnata žleza. **(Untersuchung des Einflusses der synthetischen Oestrogene auf die Mast von Jungbullen bei unterschiedlichem funktionellem Zustand der Schilddrüse.)** Izvestija na Instituta po životnovŭdstvo „Georgi Dimitrov“ — Kostinbrod, Sofija **19** (1963) S. 159-170. — 9 Tab., 22 Lit. Zus. in Russ., Dtsch.
Drei Gruppen von je 6 kastrierten Mischlings-Jungbullen (Rote Sadowoer, Lettisches Braunvieh und Rote Dänen) im Alter von 6 Monaten mit einem durchschnittlichen Kgw. von ungefähr 165 kg wurden bei einheitlicher Fütterung auf Mast gesetzt; die Ration sicherte eine durchschnittliche Tageszunahme von 700-800 g. In die Ration der Bullen der I. und III. Gruppe wurde im Laufe der ersten 5 Monate der Mast (erstere Unterperiode) jeden zweiten Tag je 10 mg des synthetischen Östrogenpräparates Vitestrol aufgenommen. Außerdem wurde während der gesamten Mastperiode (erste und zweite Teilperiode) der Ration der II. Gruppe Schilddrüsenextrakt in einer Dosis von 10 mg je kg Kgw. zugesetzt, der Ration der III. Gruppe das Präparat Alkiron (4-Methyl-2-Thiourazil) in einer Dosis von 3 mg je kg Kgw. Die Verdaulichkeit der Ration mit und ohne Zusätze wurde an je zwei Bullen jeder Gruppe untersucht. Die Ergebnisse (in der Reihenfolge der Gruppen) betrugen: durchschnittliche Tagesgewichtszunahme in der ersten Teilperiode: 771, 856 und 868 g, in der zweiten: 750, 788 und 751 g; Futteraufwand je kg Zuwachs: 6,583, 6,287 und 6,352 Futtereinheiten mit 607, 553 und 558 g verd. Eiw.; Schlachtausbeute (bei 335-350 kg Lebendgewicht): 51,7, 51,8 und 52,2%; Protein im Fleisch: 19,82, 20,14 und 20,46%; Verdaulichkeitskoeffizient der organischen Substanz in den Rationen: 60, 75 und 72,5, des Rohproteins: 55, 67 und 70. NRB/ZSNTI. 9185.

4-64/12-0570 Egorov, I. N. Vlijanie azotosintetičeskich veščestv na mikrofaunu predželudkov moločnych korov. **(Einfluß der synthetischen Stickstoff-**

**verbindungen auf die Pansenfauna von Milchkühen.)** Veterinarija, Moskva **41** (1964) Nr. 3. S. 73-75. – 1 Tab.
Die Zahl der bisher im Schrifttum zur Verfütterung an Wiederkäuer empfohlenen synthetischen Stickstoffverbindungen ist sehr groß: Harnstoff, Ammoniumchlorid, 25%iges Ammoniak-Wasser, Ammoniumlactat, -acetat, propionat, -formiat u. a. Über die Pansenflora und -fauna können derartige Substanzen in Eiweiß umgewandelt werden. Dabei gelten die Panseninfusorien, von denen 19 Arten bekannt sind, als wichtigste Gruppe. Zahl und dominierende Art der Infusorien werden durch die Qualität der Fütterung bestimmt. In einem Vergleich erhielten je 17 Milchkühe (ausgeglichen in Kgw., Milchmengen- und Fett-%-Leistung) in Gruppe I in einem 65 Tage-Silage-Fütterungsversuch (nacheinander Maissilage, Mischsilage aus Mais u. Naturgras, Naturgrassilage) 25%iges Ammoniakwasser (1 l auf 50 kg Silage) und in Gruppe II Harnstoff (100 g tgl. in wässriger Lösung). Gruppe III diente als Kontrolle. Am Ende der Versuchsperiode war die Infusorienzahl in Gruppe I von 350000 auf 1 Mill. gesteigert, während sie in Gruppe II von 380000 auf 360000 und in Gruppe III von 380000 auf 200000 abfiel. Der Hämoglobingehalt (%) zeigte ein ähnliches Verhalten (I von 7 auf 7,6, II von 6,8 auf 6,6 und III von 7 auf 6,2). 25%iges Ammoniakwasser war also ein günstigeres synthetisches N-Futtermittel als Harnstoff. S. Willer. 9187.

**4-64/12-0571** Varlamov, V. A. Lečebnye svojstva kormovych drožžej. **(Therapeutische Eigenschaften der Futterpilze.)** Veterinarija, Moskva **41** (1964) Nr. 3. S. 63-64.
Kulturen des Pilzes *Rhodotorula gracilis* zeitigten in Mengen von 20-30 ml pro Huhn und 500-600 ml täglich pro Kalb sehr gute Ergebnisse bei der Behandlung von avitaminösen Zuständen. Die Ausgangskultur von *Rhodotorula gracilis* wird auf 2%igen Spezial-Agar-Nährböden mit einem pH-Wert von 4-4,5 aufbewahrt. Zur Herstellung von Mutterkulturen erfolgt eine stufenweise Umgewöhnung an melassehaltige Nährböden. Nach der beschriebenen Verfahrensweise können innerhalb von 3 Tagen 20 Liter reine Mutterkultur gewonnen werden, die zur Herstellung von 200 Liter Futterhefe ausreichen. Hierzu werden benötigt: 10 kg Melasse als 5%ige Lösung mit einem Zuckergehalt von 45-50%, 4 Liter Superphosphatextrakt und 500 g Ammoniumsulfat oder Harnstoff. Bei Zimmertemperatur und gesicherter Belüftung haben die Hefezellen die Nährlösung in 14-15 Stunden nahezu vollkommen verbraucht. Durch längeres Aufbewahren (3-4 Tage) erhöht sich jedoch ihr Gehalt an Beta-Carotin. M. Schäfer. 9187.

**4-64/12-0572** Rudometkin, Ja. S. Konservirovannaja krov́ – stimuljator rosta životnych. **(Konserviertes Blut — ein Wachstumsstimulator für Tiere.)** Veterinarija, Moskva **41** (1964) Nr. 1. S. 100-101.
Saugferkel erhielten s. c. 6mal je 5 ml Citratblut von gesunden Pferden. Die Versuchstiere hatten während der 48 Tage währenden Beobachtungszeit eine um 29,8% höhere tägl. Kgw.-Zunahme aufzuweisen als die Kontrolltiere. Der Unterschied erhöhte sich auf 44%, wenn die Versuchsferkel außerdem noch Penicillin und Vitamin-A-Konzentrat „in den üblichen Dosierungen" bekamen. Wurden auch die Mütter einer derartigen Behandlung unterzogen, so erhöhte sich das Ferkeleinzelgewicht um tägl. 143 g gegenüber den Kontrollen. Derartige Rezepte werden auch für Absatzferkel und Mastläufer empfohlen. Insgesamt wurden 600 Saugferkel, 425 Absatzferkel und 100 Mastläufer behandelt. S. Willer. 9187.

**4-64/12-0573** Pinkiewicz, E. Liście i odpady przemysłowe buraków cukrowych jako przyczany chorób bydła. **(Zuckerrübenblätter und industrielle Zuckerrübenabfälle als Ursache von Erkrankungen des Viehs.)** Med. weteryn. **19** (1963) Nr. 6. S. 299-304.

Monographische Darstellung von Erkrankungen beim Vieh, die durch übermäßige Fütterung mit Blättern und Abfällen von Zuckerrüben entstehen. Als Ursache der Toxikose sind Störungen im Ca- und P-Metabolismus anzunehmen, die auf Senkung des P-Spiegels infolge des Ca-Überschusses, der durch die Aufnahme von Blättern verursacht wurde, beruhen, sowie Vergrößerung des Cholesterolgehaltes und der basischen Aktivität der Phosphatase und Verlängerung der Prothrombinzeit anzusehen. Vergiftungssymptome: 1. Starke Vergiftung – Senkung der Körpertemperatur (bis 37° und 38 °C), Pulsbeschleunigung, Konvulsionen, Lähmung der Hinterhand oder Residuallähmung. 2. Osteopathie-Residuallähmung, Schwierigkeiten beim Aufstehen, Bewegungen auf steifen Extremitäten, Hinken. 3. Tetanie – Unruhe, Muskelzuckungen, unsicherer Gang, danach Zähneknirschen, anomales Aussehen der Augen. Tödlicher Verlauf in 30% der Fälle. Die Prophylaxe beruht auf allmählicher Gewöhnung an dieses Futter und an das Mineralgemisch von einem Verhältnis Ca:P 2:1. PRL/CBR. 9190.

**4-64/12-0574** Lipina, A. N. Toksičnost' nekotorych proizvodnych gossipola. **(Toxizität einiger industrieller Baumwollfuttermittel.)** Veterinarija, Moskva **41** (1964) Nr. 4. S. 95.
Baumwollfuttermittel kommen als Schrote, Extraktionsschrote und als Bestandteile von phosphatreichen Futterkonzentraten in den Handel. Die Eigenschaften von Mischungen, in denen Baumwollfuttermittel mit (0,2-1%) Anthranilsäure (o-Amino-Benzoesäure) zusammentreffen, sind noch weitgehend unbekannt. Vf. konnte an Legehennen und Küken der Russischen Weißen Rasse keinen signifikanten Einfluß derartiger Zusammensetzungen auf Legeleistung und Wachstum feststellen. Da im Schrifttum derartige Angaben vorliegen, wird empfohlen, auf breiter Basis weitere Untersuchungen anzustellen. S. Willer. 9190.

---

**4-64/12-0575** *Svirenko, T.* **K voprosu ob opredelenii živogo vesa lošadej.** (Zum Problem der Bestimmung des Lebendgewichtes der Pferde.) Rostov na Donu: Gostipografija Donpoligrafbuma. 1926. (24 S.) 4°. (1964 B 104)

**4-64/12-0576** *Jahn, Siegfried.* **Kleine Futtermittelkunde.** Hrsg.: DDR, Staatl. Komitee f. Erfassung u. Aufkauf landw. Erzeugnisse. 2. erg. Aufl. Berlin: 1964. (96 S.) 8°. (1964 A 882)

**4-64/12-0577** *Goldstein, Sigmund.* **Die Bedeutung des Ballastes als Nahrungsfaktor dargestellt anhand von Untersuchungen am wachsenden Schwein.** Zürich: Juris-Verl. 1950. (150 S.) 8°. (Diss. 9773)

**4-64/12-0578** *Belechov, G. P.* und *Čubinskaja, A. A.* **Minerální a vitamínová výživa hospodářských zvířat.** (Mineral- und Vitaminernährung der Nutztiere.) Praha: Státní zemědělské nakl. 1964. (231 S.) 8°. (1964 A 625)

**4-64/12-0579** *Zăbavă, I.* und *Popescu, D.* **Folosirea macro si microelementelor in hrana animalelor.** (Die Anwendung von Makro- und Mikroelementen in der Tierernährung.) București: Ed. Agro-Silvică. 1963. (82 S.) 8°. (DA 1769)

**4-64/12-0580** *Meyer, H.* **Magnesiumstoffwechsel, Magnesiumbedarf und Magnesiumversorgung bei den Haustieren.** Diss. Veterinärmed. Hannover: Schaper 1963. (IVa, 264 S. m. 11 Abb. u. 36 Tab.) 8°. (Diss. 9803)

## XXII. PARASITOLOGIE

**4-64/12-0581** Berendjaev, V. M. Ob udobnoj dlja massovych issledovanij modifikacii gel'mintoovoskopičeskogo analiza kala. **(Über die Brauchbarkeit der modifizierten Kotuntersuchung auf Parasiteneier für die Massendiagnostik.)** Medicinskaja parazitologija i parazitarnye bolezni, Moskva **32(41)** (1963) Nr. 6. S. 687-688. 1 Tab., 2 Lit. Zus. in Engl.
Es wird eine neue Kotuntersuchungsmethode beschrieben, die darin besteht, daß das Mischen des Kotes mit der Lösung auf dem Objektträger erfolgt. Es fällt dabei die Verwendung von Gläsern weg, wodurch sich diese Methode besonders für Massenuntersuchungen eignet. Vergleichsuntersuchungen an über 200 Patienten haben erwiesen, daß die erwähnte Methode gegenüber dem Nativpräparat bessere Ergebnisse zeigt. H. Splisteser. 9232.

**4-64/12-0582** Šul'c, R. S. und Ismagilova, R. G.; Alma-Ata, Kasach. Forsch.-Inst. für Veterinärmed. Reakcija skoleksoprecipitacii dlja diagnostiki èchonokokkoza. **(Die Skolexpräzipitationsreaktion zur Diagnostik der Echinokokkose.)** Medicinskaja parazitologija i parazitarnye bolezni, Moskva **32(41)** (1963) Nr. 6. S. 678-682. – 2 Abb., 1 Tab., 1 Lit. Zus. in Engl.
Es wird eine Methode zur immunologischen Diagnostik der Echinokokkose beim Menschen beschrieben. In ein Uhrglasschälchen wird ein Tropfen physiol. NaCl-Lösung mit Echinokokkenskolices gebracht, ein Tropfen des zu untersuchenden Blutserums beigefügt und bei 37 °C in einem Thermostaten oder bei Zimmertemperatur aufbewahrt. Die Reaktion beginnt manchmal nach 5-10 Minuten, jedoch am häufigsten nach 3-6 Stunden. Das endgültige Resultat wird nach 24 Stunden abgelesen. Von 36 wegen Echinokokken operierten Patienten reagierten 35 nach der Skolexpräzipitationsreaktion positiv. Zur Differentialdiagnose der Echinokokkose von der Alveokokkose kann diese Untersuchungsmethode nicht verwendet werden. H. Splisteser. 9250.

**4-64/12-0583** Bagirov, D. M. Simptomatičeskie sredstva pri lečenii tejlerioza krupnogo rogatogo skota. **(Symptomatische Mittel zur Behandlung der Theileriose der Rinder.)** Doklady Akademii nauk Azerbajdžanskoj SSR, Baku **19** (1963) Nr. 9. S. 89-92. – 6 Lit. Orig.: aserbaidshan., Ausz.: russ.
Der Rinderzucht Aserbaidshans werden durch die Theileriose große Verluste zugefügt. Es hat sich gezeigt, daß die chemotherapeutische Behandlung der Tiere nicht immer die gewünschten Erfolge bringt. Durch die Anwendung von Chemotherapeutica (Akaprin, Haemosporidin, Penicillin) und gleichzeitige symptomatische Behandlung mit Coffein, Proserin und Sonnenblumenöl konnte der Krankheitsprozeß verkürzt und eine schnellere Ausheilung erzielt werden. H. Splisteser. 9295.

**4-64/12-0584** Šerkov, Š. Protičane na anaplazmozata po ovcete pri eksperimentalno zarazjavane. **(Der Verlauf der Anaplasmose der Schafe bei experimenteller Infektion.)** Veterinarna sbirka, Sofija **60** (1963) Nr. 11. S. 6-8. – 1 Abb.
Die Anaplasmose der Schafe wird in Bulgarien seltener diagnostiziert, da weder Hämoglobinurie noch Gelbsucht auftritt und eine parasitäre Reaktion nur undeutlich ausgeprägt ist. Die experimentelle Reproduktion der Krankheit hat gezeigt, daß eine Temperatursteigerung (40 bis 42 °C) 19 bis 22, 34 bis 35 und 41 bis 42 Tage nach Ansteckung eintritt. Bei der Untersuchung von Blutabstrichen werden in diesen Perioden 3 bis 4 invadierte Erythrocyten in jedem Gesichtsfeld festgestellt. In den übrigen Krankheitsperioden sind entweder überhaupt keine Protozoen vorhanden, oder sie werden nur sehr selten – je eins in 120 bis 200 Gesichtsfeldern – gefunden. Zur Feststellung der Anaplasmen muß man Blutabstriche einer großen Zahl kranker Schafe untersuchen, die in der Periode der Hyperthermie der Tiere präpariert worden sind. NRB/ZSNTI. 9295.

**4-64/12-0585** Kamyszek, F. Furacoccid w zwalczaniu kokcydiozy królików. **(Furacoccid zur Bekämpfung der Coccidiose bei Kaninchen.)** Med. weteryn. **19** (1963) Nr. 10. S. 564-566. – 2 Tab.
Das Ziel der Arbeit war die Beurteilung der Verwendungsfähigkeit von Furacoccid zur Bekämpfung der Coccidiose bei Kaninchen. Die Untersuchungen führte man auf zwei Farmen mit insgesamt 181 Kaninchen durch. Das Medikament wandte man als Heil- und Vorbeugungsmittel an. Die Dosis des Präparats betrug 100 g auf 20 kg Futter. Bei der Anwendung als Heilmittel verabreichte man das Medikament im Verlaufe von 20 Tagen, und nach zweiwöchiger Unterbrechung wiederholte man die Kur. Prophylaktisch wandte man jeweils nach 10 Tagen eine 5-tägige Unterbrechung an. Im Ergebnis der Beobachtung stellte man fest, daß Furacoccid ein sehr gutes Prophylaktans gegen Coccidiose bei Kaninchen ist (100%-ige positive Ergebnisse). Man soll es

jedoch so früh wie möglich (am Ende der dritten Lebenswoche) anwenden. Als Heilmittel liegt seine Wirksamkeit in den Grenzen von 80-90%, wobei sie in hohem Grade von den Bedingungen der Haltung und Fütterung abhängt. PRL/CBR. 9305.

**4-64/12-0586** Prasad, H. und Narayan, K. G. Two new species of Eimeria of the antelopes. **(Zwei neue Eimeria-Arten bei Antilopen.)** Acta veterin. Acad. Sci. hung. **13** (1963) Nr. 2. S. 163-168. — Aus: Ung. Agrar-Rdsch. **1964** Nr. 2. 9305.

**4-64/12-0587** Zasuchin, D. N. Parazitofauna i parazitocenozy laboratornych životnych i parazitologičeskaja diagnostika toksoplazmoza. **(Die Parasitenfauna und Parasitenzönosen der Laboratoriumstiere und die parasitologische Diagnostik der Toxoplasmose.)** Zoologičeskij žurnal, Moskva **43** (1964) Nr. 3. S. 371-384. — 2 Abb., 79 Lit. Zus. in Engl.
Das wichtigste Problem in der Toxoplasmoseforschung ist die Frage der Prophylaxe und Bekämpfung dieser Krankheit. Nur durch eine genaue Kenntnis der Zirkulationswege des Erregers bei Wild- und Haustieren wird die Erarbeitung von Prophylaxe- und Bekämpfungsmaßnahmen möglich sein. Es ist erwiesen, daß es entgegen früherer Auffassung nur eine Toxoplasmaart gibt, die in verschiedenen Stämmen anzutreffen ist. Bei der Durchführung von Toxoplasmoseforschungen an Laboratoriumstieren hat die Differenzialdiagnose der Toxoplasmose von einer Reihe ähnlicher Erkrankungen besondere Bedeutung. Dabei ist auf folgende Erreger, die vom Vf. eingehend beschrieben werden, großes Augenmerk zu richten: Encephalitozoon, Hepatozoon, Klossiella, Cryptosporidium, „M-Organismus", Besnoitia, Sarcocystis, Atoxoplasma und andere parasitäre Organismen, sowie die spontane Toxoplasmose der Laboratoriumstiere. H. Splisteser. 9308.

**4-64/12-0588** Kibakin, V. V. Gel'minty, vyzyvajuščie zabolevanie svinej. **(Erkrankung der Schweine durch Helminthen.)** Kolchozno-sovchoznoe proizvodstvo Turkmenistana, Aschabad **7** (1963) Nr. 12. S. 27. 9325.

**4-64/12-0589** Leštan, P. und Brežná, G. Penetrácia iónu striebra v integumente Ascaris suum. **(Eindringen der Silberionen in das Integument von Ascaris suum.)** Biólogia [Bratislava] **19** (1964) Nr. 2. S. 96-99. — 1 Abb., 7 Lit. Zus. in Russ., Dtsch.
Mit Rücksicht auf die reduzierende Cuticulasubstanz und die enzymatische Aktivität des Integuments von *Ascaris suum* verfolgte man das Eindringen von Silberionen (Silbernitrat) in das Integument des Ascariden, und zwar auf fixierten Schnittstellen. Laut mikroskopischer Untersuchung reduzierte sich das in lebende Askariden eindringende Ion in der äußeren Corticalschicht, in der Basalmembran, der Subcuticula und in den Muskelansatzstellen, besonders in der Gegend der Seitenfelder. Bei toten Ascariden drang die penetrierende Substanz in die Muskeln, und im Inneren des Wurmes wurde das Silberion auf dem ganzen Cuticulaumfang reduziert. Das verlorene selektive Reduktionsvermögen bestimmter Schichten läßt darauf schließen, daß das Integument der toten Ascariden nicht mehr dieselbe Resistenzfähigkeit besaß wie zur Lebenszeit und daß man diese Erscheinung zum Suchen nach einem Wurmmittel ausnützen sollte. ČSSR/ÚVTI. 9330.

**4-64/12-0590** Daskalov, P. Vŭrchu morfologičnoto raznoobrazie na ženskite Haemonchus contortus (Rudolphi, 1803), Cobb., 1898 i Haemonchus placei (Place, 1893) Ransom, 1911. **(Morphologische Unterschiede bei weiblichen Haemonchus contortus [Rudolphi, 1803], Cobb., 1898 und Haemonchus placei [Place, 1893] Ransom, 1911.)** Izvestija na Centralnija chelmintologična laboratorija. Bŭlgarska akademija na naukite, Sofija 8 (1963) S. 39 bis 54. — 1 Abb., 7 Tab., 5 Lit. Zus. in Russ., Engl.

Zur Bestimmung des Verhältnisses zwischen verschiedenen morphologischen Gruppen von Weibchen (mit einer zungenförmigen Provagina, mit kurzem rundlichem Fortsatz und ohne Fortsatz im Gebiet der Vagina) wurden zahlreiche Populationen von *H. contortus* und *H. placei* untersucht, die aus verschiedenen Gegenden des Landes stammten. In den Populationen der Gebirgsgegenden überwiegen die *H. contortus*-Weibchen mit rundlichem Fortsatz wesentlich (bis 82%), während in den Populationen aus der Ebene die Weibchen mit zungenförmiger Provagina (bis 88%) überwiegen. In verschiedenen Jahren bewahren die Populationen, unabhängig vom Geschlecht, der Rasse und Art des Wirtes, fast das gleiche Verhältnis der Weibchen aus den verschiedenen morphologischen Gruppen. Bei einer experimentellen Anstekkung der Tiere in den Gebirgsgegenden (wo in den Populationen der natürlichen Invasionen mit der Art *H. contortus* etwa 25% Weibchen mit zungenförmiger Provagina vorkommen) durch Larven von *H. contortus*, die aus den Fäkalien der Schafe von Niederungsgebieten erhalten worden sind (wo in den Populationen der natürlichen Invasionen etwa 85% Weibchen mit einer zungenförmigen Provagina vorkommen), erhält man Populationen, in denen das Verhältnis zwischen den verschiedenen morphologischen Gruppen der Weibchen das gleiche ist wie in den Populationen der natürlichen Invasionen der Ebene, nämlich 87% Weibchen mit zungenförmiger Provagina. Es wird angenommen, daß in Südosteuropa zwei Varietäten der Art *H. contortus* vorkommen: eine Gebirgsvarietät, in deren Populationen Weibchen mit rundlichem Fortsatz im Gebiet der Vagina vorherrschen und die Niederungsvarietät, in deren Populationen Weibchen mit einer zungenförmigen Provagina vorherrschen. In den Populationen von *H. placei* (Wirtstier — das Rind) haben die meisten Weibchen in den Gebirgs- und Niederungsgebieten Bulgariens eine zungenförmige Provagina (69 bis 90%). NRB/ZSNTI. 9340.

**4-64/12-0591** Parnell, I. W.; Dunedin, New Zealand, Univ. of Otago, Med. School, Hydatid Res. Unit. Helminthosis in sheep in Western Australia. **(Die Helminthosen der Schafe in Westaustralien.)** Austral. veterin. J. **39 (1963)** Nr. 6. S. 220-226. — 1 Abb., 1 Tab., 38 Lit.

Vf. führte zur Feststellung des Einflusses der jahreszeitlich verschiedenen Umweltverhältnisse auf das Vorkommen und die Verbreitung einiger Magen-Darmstrongyliden (*Haemonchus contortus, Ostertagia spp., Trichostrongylus axei, Trichostrongylus spp., Nematodirus spp.* und *Chabertia ovina*) Erhebungen an im Herbst bzw. im Frühjahr geborenen Lämmern durch. Bei den Untersuchungen wurde besondere Aufmerksamkeit den immaturen, in der Darmwand überdauernden Stadien gewidmet. Die Bestimmung der Stärke des Helminthenbefalls erfolgte durch koprologische Untersuchungen und durch quantitative Sektionsauswertungen. Bei den Herbstlämmern lag das Maximum der Ausscheidung im Febr./März (900 Eier und mehr pro g Kot); bei den Frühjahrslämmern dagegen im April (400 Eier pro g Kot). Bei den Herbstlämmern wurden die meisten immaturen Stadien im Lumen des Labmagens im Okt. (etwa 3000 Stück) und in der Magenwand im Nov./Dez. (etwa 7600 bis 9000 Stück) gefunden. Aus dem Lumen des Dünndarmes konnten die meisten immaturen Würmer im Nov. und von Jan. bis März (8200 bis 13100 Stück) isoliert werden. Bei den Frühjahrslämmern lag von Nov. bis Mai ein relativ geringes Vorkommen entsprechender Stadien (weniger als 1000 Stück) vor. Das stärkste Helminthenvorkommen wurde bei den Herbstlämmern von Nov. bis Febr., bei den Frühjahrslämmern von Jan. bis Mai ermittelt, wobei die Stärke des Befalls bei den Herbstlämmern weitaus höher lag. Diese Ergebnisse zeigen, daß die immaturen Stadien, als Larven im Winter und Frühjahr von den Weiden aufgenommen, sich nicht in den folgenden Monaten zu adulten Würmern weiterentwickeln, sondern daß es erst später, zu einem Zeitpunkt, da die jahreszeitlichen Verhältnisse allgemein den Erwerb von infektiösen Larven ausschließen, zu parasitären Erkrankungen kommt. Die sich aus dieser epidemiologischen Tatsache ergebenden Folgerungen für den wirksamen Einsatz von Wurmmitteln werden abschließend besprochen. S. Nickel. 9344.

**4-64/12-0592** Sommerville, R. I.; Glebe, New South Wales, Australia, Div. of Animal Health. Distribution of some parasitic nematodes in the alimentary tract of sheep, cattle, and rabbits. **(Die Verteilung einiger parasitisch lebender Nematoden im Verdauungstrakt der Schafe, Rinder und Kaninchen.)** J. Parasitol. [Lancester] **49** (1963) Nr. 4. S. 593-599. — 9 Abb., 3 Tab., 23 Lit.

Vf. untersuchten vergleichend bei natürlich und künstlich mit verschiedenen Nematoden infizierten Schafen, Rindern, Labor- und Wildkaninchen entsprechende Abschnitte des Magen-Darmkanals zur Ermittlung und Abgrenzung der von den einzelnen Wurmarten besiedelten Bereiche des Verdauungstraktes. Es werden Angaben gemacht: 1. über das Vorkommen der Larven von *Haemonchus contortus* und *Trichostrongylus axei* im Labmagen des Schafes, 2. über die Verteilung von 7 Magen-Darmstrongylidenarten im Dünndarm des Rindes und 3. über die Verteilung von je 2 Arten der Gattungen *Nematodirus* und *Trichostrongylus* im Dünndarm der Kaninchen. So sind im Labmagen der Schafe die 3. und 4. Larven von *Haemonchus contortus* vorwiegend im Fundusbereich angereichert. Die Larven von *Trichostrongylus axei* dagegen scheinen über die Mucosa des gesamten Magen verteilt zu sein. Den Dünndarm besiedeln bei den drei genannten Wirtstieren die einzelnen Arten in entsprechender Reihenfolge, wobei Überlagerungen einzelner Wurmarten gegeben sind. S. Nickel. 9344.

**4-64/12-0593** Dyková, I. Experimentální trichinelózy u koček. **(Experimentaltrichinellosen bei Katzen.)** Sborník Vysoké Školy zemědělské Brně, Řada B **1963** Nr. 4. S. 531-537. — 1 Abb., 3 Tab., 13 Lit. Zus. in Russ., Dtsch.

An Hand der trichinelloskopischen Kompressionsmethode untersuchte man Proben verschiedener Muskelpartien von 2 invadierten Wild- und 3 versuchsweise invadierten Hauskatzen. In sämtlichen Fällen zeigte sich eine stärkere Neigung der Trichinellenlarven für das Muskelgewebe der Zunge. Die intravitale Diagnose der Trichinellose wurde bei der Katze 35 Tage nach der Invasion durch Myopsie festgestellt. Man konnte keine direkte Proportionalität zwischen der Zahl der verfütterten Larven und der Invasionsdichte der Muskeln feststellen. ČSSR/ÚVTI. 9351.

**4-64/12-0594** Kreis, Hans A. **Ein neuer Nematode aus dem äußeren Gehörgang von Zeburindern in Ostafrika, Rhabditis bovis n. sp. (Rhabditidoidea; Rhabditidae).** Schweiz. Arch. Tierheilkunde **106** (1964) Nr. 6. S. 372-378. 9353.

**4-64/12-0595** Over, H. J. Het optreden en de preventie van leverbotinfecties. **(Das Vorkommen von Leberegel-Infektionen und deren Verhütung.)** Tijdschr. Diergeneeskunde **89** (1964) Nr. 7. S. 449-461. — 7 Abb., 13 Lit. Zus. in Engl., Franz., Span., Dtsch.

Der Zwischenwirt von *Fasciola hepatica* ist in Westeuropa die Leberegelschnecke, *Lymnaea truncatula*. Diese Schnecke wird in Holland vorwiegend an den Grabenrändern der Weidegebiete gefunden, wo sie in den Monaten Mai und Juni ihre maximale Länge von 13 mm erreicht. Ein hoher Grundwasserstand ist charakteristisch für Leberegelschneckengebiete. Zum Schutz vor Leberegel-Infektionen ist es wichtig, daß die Gräben in einwandfreiem Zustand gehalten und die Wasserlöcher auf den Weiden eingezäunt werden. Die größte Infektionsgefahr herrscht im Sept. und Okt. In dieser Zeit fallen die Metazerkarien aus den im Frühjahr gelegten Eiern an. Es ist deshalb

ratsam, im Frühjahr die infizierten Tiere auf schneckenfreie Weiden zu bringen, um auch auf diese Weise die Infektionsmöglichkeit zu verringern. Ferner muß Wert darauf gelegt werden, daß die Rinder und Schafe in Leberegel-Gebieten nur behandelt auf die Weiden gelassen werden. Wenn in einem Betrieb Rinder und Schafe gehalten werden, so müssen stets beide Tierarten behandelt werden, wenn sich ein Erfolg auf die Dauer einstellen soll. Am zweckmäßigsten behandelt man mit Hexachlorophen und zwar bei der Einstallung im Herbst, dann Anfang Januar und schließlich am Ende der Stallperiode. Dieses Behandlungsschema kann aber nicht für alle Medikamente genommen werden, da deren Wirkungseintritt recht unterschiedlich ist.
W. Kuhlmann. 9372.

**4-64/12-0596** Roon, T. van; 's-Gravenhage, Gezondheidscommissie voor Dieren van het Landbouwschap. Schade veroorzaakt door de leverbotziekte. **(Der durch die Leberegelseuche verursachte Schaden.)** Tijdschr. Diergeneeskunde **89** (1964) Nr. 7. S. 411-422. – 2 Abb., 1 Tab., 9 Lit. Zus. in Engl., Franz., Span., Dtsch.
Die statistischen Unterlagen im niederländischen „Zentralbüro für Schlachtviehversicherungen" besagen, daß etwa 50% der einjährigen und älteren Rinder mit Leberegeln infiziert sind; bei den Schafen sind es 25%. Dieser Verseuchungsgrad, der für die 10 Jahre von 1953-1962 nachgewiesen wurde, hängt von vielen Faktoren ab, nicht zuletzt aber von der Witterung. Der in Holland festgestellte Schaden an verworfenen Rinderlebern beläuft sich jährlich auf 3,5 Mill. Gulden und auf 100000 Gulden bei Schaflebern. Der Schaden infolge verminderter Milchproduktion wird auf 105 Mill. Gulden geschätzt, während der infolge verminderter Fleischproduktion bei Rindern etwa 16,25 Mill. und bei Schafen etwa 930000 Gulden beträgt. Der Schaden, welcher der holländischen Landwirtschaft alljährlich durch die Fasciolose der Rinder und Schafe zugefügt wird, beläuft sich insgesamt schätzungsweise auf 125 Mill. Gulden. Unberücksichtigt bleiben hierbei die Verluste an Rindern und Schafen durch Notschlachtung, Verenden usw. W. Kuhlmann. 9372.

**4-64/12-0597** Jansen jun., J.; Utrecht, Rijksuniv. Enkele problemen betreffende de epidemiologie van leverbotziekte van rund en schaap in Nederland. **(Einige Probleme der Epidemiologie der Fasciolose bei den Rindern und Schafen in Holland.)** Tijdschr. Diergeneeskunde **89** (1964) Nr. 7. S. 423-432. – 2 Abb., 17 Lit. Zus. in Engl., Franz., Span., Dtsch.
Die Epidemiologie der Fasciolose ist zum großen Teil noch unklar. Es steht fest, daß Temperatur und Feuchtigkeit für die Entwicklung des Larvenstadiums von *Fasciola hepatica* von entscheidender Bedeutung sind. Die Infektionsperiode erstreckt sich von Ende Juni bis zum April des nächsten Jahres. In Holland hat Vf. bislang keine Infektionen im April, Mai und bis Mitte Juni feststellen können. Aus den Ergebnissen der Untersuchung geschlachteter Rinder und Schafe sowie von Kotproben dieser Tiere muß gefolgert werden, daß auch in Holland im Herbst die stärkste Infektion stattfindet. Während die Rinder zur Zeit der Aufstallung Gelegenheit zur „Reparatio" der Leber bekommen, können die Schafe auch zur Winterszeit sich ständig infizieren. Doch es fragt sich, ob diese Interpretation richtig ist, denn Vf. konnte von April bis Ende Juni z. B. keine neuen Infektionen beim Schaf feststellen. W. Kuhlmann. 9372.

**4-64/12-0598** Wagenaar, G.; Utrecht, Rijksuniv. De diagnostiek van distomatose. **(Die Diagnostik der Fasciolose.)** Tijdschr. Diergeneeskunde **89** (1964) Nr. 7. S. 433-436. – Zus. in Engl., Franz., Span., Dtsch.
Die rechtzeitige Erkennung der Fasciolose ist schwierig. Beim jungen Rind verläuft die Krankheit in der Regel chronisch, wobei Anämie und verminderte Freßlust sowie Abmagerung auftreten. Da keine spezifischen Symptome wahrzunehmen sind, muß man andere Krankheiten, wie Trichostrongylose, Weide-

diarrhoe, Brackwasser-Krankheit usw., ausschließen. Beim älteren Rind ist die Diagnose etwas leichter zu stellen, da es sich hierbei meistens auch um eine Einzelerkrankung und keine Herdenkrankheit handelt. Die Schleimhäute sind blaß, die Pansenbewegungen vermindert und die Fremdkörperprobe ist zweifelhaft oder positiv. Das Leberperkussionsfeld ist vergrößert, und im Kot sind mikroskopisch Leberegeleier nachzuweisen. Beim Schaf kommen häufiger als beim Rind akute Fälle vor, wobei sich innere Verblutungen ereignen können. Differentialdiagnostisch muß man beim Schaf an Magendarmparasiten denken. W. Kuhlmann. 9372.

**4-64/12-0599** Hagens, F. M. Laboratoriumdiagnose van leverbotinfecties. **(Laboratoriumsdiagnose der Leberegel-Infektion.)** Tijdschr. Diergeneeskunde **89** (1964) Nr. 7. S. 437-442. – 1 Abb., 2 Tab., 3 Lit. Zus. in Engl., Franz., Span., Dtsch.
Die sichersten Labormethoden sind das Siebverfahren nach Dorsman und das Flotationsverfahren mit gesättigter $ZnSO_4$-Lösung, wobei man mit ersterem noch 5 Eier pro Gramm Kot nachweisen kann, mit letzterem 10. Werden im Winter nur bei den Kälbern eines Bestandes bis zu 20 Eier pro Gramm Kot gefunden, so deutet das auf einen geringen Leberegelbefall im Bestand hin. Sind es auch bei den Färsen im Mittel 20 Eier pro Gramm Kot, so ist der Bestand mäßig verseucht, dagegen stark, wenn bei den Kühen durchschnittlich 20 Eier pro Gramm Kot ermittelt werden. Ein Zusammenhang zwischen der Zahl der im Kot nachweisbaren Eier und der Anzahl der in der Leber vorhandenen Leberegel besteht nicht. W. Kuhlmann. 9372.

**4-64/12-0600** Dorsman, W.; Rotterdam, Centr. Diergeneeskundig Inst. De chemotherapeutische bestrijding en profylaxe van de leverbotziekte. **(Die Chemotherapie und Prophylaxe der Leberegelseuche.)** Tijdschr. Diergeneeskunde **89** (1964) Nr. 7. S. 443-448. – Zus. in Engl., Franz., Span., Dtsch.
Zur Behandlung der chronischen Fasciolose eignen sich beim Schaf 2-3 ml $CCl_4$ pro Tier oder 20 mg/kg Hexachlorophen, beim Rind 10 mg/kg. Bei akuter Fasciolose der Schafe gibt man anfangs 5 mg/kg Hexachlorophen oder 1 ml $CCl_4$ pro Tier. Gleichzeitig muß eine erneute Infektion vermieden und die Widerstandskraft des Tieres durch gute Fütterung gehoben werden. 1 bis 2 Wochen danach gibt man 20-30 mg/kg Hexachlorophen oder 5 ml $CCl_4$. Rinder mit akuter Fasciolose sollten geschlachtet werden. In minder schweren Fällen kann man 5-7 mg/kg Hexachlorophen verabreichen und 14 Tage darauf 15 mg/kg. Da das Hexachlorophen praktisch alle in den Gallengängen von Rind und Schaf befindlichen Leberegel abtötet, ist durch periodische Behandlungen allmählich eine Senkung der Infektionsrate und schließlich die Liquidierung der Fasciolose zu erreichen. Die Behandlungen müssen aber unter Berücksichtigung aller Umstände, wie z. B. Entwicklungsdauer der Leberegel im Wirtstier, erfolgen. W. Kuhlmann. 9372.

**4-64/12-0601** McDonald, Fay E. und Campbell, A. R.; Private Bag, Mosgiel, Taieri Agric. Centre. A case of cystic hydatids in the cat. **(Ein Fall von cystischen Hydatiden bei der Katze.)** New Zealand veterin. J. **11** (1963) Nr. 5. S. 131-132. 9391.

**4-64/12-0602** Zinov'ev, B. S. Naši dostiženija v bor'be s gel'mintozami životnych. **(Unsere Erfolge bei der Bekämpfung von Helminthosen der Tiere.)** Veterinarija, Moskva **40** (1963) Nr. 12. S. 8-9.
Vf. berichtet zu Ehren von K. I. Skrjabin, zu seinem 85jährigen Geburtstag, über die Bekämpfung von Parasitosen im Gebiet des einstigen Praxisbereiches des Jubilars. Die Tierärzte des Neulandgebietes der Kasachischen SSR haben besonders in den letzten Jahren große Erfolge bei der Bekämpfung der Coenurose, Echinococcose und Cysticercose der Schafe erzielt. Eine wichtige Rolle spielte dabei die Massenvernichtung streunender Hunde. Gute Ergeb-

nisse bei der Bekämpfung von Magen-Darm-Parasiten und Lungenwürmern wurden durch die breite Anwendung von Phenothiazin- und Kupfersulfat-Salzgemischen erreicht. H. Splisteser. 9472.

**4-64/12-0603** Šumakovič, E. E.; Skrjabin-Unions-Inst. für Helminthol. Ėpizootologija i profilaktika gel'mintozov životnych. **(Epizootiologie und Prophylaxe von Helminthosen bei Tieren.)** Veterinarija, Moskva **40** (1963) Nr. 12. S. 14-15.
Eine besondere Bedeutung bei der Erarbeitung von prophylaktischen Bekämpfungsmaßnahmen gegen Helminthosen hat die Kenntnis der Epizootiologie der einzelnen Erkrankungen. Die ersten Arbeiten über die Epizootiologie parasitärer Erkrankungen wurden von K. I. Skrjabin und R. S. Schulz veröffentlicht. Seit dieser Zeit wurden in der Sowjetunion über 400 Arbeiten auf diesem Gebiet der Öffentlichkeit übergeben. Die Bekämpfung parasitärer Krankheiten muß einen aktiven, angreifenden Charakter tragen, dabei sind die therapeutischen und prophylaktischen Maßnahmen auf den verschiedensten Entwicklungsstadien des Parasiten zu führen. Die Parasitenbekämpfung darf sich nicht nur auf die Entwurmung beschränken, sondern es muß auch eine Neuinfektion der Tiere verhindert werden.
H. Splisteser. 9472.

**4-64/12-0604** Eršov, V. S.; Skrjabin-Unions-Inst. für Helminthol. Immunitet pri gel'mintozach sel'skochozjajstvennych životnych. **(Immunität bei Helminthosen der landwirtschaftlichen Nutztiere.)** Veterinarija, Moskva **40** (1963) Nr. 12. S. 17-20.
Seit über 25 Jahren werden in der Sowjetunion Immunitätsforschungen bei Helminthosen durchgeführt. Die erste Arbeit über Helminthenimmunität erschien 1935 von R. S. Schulz und N. P. Schichobalowa. Nach den Forschungsergebnissen der internationalen Fachwelt werden die Helminthosen in drei Gruppen eingeteilt: 1) Helminthosen mit einer ausgebildeten Immunität (Parascaridose der Pferde, Dictyocaulose der Rinder, Coenurose der Schafe u. a.); 2) Helminthosen mit einer geringen Immunität (Fasciolose, Ascaridiose, Strongylidosen der Pferde); 3) Helminthosen, bei denen sich wahrscheinlich keine oder nur eine sehr schwache Immunität bildet (Trichonematosen der Pferde, Heterakidose des Geflügels u. a.). In vielen Ländern haben auch die Forschungen über die immunbiologische Diagnostik bei Helminthosen bedeutende Fortschritte erreicht, die eine besondere Bedeutung für die Frühdiagnose bei verschiedenen parasitären Erkrankungen hat.
H. Splisteser. 9472.

**4-64/12-0605** Savčenko, M. E. Vlijanie nekotorych abiotičeskich faktorov sredy na sroki razvitija i vyživaemost' jaic Heterakis gallinarum v prirodnych uslovijach. **(Der Einfluß einiger abiotischer Faktoren der Umwelt auf die Entwicklungs- und Lebensdauer der Eier von Heterakis gallinarum unter natürlichen Bedingungen.)** Zoologičeskij žurnal, Moskva **42** (1963) Nr. 12. S. 1869 bis 1870.
Für die Durchführung von Bekämpfungsmaßnahmen ist die genaue Kenntnis der Lebens- und Entwicklungsdauer parasitärer Gebilde von besonderer Bedeutung. Die vom Vf. 1958-1960 unter den natürlichen Bedingungen des Dnepropetrowsker Gebietes durchgeführten Untersuchungen mit Heterakiseiern zeigte folgende Ergebnisse: Durch die täglichen Temperaturunterschiede tritt eine Schwankung in der Entwicklung von 7-16 Tage ein; unter gleichen Temperaturbedingungen wird bei erhöhter relat. Luftfeuchtigkeit die Entwicklung um 1-2 Tage beschleunigt oder bei niedriger relat. Luftfeuchtigkeit um 1-2 Tage verlangsamt; eine besondere Empfindlichkeit der Heterakiseier gegen trockene Winde konnte festgestellt werden. Nach 3tägigem Wehen der im gen. Gebiet üblichen trockenen Ostwinde waren bis zu 96% aller Eistadien abgetötet. H. Splisteser. 9472.

**4-64/12-0606** Poljakov, A. A. und Bubnov, V. D.; Unions-Forsch.-Inst. für Veterinärhyg. Obezzaraživanie životnovodčeskich pomeščenij i navoza pri nematodozach. **(Die Entseuchung der Ställe und des Dunges bei Nematodosen.)** Veterinarija, Moskva **40** (1963) Nr. 12. S. 43-44.
Im allgemeinen Komplex der Maßnahmen zur Verhütung von parasitären Erkrankungen haben die physikalischen und chemischen Entseuchungsmethoden besondere Bedeutung. Die physiologischen Eigenschaften und der Einfluß radioaktiver Strahlen auf parasitäre Gebilde wurden untersucht. Die Wirkung verschiedener chemischer Mittel auf parasitäre Entwicklungsstadien wurde in mehreren Versuchsreihen festgestellt. Weitere Versuche gaben Auskunft über die Wirksamkeit der biologischen Faktoren auf Eier und Larven einiger Helminthen im Dung. H. Splisteser. 9472.

**4-64/12-0607** Trifonov, T. Oniticellus fulvus Goeze i Copris hispanus L.-meždinni gostopriemnici na njakoi chelminti u svinjata. **(Oniticellus fulvus Goeze und Copris hispanus L. als Zwischenwirte einiger Helminthen bei Schweinen.)** Izvestija na Veterinarnija institut za zarazni i parazitni bolesti, Sofija **9** (1963) S. 185-190. – 1 Abb., 11 Lit. Zus. in Russ., Engl.
Es wurde festgestellt, daß der koprophage Käfer *Oniticellus fulvus* Goeze der Zwischenwirt folgender Helminthen ist: *Simondsia paradoxa*, *Ascarops strongylina*, *Macracanthorhynchus hirudinaceus*. Es bestätigt sich, daß er in Bulgarien auch der Zwischenwirt des Helminthen *Gongylonema pulchrum* ist. Der zweite koprophage Käfer, der untersucht wurde, *Copris hispanus*, ist der Zwischenwirt folgender Helminthen der Schweine: *Simondsia paradoxa*, *Physocephalus sexalatus*, *Ascarops strongylina*, *Macracanthorhynchus*. NRB/ZSNTI. 9472.

**4-64/12-0608** Bajramova, R. A. Sravnitel'naja rol' dikich i domašnich životnych v cirkuljacii spirochet kleščevogo rekurrensa v Azerbajdžanskoj SSR. **(Vergleichende Untersuchungen über die Rolle der Wild- und Haustiere im Kreislauf der Spirochaeten des Zecken-Rückfall-Fiebers in der Aserbaidshanischen SSR.)** Medicinskaja parazitologija i parazitarnye bolezni, Moskva **33(42)** (1964) Nr. 2. S. 182-183. – 5 Lit. Zus. in Engl.
Bei der mikroskopischen Untersuchung des Blutes von 120 Schafen und 15 Ziegen wurden spontane Spirochaetenträger nicht gefunden. Auch in dieser Richtung durchgeführte Übertragungsversuche an Meerschweinchen mit Gehirnmaterial von 52 getöteten Schafen, 44 Ziegen und 11 Pferden hatten negative Resultate. Diesen Tierarten scheint demnach eine Bedeutung in der Verbreitung des Erregers der Zecken-Spirochaetose nicht zuzukommen. Unter Wildtieren wurden Spirochaeten bei *Meriones persicus*, *Meriones tristrami* und bei Füchsen nachgewiesen. Experimentell ließ sich die Spirochaetose bei Kätzchen, *Cricetulus auratus* und *Citellus suslicus* reproduzieren.
R. Kokles. 9472.

**4-64/12-0609** Tiunov, V. I. und Ustinov, I. D.; Kirow, Landwirtsch. Inst. Profilaktičeskie mery v osnovu borby s metastrongilezom svinej. **(Prophylaktische Maßnahmen als Grundlage für die Bekämpfung der Metastrongylose der Schweine.)** Veterinarija, Moskva **40** (1963) Nr. 12. S. 10-12.
Die Hauptrolle im Komplex der Maßnahmen zur Metastrongylosebekämpfung bei Schweinen dürfen nicht die therapeutische Behandlung, sondern prophylaktische Maßnahmen spielen, die auf die Kenntnis der Biologie des Erregers und seines Zwischenwirtes basieren. Dabei ist die Schaffung von ungünstigen Lebensbedingungen für die Regenwürmer im Ansteckungsgebiet und die Unterbrechung des Kontaktes zwischen Definitiv- und Zwischenwirt von besonderer Bedeutung. Bei diesen Maßnahmen muß auch eine Verbesserung der Fütterungs-, Haltungs- und Pflegebedingungen vorgesehen werden.
H. Splisteser. 9476.

**4-64/12-0610** Trušin, I. N.; Skrjabin-Unions-Inst. für Helminthol. Dezinvazija vnešnej sredy pri gel'mintozach. **(Die Entseuchung der Umwelt bei Helminthosen.)** Veterinarija, Moskva **40** (1963) Nr. 12. S. 41-42.

In der gegenwärtigen Entwicklungsphase der Helminthologie ist klar erwiesen, daß eine Parasitenbekämpfung nur dann erfolgreich zu Ende geführt werden kann, wenn im Sanierungsplan auch Maßnahmen zur Entseuchung der Umwelt vorgesehen sind. In vielen Ländern sind in den letzten Jahren große Anstrengungen unternommen worden, um Mittel zu finden, die eine wirksame Entseuchung der Umwelt garantieren. Aus einer großen Anzahl von in der Sowjetunion erprobten Präparaten erwiesen sich eine 5%ige Carbotionlösung und eine 3%ige Ortochlorphenollösung (1 l je 1 $m^2$) als gut wirksam gegen parasitäre Gebilde. Die Mittel werden auch zur breiten Anwendung in der Praxis empfohlen. H. Splisteser. 9480.

**4-64/12-0611** Antipin, D. N.; Skrjabin-Unions-Inst. für Helminthol. Sovremennoe sostojanie voprosa o lečenii životnych pri gel'mintozach. **(Der gegenwärtige Stand der Fragen über die Behandlung der Tiere bei Helminthosen.)** Veterinarija, Moskva **40** (1963) Nr. 12. S. 20-22.

In der Sowjetunion wurden 1962 in den Kolchosen und Sowchosen 379 Mill. Tiere gegen parasitäre Erkrankungen behandelt. Die besten und am häufigsten angewendeten Präparate sind: Piperazine für die Ascaridenbekämpfung, Ditrazin bei Lungenwurmerkrankungen, Filixan gegen die Fasciolose und Monieciose der Schafe, Hexachlorparaxylol gegen Leberegel, Dichlorophen und Bitionol gegen Monieciose der Schafe. Weitere 15 Präparate werden zur Behandlung verschiedener Helminthosen empfohlen. Neben der Schaffung von neuen Anthelminthica werden auch die alten Mittel weiterentwickelt. Zur Leberegelbehandlung gelangt auch Tetrachlorkohlenstoff in verschiedenen Varianten zur Anwendung. Besonderes Augenmerk wird auch den Fragen des richtigen Zeitpunktes der Dehelminthisation, der Behandlungstechnik und den Erfolgsuntersuchungen gewidmet. H. Splisteser. 9480.

**4-64/12-0612** Dimitrov, G. Sravnitelni proučvanija terapevtičnija efekt na cyanacethydracid i lugolov raztvor sreštu Dictyocaulus filaria po ovcete. **(Vergleichende Untersuchungen über die therapeutische Wirkung von Cyanacethydracid und Lugolscher Lösung gegen Dictyocaulus filaria bei Schafen.)** Naučni trudove. Visš selskostopanski institut „Georgi Dimitrov". Zootechničeski fakultet, Sofija **14** (1963, hrsg. 1964) S. 267-273. — 2 Tab., 18 Lit. Zus. in Russ., Dtsch.

Eine vergleichende Untersuchung der therapeutischen Wirkung fand unter Labor- und Produktionsbedingungen an 60 und 286 Lämmern im Alter von 10 bis 11 Monaten statt. Ein Unterschied in der Heilwirkung der erwähnten Medikamente wurde nicht festgestellt. NRB/ZSNTI. 9480.

**4-64/12-0613** Kakačeva-Avramova, D. Vŭzdejstvie na njakoi chimični sredstva vŭrchu preživjaemostta na adoleskariite na Fasciola hepatica L., 1758. **(Die Wirkung einiger chemischer Mittel auf das Überleben der Adoleskarien von Fasciola hepatica L., 1758.)** Izvestija na Centralnija chelmintologična laboratorija. Bŭlgarska akademija na naukite, Sofija **8** (1963) S. 79-84. — 1 Tab., 5 Lit. Zus. in Russ., Engl.

Zur Vernichtung von Adoleskarien von *F. hepatica* wurden einige Herbicide, Insekticide, das Fungicid Bordelaiser Brühe und verschiedene Düngemittel angewendet. Als Versuchstiere dienten 40 Kaninchen, an die Adoleskarien verfüttert wurden, die zuvor mit chemischen Mitteln von bestimmter Konzentration behandelt worden waren. Unter der Einwirkung des Herbicids, das aus einem Gemisch von 0,125%igem denat. Spirit. und 10%igem Formalin zu gleichen Teilen bestand, sterben die Adoleskarien in einer Stunde ab. Bei einer eintätigen Einwirkung einer 0,02%igen $CuSO_4$-Lös. und einer 5%igen

$ZnSO_4$-Lös. wurden Leberegel bei einer geringen Zahl von Versuchstieren festgestellt. Die übrigen geprüften Präparate hatten nicht die erforderliche larvicide Wirkung. NRB/ZSNTI. 9480.

**4-64/12-0614** Gdovin, T., Slanina, L., Bartko, P., Sokoł, J. und Miklušičák, R. Použitie bubulinu pri niektorých parasitózách ošípaných. **(Anwendung von Bubulin bei einigen Schweineparasitosen.)** Veterinární Med. **8(36)** (1963) Nr. 6. S. 459-463. – 4 Tab., 4 Lit. Zus. in Russ., Franz.
Das Präparat Bubulin (VEB Bernberg, DDR) wurde zur Bekämpfung einiger Enterohelminthen bei Schweinen überprüft. Es handelt sich um ein Präparat, das je 100 ml 50 g Diaethyl-2,2,2-Trichloraethylester der Phosphorsäure enthält, und zur Bekämpfung der Dasselfliegenlarven beim Rind dient. Das Präparat wurde in der Klinik der Veterinärfakultät in Košice während der Wintermonate meistens an kümmernde Ferkel im Alter von 2-4 Mon. mit verschiedenen Befunden (Bronchopneumonie, Enteritiden, Rachitis, Anämie, Lebercirrhose, Krätze) parenteral, subcutan, intramuskulär oder peroral auf einmal oder wiederholt in einer Gabe von 50 mg/kg Kgw. verabreicht. Die Wirkung wurde auf Grund des Befundes der koprologischen Untersuchung vor und nach der Applikation bewertet. Auf Grund dieser Befunde und der Sektion war die Wirkung des Präparates auf die Trichocephalen und Ascariden hundertprozentig. Im Gelände wurde ein Orientierungsversuch mit ein- und zweimaliger peroraler und subcutaner Applikation bei 128 Schweinen mit manifester Ascaridose und bei weiteren 66 mit klarer Wirkung auf Strongyloides durchgeführt. Die Beobachtungen konnten jedoch nicht zu Ende geführt werden. Die Tiere vertrugen das Präparat im allgemeinen gut.
ČSSR/ÚVTI. 9480.

**4-64/12-0615** Ivanova, Z. I.; Staatl. Wiss. Inst. für Veterinärmed. Arzneimittelprüf. des Min. für Landwirtsch. der UdSSR. Jomezan – antgelmintik pri moniezioze ovec. **(Jomesan — ein Anthelminthicum gegen die Schafmonieziose.)** Veterinarija, Moskva **40** (1963) Nr. 12. S. 22-23.
Die Anwendung von 1%igem Kupfersulfat gegen die Monieziose der Schafe kann nicht mehr als wirksam genug bezeichnet werden. Vf. prüfte das von Bayer hergestellte Präparat „Jomesan" und ein auf gleicher Basis in der Sowjetunion synthetisiertes Präparat auf Wirksamkeit gegen Schafmonieziose. Jomesan wurde in einer Dosis von 50 mg/kg und das sowjetische Präparat in einer Dosis von 2-4 g je Tier per os verabreicht. Beide Präparate zeigten eine ausgezeichnete Wirksamkeit gegen die Monieziose der Schafe.
H. Splisteser. 9480.

**4-64/12-0616** Cvetaeva, N. P.; Skrjabin-Unions-Inst. für Helminthol. Patogennaja rol' gel'mintov. **(Die pathogene Rolle der Helminthen.)** Veterinarija, Moskva **40** (1963) Nr. 12. S. 16-17.
Die Pathomorphologie bei Helminthosen hat gegenwärtig eine neue Aufgabe bekommen. Während früher hauptsächlich nur die befallenen Organe untersucht wurden, sind jetzt die Untersuchungen auf die Erforschungen des pathogenen Einflusses der Helminthen auf den Gesamtorganismus, auf das Wirts-Parasitenverhältnis und auf die durch Parasiten hervorgerufenen Schäden gerichtet. Es werden besonders klinische, biochemische, pathomorphologische und histochemische Untersuchungen durchgeführt. Dabei wurde festgestellt, daß die größten Schäden bei Jungtieren während der Wanderung der Parasiten auftreten. Eine große Bedeutung haben auch die Fragen der Immunogenese bei Helminthosen. Die pathogene Rolle der Helminthen kann nicht mehr mit mechanischer, toxischer oder inoculierter Wirkung begrenzt werden, sondern die Helminthen sind auch in der Lage, den Organismus zu sensibilisieren und seine Reaktivität zu verändern. Die Erforschungen von Helminthosen müssen deshalb allseitig geführt werden.
H. Splisteser. 9485.

4-64/12-0617 *Folkers, Christiaan.* **Studies on toxoplasmosis in pigs with special reference to pathogenicity and immunity.** Diss. Veterinärmed. Fak. Utrecht. 1962. (10 S. m. 29 Abb. u. 30 Tab.) 8°. (Diss. 9807)

## XXIII. HAUTKRANKHEITEN

**4-64/12-0618** Bačev, B. und Rajčinov, A. Vŭrchu imunoprofilaktikata na kožnata papilomatoza po govedata. **(Die Immunprophylaxe der Hautpapillomatose beim Rind.)** Izvestija na Veterinarnija institut za zarazni i parazitni bolesti, Sofija **9** (1963) S. 63-68. — 1 Abb., 4 Lit. Zus. in Russ., Engl.
Es wurden erfolgreiche Versuche einer Behandlung der Haut-Papillomatose der Kühe und Kälber durchgeführt. Von 28 behandelten Tieren wurden 25 gesund. Eine volle Heilung trat nach 30-50 Tagen ein. Die Autovaccine, die aus dem Papilloma der Kuh eines Betriebes bereitet worden war, lieferte bei der Behandlung von 4 Kühen des gleichen Betriebes ein positives Ergebnis. Bei Anwendung der gleichen Vaccine an Kühen eines anderen Betriebes wurde ein negatives Ergebnis erzielt. Es wird die Annahme geäußert, daß es in antigener Hinsicht verschiedene Erregerviren der Papillomatose des Rindes gibt. NRB/ZSNTI. 9615.

**4-64/12-0619** Seawright, A. A. und Grono, L. R.; Brisbane, Univ. of Queensland, School of Veterin. Sci. Digital epidermoid cyst in a dog. **(Zehenepidermoidcyste bei einem Hund.)** J. Amer. veterin. med. Assoc. **140** (1962) Nr. 12. S. 1314-1316. — 5 Abb., 5 Lit.
Eine Epidermoidcyste einer Zehe, die die terminalen Phalangen einschloß, entwickelte sich nach einer durchdringenden Verletzung. Nach den pathologischen Untersuchungen scheint die Cyste sich infolge einer Autotransplantation von Epidermoidgewebe in die Wundfläche bei der Fraktur der Knochen gebildet zu haben. Die Amputation der Zehe führte zur vollständigen Heilung. H. Schützler. 9622.

**4-64/12-0620** Mit'ko, G. L., Gončarov, A. P., Laberko, M. V., Savin, M. P., Gorjačenkov, N. V., Amitrov, V. K., Boršoš, A. V. und Nikolaev, K. N. Lečenie životnych, bol'nych česotkoj. **(Die Räudebehandlung bei Tieren.)** Veterinarija, Moskva **41** (1964) Nr. 3. S. 51-52.
I. G. Lewenberg gibt ein Übersichtsreferat über Materialien zu Fragen der Räudebekämpfung, die von mehreren Autoren aus der Praxis an die Redaktion der Zeitschrift eingesandt wurden. Es wird über die Räudebehandlung bei Rindern mit einer Hexachloran-Kreolin-Lösung im Badeverfahren berichtet. Zur Behandlung der Räude bei Schweinen wurde von mehreren Autoren mit gutem Erfolg Polichlorpinen oder Kreolin im Sprühverfahren angewendet. Ein Fall von Chorioptesräude bei Schafen wird beschrieben. In einem Schweinegroßbetrieb wurde beobachtet, daß der Bestand durch Füchse mit Räude infiziert wurde. K. N. Nikolajew berichtet von der erfolgreichen Bekämpfung der Räude bei Kamelen mit Sulfanol. H. Splisteser. 9630.

**4-64/12-0621** Arestov, I. G. Dejstvie chlorofosa na organizm svinej pri zabolevanii česotkoj. **(Die Wirkung von Chlorophos auf den Organismus der Schweine bei Räudebefall.)** Veterinarija, Moskva **41** (1964) Nr. 3. S. 49-50.
Die Anwendung einer 3%igen Chlorophoslösung erwies sich gegen den Räudebefall der Schweine als wirksam. An 10 gesunden Versuchsläufern prüfte Vf. die durch Chlorophos hervorgerufene Cholinesterasehemmung bei Schweinen. Die Versuchsanordnung wird eingehend beschrieben. Bei der einmaligen Badebehandlung der Schweine mit einer 3%igen Chlorophoslösung wurde keine Cholinesterasehemmung festgestellt. Bei 3maliger äußerlicher Behandlung und bei der Verabreichung von 50 mg/kg Kgw. Chlorophos per os trat eine Hemmung von 39 bzw. 31% auf, die sich nach 3 Tagen bzw. 24 Stunden normalisierte. H. Splisteser. 9630.

**4-64/12-0622** Tobin, William C. Cattle scabies can be costly. **(Rinder-Scabies kann kostspielig sein.)** J. Amer. veterin. med. Assoc. **141** (1962) Nr. 7. S. 845-847. – 2 Abb.

In mehreren Rinderherden wurden ausführliche Futterberechnungen angestellt. Bei Rindern, die mit Psoroptes-Milben infiziert waren, wurde ein Gewichtsverlust von 68 kg pro Tier festgestellt, so daß diese etwa 100 Tage länger gefüttert werden mußten, um das Marktgewicht von 498 kg zu erreichen. Das bedeutete einen Verlust von 45 Dollar pro Tier. Weitere Verlustkosten, hervorgerufen durch Atmungsstörungen, Quetschungen, Verkaufsschwierigkeiten und Abzüge sind hierbei nicht berücksichtigt, sind aber ohne Zweifel wichtige Faktoren. H. Schützler. 9630.

**4-64/12-0623** Zusammengest. v. Andrienko, K. P. Dermatomikozy sel'skochozjajstvennych životnych. **(Dermatomykosen landwirtschaftlicher Nutztiere.)** Veterinarija, Moskva **41** (1964) Nr. 3. S. 34-38.

Vf. referierte zu diesem Thema zusammenfassend mehrere Arbeiten, die ohne bibliographische Angaben in vorliegendem Artikel zusammengestellt sind. Es handelt sich um folgende Titel: Baranov, K. P. „Rationelle Behandlungsmethode bei der Trichophytie des Rindes" – Petrov, V. A. „Zur Frage der Prophylaxe und Behandlung der Trichophytie" – Domožirov, G. K. „Die Behandlung der Trichophytie des Rindes bei ausgedehnten Verletzungen der Haut" – Sarajkin, I. M. „Therapie der Trichophytie" – Smyk, P. A. „Unsere Methode zur Tilgung der Trichophytie bei Kälbern" – Ramazanov, I. G. „Behandlungsversuch der Trichophytie bei Schafen" – Mezdrin, M. D. „Zur Frage der Epizootiologie und Immunität bei der Trichophytie des Rindes" – Atamaś, V. Ja. „Herbizid – ein wirksames Mittel gegen die Trichophytie". – In der Schlußfolgerung weist Vf. darauf hin, daß die Trichophytie der Rinder und besonders der Kälber nur durch komplexe Maßnahmen (Isolierung erkrankter Tiere, Weidewechsel, Stalldesinfektion, spezielle Behandlung, gute Fütterung usw.) bekämpft werden kann. E. Werner. 9645.

**4-64/12-0624** Sako, S. und Yamane, O.; Tottori, Univ., School of Veterin. Med., Fac. of Agric. Studies on so-called filarial dermatitis of the dog. I. Comparative observations on an elephantiasis-like skin diseases between infected and non-infected dogs. **(Untersuchungen über die sog. Filarial-Dermatitis des Hundes. 1. Mitt. Vergleichende Beobachtungen einer Elephantiasis-ähnlichen Hauterkrankung bei infizierten und nichtinfizierten Hunden.)** J. Japan veterin. med. Assoc. **15** (1962) Nr. 3. S. 93.

In Japan tritt häufig eine chronische und hartnäckige Hautkrankheit unter den Hunden auf, die mit Dirofilarien infiziert ist. Eine Beziehung zwischen der Dermatitis und den Dirofilarien ist noch nicht geklärt. Drei Typen von Hautkrankheiten werden beobachtet: 1. eine Elephantiasis-ähnliche Hautkrankheit, infiziert mit Dirofilarien, 2. eine gleiche, die nicht infiziert ist und 3. ähnliche Hautläsionen, aber einhergehend mit verschiedenen Symptomen. Es ist zweifelhaft, daß irgendeine Beziehung zwischen Hautläsion und Filarien-Infektion besteht. Die Krankheit tritt meistens vom April bis August auf. Gewöhnlich werden zwei- bis dreijährige Hunde betroffen. Jährliche Rezidive sind nicht selten. Die Haut wird hypertrophisch, Elephantiasis-ähnlich, und ist mit dünnen Haaren besetzt. Weitere klinische und histopathologische Befunde werden besprochen. H. Schützler. 9645.

**4-64/12-0625** Pang, Wilson M. Systemic control of flea dermatitis in dogs. **(Systematische Bekämpfung der Floh-Dermatitis bei Hunden.)** Veterin. Med. [Kansas City] **57** (1962) Nr. 8. S. 704-705. – 6 Lit.

Bei der Bekämpfung der Hundeflöhe hat sich das organische Phosphorsäure-Insektizid „Ronnel" sehr bewährt. Es wurde zweimal eine Dosis von je 500 mg/4,5 kg Kgw. im Abstand von 48 Std. oral gegeben. Später wurde die

Dosis wiederholt, ein- oder zweimal in der Woche, je nach Schwere des Befalls. Die Flöhe starben nach kurzer Zeit. Da das Präparat nach einiger Zeit die Flöhe nicht abhält, ist zur Vorbeuge in Abständen eine kontinuierliche Behandlung erforderlich. Krankheitsbild und Behandlungsergebnisse werden besprochen. H. Schützler. 9645.

**4-64/12-0626** Davis, Charles L. und Schaefer, Werner B.; Denver, Colo., Nat. Jewish Hospital; Univ. of Colorado, School of Med. Cutaneous aspergillosis in a cow. **(Cutane Aspergillose bei einer Kuh.)** J. Amer. veterin. med. Assoc. **141** (1962) Nr. 11. S. 1339-1343. – 6 Abb., 5 Lit.
Ein Fall einer cutanen Aspergillose bei einer Kuh wird beschrieben. Das Granulom gleicht sehr einer bovinen tuberkuloiden Hautläsion. Die mykotische Natur des Granuloms wurde durch Gewebsschnitte festgestellt. Kulturell konnte *Aspergillus terreus* identifiziert werden. H. Schützler. 9650.

**4-64/12-0627** Kolomiec, Ja. M., Dembovič, A. Š., Neklesova, I. D., Egorova, N. V., Červjakov, D. K., Carev, S. G., Zozulja, N. A., Zabrodskij, V., Malyščik, A., Soroka, I., Piśmannik, A. B., Safarov, Ju. B. und Azimov, I. M. Dermatomikozy sel'skochozjajstvennych životnych. **(Die Dermatomykosen der landwirtschaftlichen Nutztiere.)** Veterinarija, Moskva **40** (1963) Nr. 12. S. 26-30. – 1 Tab.
Übersichtsreferat. Vff. berichten über praktische Erfahrungen bei der Bekämpfung von Dermatomykosen bei Menschen und Tieren. Eine grundlegende Bekämpfung der Pilzkrankheiten bei Tieren kann im wesentlichen nur durch die Anwendung eines Komplexes von Maßnahmen erzielt werden. Von besonderer Bedeutung ist dabei die sichere Trennung der erkrankten Tiere von den gesunden sowie eine gute Fütterung, Haltung und Pflege. Zur Behandlung wird eine große Anzahl verschiedener Medikamente empfohlen. So wurden Lysol, Chloracetophos, Chlorophos, Lactophenol u. a. hauptsächlich in Form von Salben mit gutem Erfolg zur Anwendung gebracht. H. Splisteser. 9650.

**4-64/12-0628** Roberts, E. D., McDaniel, H. A. und Carbrey, E. A.; Ames, Iowa, U.S. Dep.' of Agric., A.R.S. Maduromycosis of the bovine nasal mucosa. **(Maduromycosis der Nasenschleimhaut des Rindes.)** J. Amer. veterin. med. Assoc. **142** (1963) Nr. 1. S. 42-48. – 12 Abb., 14 Lit.
3 Fälle von Maduromycosis der Nasenschleimhaut beim Rind wurden durch histologische Untersuchung diagnostiziert. Bei allen drei Rindern bestanden charakteristische Läsionen mit eosinophiler Granulocyten-Proliferation. Chlamydosporen und hyphale Elemente wurden in jedem Falle festgestellt. Große Mengen von Eosinophilen; Langhansschen Riesenzellen und Lymphocytenansammlungen waren vorhanden. Aus einem Gewebeschnitt eines Rindes konnte *Helminthosporium sp.* isoliert werden. Atmungsbeschwerden, die durch die Läsionen der Nasenschleimhaut hervorgerufen werden, waren ein deutliches klinisches Symptom. H. Schützler. 9650.

**4-64/12-0629** Boš'jan, G. M. Lečenie trichofitii soljanokislym rastvoram odnochloristogo joda. **(Die Behandlung der Trichophytie mit einer Jod-Salzsäure-Lösung.)** Veterinarija, Moskva **41** (1964) Nr. 3. S. 32-33.
Als Erreger von Hautveränderungen werden vom Vf. besonders *Microsporon* und *Trichophyton* genannt. Die bisher zur Bekämpfung dieser Erreger angewandten Mittel sind entweder wenig wirksam oder sehr teuer. Deswegen benutzte Vf. zur Behandlung der Trichophytie bei Rindern eine Jod-Salzsäure-Lösung in verschiedenen Konzentrationen (die Zusammensetzung dieser Lösung ist in Veterinarija, Moskva **40** [1963] Nr. 7. veröffentlicht). Je nach Stärke und Ausbreitung waren ein- bis dreimalige Behandlungen nötig, wobei 10-12 Tage nach der ersten Applikation bereits gute Erfolge sichtbar wurden. Die Konzentration der Lösungen betrug je nach Größe der Borken 7-20%.

Die Stallungen wurden mit einer Ätznatron (1%) und Formalin (2%) enthaltenden Flüssigkeit desinfiziert. E. Werner. 9650.

**4-64/12-0630** Šarapov, V. M. Puti likvidacii trichofitii karakul'skich ovec. **(Wege zur Beseitigung der Trichophytie bei Karakulschafen.)** Veterinarija, Moskva **41** (1964) Nr. 3. S. 38-40.

Vf. stellte als Erreger der Trichophytie bei Schafen besonders *Trichophyton faviforme album* und *Tr. gypseum* fest. Die Behandlung ist auf Grund der Herdenhaltung sehr schwierig, außerdem spielen bei der Übertragung die Weideplätze und Stallungen eine gewisse Rolle. Vf. stellte in mehreren Schafherden verschiedene altersmäßige Gruppen auf, außerdem isolierte er erkrankte und verdächtige Tiere. Die letztgenannten wurden ein- und mehrmals in Wannen mit einer Schwefel-Kalkbrühe behandelt. Sie erhielten eigene Weideplätze und Stallungen. Dadurch kam es bereits vom Weideauftrieb ab zu einer zahlenmäßigen Beschränkung der erkrankten Tiere, die durch die Behandlung fast vollständig geheilt wurden. Außerdem wurden die Stallungen, die Scherinstrumente usw. gründlich mit Formalin desinfiziert. Diese Maßnahmen brachten insgesamt gute Erfolge. E. Werner. 9650.

**4-64/12-0631** Guilhon, J. und Jolivet, G. Kérion trichophytique du chien. **(Trichophyton-Kerion des Hundes.)** Bull. Acad. vétérin. France [N.S.] **36** (1963) Nr. 8. S. 341-344. — 2 Abb., 5 Lit.

Auch bei Hunden kommt das Kerion Celsi des Menschen vor. Es kann beim Hund durch *Microsporum canis* oder *Trichophyton mentagrophytes* verursacht sein. Die Vff. beschreiben einen Fall von Kerion Celsi, verursacht durch *T. mentagrophytes* bei einer 6 Wochen alten Dalmatinerhündin. Die Trichophytie zeigt sich in 3 kreisrunden, erhabenen Herden am Kopf und mehreren weniger auffallenden haarlosen Stellen ohne Reliefbildung in der Umgebung des linken Auges und an der Innenfläche des Armes. Mikroskopisch werden um die Haarwurzeln im Bereich der eitrigen Veränderungen eine Hülle von Sporen, in den Schuppen am Arm ein feines Netz zahlreicher Myzelfäden festgestellt. Die Kultur ergibt *T. mentagrophytes*. Die Behandlung des Tieres wird mit einer mit Alkohol verdünnten Jodtinktur alle 2-3 Tage während eines Monats durchgeführt. Nach 50 Tagen ist die Haut fast normal, das Haar noch dünn, die Haut hat ihre Elastizität wiedererlangt. Pilzsporen und -fäden sind nicht mehr zu finden. Trotzdem ist *T. mentagrophytes* um so mehr zu fürchten, da es ubiquitär vorkommt und beim Menschen Bartflechte und Kerion Celsi verursacht. Die lokalisierte Flechte des Hundes kann also durch *Microsporum canis*, aber auch durch *T. mentagrophytes* verursacht werden. K. Preißler. 9650.

**4-64/12-0632** Wenk, P.; Basel, Fa. Hoffmann-La Roche u. Co. AG. **Über die Ursachen der Selbstheilung der experimentellen Meerscheinchen-Trichophytie.** Z. Tropenmed. Parasitol. **13** (1962) Nr. 2. S. 201-218. — 2 Abb., 1 Tab., 14 Lit.

Die Selbstheilung der Trichophytieinfektion des Meerschweinchens, d. h. die Rückbildung des Infektionsherdes erfolgt ausschließlich durch Hemmung der extrapilären Pilzelemente. Die intrapilären, juxtaradiculären Hyphen werden mit dem mechanischen (Kratzen) oder natürlichen Haarwechsel (Kolbenhaarbildung) abgestoßen. Infektionen, die im Experiment durch Schutz mit Drahtgitter völlig aphlegmatisch verlaufen, heilen ebenso von selbst ab und hinterlassen dieselbe Immunität, wie wenn typische Mykoseherde mit derber Infiltration, Ulcus- und Krustenbildung bestanden haben. Die stark entzündlichen Prozesse sind für die Entstehung der Immunität ganz ohne Belang. Bei einer Zweitinfektion breiten sich die Pilzhyphen lediglich locker im Stratum corneum der Epidermis aus, dringen jedoch niemals in die Follikel oder Haare ein (partielle Immunität). In der Zone des abgeheilten Primoinfektionsherdes bleibt eine streng auf diesen Bezirk lokalisierte, nahezu totale Immunität zurück. Im Höhepunkt der Primoinfektion sind fast alle Haare im Mykoseherd von juxtaradiculären Hyphen besiedelt. Bereits zu diesem Zeitpunkt können bei einer Zweitinfektion jedoch keine Pilze mehr in die Follikel oder Haare eindringen, obwohl im Primoinfektionsherd die Haare noch lange von aktiven Pilzen besiedelt bleiben. Die aus Hauttalg und Haarkeratin von normalen und immunisierten Tieren isolierbaren, fungistatischen Stoffe haben in vitro in beiden Fällen die gleiche Aktivität. Sie sind demnach weder für die Rückbildung der Infektion, noch für die nachfolgende partielle oder totale Immunität verantwortlich. H. Schützler. 9650.

**4-64/12-0633** Priboth, W.; Leipzig, Karl-Marx-Univ., Med. Tierklin. **Mikrosporum canis als Erreger einer enzootischen Dermatomykose bei Ferkeln.** Mh. Veterinärmed. **17** (1962) Nr. 13. S. 51 2-526. — 6 Abb., 30 Lit.
Bei einer enzootisch aufgetretenen Ferkelmikrosporie traten die ausgeprägtesten pathologischen Hautveränderungen bei Ferkeln mit Anämie und A-Avitaminose auf. Die dazugehörigen Muttersauen sowie die Läufer und älteren Schweine des gleichen Bestandes blieben von der Dermatomykose verschont. Nach Heilung der Ferkelanämie und der A-Avitaminose kam das Pilzkrankheitsgeschehen innerhalb von zwei Monaten zum Stillstand. *Mikrosporum canis* wurde gleichzeitig in der Nachbarschaft des erkrankten Bestandes bei 5 Kindern und einem latent erkrankten Hund festgestellt, der als Ursprungsherd der Infektionskette angesehen wird. H. Schützler. 9650.

**4-64/12-0634** Emmons, Chester W. und Bridges, Charles H.; Bethesda, Md., U.S. Dep. of Health, Education and Welfare, Public Health Serv., Nat. Inst. of Allergy and Infectious Diseases, Nat. Inst. of Health; Texas, School of Veterin. Med., A. & M. Coll.; College Station, Texas Agric. Exp. Stat. Entomophthora coronata, the etiologic agent of a phycomycosis of horses. **(Entomophthora coronata, das ätiologische Agens einer Algenpilzkrankheit des Pferdes.)** Mycologia [New York] **53** (1961) Nr. 3. S. 307-312. — 10 Abb., 4 Lit.
*Entomophthora coronata* wurde von granulomatösen Läsionen der Nasenschleimhaut und der Haut von 4 Pferden isoliert. Der Pilz wuchs in den Geweben in der Form von coenocytischen Hyphen. In Kulturen keimte *Entomophthora coronata* Konidien aus durch Bildung von einzelnen oder zahlreichen Keimtuben, oder durch Bildung von einzelnen oder zahlreichen Sekundärkonidien. Viele der Konidien, die vielkernig sind, produzieren haarähnliche Anhänge. H. Schützler. 9650.

**4-64/12-0635** Bridges, Charles H., Romane, William M. und Emmons, Chester W. Phycomycosis of horses caused by Entomophthora coronata. **(Algenpilzkrankheit der Pferde verursacht durch Entomophthora coronata.)** J. Amer. veterin. med. Assoc. **140** (1962) Nr. 7. S. 673-677. — 8 Abb., 4 Lit.
4 Fälle einer chronischen granulomatösen Algenpilzkrankheit auf der Haut, in den Nüstern, auf der Nasenschleimhaut und auf den Lippen der Pferde in Texas, verursacht durch *Entomophthora coronata,* werden beschrieben. Nach operativer Entfernung traten wieder Läsionen auf, aber es waren keine Metastasen während der Beobachtungszeit festgestellt worden. Der Pilz *Entomophthora coronata* ist zu einem wichtigen Infektionserreger der granulomatösen Läsionen bei Pferden in Texas geworden. H. Schützler. 9650.

**4-64/12-0636** Okoshi, Shin und Takashio, Mitsuo; Tokyo, Univ., Fac. of Agric. A case of equine ringworm caused by Microsporum gypseum. **(Ein Fall von Pilzflechte bei einem Pferd, hervorgerufen durch Mikrosporum gypseum.)** Jap. J. veterin. Sci. **25** (1963) Nr. 4. S. 203-205. — 8 Abb., 7 Lit.
Eine bisher in Japan bei den Tieren selten beobachtete *Mikrosporum gypseum*-Infektion konnte bei einem an Pilzflechte erkranktem Pferd nachgewiesen werden. Die klinischen und mykologischen Untersuchungen sowie die morpho-

logischen Merkmale des isolierten Pilzes werden beschrieben. 2 mit der Kultur dieses isolierten Dermatophyten nach Hautskarifikation infizierte Meerschweinchen erkrankten und aus den veränderten Hautstellen wurde *M. gypseum* reisoliert. P. Kielstein. 9650.

**4-64/12-0637** Roberts, H. E. und Vallely, T. F.; Woodthorne, Wolverhampton, Veterin. Investigation Centre. Streptothricosis in cattle. **(Streptotrichosis beim Vieh.)** Veterin. Rec. **74** (1962) Nr. 25. S. 693-696. — 8 Abb., 1 Tab.
Bericht über drei Ausbrüche von Streptotrichosis beim Vieh mit besonderen Bemerkungen 1. zum Erscheinungsbild bei den betroffenen Tieren, 2. zu den Faktoren, welche die Erkrankung begünstigt haben und 3. zur wirtschaftlichen Bedeutung einer guten Kondition der Tiere. H. Schützler. 9650.

**4-64/12-0638** Macadam, I.; Vom, Northern Nigeria, Federal Dep. of Veterin. Res. Bovine streptothricosis: Production of lesions by the bites of the tick Amblyomma variegatum. **(Rinder-Streptotrichosis: Bildung von Läsionen durch den Stich der Zecke Amblyomma variegatum.)** Veterin. Rec. **74** (1962) Nr. 23. S. 643-646. — 8 Abb.
Eine Streptotrichosis durch *Dermatophilus congolensis* wurde mit der Zecke *Amblyomma variegatum* vom Rind auf ein Kaninchen übertragen. Die Läsionen beim Kaninchen waren ähnlich solchen, die künstlich gesetzt werden. An den Rinderohren, auf die Kulturen von *Dermatophilus congolensis* aufgetragen wurden, wurden die Organismen durch die Zeckenstiche in das Gewebe gebracht und es entstanden typische persistierende Läsionen. Die allgemeinen Läsionen auf dem Rücken der Rinder waren unterschiedlich von solchen, die durch die Zeckenstiche entstehen. Es wird angenommen, daß die Rückenläsionen durch Stechfliegen verursacht werden.
H. Schützler. 9650.

**4-64/12-0639** Trueblood, M. S., Chow, T. L. und Griner, L. A.; Fort Collins, Colorado State Univ., Coll. of Veterin. Med. An immunologic study of ulcerative dermatosis and contagious ecthyma. **(Eine immunologische Studie über ulcerative Dermatosis und Ecthyma contagiosum.)** Amer. J. veterin. Res. **24** (1963) Nr. 98. S. 42-46. — 3 Tab., 17 Lit.
Immunologische Studien in vivo zeigen an, daß Schafe, die gegen die ulcerative Dermatose (UD) immunisiert sind, empfänglich gegen Ecthyma contagiosum (EC) bleiben. Rekonvaleszenten-Serum brachte keinen Schutz, wenn es mit dem homologen Virus gemeinsam empfänglichen Schafen übertragen wurde. Unzweideutige Antikörperbildung konnte nicht festgestellt werden im Immunserum gegen UD oder EC bei der in vitro angewandten Technik. Das Fehlen von demonstrierbaren Antikörpern in dem Rekonvaleszenten-Serum der Schafe bei diesen Untersuchungen verhinderte die Feststellung von immunologischen Beziehungen der beiden Virusarten durch serologische Testungen. Weitere Untersuchungen sind notwendig. Sicher ist aber, daß beide Krankheiten einen eigenen Erreger haben. H. Schützler. 9660.

**4-64/12-0640** Trueblood, M. S. und Chow, T. L.; Fort Collins, Colorado State Univ., Coll. of Veterin. Med. Characterization of the agents of ulcerative dermatosis and contagious ecthyma. **(Kennzeichnung der Erreger der ulcerativen Dermatose und des Ecthyma contagiosum.)** Amer. J. veterin. Res. **24** (1963) Nr. 98. S. 47-51. — 24 Lit.
Überblick über die Adaptation der beiden Virusarten beim Wachsen auf Kulturen von embryonalen Rinder-Nierenzellen. Nach 10 Kulturpassagen war keine demonstrierbare Rückentwicklung zur Pathogenität der Viren für Schafe mehr vorhanden. Mäuse, Kaninchen, Meerschweinchen und Hamster waren refraktär gegen Skarifikation und Inoculation der Erreger beider Krankheiten. Die Frage der Ähnlichkeit beider Erreger ist noch nicht geklärt.
H. Schützler. 9660.

**4-64/12-0641** Thornton, Gus W.; Boston, Mass., Angell Memorial Animal Hospital. Diagnosis and treatment of common skin disorders of the cat. **(Diagnose und Behandlung der wichtigsten Hauterkrankungen der Katze.)** Cornell Veterinarian **53** (1963) Nr. 1. S. 144-157. — 3 Lit.
Es werden folgende Erkrankungen nach Ätiologie, klinischem Erscheinungsbild und Therapie besprochen: Ekzem, Ringwurm, Infektionen mit *Notoedres cati*, *Otodectes cynotis* und *Demodex*-Milben, cutane eosinophile Granulome, Hauttumoren, tiefe mykotische Infektionen, Haarverlust, Kopfschuppen, Ernährungsstörungen, chemische Schädigungen, Brandwunden und Alopecie.
H. Schützler. 9660.

**4-64/12-0642** Macadam, I.; Vom, Northern Nigeria, Federal Dep. of Veterin. Res. Streptothricosis in Nigerian horses. **(Streptotrichose bei Pferden in Nigeria.)** Veterin. Rec. **76** (1964) Nr. 15. S. 420-422. — 2 Abb., 13 Lit.
Bericht über eine bei Pferden durch *Dermatophilus congolensis* verursachte Streptotrichose. Die bei 2 Pferden isolierten Stämme waren hinsichtlich ihrer Kulturmorphologie, ihrer Wachstums- und biochemischen Eigenschaften bovinen Dermatophilus-Stämmen gleich. Ebenso zeigten diese Stämme bei Pathogenitätsprüfungen an Pferden, Kälbern, Schafen, Ziegen und Kaninchen im Vergleich zu 35 bovinen Stämmen keine Unterschiede. Vf. ist der Ansicht, daß stechende Fliegen einen wesentlichen mechanischen Faktor bei der Pathogenese der Streptotrichose darstellen. P. Kielstein. 9660.

## XXIV. GEFLÜGELZUCHT, GEFLÜGELKRANKHEITEN

**4-64/12-0643** Aršakjan, A. V.; Orbeli-Inst. für Physiol. der Akad. der Wiss. der Armen. SSR. Izmenenie uslovnoreflektornoj dejatel'nosti u domašnich ptic pri narušenii ustanovivšegosja stereotipa soderžanija. **(Veränderungen der bedingtreflektorischen Tätigkeit von Geflügel bei Störungen des gewohnten Haltungsstereotypes.)** Izvestija Akademii nauk Armjanskoj SSR. Biologičeskie nauki, Erevan **16** (1963) Nr. 12. S. 39-45. — 5 Abb., 2 Tab., 13 Lit. Orig.: russ., Ausz.: armen.
Hühnern wurden unter den gewohnten Haltungsbedingungen (Freilauf) motorische Nahrungsreflexe einstudiert und nach ihrer Befestigung die Haltungsbedingungen geändert (Haltung in Käfigen). Infolge der Veränderung des Haltungsstereotypes kommt es zu merklicher Schwächung, manchmal auch zum völligen Verschwinden der einstudierten bedingten Reflexe. Die Hemmung nimmt vom 4.-11. Tag nach der Umstellung zu, flaut allmählich ab und am 22. Tag tritt wieder die normale Reaktion ein.
G. Pose. 9710.

**4-64/12-0644** Ladrat, J., Joussellin, W. und Craplet, C. (unter techn. Mitarb. von Buisson, A.); Grignon, École Nat. Supérieure Agronomique. Effets comparés de régimes isoénergétiques à taux de matières azotées variables chez le poulet de chair. **(Vergleichende Beziehungen zwischen den isoenergetischen Diätfuttermitteln und der Menge verschiedener Eiweißstoffe beim Mastküken.)** Bull. Acad. vétérin. France [N.S.] **36** (1963) Nr. 9. S. 403 bis 410. — 9 Tab.
Im Hinblick auf die Bedeutung der Eiweißstoffe für die Jungtiere wird geprüft, inwieweit die Quantität und die Qualität der verschiedenen Eiweißfuttermittel einen Einfluß auf das Wachstum, den Bau und die chemische Zusammensetzung der Gewebe des Junggeflügels haben. Als Eiweißquellen werden Fischmehle und Ölkuchen verwendet. Vergleichend werden 3 verschieden zusammengesetzte Futtermischungen als Grundfutter geprüft, denen das eine oder andere Eiweißfuttermittel zugesetzt wird. Es wird zwischen einer sehr guten (fort noble), gewöhnlich guten (fort ordinaire) und weniger guten(faible noble) Mischung unterschieden. Die 203 Hähnchen des Stammes

Nichol 108 werden bei 15 °C und 85% Feuchtigkeit gehalten. Der Roheiweißgehalt der Futtermischungen der 4 Versuchsgruppen wird genau bestimmt. Bei den Tieren wird das mittlere und Endgewicht innerhalb der ersten 5 Wochen sowie zwischen der 5. und 9. Woche ermittelt. Außerdem wird der Preis der Futtermittel errechnet. Ein niedriger Eiweißgehalt in den ersten 5. Wochen verzögert das Wachstum der Mastküken. Durch eine Eiweißerhöhung – auch pflanzlichen Ursprungs – wird das Zurückbleiben im Wachstum wieder wettgemacht, so daß eine gute Schlachtqualität erreicht wird. Diese Art der Fütterung erweist sich außerdem als besonders wirtschaftlich. E. Tempel. 9710.

**4-64/12-0645** Fofanova, K. A.; Moskau, Inst. für Exp. Biol. der Akad. der Med. Wiss. der UdSSR. Morfologičeskie dannye o polispermnom osemenenii u kur. **(Morphologische Angaben über polysperme Besamung bei Hühnern.)** Žurnal obščej biologii, Moskva **25** (1964) Nr. 1. S. 22-38. – 6 Abb., 3 Tab., 31 Lit. Zus. in Engl.

An Hennen wurde die Entwicklung der Zusatzkerne in der Keimscheibe bis zu 5 Std. nach der Ovulation und in frühen Stadien der Zellteilung untersucht. Die Entwicklung der Zusatzkerne erfolgt in 3 Stadien: Bildung der Kerne aus den Spermatozoiden (15 min-1 Std. 30 min nach der Ovulation), Kernteilung durch Mitose und Amitose (2 bis 4-5 Std. nach der Ovulation), Kernfragmentierung (vom Stadium 4-8 bis 100-200 Blastomere). Anhand der Versuche wird die Fragmentierung der Zusatzkerne nicht als Kernzerfall, sondern als aktive Beteiligung an der Resorption des Dotters gewertet. Bei starker Zu- oder Abnahme der Zusatzkerne in der Keimscheibe kommt es zu atypischer Embryonalentwicklung. G. Pose. 9710.

**4-64/12-0646** Iliew, T. und Arsow, R. **Die Haussäugetiere (Schweine, Schafe) als Pasteurellen-Dauerausscheider und versteckte Quellen der Pasteurellen-Infektion für das Geflügel.** Acta veterin. Acad. Sci. hung. **13** (1963) Nr. 2. S. 197-203. – Aus: Ung. Agrar-Rdsch. **1964** Nr. 2. 9772.

**4-64/12-0647** Žekov, S. Edna ubita vaksina protiv cholerata po pticite. **(Eine abgetötete Vaccine gegen Geflügelcholera.)** Izvestija na Veterinarnija institut za zarazni i parazitni bolesti, Sofija **9** (1963) S. 111-115. – 7 Lit. Zus. in Russ., Engl.

Eine Aluminiumhydroxyd-Malachitgrün-Vaccine aus einem Stamm *Pasteurella avicida* (aus 42 geprüften Stämmen) besaß gute immunogene Eigenschaften. Diese Vaccine wurde bei Hühnern angewendet, die mit einem virulenten Stamm (100 $DL_{50}$ in 1 ml der Verdünnung $10^{-5}$) infiziert worden waren. Die Vaccine schützt 40% der vaccinierten Hühner, während die Kontrollhühner am Ende des ersten Tages nach der Provokation und etwa 60% der vaccinierten Hühner nach 30-48 Stunden sterben. Bei Anwendung der Vaccine im Laufe von 3 Jahren wurde in Pasteurellose befallenen Beständen an 21140 Hühnern eine starke Abnahme der Sterblichkeit am 6.-8. Tage und ein völliges Aufhören am 12. Tage nach der Vaccinierung beobachtet. In Laborversuchen erwies sich, daß eine volle Immunität bei den vaccinierten Hühnern zwei Monate vorhält. NRB/ZSNTI. 9772.

**4-64/12-0648** Naumec, Z. P. Značenie PPLO v ėtiologii infekcionnogo sinusita indook. **(Die Bedeutung der PPLO in der Ätiologie der infektiösen Sinusitis der Puten.)** Veterinarija, Moskva **41** (1964) Nr. 1. S. 60-62. – 2 Tab.

Die Entzündung der Infraorbitalsinus, unter häufiger Einbeziehung der Luftsäcke und der Lungen verursacht in den Putenbetrieben infolge letaler Verluste, Wachstumsverzögerung und Notschlachtung große ökonomische Verluste. Aus pathologischem Material wurden 7 Mycoplasmenstämme isoliert (3 direkt auf künstlichen Nährböden, 4 unter Einschaltung von 4-7 Ei-passagen). Die Resultate der kulturellen, biochemischen und hämagglutinierenden Eigenschaften sprechen für *Mycoplasma gallisepticum*. In Tierversuchen mit 3 Wochen, 1½ und 3 Monate alten Puten sowie mit einen Monat alten Küken konnte die Pathogenität nachgewiesen werden, bei den Küken verursachten sie eine typische Mycoplasmose. Bei längerer Züchtung auf künstlichen Nährböden trat ein Pathogenitätsverlust ein. Durch serologische Untersuchungen in der Hämagglutination und der Hämagglutinationshemmung mit einem eigenen Antigen (Unilev) und einem kanadischen konnten die PPLO als führender ätiologischer Faktor dieser Erkrankung bestätigt werden. Gleichzeitig laufende virologische Untersuchungen verliefen in allen Fällen ergebnislos. Vf. betont das Vorliegen einer Immunität bei erkrankt gewesenen Tieren, da eine künstliche Wiederansteckung nicht gelang. W. Bathke. 9774.

**4-64/12-0649** Kostakev, A. Proučvanija vŭrchu streptokokovata septicemija po novoizljupenite pileta. **(Untersuchungen über die Streptokokkenseptikämie bei neugeschlüpften Küken.)** Izvestija na Veterinarnija institut za zarazni i parazitni bolesti, Sofija **9** (1963) S. 137-143. — 2 Tab., 7 Lit. Zus. in Russ., Engl.

Aus Hühnerembryonen und Körpern soeben geschlüpfter Küken wurden folgende Streptokokken isoliert: *Str. faecium* und *Str. glycerinaceus* (*faecalis*). Die Küken befanden sich in einem Alter von 1-2 Wochen und gehörten zu 42 Geflügelzuchtbetrieben, in denen der durchschnittliche Abgang 5-12% betrug. Außerdem wurde festgestellt, daß das Dotter von Eiern, die von Pullorose-, Spirochätose- und Typhus-kranken Hühnern gelegt worden waren, einen hohen Prozentsatz an *Str. faecalis* enthält. Es wird angenommen, daß gerade solche Eier die Quelle der Verbreitung von Streptokokkose unter den Küken bilden. NRB/ZSNTI. 9775.

**4-64/12-0650** Savov, D. Proučvanija vŭrchu kolisepticemijata po piletata. **(Untersuchungen über die Coliseptikämie bei Küken.)** Izvestija na Veterinarnija institut za zarazni i parazitni bolesti, Sofija **9** (1963) S. 97-110. — 4 Abb., 4 Tab., 22 Lit. Zus. in Russ., Engl.

In Bulgarien wird die Coliseptikämie der Küken am häufigsten durch die serologischen Typen von *Escherichia coli* $O_1$, $O_{78}$ und seltener durch $O_2$ hervorgerufen. Der größte Abgang durch Coliseptikämie wird beobachtet, wenn sie durch die Coccidiose kompliziert wird. Die Coliseptikämie wurde auch bei der subcutanen, intraperitonealen, peroralen und cutanen Methode der Einführung der Kultur experimentell reproduziert. Es gelang, eine Ansteckung der Embryonen und Küken durch Eintauchen der Bruteier in die Kultur hervorzurufen. Aus den spontan erkrankten Küken wurden Stämme isoliert, die widerstandsfähig gegen Tetracyclin-Antibiotica sind. Diese Widerstandsfähigkeit fiel zeitlich mit einer weitgehenden Anwendung der Tetracyclin-Antibiotica in Form von Biofuran-3 und Biovit-30 bei der Bekämpfung der Coccidiose und Pullorose zusammen. NRB/ZSNTI. 9775.

**4-64/12-0651** Savov, D. Vŭrchu respiratornata forma na kolisepticemijata po piletata. **(Die respiratorische Form der Coliseptikämie bei Küken.)** Veterinarna sbirka, Sofija **60** (1963) Nr. 9. S. 8-10.

250 Küken verschiedenen Alters wurden mit eintägigen Bouillonkulturen der Gruppenstämme $O_1:K_1$, $O_2:K_1$ und $O_{78}:K_{80}$ von *Escherichia coli* angesteckt. Bei den auf aërogenem Wege durch Kontakt oder durch infiziertes Wasser angesteckten Tieren erreichte die Mortalität 80%. Bei der Autopsie wurden Pericarditis, Perihepatitis und eine fibrinöse Pleuritis festgestellt. Nach eingehender Beschreibung der klinischen Symptome wird der Schluß gezogen, daß man die respiratorische Form der Coliseptikämie als respiratorische Mycoplasmose, Pullorose, Aspergillose, infektiöse Bronchitis und Laryngotracheitis ansehen kann. Bei einer respiratorischen Coliseptikämie gibt es keine Tracheitis, wie sie bei der respiratorischen Mycoplasmose zu beobachten ist. Für eine endgültige differenzierte Diagnose werden die Küken mit aus-

geprägten klinischen Krankheitsmerkmalen bakteriologisch untersucht. Zur Aussaat verwendet man seröse (hauptsächlich PPLO) und selektive Nährböden. Als Aussaatmaterial dienen innere Organe, wie Herz, Leber und Knochenmark oder Gehirn. NRB/ZSNTI. 9775.

**4-64/12-0652** Podoljan, V. Ja., Miljutin, V. N., Gudima, O. S. und Lukina, R. N. Morfogenez virusa ornitoza. **(Morphogenese des Ornithose-Virus.)** Voprosy virusologii, Moskva **9** (1964) Nr. 2. S. 208-212. — 2 Abb., 11 Lit. Zus. in Engl.
12-24 Std. p.i. erscheinen im Cytoplasma Partikel des Ornithose-Virus. Mit Hilfe der Kinemikrophotographie konnte man die Zeit der Verdoppelung der Viruspopulation durch Teilung der Viruspartikel auf 2 Std. bis 2 Std. 45 Min. festlegen. Nach der Adsorption an die Zelle und Penetration der Zellwand zerfällt das Virusnucleoid und die Hüllmembran. Es entsteht ein fibrillär-granulärer Körper mit mehreren rundlichen Verdichtungen. Die „vegetativen" Formen können sich teilen, während die „Virosporen" Dauerformen sein sollen. Das Ornithose-Virus steht mit diesem Entwicklungszyklus zwischen den Viren und Bakterien. W. Vetterlein. 9784.

**4-64/12-0653** Strižačenko, N. M.; Kusminki, Gebiet Moskau, Unions-Inst. für Exp. Veterinärmed. Biologičeskie svojstva virusa psevdočumy ptic. **(Biologische Eigenschaften des Virus der atypischen Geflügelpest.)** Vestnik sel'skochozjajstvennoj nauki, Moskva 8 (1963) Nr. 11. S. 140-144. — 3 Tab., 8 Lit. Zus. in Engl., Franz., Dtsch.
Aus einem pathogenen Stamm des Virus der atypischen Geflügelpest ($H_{20}$AMN), der auf Gewebekulturen gezüchtet wurde, konnte eine Gewebevaccine hergestellt werden. Die Vaccine schuf bei 100% der vaccinierten Hühner innerhalb von 48 Std. eine haltbare Immunität vom Interferenztyp. Es konnte damit bewiesen werden, daß die immunisierende Wirkung der Kulturvarianten der pathogenen Stämme nicht hinter den Ausgangsstämmen zurückblieb. E. Wittmann. 9785.

**4-64/12-0654** Závada, J. und Rosenbergová, M. Some radiological data concerning infection of cell culture with Newcastle disease virus. **(Einige radiologische Angaben über Zellkulturinfektion mit Newcastlekrankheitsvirus.)** Acta virol. [Praha] **7** (1964) Nr. 2. S. 163-171. — 3 Abb., 1 Tab., 16 Lit.
Die Inaktivierung des Newcastlekrankheitsvirus durch die Ultraviolettstrahlen hat zwei Phasen. Die erste Phase verläuft etwa dreimal so schnell wie die zweite. Diese Erscheinung wird durch folgende Hypothesen erklärt. 1. Das Virus ist phänotypisch heterogen, 2. die Wirkung der Ultraviolettstrahlen auf das Virus wird durch bestimmte physiologische Prozesse innerhalb der Wirtszelle zum Teil modifiziert. Weitere drei Hypothesen wurden experimental verworfen. ČSSR/ÚVTI. 9790.

**4-64/12-0655** Klaus, H., Rummler, H.-J. und Rüffle, E.; Berlin, Staatl. Veterinärmed. Prüfungsinst. **Untersuchungen über die viriziden Eigenschaften von 3-phenylazo-2,6-diaminopyridinhydrochlorid. 1. Mitt. Die Wirkung auf das Newcastle-Disease-Virus.** Mh. Veterinärmed. **19** (1964) Nr. 11. S. 420-434. — 2 Abb., 19 Lit.
Es gelang nicht, Junghühner durch eine parenterale Applikation von 3-phenylazo-2,6-diaminopyridinhydrochlorid vor einer Infektion mit Newcastle-Disease-Virus zu schützen. Auch in Hühnerembryonen vermochte dieser Azofarbstoff die Virusvermehrung nicht zur unterbinden. Er eignet sich demzufolge nicht zur Chemotherapie der Geflügelpesterkrankung.
U. Schmidt. 9790.

**4-64/12-0656** Safonov, G. A., Ivanova, G. A. und Sjurin, V. N. Sravnitel'noe izučenie antigennnych svojstv štammov virusov klassičeskoj čumy i njukaslskoj bolezni ptic. **(Vergleichende Untersuchungen über die antigenen**

**Eigenschaften der Viren der klassischen Geflügelpest und der Newcastle disease.)** Veterinarija, Moskva **41** (1964) Nr. 3. S. 13-17. – 3 Abb., 2 Tab., 23 Lit.

Bei vergleichenden serologischen Untersuchungen wurden die in Kaninchen-Antiseren enthaltenen thermostabilen Inhibitoren durch Behandlung mit Rivanol, Kohlendioxyd oder Kaolin beseitigt. In der Hämagglutinations-Hemmungsreaktion und im Neutralisationstest konnten deutliche Antigenunterschiede zwischen den Viren der klassischen Geflügelpest und der Newcastle disease sowie Antigenunterschiede in den taxonomischen Gruppen festgestellt werden. Vff. fanden einzelne Antigenvarianten unter den Virusstämmen der klassischen Geflügelpest und beim Newcastle Virus Antigendivergenz mit abgesättigten Kaninchen-Immunseren. W. Bathke. 9790.

**4-64/12-0657** D'jakonova, E. V. Immunitet u cypljat, polučennych ot immunnych k atipičnoj čume kup. **(Immunität bei Küken, die von Hühnern mit einer Immunität gegen atypische Geflügelpest stammen.)** Veterinarija, Moskva **41** (1964) Nr. 1. S. 56-57.

Bei den Küken, die von Hühnern abstammten, die gegen die atypische Geflügelpest immunisiert worden waren, konnten im Blut virusneutralisierende (Titer 1:40-1:80) und hämagglutinationshemmende Antikörper (1:80-1:320) nachgewiesen werden. Bei Immunisierung dieser Küken mit der H-, $B_1$- und Embryo-Vaccine ergab sich ein negativer Einfluß des passiven Schutzes, da keine oder nur eine schwache Widerstandsfähigkeit gebildet wurde. Ein Antikörperanstieg wurde nicht festgestellt, und der Antikörpernachweis 12 Tage p.v. verlief negativ, während bei den Kontrollen zu diesem Zeitpunkt erst ein langsamer Abfall begann. Bei Küken, die vier Monate nach Immunisierung der Legehühner ausgebrütet wurden, lag kein passiver Schutz vor; der Gebrauch der genannten Vaccinen führte zu vollem Erfolg.

W. Bathke. 9790.

**4-64/12-0658** Muntjanu, K. K. und Kolokšanskij, V. A. Aėrozol'nyj metod vakcinacii sutočnych cypljat protiv ńjukaslskoj bolezni. **(Aërosol-Vaccinierung von Eintagsküken gegen Newcastle disease.)** Veterinarija, Moskva **41** (1964) Nr. 2. S. 48-49.

89612 Hühner- und 1920 Putenküken wurden nach der Aërosolmethode vacciniert. Als Aërosol kam die Vaccine $B_1$, 1:25 mit Aqua dest. verdünnt, in einem geschlossenen Raum bei einer Temperatur von 26-27 °C 2 Std. lang (zwecks Luftumwälzung alle halben Stunden 2-3 Min. den Ventilator laufen lassen) in der Konzentration von 1 ml Vaccine pro m³ Luft zum Einsatz. Zur Erzeugung eines Aërosols verwendete man die üblichen Zerstäuber mit Kompressoranschluß. Vor der Anwendung der Aërosolvaccinierung von Eintagsküken (nach 2 Monaten Revaccinierung) in der Praxis, die während einer Beobachtungszeit von 7½ Monaten Geflügelpestausbrüche unterband, prüften Vff. die immunisierende Wirkung an 6 Kükengruppen, die durch Gehirn- und Milzsuspensionen geflügelpestkranker Tiere infiziert worden waren. In der Kontrollgruppe starben innerhalb 5 Tagen sämtliche Tiere unter charakteristischen klinischen und pathologisch-anatomischen Erscheinungen. Nur in einer der fünf immunisierten Gruppen traten nach s.c. Verabreichung von 0,5 ml Virusmaterial Verluste auf; perorale Infektionen und solche durch Kontakt überstanden alle aërosolimmunisierten Küken. Neben ihrer guten Schutzwirkung hat die Aërosolvaccinierung noch den Vorteil des geringen Arbeitsaufwandes. G. Hille. 9790.

**4-64/12-0659** Ribarov, B. Izpolzuvane reakcijata za vŭzpirane chemaglutinacijata pri opredeljane imunogennite kačestva na adsorbatnata vaksina šarkodifterit-štam-U-Bukurešt. **(Die Ausnutzung der Reaktion der Hämagglutinationshemmung bei der Bestimmung der immunogenen Eigenschaften**

**der Adsorptionsvaccine Pocken-Diphtherie-U-Stamm-Bukarest.)** Izvestija na Veterinarnija institut za zarazni i parazitni bolesti, Sofija **9** (1963) S. 127-131. — 3 Tab., 7 Lit. Zus. in Russ., Engl.
Es wurde ein Hämagglutinin-Antigen für die Reaktion der Hämagglutinationshemmung bei der Pocken-Diphtherie des Geflügels erhalten. Das Antigen verliert seine Aktivität bei einer 3 Monate langen Lagerung bei 4 °C nicht. Die Reaktion der Hämagglutinationshemmung kann man zur Kontrollbestimmung der Aktivität der Adsorbat-Vaccine verwenden, wenn sie drei Wochen nach der Vaccinierung des Versuchsgeflügels und vor Provokation durch ein virulentes Virus eingeleitet wird. Wenn die Titer zwischen 320 und 2560 schwanken, ist das ein Zeichen dafür, daß die Vaccine zur Schaffung einer sicheren Immunität führt. NRB/ZSNTI. 9791.

**4-64/12-0660** Löliger, H. Ch.; Celle, Bundesforsch.-Anst. für Kleintierzucht. **Experimentelle Untersuchungen zur Übertragung der Geflügelleukose. II. Serienübertragungen mit einem Myelosestamm. III. Vergleichende Untersuchung zwischen zwei aus Spontanfällen isolierten Myelosestämmen und einem Lymphomatosestamm.** Dtsch. tierärztl. Wschr. **71** (1964) Nr. 8. S. 207 bis 212. — 2 Tab., 7 Lit.
Bei Übertragungsversuchen auf Leghornküken mit dem von einem an spontaner Myelose erkrankten Huhn isolierten Virus (CM II) konnten vornehmlich Myelosen, periostale Chlorome, verschiedene Mischformen und selten auch andere Veränderungen (retotheliale Stammzellenleukose, Monocytenleukose, lymphoidzellige Reticulose, Neuroreticulose) erzeugt werden. Gegenüber dem Virusstamm E II waren in der Ausbildung der Krankheitsbilder lediglich graduelle Unterschiede feststellbar, während der Lymphomatosestamm CL V ein fast einheitliches Krankheitsbild hervorrief. Es kann somit auf eine grundsätzlich andere Eigenschaft beider Leukoseerregerarten geschlossen werden. Weitere Untersuchungen sollen zum Ziel haben, diagnostisch sichere und ursachenspezifische Methoden zum Erregernachweis bei neoplastischen Veränderungen des Huhnes auszuarbeiten. W. Wittmann. 9792.

**4-64/12-0661** Strel'nikov, A. P. Patologomorfologičeskaja charakteristika virusnogo gepatita utjat. **(Pathologisch-morphologische Charakteristik der Virushepatitis bei Enten.)** Veterinarija, Moskva **41** (1964) Nr. 1. S. 57-59. — 4 Abb.
Beschreibung der pathologisch-anatomischen und histologischen Veränderungen parenchymatöser Organe (besonders der Leber) von an Virushepatitis verendeten oder erkrankten, 5-6 Tage alten Entenküken. D. Weyhe. 9794.

**4-64/12-0662** Smijan, Ju. P., Zubcova, R. A. und Kudravceva, L. F. Aktivnaja i passivnaja immunizacija utjat protiv virusnogo gepatita. **(Aktive und passive Immunisierung der Enten gegen die Virushepatitis.)** Veterinarija, Moskva **41** (1964) Nr. 3. S. 40-42.
Vff. stellten an Hand des Schrifttums fest, daß über die Immunisierung bei der Virushepatitis der Enten noch sehr wenig bekannt ist. Besonders unter den Jungtieren fordert diese Erkrankung in den Monaten Januar bis April große Verluste. Durch Übertragung von virushaltigem Material aus Lebern von an Hepatitis gestorbenen Entenküken auf angebrütete Hühnereier wurde das Antigen zur Immunisierung von Pferden gewonnen; nach mehreren Passagen lieferten sie ein sehr gutes Hyperimmunserum. Damit wurden vor allem die Legeenten geimpft, und es entstand dadurch auch ein Schutz für die Entenküken. Mit dieser Methode wurde in mehreren Entenfarmen prophylaktisch die Virushepatitis sehr stark eingeschränkt. E. Werner. 9794.

**4-64/12-0663** Levina, I. G. Vibrionnyj enterogepatit cypljat. **(Vibrionen-Enterohepatitis der Küken.)** Veterinarija, Moskva **41** (1964) Nr. 3. S. 20-22. — 2 Abb., 1 Tab.

Eine durch Vibrionen bedingte Enterohepatitis der Küken wurde auf dem Gebiet der UdSSR erstmalig diagnostiziert. Sie verläuft subakut bis chronisch und ist durch Dünndarmschleimhautentzündung und nekrotische Leberveränderungen gekennzeichnet; weiterhin treten unspezifische Veränderungen wie Abmagerung, seröse Infiltration, Inappetenz, Diarrhoe auf. Der Erreger kann aus der Leber, der Gallenblase, der Bauchhöhle und zu Beginn der Septikämie aus dem Herzblut gezüchtet werden, wenn die für die Vibrionenzüchtung erforderlichen Voraussetzungen geschaffen werden (insbesondere mikroaërophile Bedingungen). Die katalasepositiven Erreger entsprechen in ihren morphologischen und biochemischen Eigenschaften den Vibrionen des Rindes. W. Bathke. 9794.

**4-64/12-0664** Dorn, P. und Kronthaler, O.; München, Univ., Kleintiergesundheitsdienst Bayern, Inst. für Tierpathol. **Beobachtungen bei Durchseuchung von Zuchtherden mit dem Erreger der aviären Encephalomyelitis.** Arch. Geflügelkunde **28** (1964) Nr. 1. S. 49-56. — 6 Abb., 6 Lit. Zus. in Engl.

In einem Betrieb mit 5 etwa gleichgroßen Zuchtherden von insgesamt 900 Tieren und einer 9 Mon. alten Ablegeherde ohne Hähne wird der Verlauf der Erkrankung mit Hilfe von Reihenuntersuchungen über die Immunität verfolgt und außerdem der Einfluß der Durchseuchung auf Legeleistung, Schlupfprozente, Verhalten des Antikörpertiters und Ausfälle geprüft. Die Küken schlüpfen einmal wöchentlich. Die Untersuchungen werden in der Form des Eiempfänglichkeitstests vorgenommen. Die Eigruppen werden mit Virusverdünnungen von $10^{-2}$ bis $10^{-6}$ beimpft und $LD_{50}$ nach Reed und Muench bei Eröffnung und Beurteilung der Eier am 17. Bruttag errechnet. Bei fortschreitender Durchseuchung einer Herde kommt es bei dieser Methode zu einem Titerabfall unter $10^{-6}$ als Folge einer Zunahme der eiübertragenen Antikörper. Graphische Darstellungen zeigen, daß Rückgang der Legeleistung, Zunahme der Antikörper, Absinken der Schlupfprozente und klinische Erscheinungen parallel verlaufen. Jedoch sind auch Abweichungen von der typischen Verlaufsform einer AE-Durchseuchung empfänglicher Herden (Gruppe I und IV) möglich. E. Tempel. 9795.

**4-64/12-0665** Prokof'eva, M. T., Gurova, E. I., Kiprič, V. V. und German, V. V. Mikoplazmoz kur i biologičeskie svojstva ego vozbuditelja. **(Die Mycoplasmose des Huhnes und die biologischen Eigenschaften des Erregers.)** Veterinarija, Moskva **41** (1964) Nr. 2. S. 32-35. — 2 Abb., 1 Tab.

In 43 Geflügelgroßbeständen (36 verseuchte und 7 ohne klinische Erscheinungen) wurden Komplexuntersuchungen zur Ausbreitung der Mycoplasmose eingeleitet, die klinische, pathologisch-anatomische, bakteriologische und virologische Kontrollen umfaßten. In nicht verseuchten Beständen wurden bei 1927 Tieren Abstriche aus den oberen Atmungswegen entnommen und auf Mycoplasmen untersucht. In den verseuchten Beständen wurde in Anbetracht der nicht immer eindeutigen klinischen Erscheinungen gleichzeitig auf andere, durch Viren, Bakterien oder Pilze bedingte Infektionen (infektiöse Laryngotracheitis, ansteckender Schnupfen, Pocken, Aspergillose u. a.) untersucht. Die Mycoplasmose des Huhnes ist in der Ukraine z. T. in einigen Beständen enzootisch verbreitet, in der Mehrzahl der Fälle wurden jedoch nur sporadische Krankheitsfälle beobachtet. Das Auftreten und die Ausbreitung der Mycoplasmose wird durch resistenzmindernde Faktoren sowie durch andere Krankheiten gefördert. Besonders häufig konnten Vff. ein gleichzeitiges Auftreten der Mycoplasmose mit infektiöser Laryngotracheitis, Pocken, Geflügelpasteurellose oder Aspergillose beobachten. Von 55 isolierten PPLO-Stämmen, die in den 43 Betrieben isoliert werden konnten, erwies sich die Mehrzahl als typischer Vertreter der Familie *Mycoplasmataceae*, Gattung *Mycoplasma*, Art *Mycoplasma gallisepticum*. W. Bathke. 9805.

**4-64/12-0666** Hille, G.; Leipzig, Karl-Marx-Univ., Inst. für Veterin.-Mikrobiol. und Tierseuchenlehre. **Zur Typhlohepatitis der Puten und Hühner.** Mh. Veterinärmed. **19** (1964) Nr. 9. S. 339-343. — 2 Abb., 2 Tab.
Während bei den Puten die Typhlohepatitis dank der Prophylaxe deutlich zurückgeht, zeigt sie bei Hühnern einen deutlichen Anstieg. Blackhead bei Puten und deren Küken wird vor allem in den Monaten Juni bis Sept. beobachtet, bei den Hühnern und -küken in den Monaten Mai bis Sept. Als Erreger kommen Histomonaden und Blastomyceten (*Candida*) in Frage, die fakultativ pathogen sind. Die Entstehung der Krankheit wird durch prädisponierende Faktoren gefördert wie ungünstige Witterungsverhältnisse, Überbesetzung der Ställe, Haltung in schmutzigen, feuchten Ställen, Erkältung, Futterumstellungen, Vit. A-Mangel, Wurminvasionen (*Heterakis*) usw. Die natürliche Ansteckung erfolgt durch kranke Tiere sowie gesunde Keimträger, die mit erregerhaltigem Kot Futter, Wasser, Einstreu und Ausläufe verseuchen. Als besonders gefährlich erweist sich die gemeinsame Haltung von Puten und Hühnern im gleichen Stall und Auslauf. Die Incubationszeit beträgt 2-3 Wochen. Die klinischen Erscheinungen sind nicht spezifisch. Pathologisch-anatomisch ist die multiple herdförmige bzw. diffuse diphtheroid-nekrotisierende Typhlohepatitis als typisch anzusehen. Therapeutisch und prophylaktisch werden Nithiazid, Furazolidon, 2-Amino-5-Nitrothiazol und 2-Acetylamino-5-Nitrothiazol angewandt. Im Rahmen der Prophylaxe sind strenge hygienische Maßnahmen durchzuführen. E. Tompel. 9805.

**4-64/12-0667** Georgiev, B. Opiti za ozdravjavane na pticefermi ot amidostomoza. **(Versuche zur Sanierung der Geflügelfarmen von Amidostomose.)** Izvestija na Veterinarnija institut za zarazni i parazitni bolesti, Sofija **9** (1963) S. 175-183. — 3 Tab., 6 Lit. Zus. in Russ., Engl.
Die Versuche wurden an 175 Gösseln verschiedenen Alters mit invadierten Larven von *Am. anseris* durchgeführt, die in einer Koprokultur aufgezogen waren. Bei 95 von ihnen wurde eine Super- und eine Reinvasion reproduziert. Die höchste Intensität der Invasion mit klinischen Merkmalen und mit einem Abgang von 25% der invadierten Tiere wird bei soeben geschlüpften Gösseln beobachtet. Die Intensität der Invasion und die Lebensfähigkeit der Larven im Wirt sinken mit der Zunahme seines Alters stark ab. Die Anfälligkeit der invadierten Gössel gegen eine Superinvasion und eine Reinvasion ist die gleiche wie bei gesunden Gösseln gleichen Alters. Es empfiehlt sich, eine isolierte Aufzucht der soeben geschlüpften Gössel im Laufe von 3 Monaten auf gesunden Weiden. In dieser Zeit werden die ausgewachsenen Gänse nicht auf die Hauptweide gelassen, und sie werden ein- bis dreimal entwurmt (wenn die Extensität der Invasion nach Rückkehr der Gössel auf die Hauptweide höher als 50% ist). Die Anfälligkeit der Gössel im Alter von 3 Monaten gegen die Invasion ist die gleiche wie die ausgewachsener Gänse.
NRB/ZSNTI. 9810.

**4-64/12-0668** Minčeva, N. und Šerkov, Š. Vŭrchu njakoi momenti ot epizootologijata na kokcidiozata po piletata, predizvikana ot E. tenella. **(Einige Momente der Epizootiologie der durch E. tenella hervorgerufenen Coccidiose bei Küken.)** Izvestija na Veterinarnija institut za zarazni i parazitni bolesti, Sofija **9** (1963) S. 145-153. — 3 Tab., 6 Lit. Zus. in Russ., Engl.
Auf experimentellem Wege wurde die Wirkung niedriger Temperaturen einiger chemischer und Desinfektionsmittel auf die Oocysten in verschiedenen Stadien ihrer Entwicklung in der Umwelt untersucht. Es wurde festgestellt, daß das 12- bis 15malige Gefrieren und Wiederauftauen von Oocysten, die nicht sporuliert hatten, zu einem Verlust der Sporulationsfähigkeit führt, während man bei denjenigen, die sporuliert haben, nach dem 20. Wiederauftauen durch die zerrissene Hülle einzelne Sporoblasten und Sporozoiten beobachtet. Eine Ansteckung der Versuchstiere mit solchen Oocysten erweist sich als unmöglich.

Eine längere Einwirkung niedriger Temperaturen auf Oocysten, die nicht sporuliert haben, führt dazu, daß sie nach 20 Tagen die Fähigkeit zum Sporulieren verlieren, während bei Oocysten, die sporuliert haben, eine Einwirkung niedriger Temperaturen im Verlauf von mehr als 2 Monaten dazu führt, daß die Fähigkeit zum Sporulieren bei 30-40% der Oocysten, deren Hülle faltig und zerrissen ist, erhalten bleibt. Eine Ansteckung der Versuchstiere mit solchen Oocysten ruft bei ihnen eine symptomlose Invasion hervor. Ähnliche Veränderungen treten auch bei den Oocysten auf, die sich vom 15. 2. bis 15. 4. unter dem Einfluß der Außentemperatur befinden. Eine prophylaktische Beifütterung der Versuchsküken mit Biofuran-3 verhindert das Auftreten einer klinischen Coccidiose, und nur bei einzelnen von ihnen ist in Abhängigkeit von der Menge der verfütterten Oocysten eine Ansteckung möglich. Eine Vernichtung der Oocysten und ein Aufhören ihrer Sporulation erreicht man mit Ätzkalk, Ortho- und Parakresol. NRB/ZSNTI. 9810.

**4-64/12-0669** Minčeva, N., Şerkov, Š. und Savov, D. Proučvane vŭrchu kokcidiozata po piletata, predizvikana ot E. tenella. Opiti za izjasnjavane na patogenezata. **(Untersuchung der Coccidiose bei Küken, die von E. tenella hervorgerufen wurde. Versuche zur Feststellung der Pathogenese.)** Izvestija na Veterinarnija institut za zarazni i parazitni bolesti, Sofija **9** (1963) S. 155 bis 162. — 5 Tab., 6 Lit. Zus. in Russ., Engl.

Als Versuchstiere dienten 40 Küken im Alter von 20-30 Tagen. Untersucht wurde das Auftreten einer Anämie, die Veränderung des pH-Wertes des Verdauungskanals, die Rolle pathogener Bakterien der Gattung Escherichia und das Vorhandensein von Toxinen in den Oocysten von *E. tenella.* Die bei der Coccidiose zu beobachtende Anämie ist in ätiologischer Hinsicht durch Blutergüsse bedingt, die *E. tenella*, besonders in den ersten Tagen nach der Invasion, hervorruft. Die Erythrocytenzahl sinkt bei den Küken mit stark veränderten Blinddärmen unter 1 Mill. Die Hämoglobinmenge bleibt auf höherem Niveau; infolgedessen wird eine hyperchrome Anämie beobachtet. Bei einer Gabe letaler Dosen von *E. tenella*, bei der große Blutergüsse beobachtet werden, gehen die Küken am 5. Tage nach der Ansteckung ein; die Küken, welche die Invasion überstanden haben, bleiben in ihrer Entwicklung zurück, während man bei den behandelten Küken unbedeutende Läsionen der Blinddärme beobachtet. Bei den Küken, an die mehrmals gefrorene und wiederaufgetaute Oocysten verfüttert wurden, beobachtete man gesträubte Federn, Appetitlosigkeit, Durchfall und Bewegungslosigkeit. Dieser Zustand, der durch die toxischen Produkte bei der Zerstörung der sporulierten Oocysten hervorgerufen wurde, dauert 3-4 Tage. Bei einer Ansteckung der Küken mit pathogenen Bakterien der Coli-Gruppe und bei Invasionsoocysten tritt eine Komplikation im pathologischen Prozeß ein; die Verluste erreichten 86,7%. Bei der Autopsie beobachtet man Blutergüsse, eine Pericarditis, Perihepatitis, Peritonitis und Typhlitis. NRB/ZSNTI. 9810.

**4-64/12-0670** Przyjałkowski, Z. Antybiotyki w walce z kokcydiozą drobiu. **(Die Antibiotica in der Bekämpfung der Geflügelcoccidiose.)** Med. weteryn. **19** (1963) Nr. 8. S. 453-455. — 1 Tab., 5 Lit.

Es wurden Behandlungen an 1729 Hühnchen vorgenommen. Auf Grund der klinischen Erscheinungen und Sektionsergebnisse wurde eine Coccidiose festgestellt, die durch die Laboruntersuchung bestätigt wurde, wobei man als deren Ergebnis aus dem Inhalt des Intestinum caecum die Oocysten von *Eimeria tenella*, *E. necatrix* und *E. maxima* aussonderte. Der ätiologische Faktor war in diesem Fall *E. tenella.* Zur Behandlung wandte man ein Präparat, das Sigmamycin (453,6 g des Präparats enthält 8,35 Oleandomycin und 16,67 g Tetracyclin) enthält. Das Medikament verabreichte man im Trinkwasser in einer Menge von 2,5-5,0 g auf 5 l Wasser. Die Behandlungsergebnisse waren in allen Fällen erfolgreich, wenn man die Kur möglichst schnell begonnen hat, sogar auf solchen Farmen, wo man selbständig die prophylaktischen Desinfektionsmittel angewandt hatte. Die hier eine gewisse Zeit aufgehaltene Epizoonose brach plötzlich mit erhöhter Kraft aus; die Anwendung von Sigmamycin führte nach 3-4 Tagen zur völligen Beherrschung der Seuche. PRL/CBR. 9810.

**4-64/12-0671** Katkov, M. V.; Skrjabin-Unions-Inst. für Helminthol. Piperazin pri amidostomoze gusej. **(Piperazin zur Behandlung der Amidostomose der Gänse.)** Veterinarija, Moskva **40** (1963) Nr. 12. S. 24-25. — 1 Tab.
In mehreren Gänsefarmen wurde 1961 ein starker Befall mit Amidostomum festgestellt. Zur Behandlung der Tiere wurde die Wirksamkeit von Piperazin-Adipinat, Piperazin-Sulfat und Piperazin-Dithiocarbamat erprobt. Bei individueller Verabreichung und bei der Gruppenbehandlung mit Piperazin-Adipinat und -Sulfat in einer Dosis von 1 g/kg Kgw. im Verlaufe von 3 Tagen konnte eine Wirksamkeit von 80-90% erzielt werden. Die einmalige Verabreichung von 0,5 g/kg Kgw. Piperazin-Dithiocarbamat führte zur 100%-igen Abtreibung der Parasiten bei Gänsen. H. Splisteser. 9810.

**4-64/12-0672** Buša, V. Príspevok k poznaniu sezónnych helmintohostiteľských vzťahov Polymorphus magnus Skriabin 1913 u kačice domácej na Slovensku (ČSSR). **(Beitrag zur Erkenntnis der saisonbedingten Wirtsbeziehungen zwischen Polymorphus magnus Skrjabin 1913 und der Hausente in der Slowakei [ČSSR].)** Biológia [Bratislava] **19** (1964) Nr. 2. S. 89-95. — 4 Abb., 16 Lit. Zus. in Russ., Engl., Dtsch.
Zajíček und Buša haben festgestellt, daß auch die tschechoslowakischen Entengroßhaltungen vom Darmwurm *Polymorphus magnus* bedroht sind. Durch Sektion von 382 Enten, die aus 96 Betrieben verschiedener klimatischer Zonen der Slowakei stammten, erreichte seine Extensität 11,25% und Intensität 6 Stück. Am meisten verbreitet war er in der kalten (26,3%), weniger in der mäßig warmen (17,2%) und am wenigsten in der warmen Zone (7,3%). Die durchschnittliche Invasionsdichte fand man in der kalten (9 Stück), die niedrigste in der warmen Zone (4 Stück). Nach dem Verlauf zu urteilen, handelt es sich um eine dynamische Helminthose, die im Winter am stärksten auftritt. Vom epizootologischen Gesichtspunkt muß man die erste und zweite Invasionswelle (zum Winterschluß und Frühjahrsbeginn) als besonders gefährlich betrachten. Der Lebenszyklus des Wurmes im Invasionsmedium dauert etwa 4-6 Mon. Es empfiehlt sich, die Entwurmung zweimal im Jahre vorzunehmen. Während der Stallhaltung im Winter, spätestens jedoch im Febr. vor der Hauptlegezeit, und dann Anfang Juni vor Beginn der Epizoensaison. Ferner muß man junge Enten vor der Parasiteninvasion schützen, sie abgesondert von den erwachsenen Enten halten. — Außerdem dürfen die von *Echinorhynchus* befallenen Gewässer frühestens nach 2-3 Jahren den Enten zugänglich gemacht werden. ČSSR/ÚVTI. 9810.

**4-64/12-0673** Szopa, L. Wpływ terapeutycznych środków przeciwrobaczycowych na nieśność kur i zdolność wylęgową jaj. **(Der Einfluß therapeutischer Helminthen-Bekämpfungsmittel auf die Legeleistung der Hühner und die Schlupfleistung der Eier.)** Zeszyty naukowe wyższej Szkoły rolniczej Wrocławiu, Zootechn. **11** (1963) Nr. 52. S. 129-133. — 3 Tab., 6 Lit.
PRL/CBR. 9815.

**4-64/12-0674** Čuškov, P., Nedjalkov, K. und Nančev, I. Zabolevaemostta i smŭrtnostta na piletata vŭv vrŭzka sŭs sezona i režima na gledane i chranene. **(Die Morbidität und Sterblichkeit der Küken in Verbindung mit der Jahreszeit und dem Fütterungs- und Haltungsregime.)** Izvestija na Instituta po biologija i patologija na razmnožavaneto na selskostopanskite životni, Sofija **4** (1963) S. 295-303. — 4 Abb., 3 Tab., 13 Lit. Zus. in Russ., Engl.

Es wird festgestellt, daß der Verlust an Küken in den einzelnen Monaten der Periode 1959-1960 verschieden hoch war (im Durchschnitt 18,1-20,8%). Es wurde keinerlei Abhängigkeit zwischen der Saison des Schlupfes und dem Abgang der Küken festgestellt. Bei verbesserter Fütterung mit einem Zusatz von vitaminhaltigen Futtermitteln, saurer Milch, Antibiotica und biogenen Stimulatoren und bei genauer Beachtung des Temperaturhaushaltes kann man den Verlust unter den Küken, die von Juli-Aug. geschlüpft sind, von 30% auf 17% verringern. Die gemischte Form der Avitaminosen $B_1$ und D wurde bei den Küken im Alter von einem Monat mit Erfolg durch Vitamin $B_1$, je 40 mg, und Vitamin $D_2$, je 100000 IE, und durch i.m. Inj. von 1 ml 10%igem Calciumglykonat je Küken zwei Tage hintereinander behandelt.
NRB/ZSNTI. 9850.

**4-64/12-0675** Seffner, W. und Ihlenburg, H.; Halle, Veterinäruntersuchungs- und Tiergesundheitsamt. **Beitrag zur infektiösen Synovitis des Huhnes.** Mh. Veterinärmed. **19** (1964) Nr. 7. S. 260-261. – 2 Abb., 11 Lit.

Bei einigen Tieren im Alter von 5-6 Wochen, die aus einem Vermehrungsbetrieb für Broiler stammen, werden entzündliche Veränderungen an den Tarsalgelenken und der Achillessehne festgestellt, während die Flügelgelenke sowie die Zehen und Ballen keinerlei krankhafte Veränderungen aufweisen. Vorher sind Cornish und White Rocks von außerhalb der DDR in den Zuchtbetrieb zugekauft worden. Da die bakteriol. Untersuchung negativ verläuft, wird das Material in die Dottersäcke von 7 Tage bebrüteten Hühnereiern injiziert. Im ersten Versuch stirbt ein Teil der Embryonen am 19.-20. Bebrütungstag ab, in der 1. Passage bereits am 15. Tag. In allen Fällen treten sulzig-gallertige Schwellungen im Bereiche des Hinterkopfes, in 2 Fällen an den Kniegelenken, bei 3 Embryonen im Unterhautbindegewebe des Rumpfes auf. Im 2. Versuch werden zahlreiche Blutungen über den gesamten Körper beobachtet. Anschließend werden 2 Junghennen im Alter von 4 Mon. intravenös mit dem Material infiziert. Es treten jedoch keinerlei Veränderungen auf, die für infektiöse Synovitis sprechen. E. Tempel. 9850.

**4-64/12-0676** Prusas, E.; Berlin, Humboldt-Univ., Veterinärmed. Fak., Klin. für Geflügelkrankh. **Ergebnisse der Geflügelsektionen des Institutes und der Klinik für Geflügelkrankheiten Berlin, ein Beitrag zur Statistik der Todesursachen beim Geflügel.** Mh. Veterinärmed. **19** (1964) Nr. 8. S. 300-307. – 6 Abb., 7 Tab., 17 Lit.

Die Ergebnisse der Geflügelsektionen von 10 Jahren aus dem Raum Berlin und Umgebung werden statistisch ausgewertet. Von 1953-1962 gelangen 6127 Küken und Junghühner, 8375 Legehennen, 1539 Enten, 201 Gänse, 65 Puten und 365 Tauben zur Untersuchung. Die Erkrankungen der Hühner werden nach Groß- und Kleinbetrieben gesondert berücksichtigt. In Großbeständen stehen bei Küken und Junghennen Fütterungs- und Haltungsschäden an erster Stelle. Es folgen der Häufigkeit nach Coccidiose, Pullorum, infektiöse Hühnerlähmung, Ascaridenbefall und Gicht. Die Resultate der serologischen Untersuchungen auf Pullorum sind tabellarisch festgehalten. Legehennen sind am häufigsten an Eileiter- und Bauchfellentzündungen erkrankt, danach folgen Leukose, Organerkrankungen, Fütterungs- und Haltungsschäden, Geflügelpocken, infektiöse Hühnerlähmung, Tuberkulose, ansteckender Schnupfen, Ascaridenbefall und Gicht. Während die Newcastle disease in Großbeständen nur 2,8% der Verluste ausmacht, beträgt sie in den Kleinbetrieben 16,4%. Organerkrankungen und Tuberkulose sind ebenfalls in kleinen Haltungen häufiger als in Großbetrieben. Bei Enten werden die meisten Verluste durch Salmonellen, bei Tauben durch Trichomonaden und Salmonellen hervorgerufen. Maßnahmen zur Senkung der Verluste werden diskutiert. E. Wojaczek-Steffke. 9850.

4-64/12-0677 *Novik, I. E.* **Biologija razmnoženija i iskusstvennoe osemenie sel'skochozjajstvennoj pticy.** (Biologie der Vermehrung und künstliche Besamung des landwirtschaftlichen Nutzgeflügels.) Moskva: Izd. „Nauka". 1964. (140 S.) 8°. (1964 A 1034)

4-64/12-0678 **Merkblätter über Geflügelkrankheiten.** Stendal. 1964. (Getr. Pag.) (1964 A 1030)

## XXV. KRANKHEITEN DER TIERE ZOOLOGISCHER GÄRTEN, DER PELZTIERE, DES WILDES, DER FISCHE

**4-64/12-0679** Kuntze, A.; Berlin-Friedrichsfelde, Tierpark, Tierklin. **Myositis eosinophilica bei einem Goldschakal (Canis aureus).** Kleintier-Prax. **9** (1964) Nr. 1. S. 22-24. — 1 Abb., 1 Tab., 12 Lit. Zus. in Engl.

Bei einem erwachsenen männlichen Goldschakal wurde eine akute Entzündung der Mm. masseterici, temporales und pterygoidei festgestellt, so daß an die beim Deutschen Schäferhund gelegentlich vorkommende Myositis eosinophilica gedacht wurde. Die gleichzeitig vorhandene Eosinophilie (max. 17%) konnte erst durch mehrmalige Blutuntersuchungen, die über einen längeren Zeitraum durchgeführt wurden, sicher bestätigt werden, da das Tier im physiologischen Blutbild nur 0-1% eosinophile Leukocyten aufwies.
A. Kuntze. 9862.

**4-64/12-0680** Korda, P.; Warszawa, Poln. Akad. der Wiss., Anst. für Laboratoriumstierzucht. **Bemerkung zum Beitrag Cutis verticis gyrata beim Rhesusaffen (Macaca mulatta) als Folge einer A-Hypovitaminose.** Kleintier-Prax. **9** (1964) Nr. 1. S. 24. — 4 Lit.

Es wird angenommen, daß die von Kuntze und Moch in der Gesäß- und Rückenpartie von weiblichen Rhesusaffen (*Macaca mulatta*) beobachteten faltenartigen Hautverdickungen mit der bei brünstigen Rhesusaffen vorkommenden Sexualhauthyperämie identisch sind. A. Kuntze. 9862.

**4-64/12-0681** Vaccari, I. und Ferrari, A.; Parma, Univ., Fac. di Med. Veterin., Ist. di Clin. Med. e Malattie Infettive. Concremento di urati in Pars esofagea a funzione ingluviale di Melopsittacu undulatus. **(Harnsäurekonkrement im Kropf von Melopsittacus undulatus.)** Nuova Veterin., Faenza [N.S.] **40** (1964) Nr. 3. S. 67-70. — 5 Abb., 2 Lit.

Das Konkrement fand sich im kropfartig erweiterten Ösophagus eines Wellensittichs und hatte bei rundlicher Form einen Durchmesser von 1,5 cm und ein Gewicht von 3,0 g; es war fest, aber mit dem Messer schneidbar und bei stärkerem Druck zerreibbar. Der in konzentrischen Schichten um vier Kerne aufgebaute „Stein" zeigte in seiner chemischen Zusammensetzung hauptsächlich Purinbasen und Proteinstrukturen, u. a. die Aminosäuren Glycin, Serin, Alanin und Glutaminsäure. K. Reinhardt. 9862.

**4-64/12-0682** Ballarini, G.; Parma, Univ., Fac. di Med. Veterin., Ist. di Clin. Med. e Malattie Infettive. Osservazioni e rilievi su evento morboso in „uccelli da gabbia e da voliera" con cenosi per artropoda in habitat cutaneo (Associazioni: Melopsittacus undulatus-Cnemidocoptes pilae; Serinus canaria-Ornithonyssus sylviarum). **(Beobachtungen und Erhebungen über krankhafte Zustände von Käfig- und Volierenvögeln bei Befall mit Hautmilben [Melopsittacus undulatus und Cnemidocoptes und von Serinus canaria mit Ornithonyssus sylviarum].)** Nuova Veterin., Faenza [N.S.] **40** (1964) Nr. 4. S. 104-114. — 2 Abb., 1 Tab., 44 Lit.

An Hand der Literatur und auf Grund eigener Untersuchungen werden krankhafte Prozesse beim Befall von Wellensittichen und Kanarienvögeln mit den genannten Hautmilben näher erörtert. K. Reinhardt. 9862.

**4-64/12-0683** Quaglio, Gian Luigi; Bologna, Univ., Fac. di Med. Veterin., Ist. di Patol. Gen. e Anatomia Patol. Alterazioni dell'apparato respiratorio nell'acariasi da Sternostoma tracheacolum Lawr. in Serinus canarius L. **(Veränderungen an den Atmungswegen von Serinus canarius L. bei Milbenbefall mit**

**Sternostoma tracheacolum Lawr.)** Nuova Veterin., Faenza [N.S.] **40** (1964) Nr. 4. S. 93-103. – 14 Abb., 23 Lit.

Die histopathologischen Veränderungen in den Atmungswegen, wie sie bei 27 an Acariasis leidenden Kanarienvögeln festgestellt wurden, erörtert Vf. an Hand von 14 Mikrophotogrammen. Die im hinteren Drittel der Lunge beobachtete Hypertrophie der glatten Muskulatur und die Feststellung von tracheo-bronchialen Läsionen führten Vf. zu gewissen hypothetischen Schlüssen über die Entstehung der klinischen Erscheinungen bei Acariasis und über die physiologischen Vorgänge bei der Atmung der Vögel. K. Reinhardt. 9862.

**4-64/12-0684** Carrara, O. und Cerioli, A.; Milano, Univ., Ist. di Anatomia Patol. Veterin. Osservazioni istopatologiche su alcuni casi di neoplasie nel pappagallino (Melopsittacus undulatus). **(Histopathologische Beobachtungen über einige Fälle von Neubildungen beim Wellensittich.)** Nuova Veterin., Faenza [N.S.] **40** (1964) Nr. 2. S. 36-42. – 4 Abb., 11 Lit.

Bei der Autopsie von 282 Wellensittichen wurden folgende Neubildungen festgestellt: zwei Spindelzellensarkome, ein Seminom, ein Nierenkarzinom und ein histiocytäres Hautsarkom. K. Reinhardt. 9862.

**4-64/12-0685** Kadenacii, A. N.; Omsk, Veterinärmed. Inst. Važnejšie gel'mintozy pyšnych zverej pri kletočnom soderžanii. **(Die wichtigsten Helminthosen der Pelztiere bei Buchtenhaltung.)** Veterinarija, Moskva **40** (1963) Nr. 12. S. 25-26.

Ein am Unions-Inst. für Helminthol. K. I. Skrjabin speziell zur Erforschung der Helminthenfauna der Pelztiere eingerichtetes Laboratorium beschäftigt sich seit geraumer Zeit mit der Biologie, Epizootiologie und Bekämpfung von Parasitosen besonders in großen Pelztierfarmen. Als die gefährlichsten Parasiten bei Füchsen wurden die Ascaridosen, Crenosomatose, Dipylidiose und Opisthorchose ermittelt. Im Fernen Osten wurden Herde von Klonorchose, Crenosomatose, Filaroidose und Skrjabingylose festgestellt. Durch die Anwendung eines Komplexes von Bekämpfungsmaßnahmen konnte in den meisten Farmen eine Sanierung der Pelztierbestände von parasitären Erkrankungen erreicht werden. H. Splisteser. 9870.

**4-64/12-0686** Matrenin, A. A. Alimentarnoe žirovoe pereroždenie pečeni u norok. **(Alimentär fettige Degeneration der Leber bei Nerzen.)** Krolikovodstvo i zverovodstvo, Moskva **7** (1964) Nr. 2. S. 23-25. – 4 Abb.

Vf. berichtet von einer Erkrankung bei Nerzen, die er mehrere Jahre hintereinander in der Zeit von Februar bis Juni beobachten konnte. Besonders hohe Verluste ruft sie bei tragenden und laktierenden Tieren hervor. Die Krankheitssymptome sind Dermatitis, epileptiforme Anfälle und andere nervöse Störungen, Durchfall und Ikterus. Bei der Sektion werden hauptsächlich Veränderungen an der stark vergrößerten Leber (16% des Körpergewichtes und mehr) gefunden, die sich als fettige Dystrophie erwiesen. Experimentell ist die Krankheit mit großen Gaben von Walfleisch und -leber über längere Zeit auslösbar, wie die Versuche mit 5 Versuchsgruppen ergeben. Änderung der Futterration (Umstellung auf Pferdefleisch und Blut) sowie Zusatz von gekochten Kartoffeln, Milch und etwas Grünfutter stellen eine erfolgreiche Prophylaxe dar. Die Therapie mit Folsäure, Vitamin $B_{12}$, dem Präparat PABK und Glukose führt bei 60% der erkrankten Tiere zur klinischen Gesundung. M. Schäfer. 9870.

**4-64/12-0687** Trautwein, G.; Storrs, Univ. of Connecticut; Hannover, Tierärztl. Hochschule, Inst. für Pathol. **Experimentelle Untersuchungen über die Aleutenkrankheit („Aleutian Disease") der Nerze.** Arch. exp. Veterinärmed. **19** (1964) Nr. 2. S. 287-395. – 48 Abb., 22 Tab., 313 Lit.

Die Aleutenkrankheit tritt besonders in den Herbst- und Wintermonaten und im Mai und Juni auf. Sie ist nicht auf Träger des Aleutengens beschränkt, sondern kommt auch bei Pastell- und Standardnerzen vor. Bei chronischem Krankheitsverlauf mit Erscheinungen der Apathie, Inappetenz und Kachexie, vermehrtem Durst, Blutungen im Bereich der Maulhöhle, Polyurie und Blutbeimengungen im Kot entwickeln sich path.-anat.: Vergrößerung der Körper- und Organlymphknoten, Leber-, Milz- und Nierenschwellung, miliare Herde in der Nierenrinde, Blutbeimengungen im Magen- und Darminhalt. Histologisch liegt eine Plasmazellhyperplasie vorwiegend in Lymphknoten, Leber, Niere, Milz und Knochenmark vor, bei 16,1% finden sich Gefäßveränderungen in Form einer Periarteriitis nodosa und Gefäßwandamyloidose. Die Gammaglobulinfraktion im Blutserum steigt auf 32,0% im Frühstadium, auf 50% im Spätstadium der Krankheit. Durch Organmaterial gelingt die Übertragung auf gesunde Nerze. Zur Ausbildung markanter Organveränderungen kommt es nach 8 Wochen. Auch durch Injektion zellfreier Filtrate von Organsuspensionen gelingt die Krankheitsübertragung auf Aleuten- und Pastellnerze. Nach etwa 5 Wochen steigt der Gammaglobulingehalt im Blutserum auf durchschnittlich 25,2%, nach 9 Wochen auf 35,3% und nach 14 Wochen (Versuchsende) auf 40,3%. Aus diesen Versuchen ergibt sich die Schlußfolgerung, daß die Aleutenkrankheit durch ein filtrierbares Agens hervorgerufen wird, wenn auch Züchtungsversuche in verschiedenen Zellkultursystemen und bebrüteten Hühnereiern kein eindeutiges Ergebnis erbrachten. H. Zimmermann. 9870.

**4-64/12-0688** Puisségur, Juan Adolfo. Prolapso rectal en una zorra. **(Mastdarmvorfall bei einer Fähe.)** Gac. veterin. [Buenos Aires] **26** (1964) Nr. 165. S. 157-158. 9870.

**4-64/12-0689** Matrenin, A. A. Zlokačestvennye opucholi u norok. **(Bösartige Geschwülste beim Nerz.)** Krolikovodstvo i zverovodstvo, Moskva **6** (1963) Nr. 11. S. 26-27. – 5 Abb.

Im Verlauf von mehreren Jahren wurden vom Vf. etwa 3500 Sektionen vorgenommen. Dabei wurden in 5 Fällen Papillome der Harnblase festgestellt. Bei einem Tier hatte sich ein hypernephroider Krebs mit Metastasenbildung in der Lunge gebildet, bei einem anderen ein cavernöses Gekröseangiom. Beide Fälle werden pathologisch-anatomisch und histologisch beschrieben. H. Rauch. 9870.

**4-64/12-0690** Kotova, M. V. Dejstvie nekotorych antibiotikov na plodovitost' norok. **(Die Wirkung einiger Antibiotica auf die Fruchtbarkeit bei Nerzen.)** Krolikovodstvo i zverovodstvo, Moskva **6** (1963) Nr. 11. S. 22-23. – 2 Abb., 1 Tab.

Bei den Untersuchungen wurde natives Biomycin und Aurofutter-2 (Abfälle der Biomycinproduktion) geprüft. Eine Versuchsgruppe erhielt vom 10. bis 20. Tag an während der Trächtigkeit täglich 1500 IE Biomycin, die andere 200 mg Aurokorm. Die Zahl der Neugeborenen lag um 0,91 bzw. 1,23 höher als in der Kontrollgruppe. Auch wurden weniger Totgeburten registriert. Bei der Klärung des Wirkungsmechanismus wurde festgestellt, daß die Antibiotica auch in kleinen Mengen den embryonalen Fruchttod verhüten, wobei eine indirekte „sterilisierende" Wirkung über den mütterlichen Organismus angenommen wird. Biomycin tritt in einer Dosierung von 50 mg je Nerz durch die placentäre Barriere am 55. und 66. Graviditätstag jeweils 2 und 4 Std. nach Verabfolgung. H. Rauch. 9870.

**4-64/12-0691** Zimmermann, H., Greifswald, Veterinaruntersuchungs- und Tiergesundheitsamt. **Probleme der Staupeimpfung in Nerzfarmen.** Mh. Veterinärmed. **16** (1961) Nr. 13. S. 515-518.

Nachdem in den letzten Jahren in den Nerzfarmen neben dem Botulismus und der Virusenteritis die Staupe eine immer größere Rolle spielt, wird eine kombinierte Vaccinierung gegen Staupe und Botulismus empfohlen. Eine prophylaktische Immunisierung der Zuchttiere ist in den Wintermonaten, eine der Welpen ab Anfang Juli am zweckmäßigsten. H. Bergmann. 9870.

**4-64/12-0692** Dragun, N. F. Amputacija matki u norki. **(Uterusamputation bei Nerzen.)** Krolikovodstvo i zverovodstvo, Moskva **5** (1962) Nr. 1. S. 23.
In Fällen von pathologischen Geburten führt Vf. die Amputation der Gebärmutter seit einiger Zeit unter Alkoholnarkose durch, die sich gegenüber der früher angewandten Chloroformbetäubung besser bewährt hat.
H. Rauch. 9870.

**4-64/12-0693** Naumov, V. A. Fibroznaja osteodistrofija u serebristočernych lisic. **(Fibröse Osteodystrophie bei Silberfüchsen.)** Krolikovodstvo i zverovodstvo, Moskva **5** (1962) Nr. 1. S. 21-23. — 5 Abb.
Die Krankheit wurde auf einer Kolchosfarm im Distrikt Kirow festgestellt. Sie wurde schon mehrfach beschrieben. Es erkrankten 26 Tiere. Klinisch waren Verdickungen an verschiedenen Kopfknochen zu erkennen. Form, Ausmaß und Verlauf der Deformationen werden näher beschrieben. In fortgeschrittenen Fällen besteht Ähnlichkeit mit einem Flußpferdkopf. Frühsymptome sind Tränenfluß, dann erschwerte Atmung und schließlich perorale Atmung. In den befallenen Knochen werden kleine und größere Fistelhöhlen festgestellt, die einen Durchmesser bis zu 14 mm aufweisen. Sie verschließen die Nasengänge, deformieren die Nasenscheidewand und führen zu deren Atrophie. Röhrenknochen erleiden eine Verarmung an Calcium und werden weich. Die pathologisch-histologischen Untersuchungen ergaben, daß es zur Fistelbildung infolge exzessiver Wucherungen von osteoidem Gewebe auf der Grundlage physiologischer Dysfunktionen kommt. H. Rauch. 9870.

**4-64/12-0694** Machinja, E. M. Striguščij lišaj u nutrij. **(Trichophytie beim Nutria.)** Krolikovodstvo i zverovodstvo, Moskva **6** (1963) Nr. 11. S. 25.
In einer Biberfarm waren 146 Tiere erkrankt. Die Glatzflechte trug enzootischen Charakter und trat vor allem im Herbst und Frühjahr bei 3-4 Monate alten Bibern auf. Symptomatologie und Diagnostik werden erörtert. Eine einmalige Behandlung mit 1%iger Jugollösung auf Lebertran- oder Sonnenblumenölbasis reichte in der überwiegenden Zahl der Fälle zur Ausheilung. Das Präparat sollte aber vorsichtig auf die haarlosen Stellen aufgetragen werden. H. Rauch. 9870.

**4-64/12-0695** Pankov, V. A. und Sytaja, A. S. Čuma u sobolej. **(Staupe des Zobels.)** Krolikovodstvo i zverovodstvo, Moskva **6** (1963) Nr. 8. S. 28-29. — 1 Abb.
1962 kam es zu einem Ausbruch der Staupe unter Zobeln eines Großbestandes, die sich über alle Abteilungen des Betriebes erstreckte. Die Infektion wurde durch streunende Hunde aus den umliegenden Ortschaften eingeschleppt; minderwertiges Futter wirkte prädisponierend. Nach einer Incubation von 5-10 Tagen beobachtete man für die Dauer eines Tages eine Körpertemperatur von 41 °C und höher. Neben einer zeitweiligen Inappetenz stellten sich gelegentlich Ödeme der Oberlippe, Erbrechen, Störungen im Magen-Darm-Kanal ein. Der Kot war häufig schleimig-blutig zersetzt und wies unverdaute Futterreste auf. Neurale Störungen setzten häufig gegen Ende der Erkrankung (nach 2-3 Wochen) ein. Die Obduktion ergab neben hochgradiger Abmagerung Hyperämie der sichtbaren Schleimhäute, Lungenödeme, katarrhalische oder hämorrhagische Enteritiden, Milzinfarkte, Blutungen in der Harnblase, Herzdilatation und gelegentlich Gehirnödeme. Durch Impfung mit einer Staupevaccine und Durchführung hygienischer Maßnahmen konnten größere Ver-

luste vermieden werden (15% letale Abgänge). Sekundärinfektionen mit Salmonellen wurden mit Furazolidon behandelt. Vff. fordern eine jährliche Impfung des Bestandes und einen sicheren Schutz der Pelztierbestände vor streunenden Hunden. W. Bathke. 9870.

**4-64/12-0696** Aliev, S. Ju., Džafarov, T. M. und Chalilova, R. B. Lečenie fasciolleza krolikov. **(Die Behandlung der Fasciolose beim Kaninchen.)** Krolikovodstvo i zverovodstvo, Moskva **6** (1963) Nr. 11. S. 24.

Zur Behandlung wurde in Aserbaidschan anfangs 0,3-0,4 g/kg Tetrachlorkohlenstoff peroral in Gelatinekapseln versucht. Von 30 behandelten Kaninchen starben innerhalb von 16 Std. 13. Im weiteren wurde so verfahren, daß im Ergebnis einer koprologischen Untersuchung die befallenen von den gesunden Tieren getrennt wurden. Die parenterale Applikation von reinem Tetrachlorkohlenstoff war, abgesehen von stärkeren lokalen Reaktionen, wenig wirksam. Am wirksamsten erwies sich die s.c. Injektion von Tetrachlorkohlenstoff im Gemisch mit Naphthalin-Petroleum (1:1). Von 2100 befallenen Kaninchen im Alter von 4 Monaten bis zu 3 Jahren starben nur sechs. H. Rauch. 9870.

**4-64/12-0697** Svatoš, I. Příspěvek k znalostem helmintofauny některých volne žijících selem. **(Beitrag zur Kenntnis der Helminthofauna einiger wildlebender Raubtiere.)** Sborník Vysoké Školy zemědělské Brně, Řada B **1963** Nr. 3. S. 307-314. — 4 Abb., 1 Tab., 6 Lit. Zus. in Russ., Dtsch.

Durch helminthologische Sektion von 71 freilebenden und 2 domestizierten Raubtieren (2 Luchse, 10 wilde Katzen, 12 Füchse, 10 Baummarder, 8 Steinmarder, 8 Hermeline, 4 Wiesel, 11 Iltisse, 1 Steppeniltis, 2 Nerze, 2 Fischotter, 3 Dachse) wurden 16 Helminthenarten (3 Drehwurmarten, 6 Bandwurmarten und 7 Spulwurmarten) festgestellt. Von der Gesamtzahl der Tiere (73 Stück) waren 35 (45,2%) Helminthenträger mit Mono- und Polyinvasion. Ergänzt wurden die Erkenntnisse über die Befallsintensität: so fand man 70 Spulwürmer (*Ancylostomum caninum*) bei einer Katze, 11 Bandwürmer (*Taenia hydatigena*) bei einem Luchs, 210 Drehwürmer (*Alaria alata*), 47 Drehwürmer (*Taenia pisiformis*), 40 *Mesocystoides lineatus* und 27 Spulwürmer (*Toxocara canis*) bei einem Fuchs, 1130 Drehwürmer (*Euryhelmis squamula*) bei einem Iltis usw. Bei der Fischotter fand man Lungenspulwürmer (*Crenosoma vulpis*), die sich in den festländischen Schnecken entwickeln. Der Baummarder, das Hermelin und das Wiesel waren helminthenfrei. ČSSR/ÚVTI. 9880.

**4-64/12-0698** Kayser, K. **Doppelkopfbildung beim Rothirsch.** Z. Jagdwiss. **10** (1964) Nr. 2. S. 71-72. 9880.

**4-64/12-0699** Otte, E.; Wien, Tierärztl. Hochschule, Inst. für Fischkunde. **Mikrosporidien bei Donaufischen.** Wiener tierärztl. Mschr. **51** (1964) Nr. 5. S. 316-319. 9890.

**4-64/12-0700** Rasmussen, C. J.; Brøns, Danmark, Dansk Forsøgsdamkult. Furunkulose hos damørreder. **(Furunkulose bei Teichforellen.)** Nord. Veterinärmed. **16** (1964) Nr. 5. S. 463-472. — 2 Tab., 15 Lit. Zus. in Engl., Dtsch.

Die Furunkulose ist die häufigste Krankheit unter den Forellen der dänischen Teichwirtschaften. Sie wird durch *Aeronmoas salmonicida* hervorgerufen und steht in engem Zusammenhang mit der starken Fischkonzentration in den verschiedenen Teichwirtschaften und mit derem gegenseitigen Handel. Bei Verbreitung der Furunkulose unter den Setzlingen wird prophylaktisch mit einem Zwischenraum von 2 Wochen 3-4 Tage lang täglich 0,2 g Sulfamerazin pro kg Forelle gegeben. Gleichzeitig müssen jedoch regelmäßig alle abgestorbenen Fische entfernt werden. Bei Ausbruch der Krankheit werden 3 Tage

lang ebenfalls täglich 0,2 g Sulfamerazin pro kg Forellen gegeben und nach eintägiger Pause wird die Behandlung nochmals 2 Tage fortgesetzt.
E. Wiesner. 9890.

**4-64/12-0701** Dalgaard-Mikkelsen, Sv. und Rasmussen, C. J.; København, Kungl. Veterin.-og Landbohøjskole; Brøns, Danmark, Dansk Forsøgsdamkult. Restkoncentrationer af sulfamerazin i ørreder efter furunkulosebehandling. **(Restkonzentration von Sulfamerazin in Forellen nach Furunkulosebehandlung.)** Nord. Veterinärmed. **16** (1964) Nr. 5. S. 473-479. – 2 Abb., 1 Tab., 4 Lit. Zus. in Engl., Dtsch.
Regenbogenforellen im Gewicht von 150-200 g erhielten zur Behandlung der Furunkulose die von Rasmussen (vgl. vorst. Ref.) angegebene Dosis Sulfamerazin: 3 Tage lang täglich 0,2 g/kg Forelle, 1 Tag frei, danach 2 Tage erneut das Sulfonamid. Die Untersuchung der Restkonzentrationen in Leber und Muskelgewebe ergaben, daß zwischen Behandlung und Verzehr der Fische bei Wassertemperaturen $>$ 10 °C 4 Wochen, bei $<$ 10 °C 6 Wochen erforderlich sind, um das Verschwinden des Arzneimittels aus den Fischen zu gewährleisten. E. Wiesner. 9890.

**4-64/12-0702** Jankov, G. und Bajl'zov, D. Lekuvane na chemoragičnata septicemija (červenka) po šarenite s biomicin i „biofuran 10". **(Die Behandlung der hämorrhagischen Septikämie [Rotseuche] der Karpfen mit Biomycin und „Biofuran 10".)** Ribno stopanstvo, Sofija **1963** Nr. 9. S. 6-8. – 1 Tab., 14 Lit.
Bei der Behandlung der hämorrhagischen Septikämie der Karpfen wird ein guter Heilerfolg nach einmaliger intraperitonealer Einführung von Biomycin in einer Dosis von 25 mg/kg Kgw. erzielt. Auch nach der Verfütterung von „Biofuran 10" bulgarischer Produktion wurde eine gute Wirkung erzielt. 1 g dieses Präparates enthält: 10 mg Biomycin, 6 mg Nitrofuran und etwa 5 gamma Vitamin $B_{12}$. Die Verfütterung dauerte einen Monat und erfolgte so, daß auf je kg Kgw. der Fische 1 g „Biofuran 10" täglich entfielen (15 g „Biofuran 10" auf 1 kg Futter). NRB/ZSNTI. 9890.

**4-64/12-0703** Vasil'kov, G. V. Filometroz karpov. **(Phylometrosis bei Karpfen.)** Veterinarija, Moskva **41** (1964) Nr. 6. S. 66-67. 9890.

## XXVI. ZOONOSEN

**4-64/12-0704** Thomsett, L. R.; London, Univ., Roy. Veterin. Coll. Diseases transmitted to man by dogs and cats. **(Krankheiten der Hunde und Katzen, die auf den Menschen übertragbar sind.)** Canad. J. comparat. Med. veterin. Sci. **28** (1964) Nr. 3. S. 66-72.
Nach einer Aufstellung der WHO des Jahres 1951 gibt es 86 Zoonosen, von denen 40 bei Hunden oder Katzen vorkommen. Annähernd die Hälfte davon wurden bei Hunden und Katzen in Großbritannien beobachtet. Vf. gibt einen Überblick der in England vorkommenden Zoonosen viraler, bakterieller, fungaler und parasitärer Genese. An Einzelheiten ist dabei u. a. zu erfahren, daß Tollwutfälle seit 1921/22 in England nicht mehr beobachtet wurden, (Ausnahme ein Quarantänefall 1949), 67,7% der registrierten Hundetuberkulose hatten den Typus humanus als Ursache. In den letzten 10 Jahren wurden 696 menschliche Erkrankungen durch *Leptospira icterohaemorrhagiae* und 165 durch *Leptospira canicola* beobachtet. Hier kommt der Hund als Infektionsquelle in Frage. In den letzten Jahren wurden bei Hunden und Katzen mehrfach Salmonellen nachgewiesen. Bisher 47 Serotypen beim Hund und 20 Serotypen bei der Katze, allerdings in der ganzen Welt. Bei den Pilzerkrankungen haben Trichophytonarten besondere Bedeutung erlangt, ebenso Toxoplasmen als Protozoenerkrankung. Sehr selten sind in Großbritannien menschliche Erkrankungen durch Echinokokken, *Dipylidium*

und *Toxocara*. Abschließend werden Flöhe, Läuse und Milben, die bei Hund und Kase vorkommen können, erwähnt und ihre mögliche Bedeutung für den Menschen beschrieben. L. Stoll. 9900.

**4-64/12-0705** Duniewicz, M.; Prag, Klin. für Infektionskrankh. **Der Hauttest mit F-Allergen in der Diagnostik der Brucellose beim Menschen.** Z. ges. Hyg. Grenzgebiete 9 (1963) Nr. 8. S. 622-626.
Zur Diagnose der humanen Brucellose kann ein intradermaler Hauttest nach Burnet verwendet werden. Dieser Test hat jedoch den Nachteil, daß er antigen und sensibilisierend wirkt. Deshalb wird ein Präparat beim Menschen erprobt, das zuerst von Kolar in der Veterinärmedizin entwickelt wurde und die vorgenannten Eigenschaften nicht besitzen soll. Das zur Anwendung gekommene F-Allergen ist ein aus Brucellen erzeugtes Hydrolysat, das Polysaccharide, Polypeptide und Aminosäuren enthält. Das Allergen, das intradermal in einer Dosis von 0,1 ml verabreicht wird, wurde zunächst an 18 klinisch-gesunden Personen, die serologisch auf Morbus Bang negativ reagierten, erprobt. Bei 17 Personen war der Test völlig negativ. Eine Person reagierte nach 48 Std. mit Rötung und Ödem. Nachträglich wurde festgestellt, daß der Proband im Labor früher einmal mit Brucellen in Berührung gekommen war. Bei 38 Personen, die eine Bang-Infektion überstanden hatten, wurde der Intradermaltest gleichfalls durchgeführt. Zum Teil lagen die Erkrankungen jahrelang zurück, so daß bei 21 Patienten serologisch keine oder sehr minimale Titer nachzuweisen waren. Bei 34 Personen war der Test positiv. Bei 4 Personen war die Reaktion negativ. Bei einem Teil der Patienten war der Test mit klinischen Symptomen, wie Gelenkschmerzen, Schweißausbrüchen und Temperaturanstieg verbunden. Die Gesamtsymptome waren nach 2-3 Tagen abgeklungen. Serologisch war bei 3 Patienten ein leichter Titeranstieg festzustellen. Nach Ansicht des Vf. eignet sich der Test besonders zur Spätdiagnose der Brucellose. Möglicherweise lassen sich die klinischen Reaktionen durch Verdünnung des Allergens vermeiden. L. Stoll. 9908.

**4-64/12-0706** Kozlov, M. P. Ob učete ėpidemiologičeskoj ėffektivnosti vakcinacii protiv brucelleza. **(Bericht über die epidemiologische Wirksamkeit von Brucella-Vaccinationen.)** Žurnal mikrobiologii, ėpidemiologii i immunobiologii, Moskva 41 (1964) Nr. 2. S. 60-64. — 4 Tab., 11 Lit. Zus. in Engl.
Die Wirksamkeit einer Impfung wird im allgemeinen durch Vergleich der Erkrankungszahlen eines geimpften und eines ungeimpften Kollektivs ermittelt. Ein Vergleich dieser Art ist aber nur zulässig, wenn beide Gruppen unter annähernd gleichen Bedingungen einer möglichen Infektion ausgesetzt sind. An Hand von statistischen Unterlagen kann Vf. zeigen, daß bei Vergleich nicht ausgewählter Kollektive eine wesentliche Senkung der Brucelloseerkrankungen bei vaccinierten Personen gegenüber nichtvaccinierten Personen nicht festzustellen ist. (0,15% zu 0,23%). Kleinere, aber wirklich infektionsgefährdete Gruppen beweisen dann aber doch den Vorteil einer Brucellavaccination. Erkrankungen bei Vaccinierten 1,4%, bei Nichtvaccinierten 16,1%. Die Angaben beruhen auf Untersuchungen an rd. 15000 Personen. L. Stoll. 9908.

**4-64/12-0707** Kurnosova, N. A. und Vil'šanskaja, F. L. Nekotorye dannye po ėpidemiologii salmonellezov. **(Einige Angaben zur Epidemiologie der Salmonellosen.)** Žurnal mikrobiologii, ėpidemiologii i immunobiologii, Moskva 41 (1964) Nr. 1. S. 105-110. — 2 Tab., 9 Lit. Zus. in Engl.
*S. typhimurium*, *S. enteritidis* und *S. choleraesuis* wurden in letzter Zeit häufig, *S. derby*, *S. bovis* u. a. seltener als Ursache alimentarer Toxicoinfektionen des Menschen beobachtet. Aufgrund von Literaturangaben und eigenen, sich über 1½ Jahre erstreckenden Verfolgsuntersuchungen in 62 Salmonelloseherden konnte eine Kontaktinfektion von Mensch zu Mensch nie beobachtet werden. Somit soll der Mensch nicht als Infektionsherd angesehen werden.

Die Ausscheidung der Salmonellen endet in der Regel nach 15 Tagen. Bei 7,7% der untersuchten Personen konnten Infektionen mit 2 Salmonellentypen nachgewiesen werden. Genauere Kontrollen scheinbar sporadischer Fälle unter den erwachsenen Personen ergaben in 40% der Ausbrüche Familienerkrankungen, die im Zusammenhang mit der gemeinsamen Nahrungsaufnahme standen. Der hierbei fast immer geführte Salmonellennachweis in den Nahrungsmitteln bestätigte die Bedeutung des alimentären Ansteckungsweges bei den Salmonellosen. W. Bathke. 9910.

**4-64/12-0708** Sorina, A. M. Slučai zabolevanija ljudej Sibirskoj jazvoj. **(Erkrankungsfälle von Menschen am Sibirischen Milzbrand.)** Žurnal mikrobiologii, ėpidemiologii i immunobiologii, Moskva **40** (1963) S. 152–153. – 1 Tab. 9912.

**4-64/12-0709** Makarov, N. I., Skljarov, V. Ja., Alikperova, Š. M., Nadžafov, A. F., Dzebizašvili, Ju. I., Mnacakanjan, A. G., Odinočenko, O. N., Azugarova, M. Ch., Zjuzin, A. S. und Sultanov, D. D. Zabolevaemost' Sibirskoj jazvoj životnych i ljudej v Predkavkaźe i Zakavkaźe v 1960–1961 gg. **(Erkrankungshäufigkeit am Sibirischen Milzbrand bei Tieren und Menschen im Cis- und Transkaukasus in den Jahren 1960–1961.)** Žurnal mikrobiologii, ėpidemiologii i immunobiologii, Moskva **40** (1963) S. 112–113. 9912.

**4-64/12-0710** Meyer, A. **Die sporadische Leptospirose als Berufskrankheit.** Landarzt **39** (1963) Nr. 20. S. 851. 9912.

**4-64/12-0711** Hofmann, H. und Schmidt, H.; Borna bei Leipzig, Kreiskrankenhaus. **Über den Infektablauf bei Ornithose.** Dtsch. Gesundheitswes. **19** (1964) Nr. 22. S. 1017-1022.

Ohne Institutsdiagnostik ist häufig die genaue Diagnose fieberhafter Erkrankungen nicht mehr zu stellen. Epidemiologische Überlegungen des Klinikers erhöhen die diagnostische Treffsicherheit und ermöglichen eine gezielte Therapie vor Eintreffen des Laboratoriumsergebnisses. 13 Ornithoseerkrankungen aus einer geschlossenen Epidemie, die bei Geflügelrupferinnen aufgetreten waren, wurden analysiert und die Einzelergebnisse auf einen Mittelwert gebracht. Nach Gaben von 7,5 g Oxytetracyclin waren die Patienten nach 6 Tagen fieberfrei. Die erste Krankheitswoche war gekennzeichnet durch eine neutrophile Kampfphase mit Linksverschiebung bei normaler Leukocytenzahl. In der zweiten Krankheitswoche zeigte sich eine mononucleäre Überwindungsphase mit im Mittel 42,3% mononucleären Zellen. Ferner fand sich im Frühstadium eine deutliche Vermehrung der $\alpha_2$-Globuline und eine Verminderung der Albumine, ein verkürztes Weltmannsches Koagulationsband und eine erhöhte Blutsenkungsgeschwindigkeit. Die vorliegenden Befunde zeigen, daß sich die Ornithose zu Beginn der Erkrankung nicht von akuten bakteriellen Infekten unterscheiden läßt. L. Stoll. 9922.

**4-64/12-0712** Szabó, Gy. und Horváth, Gy. Adatok a kacsák által közvetitett emberi ornithosishoz és az ellene való védekezéshez. **(Über die durch Enten übertragene Ornithoseinfektion beim Menschen und ihre Bekämpfung.)** Magyar Állatorvosok Lapja [Ung. veterinärmed. Bl.] **18** (1963) Nr. 4. S. 151 bis 156. – Aus: Ung. Agrar-Rdsch. **1964** Nr. 1. 9922.

**4-64/12-0713** Pap, Z. und Münnich, D.; Debrecen, Ungarn, Komitatskrankenhaus Hajdu-Bihar. **Über einen Fall von Polyneuritis und Nervenlähmungen infolge humaner Ornithosis.** Z. ges. inn. Med. Grenzgebiete **18** (1963) Nr. 23. S. 1079-1083.

Ein Taubenzüchter war nach Umgang mit kranken Tauben nach einer Latenzzeit von etwa 10-11 Tagen an mit hohem Fieber und Schüttelfrost einhergehender atypischer Lungenentzündung erkrankt, die durch eine Polyneuritis und schwere periphere Nervenlähmungen kompliziert wurde. Die Krankheit wird für humane Ornithose gehalten. Zweimalige KBR verlief negativ, was auf die frühzeitig einsetzende Antibioticatherapie zurückgeführt wurde, so daß eine Antikörperbildung verhindert wurde. Die Polyneuritis und die Lähmungen wurden als eine Toxinschädigung der peripheren Nerven gewertet, die von dem Ornithosevirus verursacht wurde. Aus der Literatur sind auch Erkrankungen des Zentralnervensystems bekannt, konnten jedoch bei diesem Patienten nicht festgestellt werden. Nach Behandlung mit Tetracyclinen und Aureomycin wurde der Patient gesund, nur eine Radialis- und Medianusparalyse blieb unverändert bestehen. L. Stoll. 9922.

**4-64/12-0714** Sydorenko, O. V. Pro čutlyvist' tvaryn do grypu. **(Zur Grippesensibilität der Tiere.)** Mikrobiologičnyj žurnal, Kyïv **25** (1963) Nr. 6. S. 28-33. – 2 Abb., 2 Tab., 16 Lit. Orig.: ukrain., Ausz.: russ., engl.
In variierten Versuchsreihen konnte die Empfänglichkeit der unterschiedlich auf Grippe-Infektionen reagierenden Tiere wie: Hamster, Meerschweinchen, weiße Ratten, Katzen, Hunde und Kaninchen für diese Infektion nachgewiesen werden. Als Infektionsmaterial diente hierbei die Allantoiskultur des Grippevirus $A_{pr\text{-}8}$ und verschiedene Passagen in Lungensuspensionen. Es wurde eine latente Periode der Grippeinfektion bei Meerschweinchen, weiße Ratten, Hunden und Kaninchen beobachtet, in der mittels der Luminmineszenzmikroskopie in den Alveolar- und Bronchialzellen Virus-RNS gefunden wurde. In einigen Passagen konnte das Virus aus der Leber, Milz und den Nieren isoliert werden. Gegen Ende der Latenzzeit trat eine Steigerung der pathogenen Eigenschaften des Grippevirus auf. Die allgemein übliche Einteilung der Tiere bezüglich der Sensibilität gegenüber der Grippe darf nach Ansicht des Vfs. nur als bedingt gültig angesehen werden.
W. Bathke. 9925.

**4-64/12-0715** Fomin, D. Ch.; Ushgorod, Inst. für Epidemiol., Mikrobiol. und Hyg. Izučenie sezonnosti zabolevanij ėpidemičeskim gepatitom na Ukraine. **(Eine Studie des saisonmäßigen Charakters der infektiösen Hepatitis in der Ukraine.)** Žurnal mikrobiologii, ėpidemiologii i immunobiologii, Moskva **40** (1963) Nr. 6. S. 12-18. – 5 Abb., 21 Lit. Zus. in Engl.
Nach einer kurzen Zusammenfassung des Schrifttums zu diesem Thema bringt Vf. eine sehr weitgefaßte Aufstellung der Hepatitiserkrankungen in diesem Gebiet in den Jahren 1953-1960. Tabellarisch werden die altersmäßigen (Kinder, Jugendliche, ältere Menschen) sowie die jahreszeitlichen Schwankungen aufgezeichnet. Eine besondere Häufigkeit der Hepatitisfälle war bei Kindern im Herbst und im Winter feststellbar, während sie bei Erwachsenen über das ganze Jahr hinweg auftraten. Außerdem kann besonders bei Kindern verschiedener Altersgruppen auch ein Unterschied in der Infektionsmöglichkeit (orale oder Tröpfcheninfektion) vorliegen. Augenscheinlich spielen die Vielzahl der Infektionswege des Hepatitisvirus und auch andere Faktoren (Auftreten der Infektionsquelle in Kindergärten, der Stand der allgemeinen Immunität usw.) für das Aufkommen dieser Erkrankung eine Rolle. In einigen Gebieten konnte das unterschiedliche Auftreten der Hepatitis nicht festgestellt werden. Vf. macht dafür die Schwierigkeiten der Diagnosestellung gerade bei dieser Erkrankung verantwortlich. E. Werner. 9925.

**4-64/12-0716** Bogomolov, F. I. Ėpidemiologičeskaja charakteristika bolezni Botkina v sel'skoj mestnosti. **(Epidemiologische Eigenarten der Botkin'schen Krankheit in einer ländlichen Gegend.)** Žurnal mikrobiologii, ėpidemiologii i immunobiologii, Moskva **40** (1963) Nr. 6. S. 25-28. – 2 Tab., 4 Lit. Zus. in Engl.
In dieser humanmedizinischen Arbeit wird die Zahl der Hepatitisfälle und ihre jahreszeitliche Verteilung in diesem Gebiet (Shitomir) festgestellt. Es konnte dabei eine Verdoppelung der Erkrankungsfälle von 1956-1960 auf-

gezeigt werden. Am häufigsten erkranken Kinder zwischen 7 und 15 Jahren. Im Herbst ist die größte Infektionsdichte, während sie im Frühjahr und Sommer zurückgeht. Die Ausbrüche der Botkin'schen Krankheit erfolgen nicht nur sporadisch, sondern auch endemisch und zwar hier besonders die ohne Ikterus verlaufende Form. Prophylaktische Gammaglobulin-Injektionen (0,2 ml je kg Kgw.) beugten einer Ausbreitung der Hepatitis vor. Durch Krankenhausbehandlung bestimmter schwerer Fälle (in Isolierstationen) und Behandlung aller auftretenden Herde wurde es möglich, in diesem Gebiet die Botkin'sche Krankheit im Zeitraum von nur zwei Monaten nach dem 1. Ausbruch zu tilgen. E. Werner. 9925.

**4-64/12-0717** Heinig, H.; Insel Riems, Friedrich-Loeffler-Inst. der Dtsch. Akad. der Landwirtsch.-Wiss. zu Berlin. **Stellungnahme zu der Arbeit: „Euterpockenerkrankung durch Paravaccinevirus bei Mensch und Tier und die Beziehungen zur Stomatitis papulosa der Rinder“.** Mh. Veterinärmed. 18 (1963) Nr. 24. S. 933-934. — 1 Lit.

Vf. nimmt zu dem angeführten Artikel Stellung und stellt fest, daß die eigenen Versuchstiere frei von Stomatitis waren und außerdem vor Versuchsbeginn längere Zeit in Quarantäneställen unter Beobachtung standen. Es wird erneut darauf hingewiesen, daß Beziehungen zwischen der Stomatitis papulosa der Rinder und den Melkerknoten bestehen können. Auch der Erreger des Ecthyma contagiosum der Schafe vermag beim Menschen den Melkerknoten gleichende Hautveränderungen zu verursachen. Daß die Infektion mit dem Paravaccinevirus ebenfalls zu den sogenannten Melkerknoten führt, wird nicht bezweifelt. H. Haase. 9925.

**4-64/12-0718** Jung, H.-D.; Pasewalk/Ruhleben, Kreiskrankenhaus. **Schlußwort zur Stellungnahme von A. Heinig zu der Arbeit von H.-D. Jung: „Euterpockenerkrankung durch Paravaccinevirus bei Mensch und Tier und die Beziehungen zur Stomatitis papulosa der Rinder“.** Mh. Veterinärmed. 18 (1963) Nr. 24. S. 934-937. — 12 Lit.

Die Erwiderung von Heinig auf seinen Artikel ist Vf. Anlaß, eine Stellungnahme dazu abzugeben. Es wird festgestellt, daß zwischen den sogenannten „Melkerknoten“ und den Hautveränderungen des Menschen nach Infektion mit dem Virus des Ecthyma contagiosum des Schafes Unterschiede bestehen. Nach Diskussion der von Grüneberg und Heinig angewandten Versuchsanordnung zur ätiologischen Klärung der Melkerknoten des Menschen kommt Vf. zu der Schlußfolgerung, daß „wesentliche Kriterien für den Beweis der Virusätiologie einer Dermatose von den Autoren nicht gebracht werden und die Befunde über die Erzeugung von „Melkerknoten“ durch das der Stomatitis papulosa keine Beweiskraft besitzen“. Die von Nasemann und Berber für die Virologie abgewandelten Koch'schen Postulate werden angeführt und ihre allseitige Erfüllung als ätiologischer Beweis der durch Viren verursachten Krankheiten angesehen. H. Haase. 9925.

**4-64/12-0719** Stepaniščeva, Z. G. Osobennosti tečenija dermatomikozov u čeloveka i životnych. **(Über den besonderen Verlauf der Dermatomykosen bei Mensch und Tier.)** Veterinarija, Moskva **41** (1964) Nr. 3. S. 30-31.

Die Trichophytie ist teilweise bis zu 95% an den Dermatomykosen beteiligt. Durch uneinheitliche Maßnahmen zwischen den Dienststellen der Human- und Veterinärmedizin ist es in einigen Gebieten zu einer starken Verbreitung der Trichophytie nicht nur unter den Tieren, sondern auch unter den Menschen gekommen. Hierfür sind einmal als Überträger Katzen, Hunde und kleine Nagetiere anzusehen, zum anderen können sich auch sehr leicht Tierpfleger anstecken. Als besonders gefährlich sieht Vf. die klinisch erkrankten Sporenträger an. Bei diesen meist erwachsenen Tieren kann häufig durch Kulturversuche kein Erregernachweis geführt werden, deswegen ist der vermehrte

Einsatz von UV-Licht nötig. Außerdem weist Vf. darauf hin, daß eine einmalige Behandlung zwecklos ist, sondern daß nur breit angelegte, mehrmalige Behandlung zum Erfolg führt. E. Werner. 9930.

**4-64/12-0720** Vitali, G.; Parma, Univ., Fac. di Med. Veterin., Ist. di Clin. Med. e Malattie Infettive. Rassegna su recenti acquisizioni, contributo sperimentale e considerazioni, su taluni rapporti tra mycetes e Columba livia, con particolare riferimento a sistemi ecologici comprendenti homo sapiens. **(Übersicht über die neuesten Erfahrungen, experimenteller Beitrag und Beobachtungen zur Beziehung zwischen Myceten und Columba livia mit besonderer Bezugnahme auf ökologische Systeme einschließlich des Menschen.)** Nuova Veterin., Faenza [N. S.] **40** (1964) Nr. 2. S. 51-57. — 27 Lit.

An Hand einer bibliographischen Übersicht erörtert Vf. die Funde von Myceten in den Ausscheidungen von Tauben: *Candida albicans* durch Littmann und Schneierson (1959) in New York, *Histoplasma capsulatum*, *Cryptococcus neoformans* durch Emmons (1955), japanische und andere Forscher (1957, 1959, 1961) aus Nestern, Käfigen und der Umgebung des Vogelhandels, auch aus Exkrementen von Kanarienvögeln. Die Untersuchungen müssen an einer größeren Anzahl von Vögeln, z. B. Brieftaubengemeinschaften in gewohnter Umgebung und unter natürlichen Bedingungen fortgesetzt werden, um die Rolle der Vögel bei der Übertragung von Zoonosen präziser zu erforschen. K. Reinhardt. 9930.

**4-64/12-0721** Holck, Søren; København, Veterin.-og Landbohøjskole. Om trichinosis, smittekilder og udbredelse i Sydøstasien. **(Trichinose, Seuchenherde und Ausbreitung in Südostasien.)** Nord. Veterinärmed. **15** (1963) Nr. 11. S. 851-861. — 3 Abb., 14 Lit.

Vf. gibt eine Übersicht über die Ausbreitung der Trichinose in Südostasien und berichtet über eine in Nordthailand ausgebrochene Trichinoseepidemie, bei der 56 Personen erkrankten und 11 davon starben. Bei 5 von 38 untersuchten, aus dem verseuchten Gebiet stammenden Schweinen wurden Trichinen ermittelt. Bei 78% der klinisch erkrankten und bei 30% nichterkrankter Personen fielen Hautteste positiv aus. W. Lehnert. 9930.

**4-64/12-0722** Baratawidjaja, R. K., Hewson, Ann und Labzoffski, N. A.; Toronto, Ontario Dep. of Health, Virus Diagnostic Unit. Fluorescent antibody staining in the serodiagnosis of trichinosis. **(Zur Färbung fluoreszierender Antikörper in der Serodiagnose der Trichinose.)** Canad. J. Microbiol. **9** (1963) Nr. 4. S. 625-628. — 3 Abb., 1 Tab., 8 Lit.

Für die Versuche wurden 36 Seren von parasitologisch geprüften oder klinisch diagnostizierten Fällen von Trichinose beim Menschen und 9 Seren von experimentell infizierten Kaninchen (je Tier ca. 2000 lebende Larven per os) verwendet. Die Trichinenausstriche wurden nach Fixierung durch Abflammen mit dem Antiserum übergossen und nach Aufbewahrung in einer feuchten Kammer, Waschen und Trocknen mit einem rhodaminhaltigen fluoreszeinkonjugierten Antigamma Globulin gefärbt. Die Auswertung erfolgte im Fluoreszenzmikroskop. Hierbei konnte neben der Fluoreszenz (F.) im Verdauungstrakt der Trichinenlarven auch eine starke F. der Cuticula selbst, sowohl bei intakten Larven als auch bei den durch Ultraschall gewonnenen leeren Cuticulae beobachtet werden (rotgelbe Larven mit brillant-grüner F. der Cuticula, grüne F. der gesamten leeren Cuticula). Die mit normalem Serum behandelten Kontrollen zeigten keine F. Vff. sind der Ansicht, daß es sich hierbei um Antigeneigenschaften der Cuticula, also eine spezifische Antigen-Antikörper-Reaktion, handelt. Eine Untersuchung von Gefrierschnitten vom Zwerchfell infizierter Ratten brachte dieselben Ergebnisse. Durch einen Vergleich mit der Komplementbindungsreaktion wurde festgestellt, daß die hier beschriebene Methode durch Erzielung höherer Titer empfindlicher ist. Der Test ist weniger zeitraubend. Präparate können im Voraus hergestellt und gefroren aufbewahrt werden. Durch die intensive F. der Parasiten wird ihr Auffinden wesentlich erleichtert. Nachtragend wird erwähnt, daß durch die Anwendung der Immunofluoreszenz in 3 Fällen beim Menschen die Trichinose bereits 2 Wochen vor dem Nachweis von Präzipitinen oder komplementbindender Antikörper festgestellt werden konnte. H. Heimbürge. 9930.

**4-64/12-0723** Smirnov, G. G.; Leningrad, Militärärztl. Kirow-Akad. Prirodnaja očagovosť trichinelleza v Artike. **(Naturherde der Trichinellose in der Arktis.)** Zoologičeskij žurnal, Moskva **42** (1963) Nr. 3. S. 338-344. – 1 Abb., 1 Tab., 30 Lit. Zus. in Engl.
In den letzten Jahrzenten konnten große Erfolge bei der Erforschung der Arktis erzielt werden. Vf. stellte sich die Aufgabe, die Verbreitung der Trichinellose in der Arktis darzustellen. Zum Unterschied von anderen Rundwürmern hat *Trichinella spiralis* einen unwahrscheinlich großen Kreis von Wirtstieren. Es wurde festgestellt, daß in den Gebieten des nördlichen Polarkreises Trichinen bei Land- und Meeressäugetieren gefunden wurden. So ist die Trichinellose bei Eisbären, Braunbären, Polarfüchsen, Wölfen, Zughunden, Robben, Rentieren, Elchen u. a. verbreitet. Auch bei Eskimos in Grönland, Nordkanada, Alaska, auf Bennet und im Nowosibirsker Archipel wurden Trichinen festgestellt. Die starke Verbreitung der Trichinellose unter der Tierwelt der Arktis stellt auch eine große Gefahr für alle Menschen dieses Gebietes dar. H. Splisteser. 9930.

**4-64/12-0724** Hoffmann, G.; Berlin-Dahlem, Univ., Strahleninst. und -klin. **Über die Infektion des Menschen mit dem Hundebandwurm (Hülsenwurm).** Münchener med. Wschr. **105** (1963) Nr. 16. S. 846. 9930.

---

**4-64/12-0725** *Krüger, Walter* und *Töppich, Eckart.* Hrsg.: Zentralvorst. Land u. Forst. **Das seuchenhafte Verwerfen der Tiere (Brucellose) — eine Ansteckungsquelle für den Menschen.** Berlin: 1962. (23 S.) 8°. (DA 802)

## XXVII. BIENEN- UND SEIDENRAUPENKRANKHEITEN

**4-64/12-0726** Inoue, Tanji und Inoue, Atsuo; Suishoen, Moriyama, Nagoya, Japan, Cult. Lab. The world royal jelly industry: present status and future prospects. **(Die industrielle Herstellung von Weiselsaft in der Welt. Gegenwärtiger Stand und künftige Aussichten.)** Bee Wld. **45** (1964) Nr. 2. S. 59-69.
Vff. berichten über den Umfang der Gewinnung und industriellen Verwertung von Bienenköniginnen-Muttersaft (Gelée royale, Royal jelly) (GR) in Canada, USA, Frankreich, Italien, BRD, CSR, USSR, Israel, Taiwan (Formosa), Korea, Japan, Honkong, Singapore und VR China. Während der vor etwa 10 Jahren von Mexico, Italien und Frankreich ausgehende „Moderummel" mit GR bereits abflaute, bevor die Kenntnis über die angebliche Wirkung in alle Welt gelangte, haben Herstellung und Verkauf in Japan stark zugenommen; so produzieren USA z. B. gegenwärtig ca. 200-250 kg GR jährlich, Japan dagegen 1959 noch 100 kg, 1960: 200 kg, 1961 bereits 800 kg und 1962 sogar 1500 kg GR. Da sich in Japan mit bemerkenswertem Eifer Ärzte und Medizinalbehörden mit Untersuchungen und Prüfungen über medizinische Anwendungsgebiete von GR befassen, ist die Steigerung bis zur Überproduktion erklärlich. In Japan ist erstmalig durch eine Medizinalbehörde ein injizierbares Präparat von GR: „Rojelly" anerkannt und zugelassen worden, während man in Frankreich und USA in dieser Hinsicht äußerste Zurückhaltung übt. Eine objektive Beurteilung über Wert oder Unwert von GR wird um so mehr erschwert, als in Japan und anderswo z. B. viele Zubereitungen von GR mit Aminosäuren, Vitaminen und Hormonen „angereichert" sind oder in Honig gelöst ohne weitere Zusätze als Nährmittel ver-

kauft werden. Die z. Zt. immer noch lukrative Herstellung von GR (1 kg kostet 180 $) hat in Zukunft nur Aussichten, wenn das Mittel eine Bestätigung durch die Medizinal-Aufsichtsbehörden erfährt. Das würde dem Präparat auch den bereits stark rückläufig gewordenen Markt in den fortgeschritteneren Ländern zurückzuerobern helfen. Daran ist man in Japan stark interessiert, da man aus mancherlei strukturellen Gründen in der Lage ist, eine Exportindustrie für GR aufzubauen, wodurch sich der Produktionswert (1961: $^1/_4$ Mill. $) zweifellos um ein Mehrfaches steigern ließe.

K. Reinhardt. 9945.

**4-64/12-0727** Bermann, R.; Inst. für Bienenzucht der DDR. Zabolevanie pčel i matok nozematozom. **(Die Erkrankung der Bienen und Königin an Nosematose.)** Pčelovodstvo, Moskva **40** (1963) Nr. 11. S. 14-16. — 1 Abb.
In vielen Ländern der Welt wird der Bienenzucht durch die Nosematose ein großer Schaden zugefügt. Der Erreger — ein einzelliger sporenbildender Organismus — hat seinen Sitz im Mitteldarm der Biene, wo er starke Schäden hervorruft. Es treten dadurch schwere Stoffwechselstörungen auf und die Tiere verenden. Die Erkrankung tritt hauptsächlich nur dann auf, wenn die Bienen nicht ausreichend mit Eiweiß versorgt sind. Eine ausreichende Versorgung der Bienen mit Blütenstaub in den Herbstmonaten ist für die Bekämpfung der Nosematose von besonderer Bedeutung.

H. Splisteser. 9950.

**4-64/12-0728** Huška, J. Tlumení roztočové a nosemové nákazy. **(Bekämpfung der Milben- und Nosemaseuche.)** Včelařství **16(97)** (1963) Nr. 9. S. 135.
Vf. berichtet über eine erfolgreiche Behandlung der Milbenseuche seiner Bienen durch das Präparat BEF und der Nosemaseuche mit dem neuen Präparat Noselid. Die Nosemaseuche erreichte im Jahre 1959 100% in seiner Bienenhaltung und sank im Jahre 1962 auf nur 10%; die Milbenseuche, die 38% erreichte, wurde vollkommen unterdrückt. Während der ersten 2 Jahre behandelte er das von Milben befallene Bienenvolk mit 2 Gaben: die erste BEF-Gabe wurde nach der Winterfütterung, die zweite während des Winters verabreicht. Im darauffolgenden Jahr erhielt das Bienenvolk eine Gabe vor der Einwinterung. Das Präparat Noselid wurde in Zuckerlösung bei der letzten Winterfütterung verabreicht. Die zweite Gabe erhielten die Bienen mit der ersten Frühlingsfütterung. Während der Behandlung wurde das Wabenwerk ausgewechselt und die Beuten wurden ausgeschwefelt.

ČSSR/ÚVTI. 9950.

**4-64/12-0729** Kostecki, R. Zapobieganie chorobie zarodnikowcowej i jej zwalczanie. **(Prophylaxe der Nosemaseuche und ihre Bekämpfung.)** Pszczelarstwo **1963** Nr. 5. S. 11-13.
Die Nosemaseuche wird von einem mit dem bloßen Auge unsichtbaren, einzelligen Erreger hervorgerufen. Prophylaktische Maßnahmen begrenzen in großem Maße die Entwicklung der Krankheit oder beseitigen sie. Die Bienenstöcke müssen in umzäunten Bienengärten an sonnigen Stellen aufgestellt werden, mit dem Flugloch nach Süden, weil sich die Krankheit bei einer Temperatur über 38 °C nicht entwickelt. Krankheitsursachen können sein: eine Königin, verirrte kranke Bienen oder Wassertränken in der Flugrichtung der Bienen. Es ist angebracht, die Brettchen der Tränken mit heißem Wasser oder 2- bis 3%iger Natronlauge zu waschen. Imkergeräte und Wabenstöcke müssen desinfiziert werden. Nachdem diese Krankheit im Bienengarten festgestellt wurde, müssen die befallenen Völker in saubere Bienenstöcke gebracht und die Königin ausgewechselt werden. In dem desinfizierten Bienenstock müssen nach und nach in dem Maße, wie sich der Wurm herausnagt, die Waben ausgewechselt werden. Verwendungsfähige Waben werden mit kalter Essigsäure desinfiziert. Das Antibioticum Fumidil B

sowie Anisöl, bzw. Eukalyptusöl im Sirup für die Fütterung der Bienen beseitigen die Krankheit und vermindern ihre Verbreitung. Fumidil B ist leicht löslich und wird für eine einmalige Verwendung jeweils zubereitet. PRL/CBR. 9950.

**4-64/12-0730** Čanyšev, Z. G. Novye preparaty protiv gnil'cov. **(Neue Präparate gegen die Faulbrut.)** Pčelovodstvo, Moskva **40** (1963) Nr. 9. S. 26-27.

Die Untersuchungsergebnisse zeigen, daß die Anwendung von 300000 IE Bicillin, 100000 IE Terramycin und 1 g Furazolidon je Bienenfamilie auf eine dreimalige Zufütterung verteilt einen hohen therapeutischen und prophylaktischen Erfolg bei der Amerikanischen Faulbrut hat. Eine analoge Wirksamkeit ergab sich bei Applikation von 1 g Furazolidon, 100000 IE Tetracyclin und 500000 IE Streptomycin gegenüber der Europäischen Faulbrut. (97-100% Wirksamkeit). Nachteilige Einflüsse wurden nicht beobachtet. H. Rauch. 9950.

**4-64/12-0731** Ėreši-Pal, Z. Pčelinye brauly. **(Bienenläuse.)** Pčelovodstvo, Moskva **40** (1963) Nr. 6. S. 28-30. — 2 Abb., 1 Lit.

Vf. gibt eine Übersicht der bekannten Arten der Bienenläuse, beschreibt ihre morphologischen Besonderheiten und ihre Verbreitungszonen. Folgende Arten sind beschrieben: *Braula coeca, B. schmitzi, B. orientalis, B. pretoriensis, B. kohli.* Die Art *B. orientalis* wird dabei vom Vf. erstmalig beschrieben und benannt. Er stellte fest, daß sich die Larven dieser Art ohne Honig ernähren können, teilweise aber Wachs verarbeiten. H. Rauch. 9950.

**4-64/12-0732** Veličkov, Veličko. Fenotiacin — novyj preparat protiv braul. **(Phenothiazin — ein neues Präparat gegen die Bienenlaus.)** Pčelovodstvo, Moskva **40** (1963) Nr. 11. S. 12-13.

Die Bienenlaus ist in Bulgarien sehr stark verbreitet. Von vielen Imkern wurde ihr keine große Bedeutung beigemessen. Es ist jedoch erwiesen, daß dieser Parasit den Bienenvölkern großen Schaden zufügt. Die bisher angewandten Mittel, wie Naphthalin, Kampfer und Tabakrauch waren in ihrer Anwendbarkeit für die Bienenzüchter sehr ungeeignet. Von I. Tschukalow wurde 1962 die Verwendung von Phenothiazin vorgeschlagen, das sich in umfangreichen Versuchen als sehr wirksam gegenüber der Bienenlaus und unschädlich für die Bienen erwies. H. Splisteser. 9950.

**4-64/12-0733** Golański, K. Zarazki wywołujące żółtaczkę jedwabnika morowego (Bombyx mori L.). **(Die Gelbsuchterreger des Maulbeerspinners [Bombyx mori L.].)** Hodowca drobnego Inwentarza **11** (1963) Nr. 5. S. 18. — 5 Abb.

Die letzten Untersuchungen haben gezeigt, daß wir beim Maulbeerspinner zwei Arten von Polyedrie (Gelbsucht) haben. Die nucleäre Polyedrie — vielflächige Kristalle, gebildet durch die Viren der Gelbsucht in den Kernen der Zellen verschiedener Gewebe; Cytoplasmatische Polyedrie — die Polyeder bilden sich im Cytoplasma der zylindrischen Darmzellen. Außer der Ähnlichkeit der Formen der Polyeder in den verschiedenen Zellen von *Bombyx mori L.* unterscheiden sich die Viren, die diese Polyeder bilden, sehr stark untereinander. Die Viren, die die nucleäre Polyedrin hervorrufen, haben Stäbchenform. Die Viren, die die cytoplasmatische Polyedrie hervorrufen, sind rund. Auf Grund der Formen können wir die Art der Polyeder nicht unterscheiden, weil sie sehr ähnlich sind (kubische Plättchen).
PRL/CBR. 9960.

---

**4-64/12-0734** *Kostecki, R.* **Choroby pszczół i ich zwalczanie.** (Bienenkrankheiten und ihre Bekämpfung.) Warszawa: PWRiL. 1962. (147 S. m. 55 Abb. u. 4 Tab.) A 5. Die Arbeit berichtet über folgende Probleme: Ansteckende und nichtansteckende Bienenkrankheiten. Invasionen der Schädlinge der Bienen und des Bienenstocks. Vorbeugung gegen Krankheiten und Schädlinge der Bienen im Stock. Desinfektion. Untersuchung des verdächtigen Bienenstocks. Rechtsvorschriften. Verpflichtungen des Besitzers der Bienenstöcke. Verpflichtungen des tierärztl. Dienstes bei Verdacht auf Bösartige Faulbrut, Sauerbrut, oder Milbenseuche. Schutzmittel. Befall wird als erloschen anerkannt; Durchführung der Maßnahmen. Entschädigung — Hilfe. Instruktionen und Auszüge aus den entsprechenden Verordnungen des Min. f. Landwirtschaft. Richtlinien über Schutz der Bienen gegen Vergiftung durch Insektenbekämpfungsmittel. PRL/CBR.

## XXVIII. GERICHTLICHE VETERINÄRMEDIZIN, TIERSCHUTZ, TIERVERSICHERUNG

**4-64/12-0735** Brittain, Robert P.; Carstairs, Lanarks., State Hospital; London, Hospital, Med. Coll. A bibliography of veterinary jurisprudence. **(Eine Bibliographie der Veterinär-Jurisprudenz.)** Veterin. Rec. **75** (1963) Nr. 34. S. 861-862. 9972.

**4-64/12-0736** Baier, W. und Walser, K.; München, Univ., Gynäkol. und Ambulator. Tierklin. **Beiträge zur tierärztlichen Forensik der Euterstörungen. 1. Mitt. Gewährschaftsfragen bei Mängeln des Euters.** Berliner Münchener tierärztl. Wschr. **77** (1964) Nr. 4. S. 80-82.
Aufgabe des Tierarztes als Sachverständiger ist es, durch gründliche Untersuchung den bestehenden Zustand möglichst objektiv zu erfassen und festzuhalten. Vor der Ausstellung eines nicht ausreichend begründeten „Gefälligkeits-Gutachtens“ wird dringend gewarnt. Nach den in der Bundesrepublik gültigen Währschaftsbestimmungen haftet der Verkäufer eines Rindes für Euterfehler nur dann, wenn im Kaufvertrag eine entsprechende Zusicherung für Fehlerfreiheit oder Eutergesundheit gegeben wurde oder wenn eine Gewährleistung für Euterfehler vom Verkäufer übernommen wurde. Im letzteren Fall muß nachgewiesen werden, daß der Mangel erheblich, verborgen und z. Zt. der Übergabe des Tieres vorhanden war, während bei einer Zusicherung die Kriterien der Erheblichkeit und Verborgenheit entfallen. Bei Auktionstieren müssen die Bedingungen der Absatzveranstaltung über Gewährfristen, Zeitpunkt des Überganges der Gefahr usw. beachtet werden. Eine akute Mastitis kann sich innerhalb weniger Stunden besonders unter den Bedingungen des Auf- und Abtriebs sowie während und im Anschluß an den Transport entwickeln. Von ihr ist klinisch die akute, katarrhalisch-eitrige Galaktophoritis und Mastitis schwer zu trennen. Fehlen die Symptome einer akuten Entzündung, so kann nicht immer mit Sicherheit auf das Vorliegen einer älteren chronischen Mastitis geschlossen werden, die z. Zt. der Übergabe vorhanden war. Eine Euterentzündung kann auch schleichend, ohne die Symptome einer akuten Entzündung ihren Anfang nehmen. Ein sicheres Merkmal chronischer, länger bestehender Euterentzündungen ist die Atrophie bzw. Hypertrophie einzelner Viertel (hypertrophierende Entzündungsform). Für die Altersbestimmung der Veränderungen ist die cytologische und bakteriol. Untersuchung der Milch erforderlich. Schwierig wird die Altersfeststellung bei der subklinischen Form chronischer Euterentzündungen, die durch cytologische oder bakteriol. Untersuchung aufgedeckt werden. Deshalb wird empfohlen, die Eutergesundheit eines Rindes sofort nach Überstellung in den Käuferbestand durch den Tierarzt prüfen zu lassen (Einstellungsuntersuchung). Die Entzündung eines oder mehrerer Euterviertel ist in jedem Fall als ein erheblicher Fehler anzusehen, der den Zucht- und Nutzwert einer Kuh stark beeinträchtigt. Ebenfalls sind Euter, die eine nach dem Milchgesetz gemaßregelte Milch, auch in normaler Menge, liefern, als mit einem erheblichen Fehler behaftet anzusehen. Die Frage der Verborgenheit eines Mangels kann nur von Fall zu Fall entschieden werden. Erscheinungen akuter Euterentzündungen können unter Umständen durch ein physiologisches Euterödem verdeckt werden, so daß auch hier von einem verborgenen Fehler gesprochen werden muß. A. Meyer. 9975.

**4-64/12-0737** Jerichow, Alfred; Berlin, Humboldt-Univ., Veterinärmed. Fak., Med. Tierklin.; Inst. für Gerichtl. Tierheilkunde. **Fehler und Schwächen des deutschrechtlichen Währschaftssystems unter besonderer Berücksichtigung der Verordnung betreffend die Hauptmängel und Gewährfristen vom 27. März 1899.** Diss. Berlin **1964** 168 S. – 2 Tab., 94 Lit.

Als Fehler und Schwächen des deutschrechtlichen Währschaftsprinzips können allgemein herausgestellt werden: 1. Beschränkung des Tierarztes in seiner Tätigkeit als Sachverständiger seit 65 Jahren auf Grund der 1899 aufgestellten Behauptung: die Tierheilkunde sei nicht in der Lage, einen Fehler nach den Gesichtspunkten hin zu untersuchen, die römischrechtliche Währschaftsgrundsätze von ihr verlangen. Diese Beschränkung hat eine hemmende Auswirkung auf die Entwicklung der gerichtlichen Tierheilkunde zur Folge gehabt. 2. Es sind Streitigkeiten wegen Viehmängeln sowie die Entstehung schikanöser Prozesse mit der Rechtssprechung nach deutschem Währschaftssystem gefördert worden. 3. Eine Steigerung der Rechtssicherheit sowie die Vereinheitlichung der Gewährleistung sind durch dieses Rechtsprinzip nicht erreicht worden. – Die aufgeführten Mängel stellen Gründe dafür dar, warum die Haustierhandelsgesetze von jeher unter einer gewissen Unpopularität zu leiden gehabt haben. Sie haben bei vielen Tierärzten und Juristen den Wunsch nach kardinaler Änderung der Haftungsgrundsätze beim Tierhandel laut werden lassen. Folgende Unzulänglichkeiten der Verordnung vom 27. 3. 1899 haben veterinärmedizinische Autoritäten zu kritischen Stellungsnahmen veranlaßt: 1. Die gesetzliche Benennung von Hauptmängeln und von Gewährfristen für sie führt zur Schablonenhaftigkeit bei der Behandlung von Gewährleistungsansprüchen. Es werden dadurch Mängel zu erheblichen Fehlern mit einer Haftungsverpflichtung für den Verkäufer erklärt, die in einem Gegensatz zu den erheblich auftretenden Nichthauptmängeln ohne Gewährleistungsanspruch stehen. 2. Definitionen und Gewährfristen für die einzelnen Hauptmängel halten einer Überprüfung nach neuesten wissenschaftlichen Gesichtspunkten nicht mehr stand. – Nach Ansicht fast aller Kritiker ist der modern ausgebildete Tierarzt durchaus in der Lage, den Anforderungen gerecht zu werden, die mit der Anwendung des römischrechtlichen Währschaftssystems von ihm verlangt werden würden. Sie befürworten die Einführung desselben generell für den gesamten Tierhandel im Interesse einer Beseitigung der durch das Inkrafttreten der §§ 481-492 BGB im Viehhandel verursachten rechtsunsicheren Zustände.

E. Wiesner. 9980.

**4-64/12-0738** Brink, van den. **Zum Welttierschutztag. Gedanken zum Tierschutz.** Dtsch. tierärztl. Wschr. **70** (1963) Nr. 19. S. 535-536. 10030.

**4-64/12-0739** Strasser, H. **Tierversuche und Tierschutz.** Z. Versuchstierkunde **3** (1963) Nr. 1/2. S. 1-10.

Die Bedeutung der Tierversuche für den Fortschritt in der medizinischen Forschung wird an Hand einiger Beispiele deutlich gemacht (Gewinnung des Insulins nach Experimenten am Hund, Verwendung des Affen als Versuchstier bei der Schaffung der Poliomyelitisvaccine, Prüfung von Impfstoffen). Deshalb läßt sich die von Tierschutzkreisen angestrebte Abschaffung der Versuche an lebenden Tieren weder sachlich noch ethisch vertreten und durchführen. Der von Gegnern der Tierversuche verwendete Ausdruck Vivisektion ist unhaltbar und wird meistens nur polemisch verwendet. Die neuen Erkenntnisse auf dem Gebiet der Versuchstierkunde zeigen, daß Tiere für wissenschaftliche Zwecke gesund, erbrein und unter kontrollierten Bedingungen aufgezogen sein müssen. Dazu sind für sie optimale Umweltverhältnisse zu schaffen. Hierbei müssen Erkenntnisse der Verhaltensforschung der Versuchstiere berücksichtigt werden. Diese sachlichen Erwägungen entsprechen den moralischen Forderungen des Tierschutzes. Eine in England bestehende Tierschutzorganisation strebt an, Ersatz von Tieren als Versuchsobjekte durch empfindungsloses Material, z. B. Gewebekulturen (soweit als möglich), Vermeidung jeglichen verschwenderischen Gebrauchs von Versuchstieren und Verfeinerung der Labortechniken, um unvermeidbare Beeinträchtigungen der Tiere zu vermindern. Die früher als Nebenerwerb betriebene Zucht von kleinen Versuchstieren mit ihren, das Tier belastenden Begleiterscheinungen, ist übergegangen in wenige größere Zuchtanlagen, die nach modernsten Erkenntnissen betrieben werden. Der Versuch selber ist an die fachliche und menschliche Qualifikation von Wissenschaftlern gebunden. Über die Verwendung von Muskelrelaxantien im Tierversuch gehen die Ansichten noch auseinander. Die Euthanasie sollte, wenn Barbiturate aus Versuchsgründen nicht verwendet werden können, durch richtige elektrische Tötung erfolgen. Der Stromdurchtritt durch Herz und Körper verursacht erst nach Minuten eine Bewußtlosigkeit. Deshalb sind Kopfelektroden notwendig. Allgemein wird die Mitarbeit der Tierschutzorganisationen in Fragen der Tierversuche, Förderung der Forschung auf dem Gebiet der Versuchstierkunde, Ausbildung von qualifiziertem Pflegepersonal und weiterer Bau von neuzeitlichen Tierhäusern für Versuchstiere empfohlen. A. Meyer. 10030.

4-64/12-0740 Schecker, H. **Eine neue Dressurmethode im Dienste der Unfallverhütung und des Tierschutzes.** Dtsch. tierärztl. Wschr. **70** (1963) Nr. 19. S. 547. 10030.

## XXIX. STAATSVETERINÄRKUNDE

4-64/12-0741 Flückiger, G. **100 Jahre internationale Tierseuchenbekämpfung.** Wiener tierärztl. Mschr. **50** (1963) Nr. 8. S. 721–730. 10050.

4-64/12-0742 Paesler, Rudolf; Berlin, Humboldt-Univ., Veterinärmed. Fak., Inst. für Staatsveterinärkunde. **Gesetzliche Bestimmungen auf dem Gebiet des Veterinärwesens in der ersten Hälfte des XX. Jahrhunderts für den Regierungsbezirk Potsdam.** Diss. Berlin **1963** 105 S. – 7 Lit.

Vf. versucht, eine Übersicht über die in den Jahren von 1900-1945 erschienenen Verordnungen auf dem Gebiete der Veterinärmedizin für den Regierungsbezirk Potsdam zu geben und sie gleichzeitig zu analysieren. Außerdem wird ein Vergleich zur heutigen gesetzlichen Lage gezogen. Es kann festgestellt werden, daß die veterinärpolizeilichen Maßnahmen zur Tilgung vieler Seuchen geführt haben und die Verordnungen zu Recht bestehen. Wo diese Verordnungen ihrem Inhalt nach nicht mehr den gegebenen Verhältnissen entsprachen, wurden diese durch neue weiter entwickelt oder ergänzt. Es hat sich weiterhin ergeben, daß auf einigen Gebieten Verordnungen noch revisionsbedürftig sind. Der Zweck der Anordnungen kann in folgenden Punkten zusammengefaßt werden: 1. Sicherung der Landesgrenzen gegen Seucheneinschleppung. 2. Anzeigepflicht von Seuchen, die im § 10 des Viehseuchengesetzes aufgeführt sind. 3. Bekämpfung der anzeigepflichtigen und nicht anzeigepflichtigen Seuchen unter Berücksichtigung aller Möglichkeiten, die zur Seuchenverbreitung in Betracht kommen. 4. Amtstierärztliche Überwachung des gesamten Viehverkehrs und Viehhandels mit allen dazugehörigen Einrichtungen. 5. Tierärztliche Kontrolle der Molkereien. 6. Überwachung der Fleischbeschau. 7. Desinfektionsmaßnahmen. 8. Durchführung von angeordneten Impfungen. In neuerer Zeit bedient sich die Tierseuchenbekämpfung immer mehr der Durchführung prophylaktischer Impfungen, die zu einer wesentlichen Maßnahme auf diesem Gebiet geworden sind. Es kann abschließend festgestellt werden, daß sich mit tierseuchengesetzlichen Maßnahmen und modernen Impfmethoden die Tierseuchenbekämpfung auf allen Gebieten bewährt hat. E. Wiesner. 10060.

**4-64/12-0743** Goerttler, V.; Jena, Inst. für Bakterielle Tierseuchenforsch. der Dtsch. Akad. der Landwirtsch.-Wiss. zu Berlin. **Probleme der Vorbeuge und Bekämpfung der Tierseuchen.** Dtsch. Akad. Landwirtsch.-Wiss. Berlin, Tagungsber. **1962** Nr. 57. S. 7-16.

Jedes erkrankte Tier ist eine potentielle Seuchenquelle, eine Gefahr der Ansteckung weiterer Tiere und damit eine Gefahr für die volkswirtschaftlich wichtige Leistung des Gesamttierbestandes. Tiere, die Ansteckungsstoffe tragen, sind vorrangig zu eliminieren, dabei bleibt die Feststellung, ob die Tiere klinisch krank oder latent infiziert sind, außer Betracht. Eine Nutzung der ansteckungsfähigen Tiere bedeutet bei allen Seuchen zumindest eine verzögerte Tilgung. Einige Tierseuchen lassen sich durch Impfung tilgen (MKS, Schweinepest), andere überstehen jahrzehntelang durchgeführten Impfungen (Rotlauf). Für viele Seuchen gibt es noch keine geeigneten Impfstoffe. Die Anwendung aktiver Impfstoffe ist z. T. problematisch. Großbestände müssen aus gesunden Tieren aufgebaut — organisch wachsen. Abkalbeställe und Quarantäneabteilungen sind unerläßlich. Radikale und frühzeitige Merzung der Kümmerer und schnellste Isolierung kranker Tiere ist eine Grundforderung der Schweinezucht und -mast. In Quarantänestallungen darf es keine Überständer geben. Vor einer Neubelegung muß der Quarantänestall gründlich gereinigt, desinfiziert und geweißt werden. Die laufende ganztägige Beobachtung und Überwachung der Tiere stellt ein weiteres Problem der Großbestände dar. Nur so können u. a. deckreife oder vor dem Kalben oder Verkalben stehende Tiere sicher erkannt werden. Eine deutliche und auffallende Kennzeichnung ist — besonders bei Offenstallhaltung — dringend erforderlich. Bei Tieren mit viel Weiß haben sich die Kennzeichnungsfarbstoffe gut bewährt. J. Krüger. 10100.

**4-64/12-0744** Hussel, L. und Bauer, W. **Die veterinärhygienische Komponente der Rinderbrucellosebekämpfung.** Hyg. auf d. Lande 7 (1964) S. 73 bis 79. — 5 Lit.

In der veterinärhygienisch-prophylaktischen Arbeit zur Minderung und Tilgung der Brucellose werden 9 Schwerpunkte für entscheidend gehalten: 1. Brucellose kann nur dann mit Erfolg an der weiteren Ausbreitung gehindert werden, wenn die Tiere optimal gehalten werden. Zu diesem Zweck sind Weidegang, Haltung in einwandfrei betriebenen Offenstallkombinaten und dgl. sowie ausgezeichnete Tierernährung unerläßlich. 2. Sowohl in brucellosefreien als auch brucelloseverseuchten Gebieten müssen Abkalbeställe oder Sonderabteilungen in Ställen für das Geburtsgeschehen eingerichtet werden. Die Brucelloseschutzimpfung versagt, wenn nicht zugleich überall Abkalbeställe eingeführt werden. 3. Alle LPG und VEG mit großen Rinder- und Schweinehaltungen richten sich sogenannte Kadaverhäuschen ein. Der Dung aus brucellosegefährdeteten Beständen ist nach viehseuchengesetzlichen Richtlinien zu packen und damit der fermentativen Selbsterhitzung und Autosterilisation zu überlassen. 4. Die Hauptrolle bei der Freihaltung gesunder Bestände von Brucellose spielt die Quarantäne. 5. Von außerordentlicher Bedeutung ist die brucellosefreie Kälberaufzucht, die mit den Maßnahmen der Tbc-Bekämpfung kombiniert wird. 6. Zur Erhaltung der Brucellosefreiheit bei Rindern gehört außer der Vermeidung des Kontaktes mit brucelloseinfizierten Rindern das Fernhalten von allen übrigen Haustieren, die selbst brucelloseinfiziert sein können. 7. Es ist zu fordern, daß das Fleisch brucellöser Schlachttiere, die klinisch erkrankt waren oder pathologisch-anatomische Veränderungen infolge der Brucelloseinfektion aufwiesen, nur als „bedingttauglich“ (Erhitzungsnachweis) erklärt wird. 8. Flächenimpfungen mit Buck 19 können keine hygienisch-prophylaktische Maßnahme ersetzen. Die Buck-19-Impfung mindert zwar wirtschaftliche Verluste, aber sie schafft nicht einmal die Voraussetzung für eine spätere wirkliche Tilgung der Rinder-

brucellose. 9. Die aufgeführten hygienischen Aspekte müssen alle gleichzeitig in der Praxis der sozialistischen Landwirtschaft verwirklicht werden. Dazu ist eine intensive Aufklärungsarbeit auf dem Lande notwendig.
E. Kunter. 10100.

4-64/12-0745 Schaetz, F.; Berlin, Humboldt-Univ., Veterinärmed. Fak., Tierklin. für Geburtshilfe und Fortpflanzungsstör. **Einige Gedanken und Diskussionsgrundlagen zur Bekämpfung der Rinderbrucellose.** Tierzucht **18** (1964) Nr. 4. S. 184-187.

Vf. schildert anschaulich den Infektionsweg, das Infektionsgeschehen und die Schäden der Brucellose. Er betont, daß nur dann die Seuche erfolgreich bekämpft werden kann, wenn die Gemeinsamkeit des Verantwortungsbewußtseins und die Abstimmung zwischen Betrieb und Tierarzt gewährleistet ist. Da die Brucellosesituation in den einzelnen Beständen sehr unterschiedlich beschaffen sein kann, müssen die Tilgungsmaßnahmen spezifisch auf den Zustand abgestimmt werden. Den Begriffen „akut", „chronisch", „stark", „schwach", „durchseucht" usw. darf hierbei keine grundsätzliche Bedeutung zugemessen werden. Abschließend werden die Aufgaben der Tierärzte und die der Tierhalter bei der Tilgung der Brucellose kurz skizziert.
J. Krüger. 10100.

4-64/12-0746 Joubert, L., Bertrand, M. und Ferney, J.; Lyon, École Nat. Vétérin, Serv. de Pathol. Microbienne et de la Reproduction. La prophylaxie de la brucellose. Proposition d'un programme de lutte antibrucellique en France. **(Die Prophylaxe der Brucellose. Vorschlag eines Planes zur Brucellosebekämpfung in Frankreich.)** Cahiers Méd. vétérin. **33(37)** (1964) Nr. 3. S. 69-83. — 30 Lit.

Die Grundlagen dieses Planes stimmen überein mit den allgemeinen Grundsätzen zur Vorbeugung ansteckender Tierkrankheiten. Es sind drei Abschnitte vorgesehen, von denen Periode I und II je 5 Jahre umfassen. Die darin vorgesehenen Maßnahmen sollen den Haustierbestand sanieren, ohne daß erhebliche Störungen in der Aufzucht und im Handel entstehen. Man hofft dieses Ziel um so eher zu erreichen, als die Brucelloseprophylaxe in Verbindung steht mit den Plänen zur Tuberkulose- und MKS-Bekämpfung.
K. Reinhardt. 10100.

4-64/12-0747 Röhrer, H.; Insel Riems, Friedrich-Loeffler-Inst. der Dtsch. Akad. der Landwirtsch.-Wiss. zu Berlin. **Der Schutz vor Virusinfektionen bei der Massentierhaltung.** Dtsch. Akad. Landwirtsch.-Wiss. Berlin, Tagungsber. **1962** Nr. 57. S. 17-33.

Mit zunehmender Größe des Tierbestandes erhöht sich die Seuchengefährdung vieler Tiere. Unter den Tierseuchenerregern verdienen die Viren besondere Beachtung. Die überaus leichte Übertragbarkeit der meisten pathogenen Virusarten, die Virusausstreuung vor der klinischen Erkrankung, die Virusverschleppung durch Zwischenträger und die oft auftretende Virulenzsteigerung durch Erregerpassagierung deuten u. a. auf die besondere Gefahr hin. Strikte Beachtung der veterinärhygienischen Vorschriften für Prophylaxe, Bekämpfung und Tilgung ist unerläßlich. Für die MKS, Schweinepest und Geflügelpest werden die durch Vaccinierungen sinnvoll ergänzten Bekämpfungsmaßnahmen beschrieben. Auf Taktik, Wert und Leistung der Impfverfahren geht Vf. näher ein. Außerdem findet die Bekämpfung der Mucosal Disease, Ferkelgrippe, Gastroenteritis der Schweine, Teschener Krankheit, infektiöse Bronchitis der Hühner, Geflügelpocken und Ornithose kurze Berücksichtigung. Ein gut funktionierendes Veterinärwesen mit hoher Schlagkraft ist die Voraussetzung für die Durchführung einer erfolgreichen Seuchenbekämpfung.
J. Krüger. 10100.

**4-64/12-0748** Hussel, Lothar, Liebisch, Arndt, Schneider, Jürgen, Bauer, Wilhelm und Drechsler, Manfred. **Welt-Tierseuchenlage und Schutz der nationalen Volkswirtschaften.** Beitr. trop. subtrop. Landwirtsch. Tropenveterinärmed. **1** (1963) Nr. 2. S. 94-119.
Weltweiter Handel verbindet Länder und Kontinente unterschiedlicher Seuchensituation. Tiere und tierische Produkte stellen beim Transport belebte und unbelebte Faktoren der Seuchenverbreitung dar. Die Gefährdung der nationalen Viehwirtschaften durch derartige Transporte ist u. a. von bestimmten Faktoren (Tenazität des Erregers, Seuchensituation und Vorhandensein empfänglicher Tiere, Umwelteinflüsse usw.) abhängig. Vff. erörtern Verbreitung und Ausdehnungstendenz der wirtschaftlich bedeutsamen Tierseuchen Rinderpest, Pferdesterbe, exotische Maul- und Klauenseuche und Afrikanische Schweinepest. Besonders ausführlich wird auf den Handel mit Häuten und Hautanhangsprodukten, auf die zentralen Entseuchungsmaßnahmen für importierte Rohmaterialien am Ort des Grenzübergangs, sowie auf die technologischen Verarbeitungsgänge und die Abwasserbeseitigung vom Standpunkt der Seuchenabwehr eingegangen. J. Krüger. 10100.

---

**4-64/12-0749** *Haucke, Walter* und *Liebermann, Heinrich.* **Allgemeine Tierseuchenlehre und Tierseuchenbekämpfung. Anzeigepflichtige Tierseuchen und ihre Bekämpfung.** Leipzig. 1964. (128 S.) 8° = Praktikum für Fachschüler der Veterinärmedizin. T. 8/9. (1964 A 284, 8/9)

Redaktionsschluß: 18. 9. 1964



---

Herausgeber: Deutsche Demokratische Republik · Deutsche Akademie der Landwirtschaftswissenschaften zu Berlin, Institut für Landwirtschaftliche Information und Dokumentation, Berlin W 8, Krausenstraße 38/39; Fernsprecher: 22 51 61. Chefredakteur: Dr. Werner Kleeberg, Berlin W 8, Krausenstraße 38/39; Fernsprecher: 22 51 61. Redaktion der Abteilung IV-Veterinärmedizin: Oberveterinärrat Dr. Kurt Reinhardt † und Prof. Dr. Ekkehard Wiesner, Berlin W 8, Krausenstraße 38/39; Fernsprecher 22 51 61. Verlag: Akademie-Verlag GmbH, Berlin W 8, Leipziger Straße 3–4; Fernsprecher: 22 04 41, Telex-Nr. 011773, Postscheckkonto: Berlin 350 21. Bestellnummer dieses Heftes: 1030 IV – IX/12. Das Landwirtschaftliche Zentralblatt, Abt. Veterinärmedizin, erscheint monatlich. Einzelheft MDN 20,–; einseitig bedruckte Ausgabe MDN 24,–. Jahresbezugspreis MDN 240,–; einseitig bedruckte Ausgabe MDN 288,– einschl. Register, zuzüglich Porto- und Versandkosten. Gesamtherstellung: VEB Druckerei „Thomas Müntzer" Bad Langensalza. Veröffentlicht unter der Lizenznummer 1292 des Presseamtes beim Vorsitzenden des Ministerrates der Deutschen Demokratischen Republik.

FSC
www.fsc.org
MIX
Papier | Fördert gute Waldnutzung
FSC® C083411

Zeitfracht Medien GmbH
Ferdinand-Jühlke-Straße 7
99095 Erfurt, Deutschland
produktsicherheit@kolibri360.de